临床实用护理技术与疾病护理

◆ 主编　周婧婧　段倩倩　陈丽伟　梁　丽
张　娟　钟令凤　刘　瑾　高丽娟

上海科学技术文献出版社
Shanghai Scientific and Technological Literature Press

图书在版编目（CIP）数据

临床实用护理技术与疾病护理 / 周婧婧等主编. 上海：上海科学技术文献出版社，2024. -- ISBN 978-7-5439-9182-8

Ⅰ. R47

中国国家版本馆CIP数据核字第2024MQ7278号

组稿编辑：张　树
责任编辑：苏密娅
封面设计：宗　宁

临床实用护理技术与疾病护理
LINCHUANG SHIYONG HULI JISHU YU JIBING HULI

主　　编：周婧婧　段倩倩　陈丽伟　梁　丽
　　　　　张　娟　钟令凤　刘　瑾　高丽娟
出版发行：上海科学技术文献出版社
地　　址：上海市长乐路746号
邮政编码：200040
经　　销：全国新华书店
印　　刷：山东麦德森文化传媒有限公司
开　　本：787mm×1092mm　1/16
印　　张：20.5
字　　数：525 千字
版　　次：2024年7月第1版　2024年7月第1次印刷
书　　号：ISBN 978-7-5439-9182-8
定　　价：208.00 元

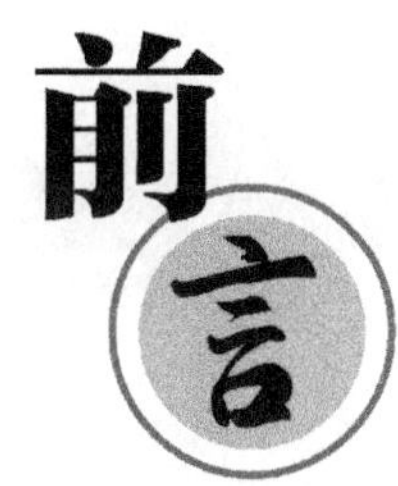

前言

护理学是一门研究维护、促进、恢复人类健康的综合性应用学科。近年来，由于人们对生活质量和身体健康的重视程度日益增强，护理的工作内容已从过去的简单操作发展到现在的生活护理、治疗护理和心理护理等多个层面。常见疾病的综合护理在临床工作中占有十分重要的地位，良好的护理有助于缓解患者对疾病的消极情绪，帮助患者创造治疗和康复的最佳心理状态。因此，高质量地护理常见疾病患者以减轻患者身心的痛苦与负担是临床护理工作者的首要任务。为此，广大临床护理工作者必须不断学习，不仅要掌握扎实的护理学基础知识，还要提升临床实践能力。为鉴于此，编者参阅国内外权威的文献资料后编写了《临床实用护理技术与疾病护理》一书。

本书从临床护理实际需求出发，围绕临床各科室常见疾病的护理展开重点阐述，详细讲解了这些常见疾病的的病因病理、临床表现、护理诊断、护理评估和护理措施。本书的编写以临床护理工作特点为依据，重视对护理流程中具体细节的体现，强调操作的可执行性。本书资料新颖、结构清晰、切合实际，提供的护理方法科学准确，能够指导临床护理工作者进行常见疾病的护理工作，并解决实际护理中遇到的问题。本书适用于临床护理工作人员交流学习以提升护理技能。

由于编者水平有限，编写时间仓促，书中难免会有一些错误和缺陷，不完善之处诚望读者批评、指教。

《临床实用护理技术与疾病护理》编委会

2024 年 4 月

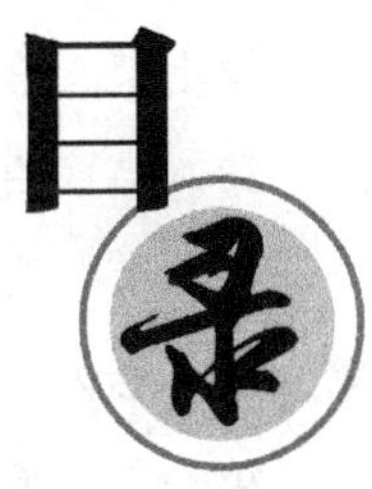

目录

第一章

护理沟通方法与技巧

第一节　沟通的基本方法与技巧

沟通是人与人之间传递信息、传播思想、传达情感的过程，是一个人获得他人思想、情感、见解、价值观的一种途径，是人与人之间交往的一座桥梁。通过这座桥梁，人们可以分享彼此的情感和知识，消除误会，增进了解，达成共同认识或共同协议。

一、沟通的基本方法

（一）语言性沟通

语言性沟通是指沟通者以语言或文字、类语言的形式将信息发送给接收者的沟通行为。

(1)有礼貌地称呼患者，初次接触患者及其家属时要主动介绍自己，让患者了解自己，使患者产生信任感，为患者留下良好的第一印象。

(2)与患者沟通时，尽量使用普通话，语气要平和温柔，音量适度，语速中等。

(3)应用体贴的话语，多与患者交流，了解患者的详细情况和需要帮助解决的事情。

(4)应通过安慰性语言，多鼓励患者，使患者感受到温暖、关心，增强患者战胜疾病的信心。

(5)与年轻患者交谈时，须注意避免教训的语言，以免引起反感；与老年患者交谈时，应使用尊重、体贴的语言，使老年患者产生信赖和亲切感；与病情较重的患者沟通时，应使用关怀和安抚的语言；对于病情反复、病程较长的患者，应多用讨论或交换意见的方式与之沟通，少用说教的语言，切忌使用生硬或武断的语气。

（二）非语言性沟通

非语言性沟通是指不使用语言、文字，而是通过身体运动、面部表情利用空间、声音和触觉产生的沟通，它可以伴随语言性沟通而发生。

(1)仪表端庄、服饰整洁、温和的面部表情、面带自然亲切的微笑，通常能够缩短与患者之间的距离，消除陌生感和恐惧感，使患者感到温暖、安全、舒适。

(2)选择恰当的人际距离，一般距离为 1 m，亲密距离为 0.5 m 内，此为看护患者或使用触摸等方式安慰患者时的距离。

(3)关心、爱护的行为及适当的接触动作能更拉近与患者的距离。如对患儿的抚摸、搂抱;搀扶患者下床活动;患者焦虑害怕时,轻轻触摸其背部,表示对患者给予心理支持等。

(4)主动、有意识地运用得体的体态语言与患者交流,如微笑、竖起拇指或"V"形手势是对患者进行肯定、鼓励和赞扬。

二、沟通的基本技巧

(一)尊重

患者住院后,自卑心理通常比较明显,他们突出的要求是被重视、得到尊重。因此,只有尊重患者,才能与其进行有效的沟通。在工作中可以根据患者的不同年龄、性别、职业、文化程度等给予其一个恰当的称呼,以及微笑的表情;切不可左顾右盼,表现出不耐烦的情绪。

(二)换位思考

患者在患病期间会有脆弱、无助的心理状态,应学会角色转换,站在患者的角度去理解患者,尽量消除误会,不要让患者感到被冒犯,要容忍其不信任的语言,禁止批评训斥,善于安慰鼓励,调节好自己的情绪。

(三)倾听

倾听是沟通的第一步,在与患者交谈的过程中,要注意全神贯注地倾听其所述说的内容、想法,理解其真正意图;患者倾诉时不要随便打断,以示尊重患者。应注意与患者保持眼神交流,还应适时给予适当的反应,如适应地说"噢""是的""有可能的"等,或者点头表示接受及回应对方说话的内容。

(四)沉默

沉默一般用于沟通中期,主要是给患者提供思考的空间,尤其是悲伤时可以沉默片刻,患者会感到你在认真听他讲述,而且达到情感的交融,并给其继续讲述的信心,同时也能增加患者的信赖感。

(五)提问

提问分为封闭性提问和开放性提问两种。封闭性提问是直接获得某些特定的信息,通常几个字就可以回答,非常有实效性;可通过封闭性提问来收集信息,如"您哪个部位疼痛?"开放性提问是为了获得更多信息,了解患者的相关状况,如"关于……您能告诉我更多情况吗?"允许患者开放地表述自己的感受和想法。

(周婧婧)

第二节　特殊人群的沟通方法与技巧

一、与失语症患者的沟通方法与技巧

失语症是由大脑局灶病变导致的语言表达和理解等能力丧失或受损,脑卒中致残患者中出现失语症的比例为20%～30%。对不同类型的失语症患者,运用有针对性的沟通方法及技巧,可达到良好的效果。

(一)语言交流

1.运动性失语症患者

其主要特征为表达障碍明显于理解障碍,语言呈现“电报”样,与此类患者沟通时要了解其文化程度和职业背景,运用其熟悉的词汇进行沟通,讲话要慢,语言要简单,适当重复重要和不易理解的内容。可说出一个字的起音,诱导患者发音。

2.感觉性失语症患者

主要特征为理解障碍明显于表达障碍,说话流畅,但语无伦次,无法理解其意思。如问“你今天头还有没有痛?”患者可能回答为“我今天睡得很好。”遇到这种情况,应该用夸张的口形、放慢语速、打手势等帮助患者理解。

3.命名性失语症患者

患者在谈话中不能说出恰当的词语,常出现停顿或重复尾词。如患者说不出“电风扇”,但可以说出是“吹风的东西”,遇到这种情况,可以给予患者选词提示,如“是电饭锅吗?”回答“不是”;是“电风扇吗?”患者会立刻理解,回答“对,是电风扇”。

(二)非语言交流

重度失语症患者有突出的口语障碍问题,这严重影响了与患者语言交流的效果,以下通过非语言交流方法可达到与患者有效沟通的目的。

1.微笑

微笑是最常用的面部表情。也是与患者进行有效沟通的第一步。微笑本身就是安慰剂,能缓解患者的紧张、焦虑和陌生感。

2.目光

眼睛是心灵的窗户,它直接反映人的思想、情绪变化,要学会察言观色,从患者的表情和眼神中,察觉到患者的情绪变化及心理需求。

3.抚摸

抚摸可缩短与患者之间的空间距离,增进情感交流,增加患者信任感。如协助患者按摩患侧肢体等,患者可感到医护人员对其的关心、体贴及温暖,使之愿意与医疗护理员接近。

4.手势

手势是与患者进行沟通的有效方式之一,可以提高表现力和感应性,有时手势交流比口语交流更有效。与患者先确定固定手势、姿势的表达,如上竖大拇指是大便;下竖小指是小便;张口是吃饭;手掌上、下翻动是翻身;手掌捂住前额是头疼;手掌捂住胸口是胸疼;手掌来回在前胸移动是胸闷;手掌来回在腹部移动是腹胀等。反复向患者讲解示范,直至记清弄清为止。这种方法除偏瘫或双侧肢瘫者和听、理解障碍患者不能应用外,其他失语症患者都可以应用。

5.面部表情

教会患者面部表情表达的内容,使其基本掌握,如舌头舔唇表示口渴;口唇微开似吹口哨状表示小便;口唇紧闭后拉似“嗯”状动作表示大便;半张口表示饥饿;皱眉表示头痛;闭眼表示睡觉等。通过观察患者的面部表情,能够掌握其基本所需。此法最适用于四肢瘫痪的失语症患者。

6.文字书写法

有些患者文化素质较高,当其无机械书写障碍和视空间书写障碍时,可以用文字书写的形式表达需要和要求。

7.实物图片

利用一些实物图片可与听、理解障碍患者进行交流，以满足生理需要。还可制作一些常用物品图片，如茶杯、碗、便盆、便壶、人头像、病床等图片，教会患者使用。茶杯图片表示要喝水；碗图片表示要吃饭；女患者便盆图片是要大便或小便；男患者便盆图片是要大便，便壶图片是要小便；人头像图片是表示头痛；病床图片是表示要翻身。

二、与儿童的沟通方法与技巧

由于发育水平有限，不同年龄阶段的儿童表达个人需求的方式不同。1 岁以内的婴儿语言发育尚不成熟，多以不同音调、响度的哭声表达心身的需要；1～3 岁幼儿开始学习语言，但常有吐字不清、用词不准确等现象；3 岁以上儿童可通过语言并借助肢体动作来形容、叙述某些事情，但有容易夸大事实、掺杂个人想象、缺乏条理性和准确性的特点。因此，结合儿童的特点，要有针对性的运用沟通方法和技巧。

(一)环境氛围

创造快乐、友好的气氛：病房内光线明亮，采用暖色调，搭配有趣的壁画、小桌子、小椅子及必要的玩具和游戏设备等，以创造一种良好的沟通气氛。

(二)语言交流

1.主动介绍

儿童对外界环境比较敏感，在进入医院之后，容易出现恐惧等心理。初次与其接触时要服饰整洁，仪表端庄，热情接待，面带笑容，主动向儿童及家长介绍自己，说话语气要柔和，富有耐心，亲切询问儿童的名字、年龄、幼儿园等儿童熟悉的生活与事情，以缩短与儿童及家长的距离。

2.注意声音的效果

要掌握谈话时声音的技巧，保持稍慢的速度、适当的音量、亲切的语气，以便能引起儿童的注意与反应。

3.使用适当的方式

在与婴儿沟通时，需了解不同阶段其语言表达能力及理解水平；对幼儿可模仿童腔“牙牙语”、重叠词等；在与儿童谈话中，不可用否定方式，而要采用其能理解的方式。

4.真诚理解

对儿童某些幼稚、夸大的想象、分析，应采取诚恳的态度，表示接受与理解，不能敷衍了事，更不能以此讽刺、取笑儿童，否则会失去儿童的信任。

(三)非语言交流

1.亲切和蔼的情感表达

要注意亲切和蔼的情感表达，以缓解、消除儿童的紧张情绪，增加交流的主动性。即使是不会用语言表达的婴儿，若看到对方表情严肃地面对自己，也会紧张，甚至啼哭。对婴儿来说，抚摸是更有利于情感交流的形式，可以利用怀抱、抚摸向婴幼儿传递“爱”的信息，使其得到情绪上的满足。与患儿沟通时，要保持良好的情绪，除特殊需要，一般不要戴口罩，以使患儿经常能看到微笑，缩短双方情感上的距离。

2.肢体语言

在沟通的过程中，需要合理使用肢体语言，可以拉住患儿的小手，给予肢体上的安慰。在沟通过程中，要平视患儿，以减轻患儿的负面心理，尽快让患儿融入新环境中，更好地配合治疗。

3.游戏

儿童时期生活中重要的不可缺少的活动是游戏。与儿童沟通最重要、最有效的方式就是通过游戏。可以适当地和患儿进行游戏，以使患儿积极面对治疗，拉近和患儿之间的距离。

4.绘画

儿童图画可有各种含义，多与个人熟悉的、体验到的事情有关。通过绘画，儿童可表达愿望、宣泄情绪；通过绘画与儿童交流，可以了解和发现存在的问题、复杂的心理状态。如画面多处涂擦、重叠，多与儿童矛盾、焦虑的心理有关；个体形象的大小，可反映事物在儿童心中的重要性。因此，可通过绘画结合儿童的背景资料、具体情况，了解儿童的心理状态。

(四)与患儿家长沟通

在与家长的沟通中，可采取适当的沉默、倾听、观察，并配合接受、尊重、移情等方法，充分理解家长，取得家长的配合。例如当儿童患病时，家长常有内疚、苦恼、焦虑的心理，这些情绪同样也可引起患儿的不安。因此与患儿家长的沟通，一方面可借助家长促进与患儿的交流，另一方面则要提供使家长放松其紧张焦虑情绪的机会，从而让患儿及家长均能够保持情绪稳定，安心接受治疗。对于脾气非常固执、暴躁的家长，需要平静应对，心平气和地与家长沟通，尽所能地给予帮助

三、与老年人交流沟通

与老年人交流沟通应在遵循交流沟通基本方法的基础上，依据老年人的生理心理特征，在尊重其人格的前提下展开，通常可取得良好的沟通效果。

(周婧婧)

第二章

患者常见症状与不良情绪的护理

第一节　患者常见症状的护理

一、发热的护理要点

发热是由多种原因引起人体体温>37.3 ℃或体温正常而自觉有发热感，引起发热的原因可分为感染性与非感染性两大类，感染是引起发热最常见的原因，各种病原体，如细菌、病毒、寄生虫等引起的感染，不论是急性、亚急性或是慢性、局部性及全身性，均可引起发热。

体温上升有骤升和渐升两种方式，一般发热过程包括 3 个时期：①体温上升期，主要表现为疲乏无力、皮肤苍白、干燥无汗、畏寒、甚至寒冷战；②高热持续期，主要表现为颜面潮红、皮肤灼热、口唇干燥、呼吸脉搏加快、头痛头晕、食欲下降、全身不适、软弱无力；③退热期：主要表现为大量出汗、皮肤潮湿。

退热方式有骤退和渐退两种。

(一)医疗护理员准备

(1)洗手，剪指甲，戴口罩。

(2)判断患者的配合能力，肢体有无偏瘫、残疾等。

(二)患者准备

(1)测温前 20～30 分钟无运动、进食、洗澡、坐浴等。

(2)体位的摆放：协助取卧位或坐位，以舒适为宜。

(3)测量部位准备：用干毛巾擦干腋窝处汗液。

(三)环境准备

室温适宜、光线充足、环境安静。

(四)测温时

对于意识清楚，可自行测温患者，需将体温计测量端置于腋窝正中，弯曲手臂至于胸前并夹紧，测温期间禁止一切大动作活动；如患者无法配合，需由医疗护理员协助完成测量。时间为5～10 分钟。测温结束时，医疗护理员先整理患者衣物、摆放舒适体位后，再视情况读取体温计数值,或告知医护人员进行体温数值的读取。注意事项如下。

(1)测量体温前应检查体温计有无破损。

(2)腋下有创伤、手术、炎症,腋下出汗较多者,肩关节受伤或消瘦夹不紧体温计者禁忌腋温测量。

(3)直肠或肛门手术、腹泻者,禁忌肛温测量。

(4)躁动、危重的患者需由医疗护理员全程守护,协助测温,防止意外。

(5)注意测量的时机,吃饭、喝水、锻炼后体温都会有所变化,因此要避开这些时间,如果有这些情况,最好休息 30 分钟再进行测量。

(6)如不慎将水银体温计打碎,应立即告知并请医护人员处理,做好患者保暖的同时,第一时间开窗通风,戴口罩。

(7)体温计应远离患者视线范围内存放。

(8)发现体温异常时,应立即报告医护人员。

(9)协助医护人员勤测体温,准确读取数值,并将所需数值告知医护人员。

(10)测量体温时,医疗护理员应密切观察患者面色、脉搏、呼吸、血压。

(11)可协助医护人员给予患者行物理降温,如温水擦浴、冰袋等;同时用棉被做好保暖。

(12)医疗护理员可协助医护人员做好基础护理,若因发热出汗致使休养服潮湿,需及时更换。

二、疼痛的护理要点

患者慢性疼痛是一种不愉快的躯体和心理体验,主要是一些慢性疾病,尤其是骨关节疾病、筋膜炎、狭窄性腱鞘炎等,都会导致疼痛发生,一些诱发因素会导致慢性疼痛。疼痛发生、发展、持续或加重与患者心理因素,如焦虑,抑郁情绪密切相关。疼痛会严重影响患者的生活质量,甚至因为不堪忍受疼痛而产生轻生的念头。

患者常见的疼痛除了颈、肩、腰、腿及骨关节疼痛外,还包括一些特殊的疼痛,这类特殊的疼痛有自身的特点,如带状疱疹引起的神经痛、三叉神经痛、骨质疏松痛、糖尿病周围神经痛、恶性肿瘤疼痛,以及有过骨折或做过其他手术的患者等。可以通过行为或情感等估计患者的疼痛,并准确记录后及时告知医护人员。

(一)观察患者疼痛情况

认真对待患者的疼痛,听取患者对疼痛的反应,要协助医护人员经常观察患者的面色、表情,以及疼痛持续时间和规律、疼痛程度有无变化、有无与疼痛治疗相关并发症等,及时报告医护人员。

(二)注意观察患者的非语言性行为

医疗护理员一直陪伴在患者身边,最易发现患者的一些细微变化。在经历疼痛时,通常可见到全身性显著的表情和行为,如面部表情以及精神状态改变(皱眉、呻吟等);一些患者为了减少来自疼痛的威胁,会表现出退缩或保护行为;一些患者无法用言语表达,表现为大声喊叫,当一直喊叫的患者突然变得安静,要及时重新评估并汇报医护人员,判断是病情好转还是恶化。

(三)配合医护人员观察镇痛药的不良反应

非甾体抗炎药主要有消化系统的不良反应,如黑便、呕血、上腹部疼痛等;阿片类镇痛药常见有便秘、尿潴留、恶心、呕吐、嗜睡、呼吸抑制、头晕幻觉等。一旦发现异常,应及时告知医护人员。

(四)协助服药

药物镇痛治疗是常见的方法之一,故应协助医护人员正确使用镇痛药。

三、呕吐的护理要点

呕吐是指胃内容物或一部分小肠内容物通过食管逆流出口腔的一种复杂的反射动作。呕吐可将有害物质从胃内排出，具有一定保护作用。反复、持续、强烈的呕吐可导致水电解质与酸碱平衡紊乱及营养障碍；误吸可导致吸入性肺炎，甚至窒息，危及生命。呕吐分为反射性呕吐、中枢性呕吐、前庭障碍性呕吐、神经官能性呕吐、剧烈运动后呕吐。

患者因疾病、饮食等原因造成不明原因呕吐时，医疗护理员应及时告知医护人员，同时，医疗护理员需协助医护人员。

(1)协助医护人员进行患者体位的摆放。

(2)患者呕吐发生后，立即告知医护人员，并将呕吐物留取后请医护人员查看。

(3)协助医护人员进行呕吐物的清理。

(4)必要时，协助医护人员进行床单位更换。

(5)医疗护理员应学会简单的记录，或者观察患者出现呕吐时，呕吐物的性质、量等，当患者再出现此表现时，可以较准确地将评估信息告知医护人员，以便后期患者得到更好的治疗。

(6)如患者因鼻饲时喂养不当造成呕吐，医疗护理员需配合医护人员做好患者体位管理、喂养管理。

四、晕厥的护理要点

晕厥是一过性全脑血液低灌注导致的短暂意识丧失。特点是发生迅速、一过性、自限性并能够完全恢复。患者发生晕厥的常见病因：心源性晕厥、脑源性晕厥、反射性晕厥、代谢原因晕厥。

（梁　丽）

第二节　患者不良情绪的护理

一、患者常见的不良情绪及原因

(一)焦虑和恐惧

患者对疾病的病因、转归和预后担忧，会对某些检查和治疗产生焦虑和恐惧；希望对疾病做深入调查，但又怕出现可怕的后果；反复询问病情，但又对诊断半信半疑，忧心忡忡。表现为因一点小事而吵嚷或抑郁哭泣、睡不好觉、吃不好饭、易怒、敏感。

临床上经常会看到有的患者否认自己有病，尤其是一些预后不良的疾病，自我否认是一种自我防卫方式，可以避免过度焦虑和恐惧。大多数患者的否认过程会逐渐消失并适应。怀疑表现为对周围事物异常敏感，如怀疑疾病的诊断是否准确、药物是否对症、怕别人有事隐瞒或没得到最好的治疗、害怕药物的不良反应、担心医疗差错或意外不幸降落在自己身上，以及身体上某一部位稍有异常感觉便乱猜测。

(二)抑郁心理

患病意味着失去健康，同时还可能失去身体器官的完整性，还有前程、工作、爱情和经济上的损失等。而抑郁往往与诸多的丧失有关，抑郁是一种闷闷不乐、忧愁压抑的消极情绪。其表现方式多种多样。有的患者极力掩饰，装作不在乎；有的少言寡语，对外界任何事物不感兴趣；有的哭泣不语；有的自暴自弃，放弃治疗，甚至出现轻生念头。

(三)自卑和孤独

患者因体力下降、不能承担家庭和社会责任而感到不受重视、必须受人照顾而失去尊严。住院后与亲人的分离会使患者感到孤独。

(四)退化和依赖

进入患者角色之后，大多数患者会产生依赖心理。因为一个人得了病之后，自然会受到家人的照顾和周围同志、朋友的关心，同时通过自我暗示，患者会变得被动、依赖、情感脆弱，甚至带点幼稚。只要亲人在场，本来自己能干的事也让别人干；本来能吃下去的东西几经劝说也吃不下去；希望得到更多的关心和照顾，否则就会感到孤独、自怜。

二、改善患者不良情绪的护理措施

(一)为患者营造良好的治疗与休养环境

护理员要为患者营造一个安全、舒适的治疗环境，病室内应布置简单、整洁美观。室温要适宜，一般冬季为 18～22 ℃，夏季为 25 ℃左右，相对湿度以 50%～60%为宜。注意开窗通风换气，保持病室空气清新并有适量的阳光照射。减少噪声，尽可能为患者创造安静的环境。在说话、行动与工作时，应特别注意要说话轻、走路轻、操作轻、关门轻。

(二)接纳和关心患者

人患病时通常会伴随着情绪及行为上的变化，患者往往会感到害怕、孤独、焦虑、依赖、烦躁不安。护理员首先要热情接待患者，主动介绍自己及住院环境、同病室室友，协助病友间建立良好的感情交流。病友间的相互帮助与照顾，有利于消除新患者的陌生感和不安情绪，增进病友间的友谊与团结。

护理员要善于观察患者的消极情绪，多与患者沟通，鼓励谈论其喜欢的事情，注意倾听，耐心解释，允许患者用哭喊来发泄不满情绪，不当面进行批评，陪伴患者，让患者感受到被关心、关爱。

(三)尊重患者

患者患病后，会有自我价值感降低并缺乏自信心，因而对有伤自尊的行为特别敏感，医疗护理员要注意避免刺激患者。回答患者提出的问题时要有耐心、态度好，以减轻患者对病症的恐惧和焦虑，赢得患者的信赖。尊重患者的权利与人格，鼓励其做力所能及的自理活动，让患者感觉自身的价值。当患者心情不佳时，要主动和他们谈心，多赞扬多鼓励，肯定他们的进步。

(四)为患者提供有关信息

护理员要经常、及时地倾听患者意见，特别是首次入院患者、老年患者等，护理员可用通俗易懂的语言，向患者提供疾病基本知识，帮助患者正确认识并接受疾病，消除不必要的顾虑，要给予耐心、细致、主动的关怀与照顾，对患者提出的意见和需求及时反馈给医护人员，鼓励患者积极、主动地参与治疗及康复活动。

(五)组织兴趣活动，转移患者注意力

新患者住院后往往会对住院环境产生单调和乏味感，应根据患者的兴趣、爱好和医院的客观条件，适当组织活动，如让患者阅读一些感兴趣的书籍或者做些感兴趣的活动，如下棋、听音乐、讲故事、散步等；条件允许的情况下，可安排亲友、朋友探视，以转移患者的注意力，缓解患者焦虑情绪，以此来消除孤独感、恐惧感，满足患者的精神需求。

(段倩倩)

第三章

临床基础护理

第一节　生命体征的观察与护理

生命体征是体温、脉搏、呼吸及血压的总称，是机体生命活动的客观反映，是评价生命活动状态的重要依据，也是护士评估患者身心状态的基本资料。

正常情况下，生命体征在一定范围内相对稳定，相互之间保持内在联系；当机体患病时，生命体征可发生不同程度的变化。护士通过对生命体征的观察，可以了解机体重要脏器的功能状态，了解疾病的发生、发展、转归，并为疾病预防、诊断、治疗和护理提供依据；同时，可以发现患者现存的或潜在的健康问题，以正确制订护理计划。因此，生命体征的测量及护理是临床护理工作的重要内容之一，也是护士应掌握的基本技能。

一、体温

体温由三大营养物质氧化分解而产生。50%以上迅速转化为热能，50%贮存于 ATP 内，供机体利用，最终仍转化为热能散发到体外。正常人体的温度是由大脑皮质和丘脑下部体温调节中枢所调节(下丘脑前区为散热中枢，下丘脑后区为产热中枢)，并通过神经、体液因素调节产热和散热过程，保持产热与散热的动态平衡，所以正常人有相对恒定的体温。

(一)正常体温及生理性变化

1.正常体温

通常说的体温是指机体内部的温度，即胸腔、腹腔、中枢神经的温度，又称体核温度，较高且稳定。皮肤温度被称为体壳温度。临床上通常用口温、肛温、腋温来代替体温。在这三个部位测得的温度接近身体内部的温度，且测量较为方便。三个部位测得的温度略有不同，口腔温度居中，直肠温度较高，腋下温度较低。同时在三个部位进行测量，其温度差一般不超过 1 ℃。这是由于血液在不断地流动，将热量很快地由温度较高处带往温度较低处，因而机体各部的温度一般差异不大。

体温的正常值不是一个具体的点，而是一个范围。机体各部位由于代谢率的不同，温度略有差异，常以口腔、直肠、腋下的平均温度为标准，个体体温可以较正常的平均温度增减 0.3～0.6 ℃，健康成人的平均温度波动范围见表 3-1。

表 3-1 健康成人不同部位温度的波动范围

部位	波动范围
口腔	36.2～37.0 ℃
直肠	36.5～37.5 ℃
腋窝	36.0～36.7 ℃

2.生理性变化

人的体温在一些因素的影响下，会出现生理性的变化，但这种体温的变化，往往是在正常范围内或是一闪而过的。

(1)时间：人的体温 24 小时内的变动在 0.5～1.5 ℃，一般清晨 2～6 时体温最低，下午 2～8 时体温最高。这种昼夜的节律波动，可能与人体活动代谢的相应周期性变化有关。如长期从事夜间工作的人员，可出现夜间体温上升、日间体温下降的现象。

(2)年龄：新生儿因体温调节中枢尚未发育完全，调节体温的能力差，体温易受环境温度影响而变化；儿童由于代谢率高，体温可略高于成人；老年人代谢率较低，血液循环变慢，加上活动量减少，因此体温偏低。

(3)性别：一般来说，女性比男性有较厚的皮下脂肪层，维持体热能力强，故女性体温较男性高约0.3 ℃。并且女性的基础体温随月经周期出现规律变化，即月经来潮后逐渐下降，至排卵后，体温又逐渐上升。这种体温的规律性变化与血中孕激素及其代谢产物的变化相吻合。

(4)环境温度：在寒冷或炎热的环境下，机体的散热受到明显的抑制或加强，体温可暂时性的降低或升高。另外，气流、个体暴露的范围大小亦影响个体的体温。

(5)活动：任何需要耗费体力的活动，都使肌肉代谢增强，产热增加，可以使体温暂时性上升 1～2 ℃。

(6)饮食：进食的冷热可以暂时性地影响口腔温度，进食后，由于食物的特殊动力作用，可以使体温暂时性地升高 0.3 ℃左右。

另外，强烈的情绪反应、冷热的应用以及个体的体温调节机制都对体温有影响，在测量体温的过程中要加以注意并能够做出解释。

3.产热与散热

(1)产热过程：机体产热过程是细胞新陈代谢的过程。人体通过化学方式产热，即食物氧化、骨骼肌运动、交感神经兴奋、甲状腺素分泌增多，以及体温升高均可提高新陈代谢率，而增加产热量。

(2)散热过程：机体通过物理方式进行散热。机体大部分的热量通过皮肤的辐射、传导、对流、蒸发来散热；一小部分的热量通过呼吸、尿、粪便而散发于体外。

当外界温度等于或高于皮肤温度时，蒸发就是人体唯一的散热形式。

辐射是热由一个物体表面通过电磁波的形式传至另一个与它不接触物体表面的一种形式。在低温环境中，它是主要的散热方式，安静时的辐射散热所占的百分比较大，可达总热量的 60%。其散热量的多少与所接触物质的导热性能、接触面积和温差大小有关。

传导是机体的热量直接传给同它接触的温度较低的物体的一种散热方法。

对流是传导散热的特殊形式。是指通过气体或液体的流动来交换热量的一种散热方法。

蒸发由液态转变不气态，同时带走大量热量的一种散热方法。

(二)异常体温的观察

人体最高的耐受热为40.6～41.4 ℃,低于34 ℃或高于43 ℃,则极少存活。升高超过41 ℃,可引起永久性的脑损伤;高热持续在42 ℃以上24小时常导致休克及严重并发症。所以对于体温过高或过低者应密切观察病情变化,不能有丝毫的松懈。

1.体温过高

体温过高又称发热,是由于各种原因使下丘脑体温调节中枢的调定点上移,产热增加而散热减少,导致体温升高超过正常范围。

(1)原因:①感染性,如病毒、细菌、真菌、螺旋体、立克次体、支原体、寄生虫等感染引起的发热,最多见。②非感染性,无菌性坏死物质的吸收引起的吸收热、变态反应性发热等。

(2)以口腔温度为例,按照发热的高低将发热分为如下几类。①低热:37.5～37.9 ℃。②中等热:38.0～38.9 ℃。③高热:39.0～40.9 ℃。④超高热:41 ℃及以上。

(3)发热过程:发热的过程常根据疾病在体内的发展情况而定,一般分为三个阶段。①体温上升期:特点是产热大于散热。主要表现为皮肤苍白、干燥无汗,患者畏寒、疲乏,体温升高,有时伴寒战。方式为骤升和渐升。骤升指体温在数小时内升至高峰,如肺炎球菌导致的肺炎;渐升指体温在数小时内逐渐上升,数天内达高峰,如伤寒。②高热持续期:特点是产热和散热在较高水平上趋于平衡。主要表现:体温居高不下,皮肤潮红,呼吸加深加快,脉搏增快并有头痛、食欲缺乏、恶心、呕吐、口干、尿量减少等症状,甚至惊厥、谵妄。③体温下降期:特点是散热增加,产热趋于正常,体温逐渐恢复至正常水平。主要表现为大量出汗、皮肤潮湿、温度降低。老年人易出现血压下降、脉搏细速、四肢厥冷等循环衰竭的症状。方式为骤降和渐降。骤降指体温在数小时内降至正常,如大叶性肺炎、疟疾;渐降指体温在数天内降至正常,如伤寒、风湿热。

(4)热型:将不同时间测得的体温绘制在体温单上,互相连接就构成体温曲线。各种体温曲线形状称为热型。有些发热性疾病有特殊的热型,通过观察体温曲线可协助诊断。但需注意,药物的应用可使热型变得不典型。常见的热型如下。①稽留热:体温持续在39～40 ℃,达数天或数周,24小时波动范围不超过1 ℃。常见于大叶性肺炎、伤寒等急性感染性疾病的极期。②弛张热:体温多在39 ℃以上,24小时体温波动幅度可超过2 ℃,但最低温度仍高于正常水平。常见于化脓性感染、败血症、浸润性肺结核等疾病。③间歇热:体温骤然升高达高峰后,持续数小时又迅速降至正常,经过一天或数天间歇后,体温又突然升高,如此有规律地反复发作,常见于疟疾。④不规则热:发热不规律,持续时间不定。常见于流行性感冒、肿瘤等疾病引起的发热。

2.体温过低

体温过低是指由于各种原因引起的产热减少或散热增加,导致体温低于正常范围,称为体温过低。当体温低于35 ℃时,称为体温不升。体温过低的原因如下。①体温调节中枢发育未成熟:如早产儿、新生儿。②疾病或创伤:见于失血性休克、极度衰竭等患者。③药物中毒。

(三)体温异常的护理

1.体温过高

降温措施有物理降温、药物降温及针刺降温。

(1)观察病情:加强对生命体征的观察,定时测量体温,一般每天测温4次,高热患者应每4小时测温一次,待体温恢复正常3天后,改为每天1～2次,同时观察脉搏、呼吸、血压、意识状态的变化;及时了解有关各种检查结果及治疗护理后病情好转还是恶化。

(2)饮食护理:①补充高蛋白、高热量、高维生素、易消化的流质或半流质饮食,如:粥、鸡蛋

羹、面片汤、青菜、新鲜果汁等。②多饮水，每天补充液量 3 000 mL，必要时给予静脉滴注，以保证入量。

由于高热时，热量消耗增加，全身代谢率加快，蛋白质、维生素的消耗量增加，水分丢失增多，同时消化液分泌减少，胃肠蠕动减弱，所以宜及时补充水分和营养。

(3)使患者舒适：①安置舒适的体位让患者卧床休息，同时调整室温和避免噪声。②口腔护理：每天早、晚刷牙，饭前、饭后漱口，不能自理者，可行特殊口腔护理。由于发热患者唾液分泌减少，口腔黏膜干燥，机体抵抗力下降，极易引起口腔炎、口腔溃疡，因此口腔护理可预防口腔及咽部细菌繁殖。③皮肤护理：发热患者退热期出汗较多，此时应及时擦干汗液并更换衣裤和大单等，以保持皮肤的清洁和干燥，防止皮肤继发性感染。

(4)心理调护：注意患者的心理状态，对体温的变化给予合理的解释，以缓解患者紧张和焦虑的情绪。

2.体温过低

(1)保暖：①给患者加盖衣被、毛毯、电热毯等或放置热水袋，注意小儿、老人、昏迷者，热水袋温度不宜过高，以防烫伤。②暖箱：适用于体重＜2 500 g，胎龄不足 35 周的早产儿、低体重儿。

(2)给予热饮。

(3)监测生命体征：每小时测体温 1 次，直至恢复正常且保持稳定，同时观察脉搏、呼吸、血压、意识的变化。

(4)设法提高室温：以 22～24 ℃为宜。

(5)积极宣教：教会患者避免导致体温过低的因素。

(四)测量体温的技术

1.体温计的种类及构造

(1)水银体温计：水银体温计又称玻璃体温计，是最常用的最普通的体温计。它是一种外标刻度为红线的真空玻璃毛细管。其刻度范围为 35～42 ℃，每小格 0.1 ℃，在 37 ℃刻度处以红线标记，以示醒目。体温计一端贮存水银，当水银遇热膨胀后沿毛细管上升；因毛细管下端和水银槽之间有一凹陷，所以水银柱遇冷不致下降，以便检视温度。

根据测量部位的不同可将体温计分为口表、肛表、腋表。口表的水银端呈圆柱形，较细长；肛表的水银端呈梨形，较粗短，适合插入肛门；腋表的水银端呈扁平鸭嘴形。临床上口表可代替腋表使用。

(2)其他：如电子体温计、感温胶片、可弃式化学体温计等。

2.测体温的方法

(1)目的：通过测量体温，了解患者的一般情况及疾病的发生，发展规律，为诊断、预防、治疗提供依据。

(2)用物准备：①测温盘内备体温计(水银柱甩至 35 ℃以下)、秒表、纱布、笔、记录本。②若测肛温，另备润滑油、棉签、手套、卫生纸、屏风。

(3)操作步骤：①洗手，戴口罩，备齐用物，携至床旁。②核对患者并解释目的。③协助患者取舒适卧位。④测体温：根据病情选择合适的测温方法。⑤测腋温：擦干汗液，将体温计放在患者腋窝，紧贴皮肤屈肘臂过胸，夹紧体温计。测量 10 分钟后，取出体温计用纱布擦拭。测口温法：嘱患者张口，将口表汞柱端放于舌下热窝。嘱患者闭嘴用鼻呼吸，勿用牙咬体温计。测量时间3～5 分钟。嘱患者张口，取出口表，用纱布擦拭。测肛温法：协助患者取合适卧位，露出臀部。

润滑肛表前端，戴手套用手垫卫生纸分开臀部，轻轻插入肛表 3～4 cm。测量时间 3～5 分钟。用卫生纸擦拭肛表。⑤检视读数，放体温计盒内，记录。⑥整理床单位。⑦洗手，绘制体温于体温单上。⑧消毒用过的体温计。

(4)注意事项：①测温前应注意有无影响体温波动的因素存在，如 30 分钟内有无进食、剧烈活动、冷热敷、坐浴等。②体温值如与病情不符，应重复测量。③腋下有创伤、手术或消瘦夹不紧体温计者不宜测腋温；腹泻、肛门手术、心肌梗死的患者禁测肛温；精神异常、昏迷、婴幼儿等不能合作者及口鼻疾病或张口呼吸者禁测口温；进热食或面颊部热敷者，应间隔 30 分钟后再测口温。④对小儿、重症患者测温时，护士应守护在旁。⑤测口温时，如不慎咬破体温计，应立即清除玻璃碎屑，以免损伤口腔黏膜。②口服蛋清或牛奶，以保护消化道黏膜并延缓汞的吸收。③病情允许者，进粗纤维食物，以加快汞的排出。

3.体温计的消毒与检查

(1)体温计的消毒：为防止测体温引起的交叉感染，保证体温计清洁，用过的体温计应消毒。先将体温计分类浸泡于含氯消毒液内 30 分钟后取出，再用冷开水冲洗擦干，放入清洁容器中备用。(集体测温后的体温计，用后全部浸泡于消毒液中)。①5 分钟后取出清水冲净，擦干后放入另一消毒液容器中进行第二次浸泡，半小时后取出清水冲净，擦干后放入清洁容器中备用。②消毒液的容器及清洁体温计的容器每周进行两次高压蒸汽灭菌消毒，消毒液每天更换一次，若有污染随时消毒。③传染病患者应设专人体温计，单独消毒。

(2)体温计的检查：在使用新的体温计前，或定期消毒体温计后，应对体温计进行校对，以检查其准确性。将全部体温计的水银柱甩至 35 ℃以下，同一时间放入已测好的 40 ℃水内，3 分钟后取出检视。若体温计之间相差0.2 ℃以上或体温计上有裂痕者，取出不用。

二、脉搏

(一)正常脉搏及生理性变化

1.正常脉搏

随着心脏节律性收缩和舒张，动脉内的压力也发生周期性的波动，这种周期性的压力变化可引起动脉血管发生扩张与回缩的搏动，这种搏动在浅表的动脉可触摸到，临床简称为脉搏。正常人的脉搏节律均匀、规则，间隔时间相等，每搏强弱相同且有一定的弹性，每分钟搏动的次数为 60～100 次(即脉率)。脉搏通常与心率一致，是心率的指标。

2.生理性变化

脉率受许多生理性因素影响而发生一定范围的波动。

(1)年龄：一般新生儿、幼儿的脉率较成人快。

(2)性别：同龄女性比男性快。

(3)情绪：兴奋、恐惧、发怒时脉率增快，忧郁时则慢。

(4)活动：一般人运动、进食后脉率会加快；休息、禁食则相反。

(5)药物：兴奋剂可使脉搏增快，镇静剂、洋地黄类药物可使脉搏减慢。

(二)异常脉搏的观察

1.脉率异常

(1)速脉：成人脉率在安静状态下＞100 次/分，又称为心动过速。见于高热、甲状腺功能亢进(甲亢，由于代谢率增加而使脉率增快)、贫血或失血等患者。正常人可有窦性心动过速，为一

过性的生理现象。

(2)缓脉:成人脉率在安静状态下低于60次/分,又称心动过缓。颅内压增高、病窦综合征、二度以上房室传导阻滞,或服用某些药物如地高辛、普尼拉明、利血平、普萘洛尔等可出现缓脉。正常人可有生理性窦性心动过缓,多见于运动员。

2.脉律异常

脉搏的搏动不规则,间隔时间时长时短,称为脉律异常。

(1)间歇脉:在一系列正常均匀的脉搏中出现一次提前而较弱的脉搏,其后有一较正常延长的间歇(即代偿性间歇),也称期前收缩。见于各种心脏病或洋地黄中毒的患者;正常人在过度疲劳、精神兴奋、体位改变时也偶尔出现间歇脉。

(2)脉搏短绌:同一单位时间内脉率少于心率。绌脉是由于心肌收缩力强弱不等,有些心排血量少的搏动可发出心音,但不能引起周围血管搏动,导致脉率少于心率。脉律完全不规则,心率快慢不一、心音强弱不等。多见于心房纤颤者。

3.强弱异常

(1)洪脉:当心排血量增加,血管充盈度和脉压较大时,脉搏强大有力,称洪脉。见于高热、甲状腺功能亢进、主动脉关闭不全等患者;运动后、情绪激动时也常触到洪脉。

(2)细脉:当心排血量减少,动脉充盈度降低时,脉搏细弱无力,扪之如细丝,称细脉或丝脉。见于大出血、主动脉瓣狭窄和休克、全身衰竭的患者,是一种危险的脉象。

(3)交替脉:节律正常而强弱交替时出现的脉搏,称为交替脉。交替脉是左心衰竭的重要体征。常见于高血压性心脏病、急性心肌梗死、主动脉关闭不全等患者。

(4)水冲脉:脉搏骤起骤落,有如洪水冲涌,故名水冲脉,主要见于主动脉关闭不全、动脉导管未闭、甲亢、严重贫血患者,检查方法是将患者前臂抬高过头,检查者用手紧握患者手腕掌面,可明显感知。

(5)奇脉:在吸气时脉搏明显减弱或消失为奇脉。其产生主要与吸气时,左心室的每搏输出量减少有关。常见于心包腔积液、缩窄性心包炎等患者,是心包填塞的重要体征之一。

4.动脉壁异常

由于动脉壁弹性减弱,动脉变得迂曲不光滑,有条索感,如按在琴弦上,多见于动脉硬化的患者。

(三)测量脉搏的技术

1.部位

临床上常在靠近骨骼的动脉测量脉搏。最常用最方便的是桡动脉,患者也乐于接受。其次为颞动脉、颈动脉、肱动脉、腘动脉、足背动脉和股动脉等。如怀疑患者心搏骤停或休克时,应选择大动脉为诊脉点,如颈动脉、股动脉。

2.测脉搏的方法

(1)目的:通过测量脉搏,可间接了解心脏的情况,观察相关疾病发生、发展规律,为诊断、治疗提供依据。

(2)准备:治疗盘内备带秒钟的表、笔、记录本及听诊器。

(3)操作步骤:①洗手、戴口罩,备齐用物,携至床旁。②核对患者,解释目的。③协助患者取坐位或半坐卧位,手臂放在舒适位置,腕部伸展。④以示指、中指、无名指的指端按在桡动脉表面,压力大小以能清楚地触及脉搏为宜,注意脉律,强弱动脉壁的弹性。⑤一般情况下所测得的数值乘以 2,心脏病患者、脉率异常者、危重患者则应以 1 分钟记录。⑥协助患者取舒适体位。⑦将脉搏绘制在体温单上。

(4)注意事项:①诊脉前患者应保持安静,剧烈运动后应休息 20 分钟后再测。②偏瘫患者应选择健侧肢体测量。③脉搏细、弱难以测量时,用听诊器测心率。④脉搏短细的患者,应由 2 名护士同时测量,一人听心率,另一人测脉率,一人发出“开始”“停止”的口令,记数 1 分钟,以分数式记录:心率/脉率,若心率每分钟 120 次,脉率 90 次,即应写成 120/90 次/分。

三、呼吸

(一)正常呼吸及生理变化

1.正常呼吸的观察

在安静状态下,正常成人的呼吸频率为 16～20 次/分。正常呼吸表现为节律规则,均匀无声且不费力。

2.生理性变化

(1)年龄:一般年龄越小,呼吸频率越快,小儿比成年人稍快,老年人稍慢。

(2)性别:同龄的女性呼吸频率比男性稍快。

(3)运动:运动后呼吸加深加快,休息和睡眠时减慢。

(4)情绪:强烈的情绪变化会刺激呼吸中枢,导致呼吸加快或屏气。如恐惧、愤怒、紧张等都可引起呼吸加快。

(5)其他:环境温度过高或海拔增加,均会使呼吸加深加快,呼吸的频率和深浅度还可受意识控制。

(二)异常呼吸的评估及护理

1.异常呼吸的评估

(1)频率异常:①呼吸过速,在安静状态下,成人呼吸频率超过 24 次/分,称为呼吸过速或气促。见于高热、疼痛、甲亢、缺氧等患者,因血液中二氧化碳积聚,血氧不足,可刺激呼吸中枢,使呼吸加快。发热时,体温每升高1 ℃,每分钟呼吸增加 3～4 次。②呼吸过缓,在安静状态下,成人呼吸频率少于 10 次/分,称为呼吸过缓。常见于呼吸中枢抑制的疾病,如颅内压增高、麻醉剂及安眠药过量等患者。

(2)节律异常:①潮式呼吸又称陈-施呼吸是一种周期性的呼吸异常,周期0.5～2 分钟,需观察较长时间才能发现。特点表现为开始时呼吸浅慢,以后逐渐加深加快,又逐渐由深快变为浅慢,然后呼吸暂停 5～30 秒后,再重复上述状态的呼吸,如此周而复始,呼吸运动呈潮水涨落样,故称潮式呼吸(图 3-1)。当呼吸中枢兴奋性减弱或高度缺氧时,呼吸减弱至暂停,血中二氧化碳增高到一定程度时,通过颈动脉和主动脉的化学感受器反射性地刺激呼吸中枢,使呼吸恢复。随着呼吸的由弱到强,二氧化碳不断排出,使其分压降低,呼吸中枢又失去有效的刺激,呼吸再次减弱至暂停,从而形成了周期性呼吸。常见于中枢神经系统疾病,如脑炎、颅内压增高、酸中毒、巴比妥中毒等患者。②间断呼吸又称毕奥呼吸,表现为呼吸和呼吸暂停现象交替出现的呼吸。特点是有规律地呼吸几次后,突然暂停呼吸,间隔时间长短不同,随后又开始呼吸,然后反复交替出现(图 3-2)。其发生机制同潮式呼吸,是呼吸中枢兴奋性显著降低的表现,但比潮式呼吸更为严重,多在呼吸停止前出现,预后不佳。常见于颅内病变、呼吸中枢衰竭等患者。

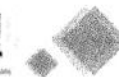

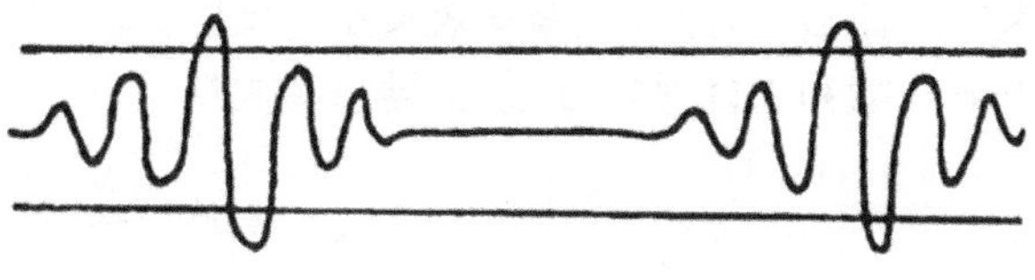

图 3-1 潮式呼吸

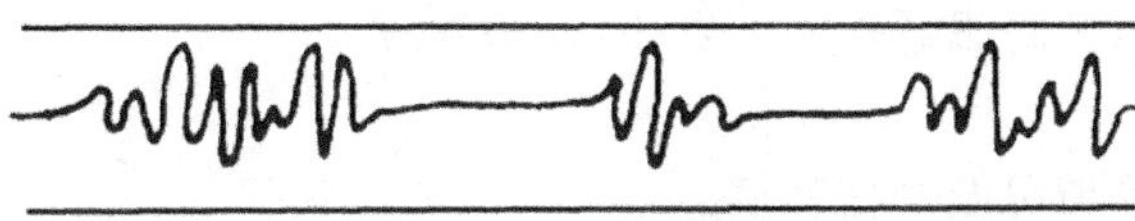

图 3-2 间断呼吸

(3)深浅度异常:①深度呼吸又称库斯莫呼吸,是一种深而规则的大呼吸。见于尿毒症、糖尿病等引起的代谢性酸中毒等患者。②浮浅性呼吸是一种浅表而不规则的呼吸。有时呈叹息样,见于呼吸肌麻痹或濒死的患者。

(4)音响异常:①蝉鸣样呼吸,吸气时有一种高音调的音响,声音似蝉鸣,称为蝉鸣样呼吸。其发生机制多由于声带附近有阻塞,使空气进入发生困难所致。见于喉头水肿、痉挛、喉头有异物等患者。②鼾声呼吸,呼气时发出粗糙的呼声。其发生机制由于气管或支气管内有较多的分泌物蓄积,多见于深昏迷等患者。

(5)呼吸困难:是指呼吸频率、节律和深浅度都有异常。呼吸困难的患者主观上表现空气不足、呼吸费力;客观上表现用力呼吸、张口耸肩、鼻翼翕动、发绀,辅助呼吸肌也参与呼吸运动,在呼吸频率、节律、深浅度上出现异常改变,根据临床表现可分为如下几种。①吸气性呼吸困难:是由于上呼吸道部分梗阻,使得气体进入肺部不畅,肺内负压极度增高所致,患者感觉吸气费力,吸气时间显著长于呼气时间,辅助呼吸肌收缩增强,出现明显的三凹征(胸骨上窝、锁骨上窝和肋间隙及腹上角凹陷)。多见于喉头水肿或气管、喉头有异物等患者。②呼气性呼吸困难:是由于下呼吸道部分梗阻,使得气体呼出肺部不畅所致,患者呼气费力,呼气时间显著长于吸气时间,多见于支气管哮喘和阻塞性肺气肿患者。③混合性呼吸困难:呼气和吸气均感费力,呼吸的频率加快而表浅。多见于重症肺炎、大片肺不张或肺纤维化的患者。

(6)形态异常:①胸式呼吸渐弱,腹式呼吸增强,正常女性以胸式呼吸为主。当胸部或肺有疾病或手术时均使胸式呼吸渐弱,腹式呼吸增强。②腹式呼吸渐弱,胸式呼吸增强,正常男性及儿童以腹式呼吸为主。当有腹部疾病时,如腹膜炎、腹部巨大肿瘤、大量腹水等,使膈肌下降,腹式呼吸渐弱,胸式呼吸增强。

2.异常呼吸的护理

(1)观察:密切观察呼吸状态及相关症状、体征的变化。

(2)吸氧:酌情给予氧气吸入,必要时可用呼吸机辅助呼吸。

(3)心理护理:根据患者的反应,有针对性地对患者做好患者的心理护理,合理解释及安慰患者,以消除患者的紧张、恐惧心理,有安全感,主动配合治疗和护理。

(4)卧床休息:调节室内温度和湿度,保持空气清新,禁止吸烟;根据病情安置舒适体位,以保证患者的休息,减少耗氧量。

(5)保持呼吸道通畅:及时清除呼吸道分泌物,必要时给予吸痰。

(6)给药治疗:根据医嘱给药治疗,注意观察疗效及变态反应。

(7)健康教育:讲解有效咳嗽和正确呼吸方法,指导患者戒烟。

(三)呼吸测量技术

1.目的

(1)测量患者每分钟的呼吸次数。

(2)协助临床诊断,为预防、治疗、护理提供依据。

(3)观察呼吸的变化,了解患者疾病的发生、发展规律。

2.评估

(1)患者的病情、治疗情况及合作程度。

(2)患者在 30 分钟内有无活动、情绪激动等影响呼吸的因素存在。

3.操作前准备

(1)用物准备:有秒针的表、记录本和笔。

(2)患者准备:情绪稳定,保持自然的呼吸状态。

(3)护士准备:着装整洁,修剪指甲,洗手,戴口罩。

(4)环境准备:安静、整洁、光线充足。

4.操作步骤

见表 3-2。

表 3-2　呼吸测量技术操作步骤

流程	步骤	要点说明
1.核对	携用物到床旁,核对床号、姓名	*确定患者
2.取体位	测量脉搏后,护士仍保持诊脉手势	*分散患者的注意力
3.测量呼吸	(1)观察患者胸部或腹部的起伏(一起一伏为一次呼吸),一般情况测 30 秒,将所测数值乘以 2 即为呼吸频率,如患者呼吸不规则或婴儿应测 1 分钟 (2)如患者呼吸微弱不易观察时,可用少许棉花放于患者鼻孔前,观察棉花纤维被吹动的次数,计数 1 分钟	*男性多为腹式呼吸,女性多为胸式呼吸,同时应观察呼吸的节律、深浅度、音响及呼吸困难的症状
4.记录	记录呼吸值:次/分,洗手	

5.注意事项

测量患者呼吸时,患者应处于自然呼吸的状态,以保证测量数值的准确性。

四、血压

血压是指血液在血管内流动时对血管壁的侧压力。一般指动脉血压,如无特别注明均指肱动脉的血压。当心脏收缩时,主动脉压急剧升高,至收缩中期达最高值,此时的动脉血压称收缩压。当心室舒张时,主动脉压下降,至心舒末期达动脉血压的最低值,此时的动脉血压称舒张压。

(一)正常血压及生理性变化

1.正常血压

在安静状态下,正常成人的血压范围为:(12.0～18.5)/(8.0～11.9) kPa,脉压为 4.0～5.3 kPa。

血压的计量单位，过去多用 mmHg（毫米汞柱），后改用国际统一单位 kPa（千帕斯卡）。目前仍用 mmHg（毫米汞柱）。两者换算公式：1 kPa=7.5 mmHg、0.133 kPa=1 mmHg。

2.生理性变化

在各种生理情况下，动脉血压可发生各种变化，影响血压的生理因素有以下几种。

（1）年龄：随着年龄的增长血压逐渐增高，以收缩压增高较显著。儿童血压的计算公式为：

收缩压=80+年龄×2

舒张压=收缩压×2/3

（2）性别：青春期前的男女血压差别不显著。成年男性的血压比女性高 0.7 kPa（5 mmHg）；绝经期后的女性血压又逐渐升高，与男性差不多。

（3）昼夜和睡眠：血压在上午 8～10 时达全天最高峰，之后逐渐降低；午饭后又逐渐升高，下午 4～6 时出现全天次高值，然后又逐渐降低；至入睡后 2 小时，血压降至全天最低值；早晨醒来又迅速升高。睡眠欠佳时，血压稍增高。

（4）环境：寒冷时血管收缩，血压升高；气温高时血管扩张，血压下降。

（5）部位：一般右上肢血压常高于左上肢，下肢血压高于上肢。

（6）情绪：紧张、恐惧、兴奋及疼痛均可引起血压增高。

（7）体重：血压正常的人发生高血压的危险性与体重增加成正比。

（8）其他：吸烟、劳累、饮酒、药物等都对血压有一定的影响。

（二）异常血压的观察

1.高血压

目前基本上采用世界卫生组织和国际抗高血压联盟高血压治疗指南的高血压定义：在未服抗高血压药的情况下，成人收缩压≥18.7 kPa（140 mmHg）和（或）舒张压≥12.0 kPa（90 mmHg）者。95%的患者为病因不明的原发性高血压，多见于动脉硬化、肾炎、颅内压增高等，最易受损的部位是心、脑、肾、视网膜。

2.低血压

一般认为血压低于正常范围且有明显的血容量不足表现如脉搏细速、心悸、头晕等，即可诊断为低血压。常见于休克、大出血等。

3.脉压异常

脉压增大多见于主动脉瓣关闭不全、主动脉硬化等；脉压减小多见于心包积液、缩窄性心包炎等。

（三）血压的测量

1.血压计的种类和构造

（1）水银血压计：分立式和台式两种，其基本结构都包括输气球、调节空气的阀门、袖带、能充水银的玻璃管、水银槽几部分。袖带的长度和宽度应符合标准：宽度比被测肢体的直径宽 20%，长度应能包绕整个肢体。充水银的玻璃管上标有刻度，范围为 0～40.0 kPa（0～300 mmHg），每小格表示 0.3 kPa（2 mmHg）；玻璃管上端和大气相通，下端和水银槽相通。当输气球送入空气后，水银由玻璃管底部上升，水银柱顶端的中央凸起可指出压力的刻度。水银血压计测得的数值相当准确。

（2）弹簧表式血压计：由一袖带与有刻度 2.7～4.0 kPa（20～30 mmHg）的圆盘表相连而成，表上的指针指示压力。此种血压计携带方便，但欠准确。

(3)电子血压计:袖带内有一换能器,可将信号经数字处理,在显示屏上直接显示收缩压、舒张压和脉搏的数值。此种血压计操作方便,清晰直观,不需听诊器,使用方便、简单,但欠准确。

2.测血压的方法

(1)目的:通过测量血压,了解循环系统的功能状况,为诊断、治疗提供依据。

(2)准备:听诊器、血压计、记录纸、笔。

(3)操作步骤:①测量前,让患者休息片刻,以消除活动或紧张因素对血压的影响;检查血压计,如袖带的宽窄是否适合患者、玻璃管有无裂缝、橡胶管和输气球是否漏气等。②向患者解释,以取得合作。患者取坐位或仰卧,被侧肢体的肘臂伸直、掌心向上,肱动脉与心脏在同一水平。坐位时,肱动脉平第 4 软骨;卧位时,肱动脉平腋中线。如手臂低于心脏水平,血压会偏高;手臂高于心脏水平,血压会偏低。③放平血压计于上臂旁,打开水银槽开关,将袖带平整地缠于上臂中部,袖带的松紧以能放入一指为宜,袖带下缘距肘窝 2～3 cm。如测下肢血压。袖带下缘距腘窝 3～5 cm。将听诊器胸件置于腘动脉搏动处,记录时注明下肢血压。④戴上听诊器,关闭输气球气门,触及肱动脉搏动。易地听诊器胸件放在肱动脉搏动最明显的地方,但勿塞入袖带内,以一手稍加固定。⑤挤压输气球囊打气至肱动脉搏动音消失,水银柱又升高 2.7～4.0 kPa(20～30 mmHg)后,以每秒 0.5 kPa(4 mmHg)左右的速度放气,使水银柱缓慢下降,视线与水银柱所指刻度平行。⑥在听诊器中听到第一声动脉音时,水银柱所指刻度即为收缩压;当搏动音突然变弱或消失时,水银柱所指的刻度即为舒张压。当变音与消失音之间有差异时,或危重者应记录两个读数。⑦测量后,除尽袖带内的空气,解开袖带。安置患者于舒适卧位。⑧将血压计右倾 45°,关闭气门,气球放在固定的位置,以免压碎玻璃管;关闭血压计盒盖。⑨用分数式即:收缩压/舒张压 mmHg 记录测得的血压值,如 15.3/9.3 kPa(110/70 mmHg)。

(4)注意事项:①测血压前,要求安静休息 20～30 分钟,如运动、情绪激动、吸烟、进食等可导致血压偏高。②血压计要定期检查和校正,以保证其准确性,切勿倒置或震动。③打气不可过猛、过高,如水银柱里出现气泡,应调节或检修,不可带着气泡测量。④降至“0”,稍等片刻再行第二次测量。⑤对偏瘫、一侧肢体外伤或手术后患者,应在健侧手臂上测量。⑥排除影响血压值的外界因素,如袖带太窄、袖带过松、放气速度太慢测得的血压值偏高,反之则血压值偏低。⑦长期测血压应做到四定:定部位、定体位、定血压计、定时间。

(周婧婧)

第二节 休息与睡眠护理

休息与睡眠是人类最基本的生理需要。良好的休息和睡眠如同充分的营养和适度的运动一样,对保持和促进健康起着重要作用。作为护士,必须了解睡眠的分期、影响睡眠的因素及患者的睡眠习惯,切实解决患者的睡眠问题,帮助患者达到可能的最佳睡眠状态。

一、休息

休息是指在一段时间内,通过相对地减少机体活动,使身心放松,处于一种没有紧张和焦虑的松弛状态。休息包括身体和心理两方面的放松,通过休息,可以减轻疲劳和缓解精神紧张。

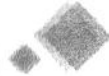

(一)休息的意义和方式

1.休息的意义

对健康人来说,充足的休息是维持机体身心健康的必要条件;对患者来说,充足的休息是促进疾病康复的重要措施。休息对维护健康具有重要的意义,具体表现为:①休息可以减轻或消除疲劳,缓解精神紧张和压力。②休息可以维持机体生理调节的规律性。③休息可以促进机体正常的生长发育。④休息可以减少能量的消耗。⑤休息可以促进蛋白质的合成及组织修复。

2.休息的方式

休息的方式是因人而异的,取决于个体的年龄、健康状况、工作性质和生活方式等因素。对不同的人而言,休息有着不同的含义。例如,对从事脑力劳动的人而言,他的休息方式可以是散步、打球、游泳等;而对于从事这些活动的运动员来讲,他的休息反而是读书、看报、听音乐。无论采取何种方式,只要达到缓解疲劳、减轻压力、促进身心舒适和精力恢复的目的,就是有效的休息。在休息的各种形式中,睡眠是最常见也是最重要的一种。

(二)休息的条件

要想得到充足的休息,应满足以下三个条件,即充足的睡眠、生理上的舒适和心理上的放松。

1.充足的睡眠

休息的最基本的先决条件是充足的睡眠。充足的睡眠可以促进个体精力和体力的恢复。虽然每个人所需要的睡眠时间有较大的区别,但都有最低限度的睡眠时数,满足了一定的睡眠时数,才能得到充足的休息。护理人员要尽量使患者有足够的睡眠时间和建立良好的睡眠习惯。

2.生理上的舒适

生理上的舒适也就是身体放松,是保证有效休息的前提。因此,在休息之前必须将患者身体上的不适降至最低程度。护理人员应为患者提供各种舒适服务,包括去除或控制疼痛、提供舒适的体位或姿势、协助患者搞好个人卫生、保持适宜的温湿度、调节睡眠时所需要的光线等。

3.心理上的放松

要得到良好的休息,必须有效地控制和减少紧张和焦虑,心理上才能得到放松。患者由于生病、住院时个体无法满足社会上、职业上或个人角色在义务上的需要,加之住院时对医院环境及医护人员感到陌生,对自身疾病的担忧等,患者常常会出现紧张和焦虑。因此,护理人员应耐心与患者沟通,恰当地运用其知识和技能,提供及时、准确的服务,尽量满足患者的各种需要,才能帮助患者减少紧张和焦虑。

二、睡眠

睡眠是各种休息中最自然、最重要的方式。人的一生中有 1/3 的时间要用在睡眠上。任何人都需要睡眠,通过睡眠可以使人的精力和体力得到恢复,可以保持良好的觉醒状态,这样人才能精力充沛地从事劳动或其他活动。睡眠对于维持人的健康,尤其是促进疾病的康复,具有重要的意义。

(一)睡眠的定义

现代医学界普遍认为睡眠是一种主动过程,是一种知觉的特殊状态。睡眠时,人脑并没有停止工作,只是换了模式,虽然对周围环境的反应能力降低,但并未完全消失。通过睡眠,人的精力和体力得到恢复,睡眠后可保持良好的觉醒状态。

由此,可将睡眠定义为周期性发生的持续一定时间的知觉的特殊状态,具有不同的时相,睡眠时可相对地不做出反应。

(二)睡眠原理

睡眠是与较长时间的觉醒交替循环的生理过程。目前认为,睡眠由睡眠中枢控制。睡眠中枢位于脑干尾端,它向上传导冲动,作用于大脑皮质(也称上行抑制系统),与控制觉醒状态的脑干网状结构上行激动系统的作用相拮抗,引起睡眠和脑电波同步化,从而调节睡眠与觉醒的相互转化。

(三)睡眠分期

通过脑电图(EEG)测量大脑皮质的电活动,眼电图(EOG)测量眼睛的运动,肌电图(EMG)测量肌肉的状况,发现睡眠的不同阶段脑、眼睛、肌肉的活动处于不同的水平。正常的睡眠周期可分为两个相互交替的不同时相状态,即慢波睡眠和快波睡眠。成人进入睡眠后,首先是慢波睡眠,持续80～120分钟转入快波睡眠,维持20～30分钟,又转入慢波睡眠。整个睡眠过程中有四或五次交替,越近睡眠的后期,快波睡眠持续时间越长。两种睡眠时相状态均可直接转为觉醒状态,但在觉醒状态下,一般只能进入慢波睡眠,而不能进入快波睡眠。

1.慢波睡眠

脑电波呈现同步化慢波时相,伴有慢眼球运动,肌肉松弛但仍有一定张力,亦称正相睡眠或非快速眼球运动睡眠。在这段睡眠期间,大脑的活动下降到最低,使得人体能够得到完全的舒缓。此阶段又可分为四期。

(1)第Ⅰ期:为入睡期。是所有睡眠时相中睡得最浅的一期,常被认为是清醒与睡眠的过渡阶段,仅维持几分钟,很容易被唤醒。此期眼球有着缓慢的运动,生理活动开始减少,同时生命体征和新陈代谢逐渐减缓,在此阶段的人们仍然认为自己是清醒的。

(2)第Ⅱ期:为浅睡期。此阶段的人们已经进入无意识阶段,不过仍可听到声音,仍然容易被唤醒。此期持续10～20分钟,眼球不再运动,机体功能继续变慢,肌肉逐渐放松,脑电图偶尔会产生较快的宽大的梭状波。

(3)第Ⅲ期:为中度睡眠期。持续15～30分钟。此期肌肉完全放松,心搏缓慢,血压下降,但仍保持正常,难以唤醒并且身体很少移动,脑电图显示梭状波与δ波(大而低频的慢波)交替出现。

(4)第Ⅳ期:为深度睡眠期。持续15～30分钟。全身松弛,无任何活动,极难唤醒,生命体征比觉醒时明显下降,体内生长激素大量分泌,人体组织愈合加快,遗尿和梦游可能发生,脑电波为慢而高的δ波。

2.快波睡眠

快波睡眠亦称异相睡眠或快速眼球运动睡眠(rapid eye movement sleep,REM sleep)。此期的睡眠特点是眼球转动很快,脑电波活跃,与觉醒时很难区分。其表现与慢波睡眠相比,是各种感觉功能进一步减退,唤醒阈值提高,极难唤醒,同时骨骼肌张力消失,肌肉几乎完全松弛。此外,这一阶段还会有间断的阵发性表现,如眼球快速运动、部分躯体抽动,同时有心排血量增加、血压上升、心率加快、呼吸加快而不规则等交感神经兴奋的表现。多数在醒来后能够回忆的生动、逼真的梦境都是在此期发生的。

睡眠中的一些时相对人体具有特殊的意义,如在NREM第Ⅳ期的睡眠中,机体会释放大量的生长激素来修复和更新上皮细胞和某些特殊细胞,如脑细胞,故慢波睡眠有利于促进生长和体力的恢复。而REM睡眠则对于学习记忆和精力恢复似乎很重要。因为在快波睡眠中,脑耗氧量增加,脑血流量增多,且脑内蛋白质合成加快,有利于建立新的突触联系,可加快幼儿神经系统

成熟。同时快波睡眠对保持精神和情绪上的平衡最为重要。因为这一时期的梦境都是生动的、充满感情色彩的,此梦境可减轻、缓解精神压力,使人将忧虑的事情从记忆中消除。非快速眼球运动睡眠与快速眼球运动睡眠的比较见表 3-3。

表 3-3 非快速眼球运动睡眠与快速眼球运动睡眠的比较

项目	非快速眼球运动睡眠	快速眼球运动睡眠
脑电图	(1)第Ⅰ期:低电压 α 节律 8~12 次/秒 (2)第Ⅱ期:宽大的梭状波 14~16 次/秒 (3)第Ⅲ期:梭状波与 δ 波交替 (4)第Ⅳ期:慢而高的 δ 波 1~2 次/秒	去同步化快波
眼球运动	慢的眼球转动或没有	阵发性的眼球快速运动
生理变化	(1)呼吸、心率减慢且规则 (2)血压、体温下降 (3)肌肉逐渐松弛 (4)感觉功能减退	(1)感觉功能进一步减退 (2)肌张力进一步减弱 (3)有间断的阵发性表现:心排血量增加,血压升高,呼吸加快且不规则,心率加快
合成代谢	人体组织愈合加快	脑内蛋白质合成加快
生长激素	分泌增加	分泌减少
其他	第Ⅳ期发生夜尿和梦游	做梦且为充满感情色彩、稀奇古怪的梦
给你	有利于个体体力的恢复	有利于个体精力的恢复

(四)睡眠周期

对大多数成人而言,睡眠是每 24 小时循环一次的周期性程序。一旦入睡,成人平均每晚经历 4~6 个完整的睡眠周期,每个睡眠周期由不同的睡眠时相构成,分别是 NREM 睡眠的四个时相和 REM 睡眠,持续 60~120 分钟,平均为 90 分钟。睡眠周期各时相按一定的顺序重复出现。这一模式总是从 NREM 第Ⅰ期开始,依次经过第Ⅱ期、第Ⅲ期、第Ⅳ期之后,返回 NREM 的第Ⅲ期然后到第Ⅱ期,再进入 REM 期,当 REM 期完成后,再回到 NREM 的第Ⅱ期(图 3-3),如此周而复始。在睡眠时相周期的任一阶段醒而复睡时,都需要从头开始依次经过各期。

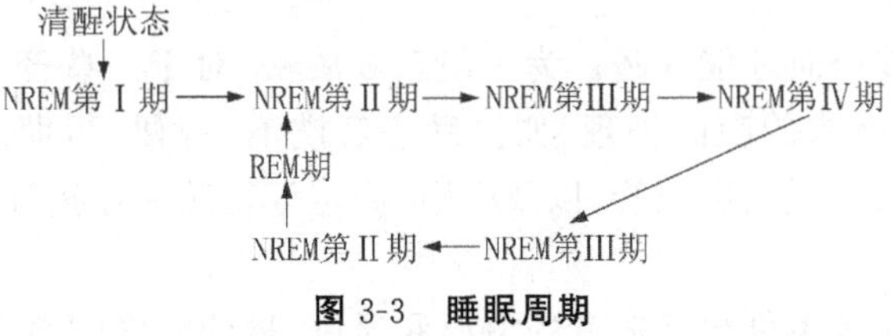

图 3-3 睡眠周期

在睡眠周期中,每一时相所占的时间比例随睡眠的进行而有所改变。一般刚入睡时,个体进入睡眠周期约 90 分钟后才进入 REM 睡眠,随睡眠周期的进展,NREM 第Ⅲ、Ⅳ时相缩短,REM 阶段时间延长。在最后一个睡眠周期中,REM 睡眠可达到 60 分钟。因此,大部分 NREM 睡眠发生在上半夜,REM 睡眠则多在下半夜。

(五)影响睡眠的因素

1.生理因素

(1)年龄:通常人睡眠的需要量与其年龄成反比,但有个体差异。新生儿期每天睡眠时间最长，可达16～20小时，成人7～8小时。

(2)疲劳：适度的疲劳，有助于入睡，但过度的精力耗竭反而会使入睡发生困难。

(3)昼夜节律："睡眠-觉醒"周期具有生物钟式的节律性，如果长时间频繁地夜间工作或航空时差，就会造成该节律失调，从而影响入睡及睡眠质量。

(4)内分泌变化：女性月经前期和月经期常出现嗜睡现象，绝经期女性常失眠，与内分泌变化有关。

(5)睡前习惯：当睡前的一些行为习惯(如看报纸杂志、听音乐、喝牛奶、洗热水澡或泡脚等)突然改变或被阻碍进行时，可能使睡眠发生障碍。

(6)食物因素：含有较多*L*-色氨酸的食物，如肉类、乳制品和豆类都能促进入睡，缩短入睡时间，是天然的催眠剂；少量饮酒能促进放松和睡眠，但大量饮酒会干扰睡眠，使睡眠变浅；含有咖啡因的浓茶、咖啡及可乐饮用后使人兴奋，即使入睡也容易中途醒来，且总睡眠时间缩短。

2.病理因素

(1)疾病影响：几乎所有疾病都会影响睡眠。例如，各种原因引起的疼痛未能及时缓解时严重影响睡眠，精神分裂症、强迫性神经症等患者常处于过度觉醒状态。生病的人需要更多时间的睡眠来促进机体康复，却往往因为多种症状困扰或特殊的治疗限制而无法获得正常的睡眠。

(2)身体不适：身体的舒适是获得休息与安睡的先决条件，饥饿、腹胀、呼吸困难、憋闷、身体不洁、皮肤瘙痒、体位不适等都是常见的影响睡眠的原因。

3.环境因素

睡眠环境影响睡眠状况，适宜的温湿度、安静、整洁、舒适、空气清新的环境常可增进睡眠，反之则会对睡眠产生干扰。

4.心理因素

焦虑不安、强烈的情绪反应(如恐惧、悲哀、激动、喜悦)、家庭或人际关系紧张等常常影响患者的睡眠。

5.其他

食物摄入多少、体育锻炼情况、某些药物等也会影响睡眠形态。

(六)促进睡眠的护理措施

1.增进舒适

人们在感觉舒适和放松时才能入睡。为了使患者放松，对于一些遭受病痛折磨的患者采用有效镇痛的方法；做好就寝前的晚间护理，如协助患者洗漱、排便；帮助患者处于正确的睡眠姿势，妥善安置身体各部位的导管、引流管，以及牵引、固定等特殊治疗措施。

2.环境控制

人们睡眠时需要的环境条件包括适宜的室温和通风、最低限度的声音、舒适的床和适当的照明。一般冬季室温18～22 ℃、夏季25 ℃左右、相对湿度以50%～60%为宜；根据患者需要，睡前开窗通风，清除病房内异味，使空气清新；保持病区尽可能的安静，尽量减少晚间交谈；提供清洁、干燥的卧具和舒适的枕头、被服；夜间调节住院单元的灯光。

3.重视心理护理

多与患者沟通交流，找出影响患者休息与睡眠的心理社会因素，通过鼓励倾诉、正确指导，消除患者紧张和焦虑情绪，恢复平静、稳定的状态，提高休息和睡眠质量。

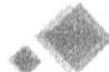

4.建立休息和睡眠周期

针对患者的不同情况，帮助患者建立适宜的休息和睡眠周期。患者入院后，原有的休息和睡眠规律被打乱，护士应在患者醒时进行评估、治疗和常规护理工作，避免因一些非必需任务而唤醒患者，同时鼓励患者合理安排日间活动，适当锻炼。

5.尊重患者的睡眠习惯

病情允许的情况下，护理人员应尽可能根据患者就寝前的一些个人习惯，选择如提供温热饮料，允许短时间的阅读、听音乐，协助沐浴或泡脚等方式促进睡眠。

6.健康教育

使患者了解睡眠对健康与康复的重要作用，身心放松的重要意义和一些促进睡眠的常用技巧。与患者一起讨论有关休息和睡眠的知识，分析困扰患者睡眠的因素，针对具体情况给予相应指导，帮助患者建立有规律的生活方式，养成良好的睡眠习惯。

(周翠玲)

第三节 清洁护理

清洁是患者的基本需求之一，是维持和获得健康的重要保证，清洁可以清除微生物及污垢，防止细菌繁殖，促进血液循环，有利于体内废物排泄。同时，清洁使人感到愉快、舒适。

一、口腔护理

口腔护理的目的有以下几方面：①保持口腔的清洁、湿润，使患者舒适，预防口腔感染等并发症。②防止口臭、口垢，促进食欲，保持口腔的正常功能。③观察口腔黏膜和舌苔的变化、特殊的口腔气味，可提供病情的动态信息，如肝功能不全患者，出现肝臭，常是肝性脑病的先兆。

常用的漱口液有生理盐水、朵贝尔溶液(复方硼酸溶液)、1%～3%过氧化氢溶液、2%～3%硼酸溶液、1%～4%碳酸氢钠溶液、0.02%呋喃西林溶液、0.1%醋酸溶液。

(一)协助口腔冲洗

1.目的

协助口腔手术后使用固定器，或对有口腔病变的患者清洁口腔。

2.用物准备

治疗碗、治疗巾、弯盘、生理盐水、朵贝尔溶液、口镜、抽吸设备、压舌板、手电筒、20 mL 空针及冲洗针头。

3.操作步骤

(1)洗手。

(2)准备用物携至患者床旁。

(3)向患者解释。协助患者采取半坐位式，并于胸前铺治疗巾及放置弯盘：①装生理盐水及朵贝尔溶液于溶液盘内，并接上，用 20 mL 注射器抽吸并连接针头。②协助医师冲洗。③冲洗毕，擦干患者嘴巴。④整理用物后洗手。⑤记录。

4.注意事项

为了避免冲洗中弄湿患者，必要时给予手电筒照光，冲洗时需特别注意齿缝、前庭外，若有舌苔，可用压舌板外包纱布予以机械性刮除，冲洗中予以持续性的低压抽吸，必要时协助更换湿衣服。

(二)特殊口腔冲洗

1.用物准备

(1)治疗盘：治疗碗(内盛含有漱口液的棉球12～16个，棉球湿度以不能挤出液体为宜；弯血管钳、镊子)、压舌板、弯盘、吸水管、杯子、治疗巾、手电筒，需要时备张口器。

(2)外用药：按需准备，如液状石蜡、冰硼散、西瓜霜、金霉素甘油、制霉菌素甘油等，酌情使用。

2.操作步骤

(1)将用物携至床旁，向患者解释以取得合作。

(2)协助患者侧卧，面向护士，取治疗巾，围于颌下，置弯盘于口角边。

(3)先湿润口唇、口角，观察口腔黏膜有无出血、溃疡等现象。对长期应用抗生素、激素者应注意观察有无真菌感染。有活动义齿者，应取下。一般先取上面义齿，后取下面义齿，并放置容器内，用冷开水冲洗刷净，待患者漱口后戴上或浸入清水中备用(昏迷的患者的义齿应浸于清水中保存)。浸义齿的清水应每天更换。义齿不可浸在乙醇或热水中，以免变色、变形和老化。

(4)协助患者用温开水漱口后，嘱患者咬合上下齿，用压舌板轻轻撑开一侧颊部，以弯血管钳夹有漱口液的棉球由内向门齿纵向擦洗。同法擦洗对侧。

(5)嘱患者张口，依次擦洗一侧牙齿上内侧面、上颌面、下内侧面、下颌面，再弧形擦洗一侧颊部。同法擦洗另一侧。洗舌面及硬腭部(勿触及咽部，以免引起恶心)。

(6)擦洗完毕，帮助患者用洗水管以漱口水漱口，漱口后用治疗巾拭去患者口角处水。

(7)口腔黏膜如有溃疡，酌情涂药于溃疡处。口唇干裂可涂擦液状石蜡。

(8)撤去治疗巾，清理用物，整理床单。

3.注意事项

(1)擦洗时动作要轻，特别是对凝血功能差的患者要防止碰伤黏膜及牙龈。

(2)昏迷患者禁忌漱口，须用张口器时，应从臼齿放入(牙关紧闭者不可用暴力张口)，擦洗时须用血管钳夹紧棉球，每次一个，防止棉球遗留在口腔内，棉球蘸漱口水不可过湿，以防患者将溶液吸入呼吸道。

(3)传染病患者的用物按隔离消毒原则处理。

二、头发护理

(一)床上梳发

1.目的

梳发、按摩头皮，可促进血液循环，除去污垢和脱落的头发、头屑，使患者清洁舒适和美观。

2.用物准备

治疗巾、梳子、30％乙醇溶液、纸袋(放脱落头发)。

3.操作步骤

(1)铺治疗巾于枕头上，协助患者把头转向一侧。

(2)将头发从中间梳向两边，左手握住一股头发，由发梢逐渐梳到发根。长发或遇有打结时，

可将头发绕在示指上慢慢梳理。避免强行梳拉，造成患者疼痛。如头发纠集成团，可用30%乙醇湿润后，再小心梳理，同法梳理另一边。

(3)长发酌情编辫或扎成束，发型尽可能符合患者所好。

(4)将脱落头发置于纸袋中，撤下治疗巾。

(5)整理床单，清理用物。

(二)床上洗发(橡胶马蹄形垫法)

1.目的

同床上梳发、预防头虱及头皮感染。

2.用物准备

治疗车上备一只橡胶马蹄形垫，治疗盘内放小橡胶单，大、中毛巾各一条，眼罩或纱布，别针，棉球两只(以不吸水棉花为宜)，纸袋，洗发液或肥皂，梳子，小镜子，护肤霜，水壶内盛40～45 ℃热水，水桶(接污水)。必要时备电吹风。

3.操作步骤

(1)备齐用物携至床旁，向患者解释，以取得合作，根据季节关窗或开窗，室温以24 ℃为宜。按需要给予便盆。移开床旁桌椅。

(2)垫小橡胶单及大毛巾于枕上，松开患者衣领向内反折，将中毛巾围于颈部，以别针固定。

(3)协助患者斜角仰卧，移枕于肩下，患者屈膝，可垫膝枕于两膝下，使患者体位安全舒适。

(4)置马蹄形垫垫于患者后颈部，使患者颈部枕于突起处，头在槽中，槽形下部接污水桶。

(5)用棉球塞两耳，用眼罩或纱布遮盖双眼或嘱患者闭上眼。

(6)洗发时先用两手掬少许水于患者头部试温，询问患者感觉，以确定水温是否合适；然后用水壶倒热水充分湿润头发，倒洗发液于手掌上，涂遍头发，用指尖揉搓头皮和头发，用力要适中，揉搓方向由发际向头顶部；使用梳子除去落发，置于纸袋中，用热水冲洗头发，直到冲净为止。观察患者的一般情况，注意保暖，洗发完毕，解下颈部毛巾，包住头发，一手托头，一手撤去橡胶马蹄垫。除去耳内棉球及眼罩，用患者自备的毛巾擦干脸部，酌情使用护肤霜。

(7)帮助患者卧于床正中，将枕、橡胶单、浴巾一起自肩下移至头部，用包头的毛巾揉搓头发，再用大毛巾擦干或电风吹干。梳理成患者习惯的发型，撤去上述用物。

(8)整理床单，清理用物。

4.注意事项

(1)要随时观察患者的病情变化，如脉搏、呼吸、血压有异常时应立即停止操作。

(2)注意室温和水温，及时擦干头发，防止患者受凉。

(3)防止水流入眼及耳内，避免沾湿衣服和床单。

(4)衰弱患者不宜洗发。

三、皮肤清洁与护理

(一)床上擦浴

1.用物准备

治疗车上备：面盆两只、水桶两只(一桶盛热水，水温在50～52 ℃，并按年龄、季节、习惯，增减水温，另一桶接污水)、治疗盘(内置小毛巾两条、大毛巾、浴皂、梳子、小剪刀、50%乙醇、爽身粉)、清洁衣裤、被服。另备便盆、便盆布和屏风。

2.操作步骤

(1)推治疗车至床边,向患者解释,以取得合作。

(2)将用物放在便于操作处,关好门窗调节室温,用屏风或拉布遮挡患者,按需给予便盆。

(3)将脸盆放于床边桌上,倒入热水 2/3 满,测试水温,根据病情放平床头及床尾支架,松开床尾盖被。

(4)将微湿小毛巾包在右手上,为患者洗脸及颈部,左手扶患者头顶部,先擦眼,然后像写"3"字样,依次擦洗一侧额部、颊部、鼻翼部、人中、耳后下颌,直至颈部。同法另一侧。用较干毛巾依次擦洗一遍,注意擦净耳郭,耳后及颈部皮肤。

(5)为患者脱下衣服,在擦洗部位下面铺上浴巾,按顺序擦洗两上肢、胸腹部。协助患者侧卧,背向护士依次擦洗后颈部、背臀部,为患者换上清洁裤子。擦洗中,根据情况更换热水,注意擦净腋窝及腹股沟等处。

(6)擦洗的方法为先用涂肥皂的小毛巾擦洗,再用湿毛巾擦去皂液。清洗毛巾后再擦洗,最后用浴巾边按摩边擦干。动作要敏捷,为取得按摩效果,可适当用力。

(7)擦洗过程中,如患者出现寒战、面色苍白等病情变化时,应立即停止擦浴,给予适当的处理,同时注意观察皮肤有无异常。擦洗毕,可在骨突处用 50%乙醇做按摩,扑上爽身粉。

(8)整理床单,必要时梳发、剪指甲及更换床单。

(9)如有特殊情况,需做记录。

3.注意事项

护士操作时,要站在擦浴的一边,擦洗完一边后再转至另一边,站立时两脚要分开,重心应在身体中央或稍低处,拿水盆时,盆要靠近身边,减少体力消耗;操作时要体贴患者,保护患者自尊,动作要敏捷、轻柔,减少翻动和暴露,防止受凉。

(二)压疮的预防及护理

压疮是指机体局部组织由于长期受压,血液循环障碍,造成组织缺氧、缺血、营养不良而致的溃烂和坏死,亦称压疮。导致活动受限的因素一般都会增加压疮的发生。常见的因素有压力、剪力、摩擦力、潮湿等。好发部位为枕部、耳郭、肩胛部、肘部、骶尾部、髋部、膝关节内外侧、外踝、足跟。

1.预防措施

预防压疮在于消除其发生的原因。因此,要求做到勤翻身、勤按摩、勤整理、勤更换。交班时要严格细致的交接局部皮肤情况及护理措施。

(1)避免局部长期受压:①鼓励和协助卧床患者经常更换卧位,使骨骼突出部位交替的受压,翻身间隔时间应根据病情及局部受压情况而定。一般 2 小时翻身 1 次,必要时 1 小时翻身 1 次,建立床头翻身记录卡。②保护骨隆突处和支持身体空隙处,将患者体位安置妥当后,可在身体空隙处垫软枕、海绵垫。需要时可垫海绵垫、气垫褥、水褥等,使支持体重的面积宽而均匀,作用于患者身上的正压及作用力分布在一个较大的面积上,从而降低在隆突部位皮肤上所受的压强。③对使用石膏、夹板、牵引的患者,衬垫应平整、松软适度,尤其要注意骨骼突起部位的衬垫,要仔细观察局部皮肤和肢端皮肤颜色改变的情况,认真听取患者反映,适当给予调节,如发现石膏绷带凹凸不平,应立即报告医师,及时修正。

(2)避免潮湿、摩擦及排泄物的刺激:①保持皮肤清洁干燥。大小便失禁、出汗及分泌物多的患者应及时擦干,以保护皮肤免受刺激。床铺要经常保持清洁干燥,平整无碎屑,被服污染要随时更换。不可让患者直接卧于橡胶单上。小儿要勤换尿布。②不可使用破损的便盆,以防擦伤皮肤。

(3)增进局部血液循环:对易发生压疮的患者,要常检查,用温水擦澡、擦背或用湿毛巾行局部按摩。①全背按摩:协助患者俯卧或侧卧,露出背部,先以热水进行擦洗,再以两手或一手沾上少许50%乙醇按摩。按摩者斜站在患者右侧,左腿弯曲在前,右腿伸直在后,从患者骶尾部开始,沿脊柱两侧边缘向上按摩(力量要能够刺激肌肉组织)至肩部时用环状动作。按摩后,手再轻轻滑至尾骨处。此时,左腿伸直,右腿弯曲,如此有节奏按摩数次,再用拇指指腹由骶尾部开始沿脊柱按摩至第7颈椎。②受压处局部按摩:沾少许50%乙醇,以手掌大、小鱼际紧贴皮肤,压力均匀向心方向按摩,由轻至重,由重至轻,每次3~5分钟。

电动按摩器按摩:电动按摩器是依靠电磁作用,引导治疗器头震动,以代替各种手法按摩,操作者持按摩器根据不同部位选择合适的按摩头,紧贴皮肤,进行按摩。

(4)增进营养的摄入:营养不良是导致压疮的内因之一,又可影响压疮的愈合。蛋白质是身体修补组织所必需的物质,维生素也可促进伤口愈合。因此,在病情允许时可给予高蛋白、高维生素膳食,以增进机体抵抗力和组织修复能力。此外,适当补充矿物质,可促进慢性溃疡的愈合。

2.压疮的分期及护理

(1)可疑深部组织损伤期:皮下软组织受到压力或剪切力的损害,局部皮肤完整但可出现颜色改变,如紫色或褐红色,或导致充血的水泡,与周围组织比较,这些受损区域的软组织可能有疼痛、硬块、有黏糊状的渗出、潮湿、发热或冰冷。

(2)淤血红润期:在骨隆突处皮肤出现压之不褪色的局限红斑,但皮肤完整,深色皮肤可能没有明显的苍白改变,但其颜色可能和周围的皮肤不同。此期应采取积极措施,防止局部继续受压,使之悬空,避免摩擦潮湿等刺激,保持局部干燥,增加翻身次数。由于此时皮肤已受损,故不提倡局部按摩,防止造成进一步的损害。

(3)炎性浸润期:部分真皮厚度的缺失呈现为一个浅的开放性溃疡,并且有一个粉红色的损伤部位,无组织脱落,也可呈现一个完整的或开放或破裂的充血性水疱。此期应保护皮肤,避免感染。除继续加强上述措施外,对未破的小水疱应减少摩擦,防感染,让其自行吸收;大水疱用无菌注射器抽出水疱内液体(不剪表面)后,表面涂以2%碘酒或用红外线照射,每次15分钟,保持创面干燥。

(4)浅度溃疡期:全层伤口失去全层皮肤组织,除了骨肌腱或肌肉尚未暴露处,可见皮下组织,有坏死组织脱落,但坏死组织的深度不太明确,可能有潜行和窦道。此期应清洁疮面,促进愈合。避免局部组织继续受压,保持局部清洁、干燥。可采用物理疗法。无感染的疮面还可采用新鲜鸡蛋内膜、骨胶原膜、纤维蛋白膜等贴于疮面治疗。

(5)坏死溃疡期:失去全层皮肤组织,伴骨头、肌腱或肌肉外露,局部可出现坏死组织脱落或焦痂,有潜行、窦道。此期需要去除坏死组织,保持引流通畅,促进肉芽组织生长。

(6)难以分期的压疮:全层伤口,失去全层皮肤组织,溃疡的底部腐烂(黄色、黄褐色、灰色、绿色、褐色)和(或)痂皮(黄褐色、黄色、黑色)覆盖。只有腐痂或痂皮充分去除,才能确定真正的深度和分期。如果裸部或足跟的焦痂是稳定的(干燥、黏附牢固、完整且无发红或波动),可以作为身体的自然(或生物学)屏障,不应去除。

四、会阴部清洁卫生的实施

(一)目的

保持清洁,清除异味,预防或减轻感染、增进舒适、促进伤口愈合。

(二)用物准备

便盆、屏风、橡胶单、中单、清洁棉球、大量杯、镊子、浴巾、毛巾、水壶(内盛 50～52 ℃的温水)、清洁剂或呋喃西林棉球。

(三)操作方法

1.男患者会阴的护理

(1)携用物至患者床旁,核对后解释。

(2)患者取仰卧位。为遮挡患者可将浴巾折成扇形盖在患者的会阴部及腿部。

(3)带上清洁手套,一手提起阴茎,一手取毛巾或用呋喃西林棉球擦洗阴茎头部、下部和阴囊。擦洗肛门时,患者可取侧卧位,护士一手将臀部分开,一手用浴巾将肛门擦洗干净。

(4)为患者穿好衣裤,根据情况更换衣、裤、床单。整理床单,患者取舒适卧位。

(5)整理用物,清洁整齐,记录。

2.女患者会阴部护理

(1)用物至患者床旁,核对后解释。

(2)患者取仰卧位。为遮挡患者可将浴巾折成扇形盖在患者的会阴部及腿部。

(3)先将橡胶单及中单置于患者臀下,再置便盆于患者臀下。

(4)护士一手持装有温水的大量杯,另一手持夹有棉球的大镊子,边冲水边用棉球擦洗。

(5)冲洗后擦干各部位。撤去便盆及橡胶单和中单。

(6)为患者穿好衣裤,根据情况更换衣、裤、床单。整理床单,患者取舒适卧位。

(7)整理用物,清洁整齐,记录。

(四)注意事项

(1)操作前应向患者说明目的,以取得患者的合作。

(2)在执行操作的原则上,尽可能尊重患者习惯。

(3)注意遮挡患者,保护患者隐私。

(4)冲洗时从上至下。

(5)操作完毕后应及时记录所观察到的情况。

(张　娟)

第四节　铺　床　法

病床是病室的主要设备,是患者睡眠与休息的必须用具。患者,尤其是卧床患者与病床朝夕相伴,因此,床铺的清洁、平整和舒适,可使患者心情舒畅,增强治愈疾病的自信心,并可预防并发症的发生。

铺床总的要求为舒适、平整、安全、实用、节时、节力。常用的病床有以下几种。①钢丝床:有的可通过支起床头、床尾(二截或三截摇床)而调节体位,有的床脚下装有小轮,便于移动。②木板床:为骨科患者所用。③电动控制多功能床:患者可自己控制升降或改变体位。

病床及被服类规格要求如下。①一般病床:高 60 cm,长 200 cm,宽 90 cm。②床垫:长宽与床规格相同,厚 9 cm。以棕丝制作垫芯为好,也可用橡胶泡沫,塑料泡沫制作垫芯,垫面选帆布制作。③床褥:长宽同床垫,一般用棉花制作褥芯,棉布制作褥面。④棉胎:长 210 cm,宽

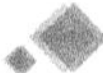

160 cm。⑤大单:长 250 cm,宽 180 cm。⑥被套:长 230 cm,宽 170 cm,尾端开口缝四对带。⑦枕芯:长 60 cm,宽 40 cm,内装木棉或高弹棉、锦纶丝绵,用棉布制作枕面。⑧枕套:长 65 cm,宽 45 cm。⑨橡胶单:长 85 cm,宽 65 cm,两端各加白布 40 cm。⑩中单:长 85 cm,宽 170 cm。以上各类被服均以棉布制作。

一、备用床

(一)目的

铺备用床是为了准备接受新入院的患者和保持病室整洁美观。

(二)用物准备

床、床垫、床褥、枕芯、棉胎或毛毯、大单、被套或衬单及罩单、枕套。

(三)操作方法

1.被套法

(1)将上述物品置于护理车上,推至床前。

(2)移开床旁桌,距床 20 cm,并移开床旁椅置床尾正中,距床 15 cm。

(3)将用物按铺床操作的顺序放于椅上。

(4)翻床垫,自床尾翻向床头或反之,上缘紧靠床头。床褥铺于床垫上。

(5)铺大单,取折叠好的大单放于床褥上,使中线与床的中线对齐,并展开拉平,先铺床头后铺床尾。①铺床头:一手托起床头的床垫,一手伸过床的中线将大单塞于床垫下,将大单边缘向上提起呈等边三角形,下半三角平整塞于床垫下,再将上半三角翻下塞于床垫下。②铺床尾:至床尾拉紧大单,一手托起床垫,一手握住大单,同法铺好床角。③铺中段:沿床沿边拉紧大单中部边沿,然后,双手掌心向上,将大单塞于床垫下。④至对侧:同法铺大单。

(6)套被套:①S 形式套被套法(图 3-4),被套正面向外使被套中线与床中线对齐,平铺于床上,开口端的被套上层倒转向上约 1/3。棉胎或毛毯竖向三折,再按 S 形横向三折。将折好的棉胎置于被套开口处,底边与被套开口边平齐。拉棉胎上边至被套封口处,并将竖折的棉胎两边展开与被套平齐(先近侧后对侧)。盖被上缘距床头 15 cm,至床尾逐层拉平盖被,系好带子。边缘向内折叠与床沿平齐,尾端掖于床垫下。同上法将另一侧盖被整理好。②卷筒式套被套法(图 3-5),被套正面向内平铺于床上,开口端向床尾,棉胎或毛毯平铺在被套上,上缘与被套封口边齐,将棉胎与被套上层一并由床尾卷至床头(也可由床头卷向床尾),自开口处翻转,拉平各层,系带,余同 S 形式。

(7)套枕套,于椅上套枕套,使四角充实,系带子,平放于床头,开口背门。

(8)移回桌椅,检查床单,保持整洁。

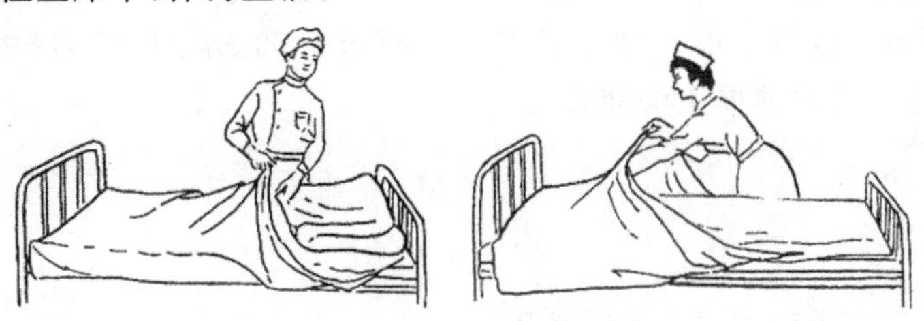

图 3-4 S 形式套被套法

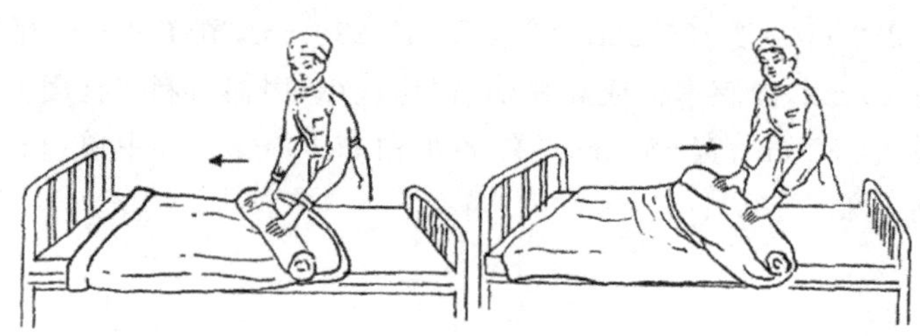

图 3-5　卷筒式套被套法

2.被单法

(1)移开床旁桌、椅,翻转床垫、铺大单,同被套法。

(2)将反折的大单(衬单)铺于床上,上端反折 10 cm,与床头齐,床尾按铺大单法铺好床尾。

(3)棉胎或毛毯平铺于衬单上,上端距床头 15 cm,将床头衬单反折于棉胎或毛毯上,床尾同大单铺法。

(4)铺罩单,正面向上对准床中线,上端与床头齐,床尾处则折成斜 45°,沿床边垂下。转至对侧,先后将衬单、棉胎及罩单同上法铺好。

(5)余同被套法。

(四)注意事项

(1)铺床前先了解病室情况,若患者进餐或做无菌治疗时暂不铺床。

(2)铺床前要检查床各部分有无损坏,若有则修理后再用。

(3)操作中要使身体靠近床边,上身保持直立,两腿前后分开稍屈膝以扩大支持面增加身体稳定性,既省力又能适应不同方向操作。同时手和臂的动作要协调配合,尽量用连续动作,以节省体力消耗,并缩短铺床时间。

(4)铺床后应整理床单位及周围环境,以保持病室整齐。

二、暂空床

(一)目的

铺暂空床是为了供新入院的患者或暂离床活动的患者使用和保持病室整洁美观。

(二)用物准备

同备用床,必要时备橡胶中单、中单。

(三)操作方法

(1)将备用床的盖被四折叠于床尾。若被单式,在床头将罩单向下包过棉胎上端,再翻上衬单做25 cm的反折,包在棉胎及罩单外面。然后将罩单、棉胎、衬单一并四折,叠于床尾。

(2)根据病情需要铺橡胶中单、中单。中单上缘距床头 50 cm,中线与床中线对齐,床沿的下垂部分一并塞床垫下。至对侧同上法铺好。

三、麻醉床

(一)目的

(1)铺麻醉床便于接受和护理手术后患者。

(2)使患者安全、舒适和预防并发症。

(3)防止被褥被污染,并便于更换。

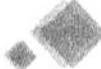

(二)用物准备

1.被服类

同备用床,另加橡胶中单、中单两条。弯盘、纱布数块、血压计、听诊器、护理记录单、笔。根据手术情况备麻醉护理盘或急救车上备麻醉护理用物。

2.麻醉护理盘用物

治疗巾内置张口器、压舌板、舌钳、牙垫、通气导管、治疗碗、镊子、输氧导管、吸痰导管、纱布数块。治疗巾外放电筒、胶布等。必要时备输液架,吸痰器、氧气筒、胃肠减压器等。天冷时无空调设备应备热水袋及布套各 2 只、毯子。

(三)操作方法

(1)拆去原有枕套、被套、大单等。

(2)按使用顺序备齐用物至床边,放于床尾。

(3)移开床旁桌椅等同备用床。

(4)同暂空床铺好一侧大单、中段橡胶中单、中单及上段橡胶中单、中单,上段中单与床头齐。转至对侧,按上法铺大单、橡胶中单、中单。

(5)铺盖被:①被套式,盖被头端两侧同备用床,尾端系带后向内或向上折叠与床尾齐,将向门口一侧的盖被三折叠于对侧床边。②被单式,头端铺法同暂空床,下端向上反折和床尾齐,两侧边缘向上反折同床沿齐,然后将盖被折叠于一侧床边。

(6)套枕套后将枕头横立于床头,以防患者躁动时头部碰撞床栏而受伤(图 3-6)。

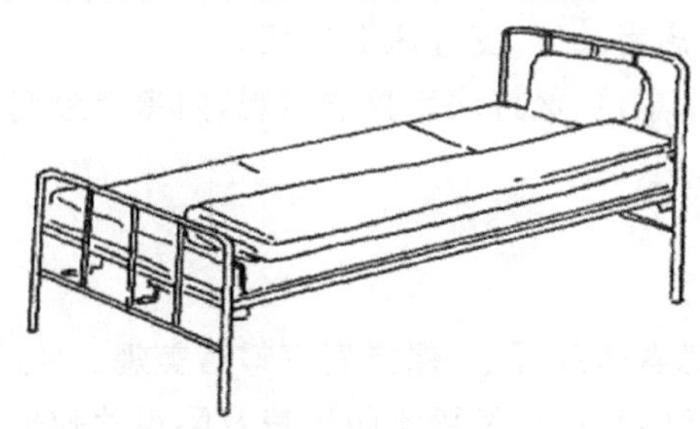

图 3-6 麻醉床

(7)移回床旁桌,椅子放于接受患者对侧床尾。

(8)麻醉护理盘置于床旁桌上,其他用物放于妥善处。

(四)注意事项

(1)铺麻醉床时,必须更换各类清洁被服。

(2)床头一块橡胶中单、中单可根据病情和手术部位需要铺于床头或床尾。若为下肢手术者将单铺于床尾,头胸部手术者铺于床头。若为全麻手术者则单铺于床头。而一般手术者,可只铺床中部中单即可。

(3)患者的盖被根据医院条件增减。冬季必要时可置热水袋两只加布套,分别放于床中部及床尾的盖被内。

(4)输液架、胃肠减压器等物放于妥善处。

四、卧有患者床

(一)扫床法

1.目的

(1)使病床平整无皱褶,患者睡卧舒适,保持病室整洁美观。

(2)随扫床操作协助患者变换卧位,又可预防压疮及坠积性肺炎。

2.用物准备

护理车上置浸有消毒液的半湿扫床巾的盆,扫床巾每床一块。

3.操作方法

(1)备齐用物,推护理车至患者床旁,向患者解释,以取得合作。

(2)移开床旁桌椅,半卧位患者,若病情许可,暂将床头、床尾支架放平,以便操作。若床垫已下滑,需上移与床头齐。

(3)松开床尾盖被,助患者翻身侧卧背向护士,枕头随患者翻身移向对侧。松开近侧各层被单,取扫床巾分别扫净中单、橡胶中单后搭在患者身上。然后自床头至床尾扫净大单上碎屑,注意枕下及患者身下部分各层应彻底扫净,最后将各单逐层拉平铺好。

(4)协助患者翻身侧卧于扫净一侧,枕头也随之移向近侧。转至对侧,以上法逐层扫净拉平铺好。

(5)协助患者平卧,整理盖被,将棉胎与被套拉平,掖成被筒,为患者盖好。

(6)取出枕头,揉松,放于患者头下,支起床上支架。

(7)移回床旁桌椅,整理床单位,保持病室整洁美观,向患者致谢意。

(8)清理用物,归回原处。

(二)更换床单法

1.目的

(1)使病床平整无皱褶,患者睡卧舒适,保持病室整洁美观。

(2)随扫床操作协助患者变换卧位,又可预防压疮及坠积性肺炎。

2.用物准备

清洁的大单、中单、被套、枕套,需要时备患者衣裤。护理车上置浸有消毒液的半湿扫床巾的盆,扫床巾每床一块。

3.操作方法

(1)适用于卧床不起,病情允许翻身者(图3-7)。①备齐用物推护理车至患者床旁,向患者解释,以取得合作。移开床旁桌椅,半卧位患者,若病情许可,暂将床头、床尾支架放平,以便操作。若床垫已下滑,需上移与床头齐。清洁的被服按更换顺序放于床尾椅上。②松开床尾盖被,助患者侧卧,背向护士,枕头随之移向对侧。③松开近侧各单,将中单卷入患者身下,用扫床巾扫净橡胶中单上的碎屑,搭在患者身上再将大单卷入患者身下,扫净床上碎屑。④取清洁大单,使中线与床中线对齐。将对侧半幅卷紧塞于患者身近侧,半幅自床头、床尾、中部先后展平拉紧铺好,放下橡胶中单,铺上中单(另一半卷紧塞于患者身下),两层一并塞入床垫下铺平。移枕头并助患者翻身面向护士。转至对侧,松开各单,将中单卷至床尾大单上,扫净橡胶中单上的碎屑后搭于患者身上,然后将污大单从床头卷至床尾与污中单一并丢入护理车污衣袋或护理车下层。⑤扫净床上碎屑,依次将清洁大单、橡胶中单、中单逐层拉平,同上法铺好。助患者平卧。⑥解开

污被套尾端带子，取出棉胎盖在污被套上，并展平。将清洁被套铺于棉胎上(反面在外)，两手伸入清洁被套内，抓住棉胎上端两角，翻转清洁被套，整理床头棉被，一手抓棉被下端，一手将清洁被套往下拉平，同时顺手将污棉套撤出放入护理车污衣袋或护理车下层。棉被上端可压在枕下或请患者抓住，然后至床尾逐层拉平后系好带子，掖成被筒为患者盖好。⑦一手托起头颈部，一手迅速取出枕头，更换枕套，助患者枕好枕头。⑧清理用物，归回原处。

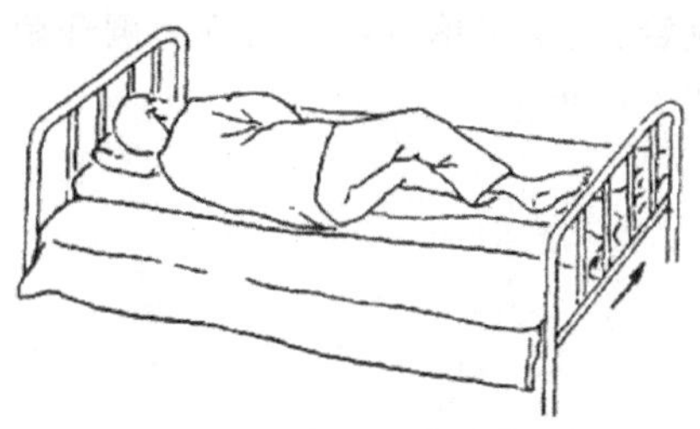

图 3-7 卧有允许翻身患者床换单法

(2)适用于病情不允许翻身的侧卧患者(图 3-8)。①备齐用物推护理车至患者床旁，向患者解释，以取得合作。移开床旁桌椅，半卧位患者，若病情许可，暂将床头、床尾支架放平，以便操作。若床垫已下滑，需上移与床头齐。清洁的被服按更换顺序放于床尾椅上。②两人操作。一人一手托起患者头颈部，另一人一手迅速取出枕头，放于床尾椅上。松开床尾盖被，大单、中单及橡胶中单。从床头将大单横卷成筒式至肩部。③将清洁大单横卷成筒式铺于床头，大单中线与床中线对齐，铺好床头大单。一人抬起患者上半身(骨科患者可利用牵引架上拉手，自己抬起身躯)，将污大单、橡胶中单、中单一起从床头卷至患者臀下，同时另一人将清洁大单也随着污单拉至臀部。④放下上半身，一人托起臀部，一人迅速撤出污单，同时将清洁大单拉至床尾，橡胶中单放在床尾椅背上，污单丢入护理车污衣袋或护理车下层，展平大单铺好。⑤一人套枕套为患者枕好。一人备橡胶中单、中单，并先铺好一侧，余半幅塞患者身下至对侧，另一人展平铺好。⑥更换被套、枕套同方法一，两人合作更换。

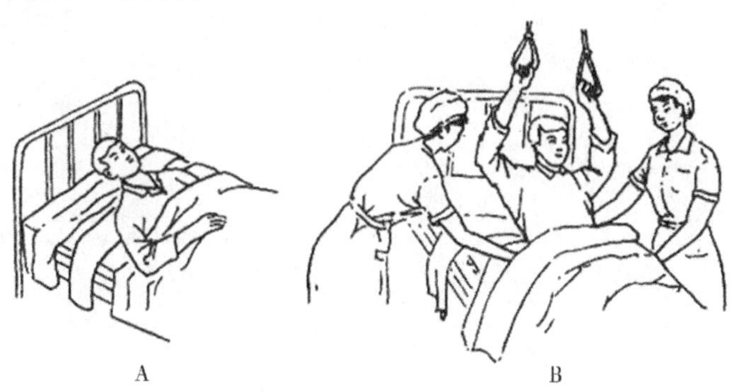

图 3-8 卧有不允许翻身患者床换单法

(3)盖被为被单式更换衬单和罩单的方法：①将床头污衬单反折部分翻至被下，取下污罩单丢入污衣袋或护理车下层。②铺大单(衬单)于棉胎上，反面向上，上端反折 10 cm，与床头齐。③将棉胎在衬单下由床尾退出，铺于衬单上，上端距床头 15 cm。④铺罩单，正面向上，对准中线，上端和床头齐。⑤在床头将罩单向下包过棉胎上端，再翻上衬单做 25 cm 的反折，包在棉胎和罩单的外面。⑥盖被上缘压于枕下或请患者抓住，在床尾撤出衬单，并逐层拉平铺好床尾，注意松紧，以防压迫足趾。

4.注意事项

(1)更换床单或扫床前，应先评估患者及病室环境是否适宜操作。需要时应关闭门窗。

(2)更换床单时注意保暖，动作敏捷，勿过多翻动和暴露患者，以免患者过劳和受凉。

(3)操作时要随时注意观察病情。

(4)患者若有输液管或引流管，更换床单时可从无管一侧开始，操作较为方便。

(5)撤下的污单切勿丢在地上或他人床上。

(田秀娟)

第四章

重症监护室护理

第一节 重症监护室的设置与管理

重症医学是研究危及生命的疾病状态的发生、发展规律及其诊治方法的临床医学学科。重症监护室(简称ICU)对因各种原因导致一个或多个器官与系统功能障碍危及生命或具有潜在高危因素的患者及时提供系统的、高质量的医学监护和救治技术,是医院集中监护和救治重症患者的专业科室。ICU应用先进的诊断、监护和治疗设备与技术,对病情进行连续、动态的定性和定量观察,并通过有效的干预措施,为重症患者提供规范的、高质量的生命支持,改善生存质量。重症患者的生命支持技术水平,直接反映医院的综合救治能力,体现医院整体医疗实力,是现代化医院的重要标志。

一、ICU设置

(一)ICU模式

ICU模式主要根据医院的规模及条件决定。目前大致可分为以下几种模式。

1.专科ICU

一般是临床二级科室所设立的ICU,如心内科ICU(CCU)、呼吸内科ICU(RCU)等,是专门为收治某个专业危重患者而设立的,多属某个专业科室管理。对抢救本专业的急危重患者有较丰富的经验。病种单一,不能够接受其他专科危重症患者是其不足。

2.部分综合ICU

介于专科ICU与综合ICU之间,即由医院内较大的一级临床科室为基础组成的ICU,如外科、内科、麻醉科ICU等。

3.综合ICU

综合ICU是一个独立的临床业务科室,受院部直接管辖,收治医院各科室的危重患者。综合ICU抢救水平应该代表全院最高水平。这种体制有利于学科建设,便于充分发挥设备的效益。规模较大的医院,除了设置综合性ICU以外,还应设置专科ICU,如心内科ICU及心外科ICU等。国内ICU发展趋势仍以综合ICU和专科ICU为主。

(二)ICU 规模

1.床位设置

ICU 床位设置要根据医院规模、总床位数来确定。一般以该科室服务病床数或医院病床总数的2%～8%为宜,可根据实际需要适当增加。从医疗运作角度考虑,每个 ICU 管理单元以 8～12 张床位为宜;ICU 每张床位占地面积不少于 15 m^2,以保证各种抢救措施的实施。室温要求保持在 20～22 ℃,相对湿度以 50%～60%为宜。

2.监护站设置

中心监护站原则上应该设置在所有病床的中央地区,能够直接观察到所有患者为佳。围绕中心站周围,病床以扇形排列为好。中心站内放置监护及记录仪,电子计算机及其他设备。也可以存放病历夹、医嘱本、治疗本、病情报告本及各种记录表格,是各种监测记录的场所。

3.人员编制

ICU 专科医师的固定编制人数与床位数之比为 0.8∶1 以上。医师组成应包括高级、中级和初级医师,每个管理单元必须至少配备一名具有高级职称的医师全面负责医疗工作。ICU 专科护士的固定编制人数与床位数之比为 3∶1 以上。ICU 可以根据需要配备适当数量的医疗辅助人员,有条件的医院可配备相关的技术与维修人员。

4.ICU 装备

ICU 装备应包括监测设备和治疗设备两种。常用的监测设备有多功能生命体征监测仪、呼吸功能监测装置、血液气体分析仪、心脏血流动力学监测设备、血氧饱和度监测仪、心电图机等。影像学监测设备包括床边 X 线机、超声设备。常用的治疗设备有输液泵、注射泵、呼吸机、心脏除颤器、临时心脏起搏器、主动脉内球囊反搏装置、血液净化装置及麻醉机等。

5.其他

每个病床床头前应安置氧气、负压吸引、压缩空气等插头装置,并安装多功能电源插座和床头灯,还应设有应急照明灯。同时,还应有紫外线消毒灯。电源的插孔要求是多功能的。每张床位的电源插孔不应少于 20 个,并配有电源自动转换装置。ICU 应使用带有升降功能的输液轨。为减少交叉感染,两床之间最好应配有洗手池;并装备有自动吹干机。自来水开关最好具有自动感应功能。

二、ICU 管理

(一)ICU 的基本功能

综合性 ICU 应具备以下功能:①有心肺复苏能力。②有呼吸道管理及氧疗能力。③有持续性生命体征监测和有创血流动力学监测的能力。④有紧急做心脏临时性起搏能力。⑤有对各种检验结果做出快速反应的能力。⑥有对各个脏器功能较长时间的支持能力。⑦有进行全肠道外静脉营养支持的能力。⑧能够熟练地掌握各种监测技术以及操作技术。⑨在患者转送过程中有生命支持的能力。

(二)规章制度

ICU 必须建立健全各项规章制度,制订各类人员的工作职责,规范诊疗常规。除执行政府和医院临床医疗的各种制度外,应该制订以下符合 ICU 相关工作特征的制度,以保证 ICU 的工作质量:①医疗质量控制制度。②临床诊疗及医疗护理操作常规。③患者转入、转出 ICU 制度。④抗生素使用制度。⑤血液与血液制品使用制度。⑥抢救设备操作、管理制度。⑦特殊药品管理制度。⑧院内感染控制制度。⑨不良医疗事件防范与报告制度。⑩疑难重症患者会诊制度。⑪医患沟通制度。⑫突发事件的应急预案、人员紧急召集制度。

(三)ICU的收治范围

(1)急性、可逆、已经危及生命的器官功能不全,经过ICU的严密监护和加强治疗短期内可能得到康复的患者。

(2)存在各种高危因素,具有潜在生命危险,经ICU严密监护和随时有效治疗死亡风险可能降低的患者。

(3)在慢性器官功能不全的基础上,出现急性加重且危及生命,经过ICU的严密监护和治疗可能恢复到原来状态的患者。

(4)慢性消耗性疾病的终末状态、不可逆性疾病和不能从ICU的监护治疗中获得益处的患者,一般不是ICU的收治范围。

(四)ICU医护人员专业要求

ICU医师应掌握重症患者重要器官、系统功能监测和支持的理论与技能:①复苏。②休克。③呼吸功能衰竭。④心功能不全、严重心律失常。⑤急性肾功能不全。⑥中枢神经系统功能障碍。⑦严重肝功能障碍。⑧胃肠功能障碍与消化道大出血。⑨急性凝血功能障碍。⑩严重内分泌与代谢紊乱。⑪水、电解质与酸碱平衡紊乱。⑫肠内与肠外营养支持。⑬镇静与镇痛。⑭严重感染。⑮多器官功能障碍综合征。⑯免疫功能紊乱。

ICU医师除一般临床监护和治疗技术外,应具备独立完成以下监测与支持技术的能力:①心肺复苏术。②人工气道建立与管理。③机械通气技术。④纤维支气管镜技术。⑤深静脉及动脉置管技术。⑥血流动力学监测技术。⑦胸穿、心包穿刺术及胸腔闭式引流术。⑧电复律与心脏除颤术。⑨床旁临时心脏起搏技术。⑩持续血液净化技术。⑪疾病危重程度评估方法。

ICU护理人员素质是影响ICU护理质量的关键因素。具备良好素质和娴熟护理操作技能的护理人员能保证ICU护理操作的准确性、规范性,并能进行预见性护理,杜绝护理差错,消除影响患者康复的潜在因素。具体来说,ICU护士应具备以下基本素质:①具有各专科基础理论和综合分析能力,经过1～2年基础理论和临床护理训练,并经过了2～3个月ICU强化训练。②身体健康,思路敏捷,适应性强。③勇于钻研和创新,善于发现问题、解决问题、总结经验。④处理问题沉着、果断、迅速。⑤有一定的心理学知识,善于人际交流和沟通。⑥具有团队协作精神,能主动协调各种关系。

ICU护理人员的专业素质是其能胜任重症监护工作的基本保证,具体要求:①熟练掌握急救复苏技术,如心肺复苏术、电击除颤技术、氧气吸入疗法、呼吸机及辅助通气的应用、各种穿刺技术及急救药品的应用等。②具有专科护理知识和技术,包括循环、呼吸、消化、神经、血液、泌尿等专科护理知识和技能。③熟练掌握各种监护技术,包括心电监测及血压、呼吸、体温、血液生化和常规、血液电解质、血流动力学的监测。④具有娴熟的基础护理技能,包括生理和心理护理、各种护理制度的执行、护理文件的书写、标本留取、注射剂药物疗法等。

(五)组织领导

ICU实行院长领导下的科主任负责制。科主任负责科内全面工作,定期查房、组织会诊和主持抢救任务。ICU实行独立与开放相结合的原则。所谓独立,就是ICU应有自己的队伍,应设有一整套强化治疗手段。所谓开放,就是更多地听取专科医师的意见,把更多的原发病处理(如外伤换药)留给专业医师解决。医师的配备采取固定与轮转相结合的形式。护士长负责监护室的管理工作,包括安排护理人员工作,检查护理质量,监督医嘱执行情况及护理文书书写等情况。护士是 ICU 的主体,能在 24 小时观察和最直接得到患者第一手临床资料的只有护士,她们承担着监测、护理、治疗等任务,当病情突然改变时,要能在几秒钟、几分钟内准确及时地进行处理。所以,ICU 护士应该训练有素,要熟练地掌握各种抢救技术。要有不怕苦、不怕脏的奉献精神,要善于学习、与医师密切配合。

(张　娟)

第二节　重症监护室的护理质量与安全管理

护理作为医疗体系中不可忽视的重要元素之一,其质量对危重患儿救治效果及预后的影响举足轻重。儿童危重护理质量作为衡量医院儿科护理质量的重要标志之一,直接影响着医院的社会形象和经济效益等。护理质量管理是护理管理的核心,护理质量标准和评价是质量管理的关键环节,是护理管理的重要依据。

一、重症监护室护理质量评价体系

(一)概述

护理质量是指护士为患者提供护理技术服务和基础护理服务的效果及满足患者对护理服务一切合理需要的综合,是在护理过程中形成的客观表现,直接反映了护理工作的职业特色与工作内涵。它是通过护理服务的设计和工作实施过程中的作用和效果的取得,经信息反馈形成的,是衡量护士素质、护理管理水平、护理业务技术和工作效率的重要标志。

护理质量是医院质量的重要组成部分,是护理管理的核心和关键。护理质量管理是指按照护理质量形成的过程和规律,对构成护理质量的各要素进行计划、组织、协调和控制,以保证护理服务达到规定的标准和满足服务对象需要的活动过程。这个概念表达了以下 3 层意思:首先,开展护理质量管理必须建立护理质量管理体系并有效运行,护理质量才有保证;其次,应制订护理质量标准,有了标准,管理才有依据;最后,要对护理过程构成护理质量的各要素,按标准进行质量控制,才能达到满足服务对象需要的目的。

护理质量评价是指通过确定和描述护理服务结构特征、检查护理行为和程序来测量服务的效果,是护理品质保证的重要措施。护理质量评价是一个系统工程,包括护理质量评价组织、评价内容、评价标准、评价方法及评价过程等。

护理质量评价指标体系:护理质量评价指标通常由一个名称和一个数据组合而成,不同来源和用途的护理质量评价指标有序地集合在一起,对护理质量发挥评价作用,就形成了护理质量评价指标体系。

(二)儿科护理质量评价的现状

儿童作为一类特殊人群有独特的需要,而前期的研究主要是以成人为目标人群构建护理质量评价指标,致使有些指标在儿科领域发生率很低,有些缺乏有效性,有些与儿科患者几乎没有关系。

在我国,医院评审标准、工作条例与各项制度中常用质量标准,而这些传统的护理质量评价标准难以反映ICU护理服务的质量内涵，为推动重症监护室护理学科的发展，有必要建立有针对性的能有效系统反映ICU护理质量的评价指标，运用指标对临床护理服务质量进行管理和控制，发挥其对护士的正向激励作用。

ICU护理质量评价指标体系的建立可用于ICU护理质量横向和纵向比较，不仅便于管理者统一管理，还可以发现ICU护理质量管理中的薄弱环节，从而实现护理质量的持续改进。

(三)护理质量指标评价体系

1.护理质量评价

美国著名质量管理大师J.M.Juran博士曾预言:21世纪将是质量的世纪，质量将成为组织成功的有效武器，成为社会发展的强大动力，没有质量就不会有组织的生存。质量是管理工作的永恒主题，护理质量是护理管理的核心内容，它与患者的生命和健康息息相关，因此，提高护理质量成为护理管理者探讨的重要课题。提高护理质量首先需要全面、科学地评价当前护理质量，而护理质量评价的工具是护理质量评价标准。建立统一的护理质量标准和评价体系，为实施护理质量管理提供依据，为临床护士工作实践提供指南，为医院间的相互交流与合作提供便捷。

(1)护理质量评价的概念:Salazar等认为，护理质量评价是指通过确定和描述护理服务结构特征、检查护理行为和程序来测量服务的效果，是护理品质保证的重要措施。

(2)护理质量评价的理论框架:任何一个质量标准和评价体系的制订都离不开一定的理论框架作为科学基础，离不开实际需要作为坚实的依托，否则所制订的指标就失去了科学及现实的意义。

早在20世纪80年代美国就发起了有关护理指标体系的研究，到目前为止，制订护理质量标准和评价体系的理论框架已有很多种，较常用的包括:Donabedian的"结构-过程-结果"模式、美国健康保健评鉴联合委员会的护理质量保证模式、将Evans和Stoddard的健康模式与Donabedian的质量模式相结合形成的新的概念模式、持续质量改进理论等，其中对世界各国护理质量标准与评价影响较大的是美国学者Donabedian提出的"结构-过程-结果"模式。

1969年，美国著名学者Donabedian提出了"结构-过程-结果"三维结构模式，认为护理质量可以从这3个方面进行评价。该模式解释了护理结构和过程对服务对象结果的影响，护理结构是指医疗机构中基本结构的情况;护理过程是指健康服务人员按照工作或技术的要求与规范执行实际活动的过程;护理结果是指健康服务人员在为服务对象提供各种干预后，服务对象呈现的反应与结果。

这一结构模式在20世纪80年代和90年代初期成为各国建立护理质量标准与评价的主要理论基础，对目前世界各国的护理质量标准与评价影响较大。美国护士协会(ANA)以Donabedian的"结构-过程-结果"框架为理论基础，筛选了21项护理指标来对护理质量进行评价，后又甄选出10个护理质量指标用于医院护理质量报告卡。美国国家质量论坛(National Quality Forum, NQF)以Donabedian的"三维质量结构"为基础，经过认真的筛选和预试验，于2005年签署并发布了15项护理质量评价指标，供全国范围内的医院或其他医疗保健机构应用。2000年，泰国清迈大学护理学院Kunaviktikul等人以Donabedian的"三维质量结构"为基础，对护理质量的内涵及护理质量指标体系进行了系统的研究，最后初步确立了护理质量指标体系，包括结构、过程、结果质量3个方面。英国的Redfern和Norman也以Donabedian的"三维质量结构"为基础，从患者和护士的角度出发来研究用来测量和评价护理质量的指标应该包括的关键内容。

国内学者一般认为，按照管理流程，可将护理质量分为:要素质量、环节质量、终末质量。这与 Donabedian 的结构、过程、结果质量是一一对应的，护理质量评价可以依据此结构来进行评价。

2.护理质量评价指标

(1)护理质量评价指标的概念：对护理质量指标的定义，从不同的角度可有不同的理解。使用最广泛的是美国健康保健评鉴联合委员会(the Joint Commission on Accreditation of Health Care Organization，JCAHO)的定义，他们认为护理质量评价指标是对护理质量的数量化测定，是用作评价临床护理质量及其支持护理活动的工具。澳大利亚卫生保健标准委员会(Australian Council for Healthcare Standards，ACHS)指出临床指标是对医疗服务结果和临床管理质量的测量，是用数量化的术语对医疗服务过程和结果的客观测量。美国护士协会(American Nurses Association，ANA)将与护理密切相关且确实能反映护理活动内容作为指标的基本点，指标必须具有有效性、特异性、可收集性。从患者的角度考虑，国外有研究者认为质量指标是患者生理状况的指示，具有易观察、易获得、可靠性强的特征。也有人认为护理质量指标是用于监测或评价某一重要护理项目的陈述或问题。有学者指出质量指标必须与护理措施相匹配。Kavanagh 认为护理质量指标是用来评估医疗卫生决策、服务和结局，从而反映护理质量的可检测工具。而我国有学者则认为质量指标就是筛选出来的重要的检查点。张罗漫等研究者提到医院质量评价指标是说明医院护理工作中某种现象数量特征的科学概念和具体数值表现的统一体，它由一个名称和一个数值组合而成。

(2)护理质量评价指标的特性：护理质量评价指标体系是不同来源和用途的各个方面护理质量评价指标有序地集合在一起形成的，因此想要全面地评价护理质量，必须保证每一项指标都必须能恰到好处地反映护理质量。综合国内外的研究，护理质量评价指标的主要特性包括以下几方面。①有效性：是指指标确实能够反映护理活动的重要方面。②科学性：每一项指标都建立在科学、充分的论证和调研，以及对收集的数据进行准确统计分析的基础上。③灵敏性：指标必须客观、确定、容易判断，不会受检查人员的主观因素影响。④特异性：指标相互独立，不存在指标间相互包容、相互重叠、有因果关联的现象。⑤可操作性：指标可以通过实际观察加以直接测量，指标的概念和原理要便于理解，指标的计算公式、运算过程也要简单实用，同时应考虑到质量管理的成本因素。

(3)护理质量评价指标的构成：传统的护理质量评价指标主要侧重临床护理质量，即执行医嘱是否及时、准确；护理文件、表格填写是否正确、清晰；生活护理是否周到、舒适、安全、整洁；有无因护理不当而给患者造成的痛苦和损害等。随着整体护理模式的广泛应用和护理工作内涵与功能的扩展，护理质量评价也应由上述狭义的概念发展为广义概念，护理质量评价指标也相应地发生了改变。美国学者 Donabedian 于 1969 年将护理质量分为结构质量、过程质量和结果质量，我国则按管理流程分为要素质量、环节质量和终末质量。对应于护理质量评价的以上 3 个方面，护理质量指标也可分为要素质量指标、环节质量指标、终末质量指标。

要素质量指标：主要用于评价执行护理工作的基本条件。包括组织机构和人员、医疗护理技术、环境、物资和仪器设备、规章制度等。

环节质量指标：主要用于评价护理活动的过程。主要包括 2 类指标：①患者护理质量指标，如基础护理合格率、特级与一级护理合格率等。②护理环境和人员管理指标，如病区管理合格率，消毒隔离管理合格率、护理表格书写合格率、技术操作合格率、急救物品准备完好率等。这些指标是目前国内绝大多数医院进行护理质量控制最常用的指标。部分医院还采用一些反映护理

观察、诊疗处理的及时程度的指标，如护理处置及时率、巡视病房及时率、静脉输液患者呼叫率等。

终末质量指标：主要用于评价护理效果，这一指标的特点是从患者的角度进行评价。常用指标包括患者的满意度、压疮发生率、年度护理差错发生率、抢救成功率、护患纠纷发生率等。有研究者提出了护理效果的评价应从对患者产生的结果和对医院的影响两方面进行分析。前者包括临床护理效果、患者满意率和健康教育效果，后者包括对医院质量、医院形象和医院经济效益等方面的影响。

(4)建立护理质量评价指标体系的必要性：随着护理学科的发展和护理内涵的延伸，我国早期制订的全国统一的护理质量评价标准，如今早已不能达到作为护理质量评价依据的要求。而国内尚未形成 PICU 特异性护理敏感性质量评价指标及评估体系，致使 PICU 护理管理者只能用单一的、无针对性的指标体系来评价儿科危重护理质量，这样不但达不到科学评价 PICU 护理质量水平的目的，还可能挫伤了 PICU 护士的工作积极性。因此，为了 PICU 提高护理质量和护理管理水平，我们必须建立一套系统的、科学的和先进的护理质量标准和评价体系。

(5)初步形成的 PICU 护理质量指标及评价体系：要素质量、环节质量、终末质量三者是相互联系的，为了全面反映护理服务的质量要求，一般采用要素质量、环节质量和终末质量相结合的评价。三者的关系应是：着眼于要素质量，以统筹质量控制的全局；具体抓环节质量以有效实施护理措施；以终末质量评价进行反馈控制。国内经过 Delphi 专家函询法初步形成了 PICU 护理质量指标评价体系。

二、重症监护室的安全管理

(一)概述

护理安全是指患者在接受护理的全过程中，不发生法律和法定的规章制度允许范围以外的心理、机体结构或功能上的损害、障碍、缺陷或死亡。

对于患者安全，目前还无统一的定论。美国医学研究所认为，患者安全就是使患者免于意外伤害，保证患者安全就是要求医疗机构建立规范的系统和程序，使发生差错的可能性降到最低，最大限度地阻止差错的发生；美国国家安全基金会认为，患者安全是指在医疗护理过程中，预防医疗护理差错的发生，消除或减轻差错对患者所造成的伤害；美国卫生保健研究和质量机构定义患者安全为避免和采取行动预防差错对患者造成伤害，使这种伤害不发生或没有发生的可能性。

(二)护理安全的现况

世界卫生组织(WHO)关于患者安全的数据显示，在发达国家，每 10 名患者即有1 名患者在接受医院治疗护理时受到伤害，伤害可因一系列失误或事故发生；在发展中国家，患者在医院受到伤害的可能性高于发达国家。

(三)护理安全质量评价指标体系构成

ICU 护理安全质量评价体系包含三级指标：一级指标为要素质量指标、环节质量指标和终末质量指标。

1.要素质量指标

包括人员配备、护士教育与培训、急救物品和药品、急救仪器设备和环境卫生。

2.环节质量指标

包括正确识别患者身份、确保输血治疗安全、确保药物使用安全、确保患者管道安全、确保患者转运安全、预防院内压疮的发生、预防患者跌倒/坠床的发生、提高患者抢救成功率、预防深静脉血栓的形成、预防多重耐药菌的医院获得性感染、预防呼吸机相关性肺炎、预防导管相关性血流感染以及预防尿管相关性感染。

(四)护理安全管理的意义

建立健全综合性 ICU 护理安全管理体系,是 ICU 护理安全管理工作开展的基础,也是 ICU 护理安全管理有效实施的保证。

(五)ICU 护理安全管理指标体系的构成

护理安全管理指标体系的建立是在结合医院自身情况下,以 Vincent 医学框架为基础,识别影响护理安全的各级因素后而建立的指标体系。ICU 护理安全管理指标体系包括三级指标:一级指标为组织管理因素、背景环境因素、护士因素、患者因素和陪伴因素。

1.组织管理因素

组织管理因素包含组织运作、人力管理、安全文化、制度规程、硬件因素等二级指标;组织运作指标下包含的三级指标为机构设置、职能分工和运作效能;人力管理指标下包含的三级指标为人力配置、继续教育培训、岗位考评、教学管理等。

2.背景环境因素

背景环境因素包含硬件因素、软件因素两个二级指标;硬件因素包括的三级指标有布局设计、药品消耗、仪器设备等;软件因素包含协作配合、决策支持、工作模式等。

3.护士因素

护士因素包含基本素质、专业技能和综合能力三个二级指标;基本素质包括职责履行、职业道德、身心状况等;专业技能包括学习需求、理论知识、基础技能等;综合能力包括应对能力、统筹工作、团队合作等三级指标。

4.患者因素

患者因素包括生理因素和心理因素两个二级指标;其中生理因素包含基础体质、疾病负荷等三级指标;心理因素包括人格特质、心理认知等。

5.陪伴因素

陪伴因素包含基本状况和关爱能力两个二级指标;基本状况包括身心状况、安全意识等;关爱能力包括语言沟通、理解领悟和照护技能三个三级指标。

(张　娟)

第三节　重症监护室的护理评估技能

评估是对危重患者实施有效护理的重要环节,ICU 护士应熟悉护理评估内容,掌握护理评估的技能,通过评估了解患者的状况,并依据评估中的问题,有针对地实施护理。本节介绍常用及重要的护理评估指标。

一、身体评估

(一)一般状态评估

一般状态评估是对评估对象全身状态的概括性观察。评估方法以视诊为主,配合触诊、听诊和嗅诊完成。评估内容包括:性别、年龄、生命体征、发育与体型、营养状态、意识状态、面容与表情、语调与语态、体位、姿势与步态。

以营养状态评估为例,最方便快捷的方法是判断皮下脂肪的充实程度。最方便和最适宜的评估部位是前臂屈侧、上臂背侧下 1/3 处,此处脂肪分布的个体差异最小;最简单、直接、可靠、重要的指标是测量体重,但应结合内脏功能测定进行分析;体重指数是反映蛋白质、热量、营养不良及肥胖的可靠指标。体重指数(BMI)=体重(kg)/身高^2(m^2)。

(二)皮肤评估

以视诊为主,必要时结合触诊。主要包括对皮肤颜色、湿度、温度、弹性、皮疹、压疮、皮下出血、蜘蛛痣与肝掌、水肿的评估。

以水肿的评估为例,评估时,指压后应停留片刻,观察有无凹陷及平复情况。常用评估部位为浅表骨表面(如胫骨前、踝部、足背、腰骶骨及额前等)及眼睑。以手指按压局部组织可出现凹陷者,称凹陷性水肿。而黏液性水肿及象皮肿,尽管肿胀明显,但受压后无组织凹陷,为非凹陷性水肿。

根据水肿的程度可分为轻、中、重 3 度。①轻度:仅见于眼睑、眶下软组织、胫骨前、踝部皮下组织,指压后可见轻度凹陷,平复较快。②中度:全身软组织均可见明显水肿,指压后可见明显凹陷,平复缓慢。③重度:全身组织明显水肿,身体低垂部位皮肤紧张发亮,甚至有液体渗出,胸、腹腔等浆膜腔可有积液,外阴部也可见明显水肿。

(三)全身浅表淋巴结评估

1.评估方法

评估者主要用滑动触诊。

2.评估顺序

耳前、耳后、乳突区、枕骨下区、颈后三角、锁骨上窝、腋窝、滑车上、腹股沟、腘窝等。

3.评估内容

触及肿大的淋巴结时应注意其大小、数目、硬度、压痛、活动度、有无粘连,局部皮肤有无红肿、瘢痕、瘘管等,注意寻找引起淋巴结肿大的原发病灶。

(四)头部及其器官和颈部评估

1.头部

头部的评估包括头发、头皮及头颅。

2.面部及其器官

(1)眼的评估:通常由外向内,遵循眼睑、结膜、巩膜、角膜、眼球、视功能评估、眼底检查的顺序依次进行。

(2)耳的评估:外耳注意耳郭有无畸形、外耳道是否通畅,有无分泌物或异物;乳突及听力。

(3)鼻的评估:鼻外形;有无鼻翼翕动、鼻出血;鼻腔黏膜;鼻腔分泌物;鼻窦。

(4)口的评估:应从口唇、口腔黏膜、牙齿、牙龈、舌、咽部及扁桃体、口腔气味、腮腺,沿外向内的顺序依次进行。

3.颈部

包括颈部外形与活动、颈部血管、甲状腺及气管的评估。

(五)胸部评估

评估者嘱评估对象取坐位或仰卧位，按视、触、叩、听顺序，先评估前胸部和侧胸部，再评估背部，对称部位应左右对比。

1.胸部的体表标志

(1)骨骼标志：胸骨角、剑突、腹上角、肋间隙、肩胛骨、脊柱棘突、肋脊角。

(2)自然陷窝：胸骨上窝；锁骨上、下窝；腋窝。

(3)人工画线：前正中线、后正中线、锁骨中线(左右)、腋前线(左右)、腋后线(左右)、腋中线(左右)、肩胛下角线(左右)。

(4)人工分区：肩胛上区、肩胛下区、肩胛间区、肩胛区。

2.胸壁、胸廓及乳房

(1)胸壁评估：静脉、皮下气肿及胸壁压痛。

(2)胸廓评估：是否对称、前后径与左右径的比例。

(3)乳房评估：先视诊，后触诊。除评估乳房外，还应注意引流乳房部位的淋巴结。

3.肺和胸膜

(1)视诊：呼吸运动类型、有无呼吸困难；呼吸频率、呼吸幅度、呼吸节律。

(2)触诊：胸廓扩张度、触觉语颤、胸膜摩擦感。

(3)叩诊：先评估前胸，再评估侧胸及背部，有无异常胸部叩诊音。

(4)听诊：是肺部评估最重要的方法。内容包括正常肺部呼吸音(支气管呼吸音、肺泡呼吸音、支气管肺泡呼吸音)；异常肺部呼吸音(异常肺泡呼吸音、异常支气管呼吸音、异常支气管肺泡呼吸音)；啰音(干啰音、湿性啰音)；语言共振；胸膜摩擦音。

(六)心脏评估

(1)视诊包括心前区外形及心尖冲动。

(2)触诊包括心前区搏动，震颤、心包摩擦感。

(3)叩诊主要指叩诊心界。

(4)听诊是评估心脏的重要方法。听诊内容包括心率、心律、心音、额外心音、杂音、心包摩擦音。

(七)血管评估

(1)视诊观察有无肝颈静脉回流征及毛细血管搏动征。

(2)触诊包括脉搏速度改变、节律改变、强弱改变、波形异常。

(3)听诊有无动脉杂音；枪击音及 Duroziez 双重杂音。

(4)血压测量。

(八)腹部评估

1.腹部的体表标志

包括肋弓下缘、脐、髂前上棘、腹直肌外缘、腹中线、肋脊角、耻骨联合。

2.腹部分区

包括四分区法和九分区法。

3.腹部评估方法

(1)视诊:评估者立于评估对象的右侧,自上而下视诊,有时为观察腹部细小隆起或蠕动波,评估者需将视线降低至复平面,从侧面呈切线方向观察。腹部视诊内容包括腹部外形;呼吸运动;腹壁静脉曲张;胃肠型及蠕动波;注意有无皮疹、色素、腹纹、瘢痕、疝等。

(2)听诊:由于触诊和叩诊可能会增加肠蠕动而增加听诊效果,因而腹部听诊常在视诊后进行。听诊内容包括肠鸣音和血管杂音。

(3)叩诊:腹部叩诊主要用于评估某些腹腔脏器的大小、位置、叩痛,胃肠道充气情况,腹腔肿物、积气或积液等。腹部叩诊多采取间接叩诊法。

(4)触诊:要求评估对象排尿后低枕仰卧位,两臂自然放于身体两侧,两腿屈曲稍分开,是腹部放松,作张口缓慢腹式呼吸。评估者立于评估对象右侧,手要温暖,动作要轻柔,一般自左下腹开始逆时针方向评估。原则是先触健侧再触患侧。边触诊边观察评估对象的反应及表情,并与之交谈,可转移其注意力而减少腹肌紧张。浅部触诊法适用于检查腹部紧张度、抵抗感、浅表压痛、包块搏动和腹壁上的肿物等。深部触诊法适用于检查腹腔脏器状况、深部压痛、反跳痛及肿物等。

(九)脊柱与四肢评估

(1)脊柱的评估主要包括脊柱弯曲度、脊柱活动度、脊柱压痛和叩击痛。

(2)四肢评估以视诊和触诊为主。主要从形态和功能两方面评估。

(十)神经系统评估

1.运动功能评估

(1)肌力是评估对象主动运动时肌肉的收缩力。嘱评估对象做肢体伸屈运动,评估者从相反方向给予阻力,评估其对阻力的克服力量。注意两侧肢体的对比,两侧力量显著不等时有重要意义。肌力的记录采用0～5级的6级分级法。①0级:完全瘫痪,无肌肉收缩。②1级:只有肌肉收缩,但无动作。③2级:肢体能在床面水平移动,但不能抬离床面。④3级:肢体能抬离床面,但不能克服阻力。⑤4级:能克服阻力,但较正常稍差。⑥5级:正常肌力。

(2)肌张力。

(3)随意、不随意及共济运动。

2.感觉功能评估

评估时,评估对象必须意识清晰、合作,注意左右、远近对比。

(1)浅感觉:主要有皮肤、黏膜的痛觉、温觉和触觉。

(2)深感觉:包括关节觉、震动觉。

(3)复合感觉:包括皮肤定位觉、两点辨别觉、实物辨别觉和体表图形觉。

3.神经反射评估

(1)生理反射。①浅反射为刺激皮肤或黏膜引起的反射,包括角膜反射、腹部反射、提睾反射、跖反射。②深反射为刺激骨膜、肌腱引起的反射,包括肱二头肌反射、肱三头肌反射、膝腱反射、跟腱反射、Hoffmann征。

(2)病理反射包括巴宾斯基征、奥本海姆征、戈登征、查多克征。

(3)脑膜刺激征为脑膜受激惹的表现,包括颈强直、克尼格征、布鲁津斯基征。

二、常见症状评估

(一)一般情况评估

1.体温的身体变化

如高热环境中体温可稍高;情绪激动可使体温暂时升高等。

2.发热的原因或诱因

有无传染病接触史、预防接种史、手术史等;是否受凉、过度劳累、饮食不洁、损伤、精神刺激等。

3.发热的临床经过

注意发热的时间、体温上升的急缓、发热的高低、持续时间的长短、各病期的主要表现等。

4.发热的程度、热期及热型

定时测量体温,绘制体温曲线,观察发热的程度、热期,注意有无特征性热型。

5.伴随症状

有无寒战、乏力、头痛、肌肉酸痛、咳嗽、咳痰、恶心、呕吐、出血、皮疹、昏迷、抽搐等。

6.身心状况

(1)密切观察生命体征、瞳孔及意识状态、皮肤、口腔黏膜及尿量的改变。

(2)了解高热对机体重要脏器的影响及程度。

(3)体温下降期的患者,注意有无大汗及脱水的表现。

(4)长期发热者注意有无食欲减退及体重下降。

(5)还需注意患者的精神状况、心理反应、睡眠情况等。

7.诊疗及护理经过

(1)做过任何检查、结果怎样。

(2)诊断为何种疾病;其治疗护理措施。

(3)是否进行过物理降温。

(4)是否使用过抗生素、激素、解热药,药物的剂量及疗效。

(二)疼痛的护理评估要点

1.疼痛部位

疼痛部位通常为病变所在部位。

2.疼痛性质

疼痛性质与病变部位及病变性质密切相关。

3.疼痛程度

疼痛与病情严重性有无平行关系。

4.疼痛发生于持续时间

某些疼痛可发生在特定的时间。

5.疼痛的影响因素

包括诱发、加重与缓解的因素。

6.相关病史

疼痛前有无外伤、手术史、有无感染、药物及食物中毒,有无类似发作史及家庭史等。

7.伴随症状及体征

不同病因所致疼痛的伴随症状和体征不同。

8.疼痛的身心反应

密切观察患者的呼吸、心率、脉搏。血压、面色变化，有无恶心、呕吐、食欲缺乏或睡眠不佳、强迫体位、呻吟或哭叫，有无因疼痛而产生的焦虑、愤怒、恐惧等情绪反应，剧烈疼痛者还应观察有无休克的表现。

(三)水肿的护理评估要点

1.水肿部位及程度

水肿首先出现部位。

2.水肿的特点

水肿出现的时间，发生急缓，水肿性质，使水肿加重、减轻的因素，水肿体位变化和活动的关系。

3.营养与饮食

食欲有无改变，每天进食食物的种类、量；营养物质的搭配是否合理，能否满足身体的需要；体重有无明显变化；对有心、肝、肾脏的患者还应该注意钠盐和液体的摄入量。

4.出入液体量

详细记录24小时出入液量。对尿量明显减少者应注意观察有无急性肺水肿发生；有无肾功能损害及电解质酸碱平衡紊乱，如氮质血症、高钾血症等。

5.相关病史

有无心、肝、肾、内分泌代谢性疾病病史；有无营养不良、应用激素类药物、甘草制剂等；有无创伤和过敏史；女性患者水肿应注意与月经、妊娠有无关系。

6.水肿的身心反应

观察体重、胸围、腹围、脉搏、呼吸、血压、体位等情况；注意水肿部位皮肤黏膜的弹性、光泽、温湿度；观察长期卧床或严重水肿者的皮肤有无水疱、渗液、破溃或继发感染；注意有无胸腔积液征、腹水征及各种伴随症状；患者是否因水肿引起形象的改变、活动障碍、身体不适而心情烦躁。

7.诊疗及护理经过

水肿发生后就医情况；是否使用过利尿剂，药物种类、剂量、疗效和不良反应；休息、饮食、保护皮肤等护理措施的实施情况。

(四)呼吸困难的护理评估要点

1.呼吸困难的发生和进展特点

呼吸困难的发生和进展特点是突然发生，还是渐进性发展；是持续存在，还是反复间断；呼吸困难发生的诱因、时间及环境；与活动及体位的关系。

2.呼吸困难的严重程度

通常以呼吸困难与日常生活自理能力水平的关系来评估。让患者自我表述呼吸困难对日常活动的影响，如与同龄人行走、登高；劳动时有无气促；是否需要停下喘气、休息；洗脸、穿衣或休息时有无呼吸困难。

3.呼吸困难的类型及表现

呼吸困难的类型及表现是吸气性、呼气性还是混合性；是劳力性、还是夜间阵发性；呼吸是表浅还是浅慢或深快。

4.相关病史

了解患者的职业、年龄;以往有无呼吸困难发作史;有无心血管疾病、肺和胸膜疾病、内分泌代谢性疾病病史,有无感染、贫血、颅脑外伤史;有无刺激性气体、变应原接触史;有无饮食异常、药物及毒物摄入史;有无过度劳累、情绪紧张或激动等。

5.伴随症状

呼吸困难伴咳嗽、咳痰、咯血、胸痛等首先应考虑为心肺疾病;呼吸困难伴发热最常见于呼吸系统感染性疾病;呼吸困难伴昏迷见于急性中毒、严重的代谢性疾病、中枢神经严重损害等;发作性呼吸困难伴哮鸣音见于支气管哮喘、心源性哮喘。

6.呼吸困难的身心反应

注意观察呼吸的频率、节律和深度,脉搏、血压;意识状况;面容及表情;营养状况;体位;皮肤黏膜有无水肿、发绀;颈静脉充盈程度等。有无"三凹征"、肺部湿性啰音或哮鸣音;有无心律失常、心脏杂音等。询问患者入睡的方式,观察患者睡眠的时间、质量,是否需要辅助睡眠的措施。患者是否有疲乏、情绪紧张、焦虑或甚至有恐惧、惊慌、濒死感等心理反应。

7.诊疗及护理经过

是否给氧治疗,给氧的方式、浓度、流量、时间及疗效;使用支气管扩张剂后呼吸困难是否能缓解等。

(五)咳嗽与咳痰的护理评估要点

1.咳嗽的特点

注意咳嗽的性质、音色、程度、频率、发生时间与持续时间,有无明显诱因,咳嗽与环境、气候、季节、体位的关系。

2.痰的特点

注意痰液的性质、颜色、气味、黏稠度及痰量。患者的痰液是否容易咳出,体位对痰液的排出有何影响;收集的痰液静置后是否出现分层现象。

3.相关病史

患者的年龄、职业;是否患有慢性呼吸道疾病、心脏病;有无颅脑疾病、癔症病史;有无吸烟史及过敏史;有无呼吸道传染病接触史及有害气体接触史。

4.伴随症状

咳嗽伴有发热多见于呼吸道感染、急性渗出性胸膜炎等;咳嗽伴呼吸困难多见于气道阻塞、重症肺炎和肺结核、胸膜病变、肺淤血、肺水肿等。咳嗽伴胸痛见于胸膜疾病或肺部病变累及胸膜;咳嗽伴大量咯血常见于支气管扩张症及空洞型肺结核。

5.咳嗽和咳痰的身心反应

有无长期剧烈、频繁咳嗽所致的头痛、疲劳、食欲减退、胸腹疼痛、睡眠不佳、精神萎靡、情绪不稳定、眼睑浮肿、尿失禁等;注意患者生命体征的变化及胸部体征;剧咳者警惕自发性气胸、咯血、胸腹部手术伤口的开裂等;痰液不易咳出者有无肺部感染的发生和加重。

6.诊疗及护理经过

是否服用过止咳祛痰药物,其药物种类、剂量及疗效;是否使用过促排痰的护理措施,效果如何。

(六)发绀的护理评估要点

1.发绀的发生情况

发生的年龄、起病时间、可能诱因、出现的急缓。

2.发绀的特点及严重程度

注意发绀的部位及范围、青紫的情况,是全身性还是局部性;发绀部位皮肤的温度,经按摩或加温后发绀能否消退;发绀是否伴有呼吸困难。

3.相关病史

有无心肺疾病及其他与发绀有关的疾病病史;是否出生及幼年时期就发生发绀;有无家族史;有无相关药物、化学物品、变质蔬菜摄入史,和在持久便秘情况下过食蛋类或硫化物病史等。

4.伴随症状

急性发绀伴意识障碍见于某些药物或化学物质急性中毒、休克、急性肺部感染、急性肺水肿等;发绀伴杵状指见于发绀型先天性心脏病、某些慢性肺部疾病;发绀伴呼吸困难见于重症心、肺疾病、气胸、大量胸腔积液等。

5.诊疗及护理经过

是否使用过药物,其种类、剂量及疗效;有无氧气疗法的应用,给氧的方式、浓度、流量、时间及效果。

(七)心悸的护理评估要点

1.心悸的特点

注意心悸发作的时间、频率、性质、诱因及程度。是休息时出现还是活动中发生;是偶然发作还是持续发作;持续时间与间隔时间的长短;发作前有无诱因;起病及缓解方式;严重程度;发作当时的主观感受及伴随症状;如是否心跳增强、心动过速、心跳不规则或心跳有停顿感,有否胸闷、气急、呼吸困难等。

2.相关病史

有无器质性心脏病、内分泌疾病、贫血、神经症等病史;有无烟、酒、浓茶、咖啡的嗜好;有无阿托品、氨茶碱、麻黄碱等药物的使用;有无过度劳累、精神刺激、高热、心律失常等。

3.伴随症状

心悸伴呼吸困难见于心力衰竭、重症贫血等;心悸伴晕厥抽搐见于严重心律失常所致的心源性脑缺血综合征;心悸伴心前区疼痛见于心绞痛、心肌梗死、心肌炎、心包炎、心脏神经功能症等;心悸伴食欲亢进、消瘦、出汗见于甲状腺功能亢进症;心悸伴发热见于风湿热、心肌炎、心包炎、感染性心内膜炎等。

4.心悸的身心反应

注意生命体征及神志的变化,观察有无呼吸困难、意识改变、脉搏异常、血压降低、心律失常等;评估心悸对心脏功能及日常活动自理能力的影响,有无心悸引起的心理反应及情绪变化。

5.诊疗及护理经过

是否向患者解释过心悸症状本身的临床意义;是否使用过镇静剂和抗心律失常药物,其药物种类、剂量及疗效;有无电复律、人工心脏起搏治疗;已采取过哪些护理措施、效果如何。

(八)黄疸的评估要点

1.黄疸的特点

注意发生的急缓,是间断发生还是持续存在;皮肤黏膜及巩膜黄染的程度、色泽;尿液及粪便颜色的改变;有无皮肤瘙痒及其程度等。

2.相关病史

有无溶血性疾病、肝脏疾病、弹道疾病等病史;有无肝炎患者密切接触史或近期内血制品输注史;有无长期大量酗酒及营养失调;如 G-5-PD 缺乏症还应注意有无食用蚕豆等病史。

3.伴随症状

黄疸伴寒战、高热、头痛、腰痛、酱油色尿多见于急性溶血;黄疸出现前有发热、乏力、食欲减退、恶心呕吐、黄疸出现后症状反而减轻者,甲型病毒性肝炎的可能性大;黄疸伴食欲减退、消瘦、蜘蛛痣、肝掌、腹水、脾大等应考虑肝硬化;黄疸伴右上腹剧烈疼痛见于胆道结石或胆道蛔虫等。

4.黄疸的身心反应

注意有无贫血外貌及急性溶血的全身表现;有无恶心、呕吐、腹胀、腹痛、腹泻或便秘等消化道症状;有无皮肤黏膜出血;有无因严重瘙痒而致皮肤搔抓破损,或影响休息和睡眠;有无巩膜、皮肤明显黄染而产生病情严重的预感及焦虑、恐惧等情绪反应。

5.诊疗及护理经过

注意与黄疸有关的实验室检查结果,以利于 3 种类型黄疸的鉴别;有否做过创伤性的病因学检查;治疗及护理措施,效果如何。

(九)意识障碍的护理评估要点

1.起病情况

起病时间、发病前有无诱因、病情进展情况及病程长短等。

2.意识障碍的程度

根据患者对刺激的反应,回答问题的准确性、肢体活动情况、痛觉试验、神经反射等判断有无意识障碍及程度。也可以按格拉斯哥昏迷评分表(GCS)对意识障碍的程度进行评估。

3.相关病史

有无急性重症感染、原发性高血压、严重心律失常、糖尿病、肺性脑病、肝肾疾病、颅脑外伤、癫痫等病史;有无类似发作史;有无毒物或药物接触史等。

4.伴随症状

先发热后有意识障碍可见于重症感染性疾病;先有意识障碍然后有发热见于脑出血,蛛网膜下腔出血等;意识障碍伴高血压可见于脑出血、高血压脑病、尿毒症等;意识障碍伴低血压可见于感染性休克等;意识障碍伴呼吸缓慢可见于吗啡、巴比妥类、有机磷等中毒;意识障碍伴偏瘫见于脑出血,脑梗死、颅内占位性病变;意识障碍伴脑膜刺激征见于脑膜炎、蛛网膜下腔出血等。

5.意识障碍的身体反应

定时测量生命体征,观察瞳孔变化。注意有无大小便失禁;有无咳嗽反应及吞咽反射的减弱及消失;有无肺部感染或尿路感染的发生;有无口腔炎、结膜炎、角膜炎、角膜溃疡;有无营养不良及压疮形成;有无肢体肌肉挛缩、关节僵硬、肢体畸形及活动受限。

6.诊疗及护理经过

是否作过必要的辅助检查以明确诊断;消除脑水肿、保持呼吸道通畅、给氧、留置导尿管、抗感染,防止并发症;治疗和护理措施的应用及疗效等。

(十)恶心与呕吐的护理评估要点

1.恶心与呕吐的特点

注意呕吐前有无恶心的感觉;呕吐的方式是一口口吐出、溢出或喷射性;恶心与呕吐发生的时间,是晨间还是夜间;呕吐的原因或诱因;与进食有无关系;吐后是否感轻松;呕吐是突发,还是经常反复发作,病程的长短;呕吐的频率等。

2.呕吐物的特征

注意呕吐物的性质、气味、颜色、量及内容物，观察是否混有血液、胆汁、粪便等。

3.相关病史

有无消化系统疾病、泌尿及生殖系统疾病、中枢神经系统、内分泌代谢疾病等病史；有无进食不洁饮食及服药史；有无腹部手术史、毒物及传染病接触史；有无精神因素作用；女性患者要注意月经史。

4.伴随症状

呕吐伴剧烈头痛、意识障碍常见于中枢神经系统疾病；呕吐伴右上腹痛与发热、寒战、黄疸应考虑为胆囊炎或胆石症等；呕吐伴眩晕、眼球震颤见于前庭器官疾病；呕吐伴腹痛、腹泻多见于急性胃肠炎或细菌性食物中毒。

5.恶心与呕吐的身心反应

观察生命体征，有无心动过速、呼吸急促、血压降低、直立性低血压等血容量不足的表现；有无失水征象，如软弱无力、口渴、皮肤干燥、弹性减低、尿量减少等；有无食欲减退、营养不良及上消化道出血；儿童、老人意识障碍者应注意面色、呼吸道是否通畅等，警惕有无窒息情况发生。注意患者的精神状态，有无疲乏无力，有无痛苦、焦虑、恐惧等情绪反应。

6.诊疗及护理经过

是否做过呕吐物毒物分析；血电解质及酸碱平衡的监测结果；是否已做胃镜、腹部 B 超、X 线钡餐等辅助检查；治疗的方法及使用药物的种类、剂量、疗效；已采取的护理措施及效果。

（张　娟）

第四节　重症患者的基础护理

一、重症患者基础护理要求

凡入 ICU 病室的患者至少为一级护理。为危重患者做好基础护理是防治各种并发症，决定总体治疗成功与否的基本条件。ICU 护士一律在患者床头交接班，因仪器使用条件及治疗用药繁杂多变，交班必须详细、完整。

二、各种危重症监护患者的基础护理技术

（一）重症卧床患者床单位的清洁整理

1.目的

使病床平整无皱折，患者睡卧舒适，保持病室整齐划一。

2.操作准备

(1)患者准备：病情稳定，允许整理或更换床单且能主动配合。

(2)用物准备：①卧床患者床整理用物：床刷、扫床巾，必要时备便器。②卧床患者床更换床单用物：清洁的大单、中单、被套、枕套、床刷、扫床巾、污物袋，需要时备衣裤。

3.操作要点

(1)卧床患者床整理法。核对解释:携用物至床旁,向患者解释,以取得合作。移开桌椅:病情许可,放平床头及床尾支架,移开床旁桌椅。清扫床单:①松开床尾盖被,协助患者翻身背向护士,松开近侧各单,用床刷套上湿的扫床巾分别扫净中单、橡胶单,依次搭在患者身上,再自床头至床尾扫净大单,注意枕下及患者身下部分彻底扫净,将各单逐层拉平铺好。②协助患者翻身至近侧并躺稳,护士转至对侧,同法逐层扫净并拉平铺好。整理盖被:患者仰卧,将被套与棉胎同时拉平,叠成被筒,为患者盖好。取出枕头,揉松后放回患者头下。整理用物:还原床旁桌、椅。扫床巾集中消毒清洗。

(2)卧床患者床更换床单法。

安置用物:将清洁被服按更换顺序放于床尾椅上。

更换床单。①铺床单:松开床尾盖被,协助患者侧卧背向护士,枕头随患者翻身移向对侧;松开近侧各层床单,将中单卷入患者身下,扫净橡胶中单,搭于患者身上,再将污大单卷入身下,扫净褥垫上的渣屑;将清洁大单的中线与床的中线对齐,一半塞于患者身下,靠近侧的半幅大单自床头、床尾、中间按序铺好;放平橡胶中单,铺上清洁中单,一半塞于患者身下,近侧中单连同橡胶中单一起塞于床垫下。②铺对侧:协助患者侧卧于铺好的清洁大单上,面向护士;护士转至对侧,将污中单卷起撤出,扫净橡胶中单,搭于患者身上,将污大单卷起,连污中单一同放于污物袋中;扫净褥垫上的渣屑,依次将清洁大单、橡胶中单、中单逐层拉平,一起塞于床垫下,协助患者取仰卧位。

更换被套。①取出棉胎:解开盖被尾端带子,被套的尾端打开约 1/3,将棉胎在污被套内竖叠三折后按“S”形折叠拉出放在床尾的椅子上。②套被套:以清洁被套正面向外铺于患者身上;将棉胎套入清洁被套内,拉平已套的棉胎与被套,并系上被套尾端带子,卷出污被套放入污物袋内。将盖被叠成被筒,尾端向内折叠与床尾齐,并塞于床尾的床垫下。

更换枕套:一手托起患者头部,另一手迅速取出枕头,更换枕套后,再放回患者头下。

整理用物:协助患者取舒适卧位,必要时拉起床档,还原床旁桌椅,清理用物,整理床单位。

4.注意事项

(1)若监护室中有治疗操作,或有患者进餐,不宜整理床铺。

(2)操作时,动作应轻稳、节力,不宜过多翻动和暴露患者,避免受凉,防止患者翻身时坠床。

(3)病床应用湿式清扫,一床一巾用后均需消毒。

(二)口腔护理技术

1.目的

(1)保持口腔清洁、湿润,预防口腔感染及其他并发症,使患者感到舒适。

(2)防止口臭、牙垢,促进食欲。

(3)观察口腔黏膜和舌苔的变化、口腔气味,提供病情变化的动态信息。

2.操作准备

(1)患者准备:了解口腔护理的目的,愿意合作,有安全感。

(2)用物准备:①治疗盘内置:治疗碗(内盛含有漱口溶液的棉球约 16 个,弯血管钳、镊子)治疗巾、弯盘、压舌板、纱布、棉签、吸水管、漱口杯、手电筒,需要时可备张口器。②外用药:如液状石蜡、冰硼散、锡类散、西瓜霜、金霉素甘油、制霉菌素甘油等。③常用漱口溶液及作用:见表 4-1。

表 4-1 常用漱口溶液及作用

名称	作用
生理盐水	清洁口腔,预防感染
多贝尔溶液(复方硼酸溶液)	轻微抑菌,除臭
1%～3%过氧化氢溶液	遇到有机物时,放出新生氧,抗菌除臭
2%～3%硼酸溶液	为酸性防腐剂,抑菌
1%～4%碳酸氢钠溶液	为碱性防腐剂,抑菌
0.02%呋喃西林溶液	清洁口腔,广谱抗菌
0.1%醋酸溶液	用于铜绿假单胞菌感染
0.08%甲硝唑溶液	适用于厌氧菌感染

3.操作要点

(1)核对解释:携用物至床旁,核对并向患者及家属解释。

(2)安置体位:协助患者侧卧或头偏向护士,铺治疗巾于患者颌下及胸前,置弯盘于口角旁。

(3)观察口腔:湿润口唇、口角,观察口腔黏膜有无出血、溃疡等,对长期使用激素、抗生素的患者,应观察有无真菌感染。昏迷、牙关紧闭及无法自行开口的患者,可用张口器。若光线不足,可使用手电筒辅助,再以压舌板由患者口腔侧面轻轻置入。

(4)取下义齿:取下活动义齿,先取上面义齿,后取下面义齿,并放置容器内用冷水冲洗刷净,待口腔护理后戴上或浸入冷水中保存。

(5)擦洗口腔:协助患者用温水漱口(昏迷患者除外)。嘱患者咬合上下齿,用压舌板轻轻撑开一侧颊部,用弯血管钳夹含有漱口液的棉球由内向外(磨牙至切牙)纵向擦洗;同法擦洗对侧。每擦一个部位,更换一个棉球。嘱患者张口,依次擦洗一侧牙齿的上内侧面、上咬合面、下内侧面、下咬合面,再弧形擦洗颊部。同法擦洗另一侧。再依次擦洗舌面及硬腭部。勿触及咽部,以免引起患者恶心。

(6)漱口涂药:意识清醒者用吸水管吸漱口水漱口,用治疗巾拭去患者口角处水渍。口腔黏膜如有溃疡、真菌感染,酌情涂药于患处,口唇干裂者可涂液状石蜡。

(7)整理用物:协助患者取舒适卧位,清理用物,整理床单。

4.注意事项

(1)操作时动作要轻,以免损伤口腔黏膜及牙龈。

(2)需用张口器时,应从臼齿处放入,不可用暴力助其张口。

(3)为昏迷患者清洁口腔时,棉球需夹紧,每次一个,棉球不可过湿,防止将漱口液吸入呼吸道,并不予漱口。

(4)每天进行口腔护理 2～3 次。

(5)患者若有活动义齿要取下,浸于冷水中,并于每晨更换清水 1 次。

(6)操作完毕记录口腔护理日期、时间、口腔局部用药的名称,护士签名。

(三)床上擦浴

1.目的

(1)使患者清洁、舒适,预防皮肤感染。

(2)促进皮肤血液循环,预防压疮。

(3)观察和了解患者的一般情况,满足其身心需要。

2.操作准备

(1)患者准备:让患者及家属了解擦浴的目的及步骤,并能主动配合。

(2)用物准备:①治疗盘内置:毛巾2条、肥皂、浴巾、梳子、小剪刀、50%乙醇、清洁衣裤和被服、爽身粉。②治疗车下置:脸盆、热水桶(水温47～50 ℃并根据年龄、季节、生活习惯增减水温)、污水桶、便盆等。③女患者备会阴冲洗物:弯盘、长镊子、大棉球数个。

3.操作要点

以女患者为例。

(1)备齐用物携至床旁,做好解释,询问需要。

(2)热水桶、污水桶放于床旁,移开桌椅,备好脸盆、水,毛巾、肥皂。调整患者为舒适体位并易于擦洗。将毛巾叠成手套状,包在手上。

(3)为患者擦洗脸部及颈部。浴巾铺于颈前,松开领口,依次擦洗眼(由内向外擦拭)、额、鼻翼、面颊部、嘴部、耳后直至颌及颈部。

(4)为患者脱下上衣,在擦洗部位下面铺上浴巾,按顺序擦洗两上肢、胸腹部。先用涂肥皂的湿毛巾擦洗,再用湿毛巾擦净肥皂,清洗拧干毛巾后再擦洗,最后用浴巾擦干。协助患者侧卧,背向护士,依次擦洗颈、背、臀部。擦洗毕,可在骨突处用50%乙醇做按摩。为患者换上清洁上衣。

(5)清洗会阴部。脱下裤子,腿用盖被包裹,便盆放于臀下,倾倒温开水自阴部流过,同时用长镊子夹大棉球自上而下分别擦洗两侧阴唇,最后用棉球自阴阜擦向肛门,边擦边冲洗,洗毕用纱布将流水擦干,将镊子置于弯盘,撤去便盆。

(6)更换温水及毛巾后,擦洗双下肢,用温水泡洗双脚擦干,再为患者换上清洁的裤子。

(7)梳头,需要时修剪指甲、更换床单,整理好床单位,清理用物,放回原处。

4.注意事项

(1)床上擦浴时间不超过30分钟。

(2)每擦洗一处,均在下面垫浴巾,避免弄湿床铺,注意擦净腋窝、脐部、腹股沟等皱褶处。

(3)擦洗动作要敏捷,减少翻身和暴露,以免患者受凉。按摩时可适当用力,不宜过重。

(4)擦洗过程中注意观察病情,若患者出现寒战、面色苍白等情况时,应立即停止擦浴,给予适当处理。

(5)操作前后测量记录生命体征,记录任何异常的皮肤发现。

(四)排痰

1.目的

(1)清除咽、喉、气管内分泌物,保持呼吸道通畅。

(2)避免或解除痰液窒息,防止吸入性肺部感染。用物准备电动吸痰器、吸痰用物(吸痰导管、玻璃接头、镊子、压舌板、开口器、牙垫、纱布、手套、治疗碗、生理盐水)。

2.操作要点

(1)协助排痰法:摇高床头,使患者处坐位,护士立于患者左侧,左手扶住患者肩部,右手呈杯状有规律地自下而上叩打患者两侧背部,手腕用力要适当,避免叩打脊柱部,叩打约30秒,然后嘱患者做深呼吸约5次,最后一次深吸气后嘱患者屏气,护士立即用右手扶住患者肩部,左手示指与中指并拢触摸患者气管,刺激其咳嗽将痰排出(图4-1)。

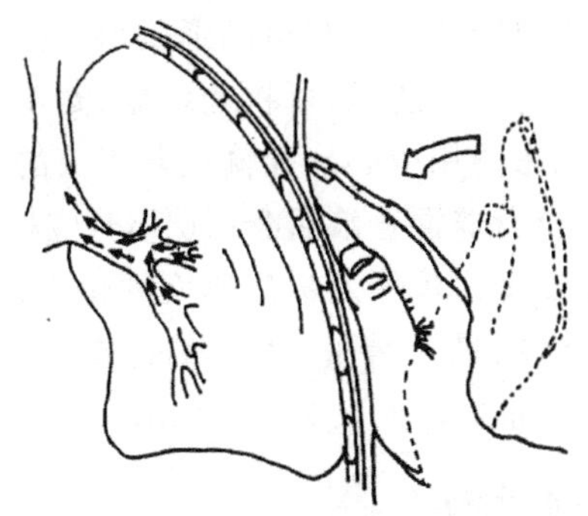

图 4-1 胸背部扣打法

(2)负压吸痰法:①插上电源,将吸痰导管通过玻璃接头、胶管与吸痰器紧密连接,不可漏气。②打开吸引器开关,用镊子将吸痰管端置于生理盐水中,检测有无阻塞及吸引力大小。③对昏迷患者,应先用开口器、压舌板张开其口腔,并置以牙垫。④左手持吸痰管与玻璃接头处,右手用镊子夹住吸痰管前 1/3 处,徐徐自患者的口腔或鼻腔插至咽部;同时,间歇用开关启动吸痰器进行吸痰(气管插管或气管切开患者可将吸痰管由插管或套管内插入)。吸痰时,吸痰管应自下慢慢上移,并左右旋转,以吸净痰液。⑤吸痰完毕后,将吸痰管抽出,并置于清水中开动吸引器冲净吸痰管、胶管等处的分泌物;用纱布擦拭管外面分泌物;最后将吸痰管置于消毒瓶中浸泡,以备下次使用。⑥若在吸痰过程中,痰量较多而黏,或吸痰管被阻塞,应取出吸痰管,并在清水或生理盐水中进行冲洗,直至痰液被清除或吸痰管通畅为止。

3.注意事项

(1)用前检查吸引器性能是否良好,各导管连接是否正确。

(2)吸痰动作要轻柔,防止损伤黏膜。抽吸前,应给患者吸纯氧或至少让患者做深呼吸 5 次,抽吸时间不超过 15 秒,以免造成缺氧。

(3)储液瓶内液体不得超过 2/3 满,以防止液体进入电动机内损坏机器,储液瓶及其连接的橡胶管应每天更换清洁、消毒 1 次。

(4)治疗盘内吸痰用品应每天更换 1 次。

(张 娟)

第五节 重症患者营养支持的护理

重症患者营养支持护理的重点是确保肠内或肠外营养的顺利供给,评估与预防与喂养管相关的并发症、阻塞、吸入及肠胃道并发症。

一、肠外营养的护理

重症患者的营养支持如是采用静脉高营养液(TPN)及脂肪乳剂时,需要密切的观察患者的耐受程度及可能出现的并发症。静脉高营养液通常在入院后 48 小时内给予,以促使患者能应付机体受伤后的代谢应激,及减轻骨骼及平滑肌蛋白的分解代谢。由于患者使用中心静脉或周围静脉导管给予高渗性营养液时，更要密切观察管道的通畅性、感染、外渗等情况。针对患者需要使用周围静脉输注营养液时，为避免高渗透压，可将葡萄糖、氨基酸及脂肪混合输注，以降低渗透压，提供浓缩的能量。对于那些无法使用中心静脉输注营养液的患者，可采用此方法进行短期的营养液提供。在输完脂肪乳剂或全营养混合液后4～76小时应检测患者的甘油三酯以掌握代谢情况。使用输液泵输注营养液时要确保仪器及输液速度的正确性，每班核对输液量及已输入量。给液速度要缓慢地增加或逐渐地减量后停止营养液的支持，通常每天的输液速度为50～100 mL/h，而后依照患者的病情及需要每天以25～50 mL/h的速度逐渐增加。

二、肠内营养管位置的检查方法

肠内营养的供给需要依赖胃管或小肠管，它们的放置位置极为关键，需要确定且避免患者因喂养管移位而引发的相关并发症。肠内营养管置入后需立即检查是否到达理想的位置，每次肠内营养开始时需再检查肠内营养管的位置，对于持续肠内营养的患者建议每班检查一次。另外临床上经验显示有气管插管和气管切开的患者并不能阻止肠内营养管误入或移位至呼吸道，因此这样的患者也需定期检查肠内营养管的位置。

腹部X线平片法是最准确确定胃管位置的方法，建议肠内营养开始前及肠内营养期间怀疑肠内营养管位置有问题时应用。

床边简易判断肠内营养管位置的方法主要包括腹部听诊法、观察回抽的胃液或小肠液法、胃液或小肠液法的pH测试法。通过向营养管内注入空气的同时在腹部听诊是常用的传统方法，但也可能出现假阳性结果。

为确保胃管插放位置的正确性，临床研究显示定期测试胃液或小肠液的pH是一个可信的简易方法。胃液的pH范围是0～4，小肠液的pH范围是6～8.5，使用制酸剂患者的胃pH可介于0～6之间。

在测试胃液的pH时应同时观察回抽的胃液或小肠液的颜色，胃液的颜色应该是混浊的草绿色或褐色液体，而小肠液应该是清亮、金黄色、黏稠液体；当肠内营养管在胸膜腔内时，可抽出淡黄色液体，易被误认为是小肠液。当肠内营养管在气管内时，有误吸的患者可能会抽出类似胃液样的液体。

三、相关并发症的预防与护理

肠内营养并发症是肠内营养补充时常见的问题。并发症主要包括胃潴留、便秘、腹泻、腹胀、呕吐、反流、肺炎；由于这些并发症的发生，约有15.2%的患者因此停止了肠内营养。

有学者调查了150位接受小肠内营养支持的患者，这些病种包括烧伤、急性胰腺炎病、脓毒血症、大手术后胃瘫、骨髓移植、呕吐严重的化疗，这些疾病可导致胃运动性降低，不适合以鼻胃管进行肠内营养。调查结果显示以小肠管喂食出现较低的肠内营养并发症，主要并发症包括有小肠管移位到胃内或阻塞、高残胃量、腹泻、腹胀、胃肠出血、肺炎。目前，肠内营养的并发症中最严重的是肺炎，而高残胃量可导致腹胀、呕吐、反流，以致引起肠内营养相关性肺炎和(或)肠内营养液的停用。为了避免误吸的发生，针对连续性喂食的患者，需要每4～6小时测量管道内胃液的pH(胃液pH<3.5)。间断性肠内营养能保持较低的胃pH，从而被认为能减低胃内微生物的繁殖。

(一)预防喂养时的吸入性肺炎

重症患者较容易出现吸入性肺炎,引起此并发症的高危因素有患者的意识不清、常平卧、使用鼻胃管、胃管位置异常、气管切开或气管内插管、呕吐、使用间断或一次性灌食、患有神经性疾病、腹部或胸部创伤、糖尿病、口腔卫生不良、年纪大及护理人力不足等。研究显示,超过45%的普通患者在睡眠期间可能发生吸入,70%的意识障碍患者可能出现吸入,40%的接受肠内营养的患者可能发生吸入,而达50%~75%的呼吸机使用患者可能发生程度不等的管饲吸入,由此可见在重症监护室执行预防管饲吸入的重要性。

抬高床头30°~45°可减少胃液反流,降低肠内营养相关肺炎的发生。如疾病情况不允许,可协助患者右侧卧位以利胃的排空。如患者有气管插管,在喂食时气管内导管的气囊需要充气,避免食物反流时误吸。灌食后每2小时应评估耐受情况,如患者出现腹痛、嗳气、腹胀、肠鸣音降低、便秘、无排气、腹部压痛、恶心呕吐、同时伴有鼻胃管内胃潴留量大于200 mL或自胃造瘘管中引流出的胃潴留量大于100 mL时,则需要考虑是否不耐受灌食,需要进一步的检查腹部X片,评估是否有增大的胃泡或肿胀的小肠。

肠内营养供给时需要注意患者的口腔卫生,经常进行口腔护理能减低60%的肠内营养相关肺炎的发生。应该用一般的无菌溶液和无菌用物做口腔护理,而不需要使用含抗生素的口腔护理液,因为长期应用抗生素可引起细菌耐药性或引起真菌二重感染。应用肠内营养输液泵进行持续肠内营养可以降低营养相关肺炎的发生。

(二)与肠内营养导管相关的皮肤护理

与喂养导管接触的皮肤需要每天评估,需要固定好导管避免移动时摩擦皮肤或伤害鼻腔或口腔黏膜。胃造瘘口皮肤更要避免胃液的侵蚀,如有胃液渗出,需要评估胃造瘘管充气囊是否正常,如皮肤出现红、肿、热、痛、异味,或脓性分泌物,表明造瘘口皮肤感染,可依医嘱使用抗生素软膏及加强皮肤护理。由胶布引起的皮肤过敏很常见。胶布松脱而使管子被意外拔出常发生于意识清楚却不配合的患者中。

(三)腹泻

针对患者的腹泻需要与所服用的药物不良反应加以区别,抗生素、洋地黄、轻泻剂、含镁的制剂及奎宁制剂容易出现腹泻,而高张性营养液含有高钾及其他电解质容易引起倾倒综合征和高渗性腹泻。

(四)防止营养液污染相关措施

营养液污染可引起胃肠道症状,如腹泻、呕吐、腹胀,严重污染甚至可引起肺炎、败血症。肠内营养液的污染可来自患者自己胃肠道微生物的上行繁殖,或者回抽胃或小肠液时将喂养管末端的微生物带至喂养管近端繁殖,以致进一步上行污染营养液。外源性污染可因使用未消毒的用具、输注系统的设计不合理、工作人员的不当操作等因素而导致污染。关于营养液的理想输注保留时间目前的共识认为在非无菌环境下自行配置的营养液只能保留4小时,而医院自行配置的营养液只能保留6小时。依据目前的医院管理条例,医院不应该自行配置营养液,而应用商业原包装的肠内营养液,这种营养液可以保留24小时。多数的重症监护室均每24小时更换营养管及营养袋以避免营养袋因暴露在室温中,产生营养液的变化及可能的污染。

当营养输注暂停,或通过营养管给药后,或回抽胃或小肠液后,都应该及时用温水冲注营养管。营养管在任何时候都不应该高于营养袋,同时在进行营养支持管饲时需要确保导管不被污染。对于免疫有缺陷的患者应该用无菌水冲注营养管,避免管道可能的阻塞及细菌的滋生。

(五)预防肠内营养喂养管阻塞

针对使用肠内营养的患者,喂食管需要定期冲洗,在连续性喂养期间每3～4小时需冲洗一次,可以20～30 mL的温水进行冲洗。而间断性喂养管道更需要在喂饲前、后进行冲洗,其中使用的冲洗的液体量需要考虑患者是否有限制液体情况。胰酶可用来防治管道的阻塞;其他的粉粒药物要尽量避免由胃管给药,液体药物是较好的选择,避免阻塞胃管。

(六)检测喂养后胃潴留量

近年来的研究显示胃潴留量不是肠道进食耐受度的指标,也不能以胃潴留量来判断患者的临床病情进展。至于评估胃潴留量的时间间隔则因患者疾病情况而有所不同,间隔时间可为2～24小时,肠内营养的第一天一般需要每3～4小时评估一次残余量,以后每8～24小时再评估一次。

护理人员经常通过检查胃潴留量、听肠鸣音和观察腹胀情况来评估患者胃肠功能,期望降低肠内营养相关肺炎的发生。目前对胃潴留量的认定从文献描述可知,胃潴留量由100～500 mL都曾被称为胃潴留量过多。高潴留量时应警惕患者可能存在其他潜在问题,所以要密切监测患者的疾病变化;只有患者有明显的反流、呕吐,甚至误吸,或者胃潴留量超过500 mL时才建议应立即停止肠内营养。当胃潴留量在200～500 mL时,建议减慢肠内营养的速度,同时给予促进胃排空的药。临床随机研究已证实应用促进胃排空的药物可缓解胃潴留量。

甲氧氯普胺是一种选择性的多巴胺拮抗剂,具有止吐作用,并能促进胃排空和加强胃肠道平滑肌运动。西沙必利是一种全胃肠促动力药,作用机制主要是使肠肌神经丛生理性分泌乙酰胆碱的能力加强,能促进消化蠕动的协调,因此能防止积食和反流的现象。红霉素是一种大环内酯类抗生素,除了抗生素作用外,红霉素能加强十二指肠肠嗜铬细胞分泌一种蛋白质,这种蛋白质可促进胃肠运动。

(七)体位与胃潴留

由于重症患者常平躺在床,或抬高头30°卧床休息,此时的胃部可因体位关系,导致胃坐位于脊椎上。解剖上,胃可分为基底部与幽门部,由于胃的基底部不具有收缩功能,因此胃内容物必需充满胃基底部后才逐渐流过脊柱高处往幽门部位输送。如果患者的胃管是靠近胃的基底部,并在此处测量胃残余量,则所抽出的较多胃内容物是因为体位之故所导致胃内容物在此处聚集,不能代表患者有肠胃动力减慢情况。另外,针对胃潴留量的测量在方法上有待进一步标准化,而胃潴留量与发生吸入性肺炎的风险、胃排空情况及喂食承受度间的相关性也尚待研究进一步的探讨。临床上对胃潴留量的判断更需要依赖临床经验,个别化评估与处理;除非是高危患者,对于胃潴留量小于400 mL的患者进行禁食的意义尚有待研讨。

四、重症患者营养支持常见的护理诊断及护理措施

重症患者使用肠内或肠外营养补充时,常见的护理诊断及护理措施包括以下。

(一)营养失调

低于机体需要量与无法摄取、消化、吸收营养有关。

此时护理的重点在密切评估患者的营养需求,观察电解质、血氨、尿素、肌酐及血糖变化。每天测量患者体重,密切观察输入与排出的平衡,确保患者得到医嘱所开的营养量。期望在营养液的补充下,患者的营养生化指标,如血清蛋白达35 g/L,转铁蛋白1.8～2.6 g/L,达到氮平衡,伤口出现肉芽组织且没有感染现象,体重每天增加120～250 g。

(二)有误吸的危险

与肠胃道出血、延迟胃排空时间及所使用胃管有关。具体的护理措施包括以 X 线检测胃管位置,观察有无发热及评估呼吸系统,评估肠鸣音。喂食时及喂食后 1 小时抬高床头 30°;如果胃潴留量大于每小时喂食量的 50%,则需要暂停喂食 1 小时,而后再测量胃潴留量。

(三)腹泻

与一次性灌食、乳糖不耐受、灌输浓度、渗透压过高、药物、低纤维喂食内容物相关。

针对患者的腹泻,期望能在 24~48 小时,改善腹泻现象。护理评估需要关注肠鸣音、腹胀、腹泻频率与粪便性状、腹部绞痛次数、皮肤完整性及是否出现脱水现象。如患者接受一次性灌食,考虑改为间断性或持续性喂食。如有乳糖不耐受情况,可改为没有乳糖的营养品。检测喂食时的可能污染环节,室温下营养液每 8 小时更换,所有开封后的营养品在冷藏 24 小时后要丢弃,所有的喂食管道每 24 小时更换。考虑患者的喂食营养品的渗透压,如果营养液是高渗的需考虑稀释后应用。评估可能引起患者腹泻的药物,如抗生素、制酸剂、抗心律不齐的药物、H_2 受体阻止剂、氯化钾等药物。

(四)有体液不足的危险

与身体的调控机制失常有关。

发生液体供给不足时,可能出现高血糖或高血糖、高渗性非酮体综合征。针对此现象,期望患者能有足够的液体补充,显示为血糖<300 mg/dL,输入与排出平衡,尿液比重 1.010~1.025,电解质平衡。患者的体重需要每天测量。密切记录输入与排出量,尿量如每千克体重少于 1 mL/h时需要通知医师。密切观察血液渗透压指标及电解质平衡,避免过度的补充液体形成过度负荷。每 6 小时需要采集手指血糖,必要时需要依医嘱给予胰岛素以维持血糖<11.1 mmol/L (200 mL/dL)。依医嘱提供患者每千克体重 30~50 mL 的水分以稀释肠内营养的渗透压。

(五)有感染的危险

与过多侵入性措施及营养不良有关。

期望患者体温正常,淋巴细胞 25%~40%,白细胞<11×10^9/L,没有寒战、发热及胰岛素抵抗或败血症现象,静脉注射处没有红肿。具体的护理措施包括密切观察血常规,了解白细胞动态变化;检测血糖;每 8 小时观察静脉灌注处是否异常或红肿。更换中心静脉导管敷料时严格遵守无菌操作。避免经营养支持的中心静脉导管抽血、测量中心静脉压或给药,尽量保持静脉营养管道的封闭性。依照单位标准定时更换中心静脉营养管道。需要时可针对中心静脉营养管道的两端采样进行细菌培养,实施感染质量监控,如有疑似感染时需要进行血培养。

五、营养支持的评价

营养支持需要系统地评价成效,评价指标包括体重变化、生化指标、身体症状等,均可了解营养支持的效果。在重症监护室每天需要评估营养支持的效果,以避免患者处于营养过多或过少的情况。患者的体重与输入量及排出量的平衡密切相关,代表患者的液体与营养补充状态。血清中电解质水平能提示营养液内需要补充的量,而尿素及肌酐的含量显示了肾脏对营养支持的承受能力。血糖代表对碳水化合物的耐受,而甘油三酯代表组织对脂肪的代谢利用,血清蛋白代表蛋白质的支持程度。掌握这些数值的变化代表重症护理人员了解患者的营养状况,也更能够在病情观察中为患者的需要提出适当的建议。同时,针对肠内营养喂养的方案也需要设置标准,定期针对营养品及喂养管道进行感染控制常规检验，形成肠内营养补充的常规护理标准，如此方可在医疗护理梯队中达成一致的操作标准，为重症患者提供具体的安全而合理的营养支持。

（张　娟）

第六节　重症患者的心理护理

心理护理是指护士运用心理知识，以科学的态度、恰当的方法、美好的语言对患者的精神痛苦、心理顾虑、思想负担、疑难问题等进行疏导，帮其解决心身症结、克服心理障碍、提高战胜疾病的信心和勇气，促进康复。

一、环境对 ICU 患者心理的影响

（一）物理环境的影响

1.设施

ICU 病房摆放了各种各样的仪器设备，如氧气管道、吸引器、呼吸机、监护仪、除颤器等高新技术设备，会让患者产生思想上的压力。

2.噪声

床位之间距离较近，无隔音装置，各种各样的仪器运作声、报警声、吸痰声甚至夜间谈话及走路声等都可成为噪声来源。有调查发现 ICU 噪声平均为 63～92 dB。噪声超过 60 dB 会使患者感到烦躁不安，降低其对疼痛的耐受阈值。使其产生较强的压力感和焦虑感，导致心理紧张，影响正常生活节奏、休息及睡眠。因此，WHO 建议白天监护室内环境的噪声强度不可超过 48 dB，晚上不超过 35 dB。

3.光线

ICU 白天室内光线较暗，夜间室内光线较亮，易改变患者的睡眠型态，给患者造成不适感。因此保持室内光线柔和，以安抚神经系统，改善患者的睡眠，稳定情绪。

4.温度、湿度、清洁度

监护室内温度、湿度、清洁度的不适当均会使患者产生不良心理反应。过热会使患者烦躁，影响食欲和睡眠；过冷会使肌肉紧张，影响其睡眠。科学测定表明，当空气湿度高于 65％或低于 38％，病菌繁殖滋生最快；空气湿度过小，容易造成痰液黏稠或结成干痂不排出，从而进一步加重感染，导致患者产生焦虑。不洁的病室环境会使患者感到压抑。

（二）ICU 社会环境的影响

1.工作人员的影响

个别医护人员对各种监护抢救仪器的使用和调整不熟练，对监护仪器显示的数据不能够正确分析，在抢救危重患者时表情紧张，回答不确定，惊呼随口而出或者进行护理操作时工作程序不流畅，“三查七对”不严格，无菌操作观念不强等，都会给患者心理上造成不信任感、紧张感。医护人员的注意力往往被监护仪所引导，关注的常常是患者的疾病和损伤，较少同患者沟通交流，会使患者感到医护人员更关心的是他们身旁的仪器而不是患者本身。

2.特殊环境的影响

患者对各种监护仪器、抢救仪器和环境的陌生，对各种侵入性操作的不理解，及限制探视无陪护、限制活动或进行强制约束等易使患者感到不安和恐惧。尤其是夜幕降临，ICU 内仍然警报声、呻吟声不断，此时患者恐惧感骤然上升。

3.同病室患者的影响

当患者看到同病室的其他患者病情变化或死亡，看到医护人员紧张而严肃的表情时不禁会为自己的疾病担忧，而造成负性心理影响。同病室患者存在性别差异，在接受某些治疗或检查时，如果医护人员不能充分重视对患者个人隐私的保护，未能满足患者的需求会引起患者的尴尬、窘迫和心理紧张。

二、ICU 患者的心理需求

(一)安静环境的需求

ICU 病房的患者，大多处于被动状态。ICU 病房环境嘈杂，各种仪器的运作声、报警声、监护仪光信号、昼夜不息的灯光及医务人员忙碌的工作，这些都使 ICU 的氛围变得紧张，造成了患者视觉、听觉超负荷。因此患者需要一个安静的环境

(二)安全的需求

安全感是所有患者最普遍、最重要的心理需求。由于受到疾病的威胁，随时会发生病情变化，患者极易产生不安全感，他们希望生命不再受到威胁，迫切希望得到准确、可靠、安全的治疗。因而进行任何技术操作和治疗前，医护人员均应事先耐心细致的解释，以增强患者的安全感。

(三)尊重的需求

ICU 患者病情危重，自我评价往往较低，但却对别人如何看待自己极为敏感，自尊心格外易受伤害，因此希望得到医务人员的尊重、关心和重视。医务人员应当尊重患者，避免伤害自尊心的表情、语言及行为。

(四)被关心和接纳的需求

由于突然改变了原来的生活习惯和规律，进入陌生的 ICU 病房环境，患者需要尽快地熟悉环境，需要被新的群体接受；患者有时不能通过语言表达自己的感受和意愿，需要有效的交流沟通，在情感上被接纳。

(五)信息的需求

和普通病房患者一样，ICU 患者也需要了解自己生的是什么病、为什么要住进 ICU、疾病会发生什么变化、疾病的预后如何以及采用什么治疗手段等。总之，患者需要来自医院、社会和家庭的信息刺激及情感交流。

三、ICU 患者心理护理原则

(一)尊重和爱护

入住 ICU 的患者，活动受限，自我感受性增强，易敏感、恐惧和情绪不稳定等使他们更易把注意力集中在自身与疾病。关心、体谅、爱护、尊重患者，建立良好的护患关系，使其增强战胜疾病的信心，是做好心理护理的前提。

(二)理解与沟通

护士通过语言交流如谈心、说话等和非语言交流如观察患者的面部表情、眼神、肢体动作等

方法来了解ICU患者的感受和需求，从而采取相应措施开导患者和帮助其解决问题。护士应理解和同情患者的烦恼、顾虑与痛苦，尽力帮助和支持患者，改善其心境，提高其信心，促进其心身健康。

（三）满足需要

ICU患者对尽早诊断、准确治疗的心理需要大多比较直接、迫切；对疼痛的耐受性降低，希望得到及时的止痛处理；他们的需要在得不到满足时容易产生抑郁、愤怒等消极情绪，加重病情，从而产生恶性循环。故心理需要满足与否是做好心理护理的关键。

（四）个体化

ICU患者的心理护理不能千篇一律，患者的文化层次、心理特征、生理及年龄状况等不同以及疾病种类、病史长短、病程进展、疗效状况不同，其心理需求不同，心理护理的重点也不同。因此要强调心理护理的个体化，即不同的患者采取不同的护理方法。

（五）共同参与

ICU患者是社会的一员，因此心理护理不仅仅是医护人员的专职，家庭所有成员，包括邻居、同事和朋友，都要积极参与和配合，才能收到更好的效果。

（张　娟）

第五章

急诊科护理

第一节 常用的急救技术

危重患者的急救技术是急救成功的关键,它直接影响到患者的生命安全和生命质量。护理人员必须熟练掌握常用的急救技术,保证急救工作及时、准确、有效地进行。

一、吸氧法

氧气疗法是指通过给氧,增加吸入空气中氧的浓度,提高肺泡内的氧浓度,进而提高动脉血氧分压(PaO_2)和动脉血氧饱和度(SaO_2),增加动脉血氧含量(CaO_2),纠正各种原因造成的缺氧状态,促进组织的新陈代谢,维持机体生命活动的一种治疗方法。其是临床常用的急救技术之一。

(一)缺氧的分类

根据发病原因不同,缺氧可分为4种类型。不同类型的缺氧具有不同的血氧变化特征,氧疗的效果也不尽相同。

1.低张性缺氧

低张性缺氧是指由于吸入气体中氧分压过低、肺泡通气不足、气体弥散障碍、静脉血分流入动脉而引起的缺氧。主要特点是 CaO_2 降低,SaO_2 降低,组织供氧不足。常见于慢性阻塞性肺疾病、呼吸中枢抑制、先天性心脏病等。

2.血液性缺氧

血液性缺氧是指由于血红蛋白数量减少或性质改变使血红蛋白携氧能力降低而引起的缺氧。主要特点是 CaO_2 降低,PaO_2 一般正常。常见于严重贫血、一氧化碳中毒、高铁血红蛋白症、输入大量库存血等。

3.循环性缺氧

循环性缺氧是指由于动脉血灌注不足、静脉血回流障碍引起的缺氧。主要特点是 PaO_2、SaO_2、CaO_2 均正常,而动-静脉氧压差增加。常见于休克、心力衰竭、大动脉栓塞等。

4.组织性缺氧

组织性缺氧是指由于组织细胞生物氧化过程障碍,利用氧能力降低而引起的缺氧。主要特

点是 PaO_2、SaO_2、CaO_2 均正常，而静脉血氧含量和氧分压较高，动-静脉氧压差小于正常。常见于氰化物中毒、组织损伤、大量放射线照射等。

以上四种类型的缺氧中，氧疗对低张性缺氧的疗效最好，吸氧能提高 PaO_2、SaO_2、CaO_2，使组织供氧增加。氧疗对心功能不全、严重贫血、一氧化碳中毒、休克等患者也有一定的疗效。

(二)缺氧的症状和程度判断及给氧的标准

1.判断缺氧程度

对缺氧程度的判断，除患者的临床表现外，主要根据血气分析检查结果来判断(表 5-1)。

表 5-1 缺氧的症状和程度判断

程度	发绀	呼吸困难	神志	血气分析			
				氧分压(PaO_2)		二氧化碳分压($PaCO_2$)	
				kPa	mmHg	kPa	mmHg
轻度	轻	不明显	清楚	6.6～9.3	50～70	>6.6	>50
中度	明显	明显	正常或烦躁不安	4.6～6.6	35～50	>9.3	>70
重度	显著	严重，三凹征明显	昏迷或半昏迷	4.6 以下	35 以下	>12.0	>90

注：动脉血气分析正常值 PaO_2 为 10.7～13.3 kPa，$PaCO_2$ 为 4.7～6.0 kPa，SaO_2 为 95%。

2.给氧指征

(1)轻度缺氧：一般不需要给氧，如果患者有呼吸困难可给予低流量的氧气(1～2 L/min)。

(2)中度缺氧：须给氧。当患者 PaO_2<6.7 kPa(50 mmHg)，均应给氧。对于慢性阻塞性肺疾病并发冠心病患者，其 PaO_2<8.0 kPa(60 mmHg)时即需要给氧。

(3)重度缺氧：是给氧的绝对适应证。

(三)氧气疗法的种类及适用范围

动脉血二氧化碳分压($PaCO_2$)是评价通气状态的指标，是决定以何种方式给氧的重要依据。

1.低浓度氧疗

低浓度氧疗又称控制性氧疗，吸氧浓度低于 40%，用于低氧血症伴二氧化碳潴留的患者。例如慢性阻塞性肺疾病和慢性呼吸衰竭的患者，呼吸中枢对二氧化碳增高的反应很弱，呼吸的维持主要依靠缺氧刺激外周化学感受器；如果给予高浓度的氧气吸入，低氧血症迅速解除，同时也解除了缺氧兴奋呼吸中枢的作用，因此可导致呼吸进一步抑制，加重二氧化碳的潴留，甚至发生二氧化碳麻醉。

2.中等浓度氧疗

中等浓度氧疗吸氧浓度为 40%～60%，主要用于有明显通气/灌注比例失调或显著弥散障碍的患者，特别是血红蛋白浓度很低或心排血量不足者，如肺水肿、心肌梗死、休克等。

3.高浓度氧疗

高浓度氧疗吸氧浓度在 60%以上，应用于单纯缺氧而无二氧化碳潴留的患者，如心肺复苏后的生命支持阶段、成人型呼吸窘迫综合征等。

(四)供氧装置

供氧装置有氧气筒、氧气压力表和管道氧气装置(中心供氧装置)。

1.氧气筒装置

(1)氧气筒为柱形无缝钢筒，筒内可耐高压达 14.7 MPa，容纳氧气约6 000 L。

(2)总开关：在筒的顶部，可控制氧气的放出。使用时，将总开关向逆时针方向旋转 1/4 周，即可放出足够的氧气，不用时可按顺时针方向将总开关旋紧。

(3)氧气筒装置气门：在氧气筒颈部的侧面，有一气门与氧气表相连，是氧气自筒中输出的途径。

2.氧气表装置

(1)组成：由以下几部分组成。①压力表：从表上的指针能测知筒内氧气的压力，以 MPa 或 kgf/cm^2(非法定计量单位，1 kgf/cm^2≈0.1 MPa)表示。压力越大，则说明氧气储存量越多。②减压器：是一种弹簧自动减压装置，可将来自氧气气筒内的压力降至 0.2～0.3 MPa，使流量平衡，保证安全，便于使用。③流量表：可以测知每分钟氧气的流出量，用 L/min 表示，以浮标上端平面所指刻度读数为标准。④湿化瓶：用于湿润氧气，以免呼吸道黏膜被干燥的气体所刺激。瓶内装入 1/3～1/2 的冷开水，通气管浸入水中，出气管和鼻导管相连。湿化瓶应每天换水一次。⑤安全阀：由于氧气表的种类不同，安全阀有的在湿化瓶上端，有的在流量表下端。当氧气流量过大、压力过高时，安全阀的内部活塞即自行上推，使过多的氧气由四周小孔流出，以保证安全。

(2)装表法。①吹尘：将氧气筒置于架上，取下氧气筒帽，用手将总开关按逆时针方向打开，使少量氧气从气门处流出，随即迅速关好总开关，以达清洁该处的目的，避免灰尘吹入氧气表内。②接氧气表：是将氧气表的旋紧螺帽口与氧气筒气门处的螺丝接头衔接，将表稍向后倾，用手按顺时针方向初步旋紧，然后再用扳手旋紧，使氧气表直立于氧气筒旁。③接湿化瓶：连接通气管和湿化瓶。④接管与检查：连接出气橡胶管于氧气表上，检查流量调节阀关好后，打开氧气筒总开关，再打开流量调节阀，检查氧气流出是否通畅、有无漏气及全套装置是否适用。最后关上流量调节阀，推至病房待用。

(3)卸表法。①放余气：旋紧氧气筒总开关，打开氧气流量调节阀，放出余气，再关好流量调节阀，卸下湿化瓶和通气管。②卸氧气表：一手持表，一手用扳手将氧气表上的螺帽旋松，然后再用手旋开，将表卸下。

3.管道氧气装置

管道氧气装置即中心供氧装置。氧气通过中心供氧站提供，中心供氧站通过管道将氧气输送至各病区床单位、门诊、急诊科。中心供氧站通过总开关进行管理，各用氧单位有分开关，并配有氧气表，患者需要时，打开床头流量表开关，调整好氧流量即可使用。

(五)氧气成分、浓度及关于用氧的计算

1.氧气成分

根据条件和患者的需要，一般常用 99%氧气，也可用 5%二氧化碳和纯氧混合的气体。

2.氧气吸入浓度

氧气在空气中占 20.93%，二氧化碳为 0.03%，其余 79.04%为氮气、氢气和微量的惰性气体。掌握吸氧浓度对纠正缺氧起着重要的作用，低于 25%的氧浓度则和空气中氧含量相似，无治疗价值；高于 70%的浓度，持续时间超过 1 天，则可能发生氧中毒，表现为恶心、烦躁不安、面色苍白、进行性呼吸困难。故掌握吸氧浓度至关重要。

3.氧浓度和氧流量的换算方法

吸氧浓度(%)＝21＋4×氧流量(L/min)

4.氧气筒内的氧气量的计算

氧气筒内的氧气量(L)＝氧气筒容积(L)×压力表指示的压力(kgf/cm^2)÷1 kgf/cm^2

5.氧气筒内氧气的可供应时间的计算

氧气筒内的氧气可供应的时间(h)=(压力表压力－5)(kgf/cm^2)×氧气筒容积(L)÷1 kgf/cm^2÷氧流量(L/min)÷60 分钟

公式中 5 是指氧气筒内应保留压力值。

(六)鼻导管给氧法

鼻导管给氧法有单侧鼻导管给氧法和双侧鼻导管给氧法两种。①单侧鼻导管给氧法:是将一细鼻导管插入一侧鼻孔,经鼻腔到达鼻咽部,末端连接氧气的供氧方法。此法节省氧气,但可刺激鼻腔黏膜,长时间应用,患者感觉不适。因此目前不常用。②双侧鼻导管给氧法:是将特制双侧鼻导管插入双鼻孔内,末端连接氧气的供氧方法。插入深约 1 cm,导管环稳妥固定即可。此法操作简单,对患者刺激性小,适用于长期用氧的患者。其是目前临床上常用的给氧方法之一。

1.目的

(1)改善各种原因导致的缺氧状况。

(2)提高 PaO_2 和 SaO_2。

(3)促进组织代谢,维持机体生命活动。

2.评估

(1)患者:了解患者病情,缺氧原因、缺氧程度及缺氧类型,患者呼吸道是否通畅、鼻腔黏膜情况、有无鼻中隔偏曲等。

(2)操作者双手不可接触油剂。

(3)用物氧气筒是否悬挂有“有氧”及“四防”标志。

(4)环境病房有无烟火及易燃品。

3.计划

(1)用物准备。①治疗盘内备:治疗碗(内放鼻导管、纱布数块)、小药杯(内盛冷开水)、通气管、棉签、乙醇、弯盘、胶布、玻璃接管、湿化瓶(内装 1/3～1/2 湿化液)、安全别针、扳手。②治疗盘外备:氧气筒及氧气压力表装置、吸氧记录单、笔。

(2)患者准备:体位舒适,情绪稳定,理解目的,愿意配合。

(3)环境准备:清洁,安静,光线充足,室温适宜,1 m 之内无热源,5 m 之内无明火,远离易燃易爆品。

4.评价

(1)患者缺氧症状得到改善,无鼻黏膜损伤,无氧疗不良反应发生。

(2)氧气装置无漏气,护士操作规范,用氧安全。

(3)患者知晓用氧安全注意事项,能主动配合操作。

5.健康教育

(1)指导患者及其家属认识氧疗的重要性和配合氧疗的方法。

(2)指导患者及探视者用氧时禁止吸烟,保证用氧安全。

(3)告知患者及其家属不要自行摘除鼻导管或者调节氧流量。

(4)告知患者,如感到鼻咽部干燥不适或者胸闷憋气,应及时通知医护人员。

6.其他注意事项

(1)注意用氧安全,切实做好“四防”,即防震、防火、防热、防油。氧气筒内压力很高,在搬运

时避免倾倒撞击，防止爆炸；氧气助燃，氧气筒应放阴凉处，在筒的周围严禁烟火和易燃品，至少距明火 5 m，暖气1 m；氧气表及螺旋口上勿涂油，也不可用带油的手拧螺旋，避免引起燃烧。

(2)氧气筒的氧气不可全部用尽，当压力表上指针降至 0.5 MPa(5 kgf/cm^2)时，即不可再用，以防灰尘进入筒内，再次充气时发生爆炸的危险。

(3)对未用和已用完的氧气筒应分别注明"满"或"空"的字样，便于及时储备，以应急需。

(4)保护鼻黏膜防止交叉感染：①用鼻导管持续吸氧者，每天更换鼻导管 2 次以上，双侧鼻孔交替使用，以减少对鼻黏膜的刺激；②及时清洁鼻腔，防止导管阻塞；③湿化瓶一人一用一消毒，连续吸氧患者应每天更换湿化瓶、湿化液及一次性吸氧管。

(七)鼻塞给氧法

鼻塞给氧法是将鼻塞塞于一侧鼻孔内的给氧方法。鼻塞是用塑料或有机玻璃制成带有管腔的球状物，大小以能塞入鼻孔为宜。此法可避免鼻导管对鼻黏膜的刺激，两侧鼻孔可交替使用，患者较为舒适，适用于慢性缺氧者长期氧疗时。

(八)面罩给氧法

将面罩置于患者口鼻部供氧，用松紧带固定，氧气自下端输入，呼出的气体从面罩侧孔排出的方法是面罩给氧法。由于口、鼻部都能吸入氧气，效果较好，同时此法对呼吸道黏膜刺激性小，简单易行，患者较为舒适。可用于病情较重，氧分压明显下降者。面罩给氧时必须要足够的氧流量，一般为 6～8 L/min。

(九)氧气袋给氧法

氧气袋为一长方形橡胶袋，袋的一角有橡胶管，上有调节器以调节流量。使用时将氧气袋充满氧气，连接湿化瓶、鼻导管，调节好流量，让患者头部枕于氧气袋上，借助重力使氧气流出。主要用于家庭氧疗、危重患者的急救或转运途中。

(十)头罩给氧法

头罩给氧法适用于新生儿、婴幼儿的给氧，将患儿头部置于头罩里，将氧气接于进气孔上，可以保证罩内一定的氧浓度。此法简便，无刺激，同时透明的头罩也易于观察病情变化。

(十一)氧疗监护

1.缺氧症状改善

患者由烦躁不安变为安静、心率变慢、血压上升、呼吸平稳、皮肤红润温暖、发绀消失，说明缺氧症状改善。

2.实验室检查

实验室检查可作为氧疗监护的客观指标。主要观察氧疗后 PaO_2、$PaCO_2$、SaO_2 等指标的变化。

3.氧气装置

有无漏气，管道是否通畅。

4.氧疗的不良反应及预防

当氧浓度高于 60%、持续时间超过 24 小时，可能出现氧疗的不良反应。

常见的不良反应有以下几种。

(1)氧中毒：长时间高浓度氧气吸入的患者可导致肺实质的改变，如肺泡壁增厚、出血。氧中毒患者常表现为胸骨后不适、疼痛、灼热感，继而出现干咳、恶心、呕吐、烦躁不安、进行性呼吸困难，继续增加吸氧浓度患者的 PaO_2 不能保持在理想水平。

预防措施：预防氧中毒的关键是避免长时间、高浓度吸氧；密切观察给氧的效果和不良反应；定时进行血气分析，根据分析结果调节氧流量。

(2)肺不张：呼吸空气时，肺内含有大量不被血液吸收的氮气，构成肺内气体的主要成分。当高浓度氧疗时，肺泡气中氮逐渐被氧所取代，一旦发生支气管阻塞时肺泡内的气体更易被血液吸收而发生肺泡萎缩，从而引起吸收性肺不张。患者表现为烦躁不安，呼吸、心率增快，血压上升，继而出现呼吸困难、发绀，甚至昏迷。

预防措施：控制吸氧浓度；鼓励患者深呼吸、有效咳嗽、经常翻身叩背以促进痰液排出，防止分泌物阻塞。

(3)呼吸道分泌物干燥：如持续吸入未经湿化且浓度较高的氧气，超过 48 小时，支气管黏膜因干燥气体的直接刺激而产生损害，使分泌物黏稠、结痂、不易咳出。特别是气管插管或气管切开的患者，因失去了上呼吸道对气体的湿化作用则更易发生。

预防措施：氧气吸入前一定要先湿化，必要时配合做超声波雾化吸入。

(4)眼晶状体后纤维组织增生：仅见于新生儿，尤其是早产儿。当患儿长时间吸入高浓度氧时，可导致患儿视网膜血管收缩，从而发生视网膜纤维化，最后导致不可逆的失明。

预防措施：新生儿吸氧浓度应严格控制在 40%以下，并控制吸氧的时间。

(5)呼吸抑制：常发生于低氧血症伴二氧化碳潴留的患者吸入高浓度的氧气之后。由于 $PaCO_2$ 长期升高，呼吸中枢失去了对二氧化碳的敏感性，呼吸的调节主要依靠缺氧对外周感受器的刺激来维持，如果吸入高浓度氧，虽然缺氧得到某种程度的改善，但却解除了缺氧对呼吸的刺激作用，使呼吸中枢抑制加重，甚至呼吸停止。

预防措施：低浓度低流量持续给氧，并检测 PaO_2 的变化，维持患者的 PaO_2 在 8.0 kPa (60 mmHg)左右。

二、吸痰法

吸痰法是指利用机械吸引的方法，经口、鼻腔、人工气道将呼吸道的分泌物吸出，以保持呼吸道通畅的一种治疗方法。临床上主要用于年老体弱、危重、昏迷、麻醉未清醒前、气管切开等不能有效咳嗽、排痰者。

(一)吸痰装置

临床上常用的吸痰装置有电动吸引器和中心负压吸引装置两种，它们利用负压吸引原理，连接导管吸出痰液。

1.电动吸引器

(1)构造：主要由电动机、偏心轮、气体过滤器、压力表及安全瓶和储液瓶组成。安全瓶和储液瓶是两个容量为 1 000 mL 的容器，瓶塞上各有两个玻璃管，并通过橡胶管相互连接。

(2)原理：接通电源后，电动机带动偏心轮，从吸气孔吸出瓶内的空气，并由排气孔排出，这样不断地循环转动，使瓶内产生负压，将痰吸出。

2.中心负压吸引装置

目前各大医院均设中心负压吸引装置，吸引管道连接到各病房床单位，使用十分方便。

(二)电动吸引器吸痰法

1.目的

清除呼吸道分泌物，保持呼吸道通畅；预防肺不张、坠积性肺炎、窒息等并发症的发生。

2.评估

(1)患者:评估患者鼻腔有无分泌物堵塞,有无鼻息肉、鼻中隔偏曲等情况;评估患者的意识及有无将呼吸道分泌物排出的能力,以判断是否具有吸痰的指征,是否需要同时备压舌板或开口器及舌钳。

(2)环境:病房是否安静,温、湿度是否适宜。

(3)用物:吸痰管型号是否合适,吸痰用物是否保持无菌状态;备好不同型号的无菌吸痰管或消毒吸痰管(成人12~14号,小儿8~12号);将内盛消毒液的瓶子系于吸引器一侧(内放吸痰后的玻璃接管);电动吸引器性能是否良好,各管道连接是否正确。

3.计划

(1)患者准备:体位舒适,情绪稳定,理解目的,愿意配合。

(2)操作者准备:根据患者情况及痰液的黏稠度调节负压(成人39.9~53.3 kPa,儿童<39.9 kPa)。

(3)用物准备。①无菌治疗盘内备:无菌持物镊或血管钳、无菌纱布、无菌治疗碗,必要时备压舌板、开口器、舌钳。②治疗盘外备:盖罐2个(分别盛0.9%氯化钠注射液和消毒吸痰管数根,也可用一次性无菌吸痰管)、弯盘、无菌手套。③吸痰装置:电动吸引器1台、多头插电板。

4.评价

(1)患者呼吸道内分泌物及时清除,气道通畅,缺氧症状得到缓解。

(2)护士操作规范,操作中未发现呼吸道黏膜损伤。

5.健康教育

(1)告诉清醒患者不要紧张并教会患者正确配合吸痰。

(2)告知患者适当饮水,以利痰液排出。

6.其他注意事项

(1)电动吸引器连续使用不得超过2小时。

(2)储液瓶内应放少量消毒液,使吸出液不黏附于瓶底,便于清洗消毒;储液瓶内吸出液应及时倾倒,液面不应超过储液瓶的2/3满,以免痰液被吸入电动机而损坏机器。

(3)按照无菌技术操作原则,治疗盘内吸痰用物应每天更换1~2次,吸痰管每次更换,储液瓶及连接导管每天清洁消毒,避免交叉感染。

(4)小儿吸痰时,吸痰管要细,吸力要小。

(5)痰液黏稠者,可以配合翻身叩背、雾化吸入等方法,增强吸痰效果。

(6)经鼻气管内吸引时插入导管长度:成人20 cm、儿童14~20 cm、婴幼儿8~14 cm。

(7)颅底骨折患者严禁从鼻腔吸痰,以免引起颅内感染及脑脊液被吸出。

(三)中心负压吸引装置吸痰法

使用中心负压吸引装置吸痰时,只需将吸痰导管和负压吸引管道相连接,开动吸引开关即可抽吸痰液。因中心负压吸引装置无脚踏开关,手控开关打开后即为持续吸引,因此每次插管前均需反折吸痰管,以免负压吸附黏膜,引起损伤。

(四)注射器吸痰法

一般用50 mL或100 mL注射器连接吸痰管进行抽吸。适用于紧急状态下吸痰。

三、洗胃法

洗胃是将胃管插入患者胃内，反复注入和吸出一定量的溶液，以冲洗并排出胃内容物，减轻或避免吸收毒物的胃灌洗方法。

（一）目的

1.解毒

清除胃内毒物或刺激物，减少毒物吸收，还可利用不同灌洗液进行中和解毒，用于急性食物或药物中毒。服毒后6小时内洗胃效果最有效。

2.减轻胃黏膜水肿

幽门梗阻患者，饭后常有滞留现象，引起上腹胀闷、恶心、呕吐等不适，通过洗胃可将胃内潴留食物洗出，减轻潴留物对胃黏膜的刺激，从而减轻胃黏膜水肿。

3.为手术或检查做准备

如行胃部、食管下段、十二指肠等手术前，洗胃可减少术中并发症，便于手术操作。

（二）口服催吐法

口服催吐法适用于清醒又能合作的患者。

1.用物

治疗盘内备量杯（按需要备10 000～20 000 mL洗胃溶液，温度为25～38 ℃）、压舌板、橡胶围裙、盛水桶、水温计。

2.操作方法

（1）患者取坐位或半坐卧位，戴好橡胶围裙，盛水桶置患者座位前。

（2）嘱患者在短时间内自饮大量灌洗液，即可引起呕吐，不易吐出时，可用压舌板压其舌根部引起呕吐。如此反复进行，直至吐出的灌洗液澄清无味为止。

（3）协助患者漱口、擦脸，必要时更换衣服，卧床休息。

（4）记录灌洗液名称及量，呕吐物的量、颜色、气味，患者主诉，必要时送检标本。

（三）自动洗胃机洗胃法

自动洗胃机洗胃法是利用电磁泵作为动力源，通过自控电路的控制，使电磁阀自动转换动作，先向胃内注入冲洗药液，随后从胃内吸出内容物的洗胃过程。自动洗胃机台面上装有电子钟、调节药量的开关（顺时针为开，冲洗时压力在39.2～58.8 kPa，流量约2.3 L/min）、停机、手吸、手冲、自动清洗键等，洗胃机侧面装有药管、胃管、污水管口等，机内备滤清器（防止食物残渣堵塞管道），背面装有电源插头。用自动洗胃机洗胃能迅速、彻底地清除胃内毒物。

1.评估

（1）患者：①评估患者意识及有无配合的能力以方便操作及减轻患者的痛苦；②了解患者中毒情况、既往健康状况以便掌握洗胃禁忌证，增加洗胃的安全性；③患者口腔黏膜情况，有无活动义齿等。

（2）用物：自动洗胃机性能是否良好。

（3）环境：病房是否安静、整洁、宽敞。

2.计划

（1）环境准备：环境安静、整洁、宽敞，避免人群围观，必要时备屏风以保护患者隐私。

（2）操作者准备：洗手，戴口罩，必要时戴手套。

(3)用物准备。①备洗胃溶液:根据毒物性质准备洗胃溶液,毒物性质不明时可选用温开水或等渗盐水洗胃;一般用量为 10 000～20 000 mL,温度为 25～38 ℃。②备洗胃用物:无菌洗胃包(内有胃管、纱布、镊子或使用一次性胃管)、止血钳、液状石蜡、棉签、弯盘、治疗巾、橡胶围裙或橡胶单、胶布、检验标本容器或试管、量杯、水温计、压舌板、50 mL 注射器、听诊器、手电筒,必要时备开口器、牙垫、舌钳于治疗碗中,水桶两只(分别盛放洗胃液、污水)。③备洗胃机:接通电源,连接各种管道,将三根橡胶管分别与机器的药水管(进液管)、胃管、污水管(出液管)连接,将已配好的洗胃液倒入洗胃液桶内,药管的一端放入洗胃液桶内;污水管的一端放入空水桶内。调节药量流速,备用。

(4)患者准备:有义齿者取下,体位舒适,清醒者愿意配合。

3.实施

自动洗胃机洗胃步骤见表 5-2。

表 5-2 自动洗胃机洗胃法

流程	步骤详解	要点与注意事项
1.备物核对	携用物至床旁,核对并再次解释	◇尊重患者,取得合作,昏迷者取得家属配合
2.插胃管		
(1)卧位:	协助患者取合适的卧位:清醒或中毒较轻者可取坐位或半坐卧位;中毒较重者取侧卧位,昏迷患者取去枕仰卧位,头偏向一侧	◇左侧卧位可减慢胃排空,延缓毒物进入十二指肠
(2)保护衣被:	围橡胶单于胸前	
(3)插胃管:	弯盘放于口角处,润滑胃管,由口腔插入,方法同鼻饲法	◇昏迷者使用张口器和牙垫协助打开口腔◇插管时动作要轻柔,切忌损伤食管黏膜或误入气管
(4)验证固定:	确定胃管在胃内,用胶布固定	◇同鼻饲法
3.连接胃管	洗胃机胃管的一端与已插好的患者的胃管相连	
4.自动洗胃	(1)按"手吸"按钮,吸出胃内容物。	◇以彻底有效清除胃内毒物
	(2)按"自动"按钮,机器即开始对胃进行自动冲洗,直至洗出液澄清无味为止	◇冲洗时"冲"灯亮,吸引时"吸"灯亮 ◇提示胃内残留毒物已基本洗净
5.观察	洗胃过程中,随时注意洗出液的性质、颜色、气味、量及患者的面色、脉搏、呼吸和血压的变化	◇如患者有腹痛、休克、洗出液呈血性,应立即停止洗胃,通知医师采取相应的急救措施
6.拔管	洗毕,反折胃管、拔出	◇防止管内液体误入气管
7.整理记录	(1)协助患者漱口、必要时更换衣服,取舒适卧位,整理床单位。	◇使患者清洁、舒适
	(2)清理用物,洗手。	
	(3)记录灌洗液名称、量,洗出液的颜色、气味、性质、量,患者的反应。	◇自动洗胃机三管(进液管、胃管、污水管)同时放入清水中,按"清洗"键清洗各管腔,洗毕将各管同时取出,待机器内水完全排尽后,按"停机"键关机

4.评价

(1)患者痛苦减轻,毒物或胃内潴留物被有效清除,症状缓解。

(2)护士操作规范,操作中患者未发生并发症。

5.健康教育

(1)告知患者及其家属洗胃后的注意事项。

(2)对自服毒物者应给予针对性的心理护理。

6.其他注意事项

(1)急性中毒者,应先迅速采用口服催吐法,必要时进行洗胃,以减少毒物被吸收。

(2)当所服毒物性质不明时,应先抽吸胃内容物送检,以明确毒物性质,同时可选用温开水或0.9%氯化钠注射液洗胃,待毒物性质明确后,再采用拮抗剂洗胃。

(3)若服强酸或强碱等腐蚀性毒物,则禁忌洗胃,以免导致胃穿孔。可按医嘱给予药物或物理性对抗剂,如喝牛奶、豆浆、蛋清(用生鸡蛋清调水至 200 mL)、米汤等,以保护胃黏膜。

(4)食管、贲门狭窄或梗阻,主动脉瘤,最近曾有上消化道出血、食管静脉曲张、胃癌等患者均禁忌洗胃,昏迷患者洗胃宜谨慎。

(5)每次灌洗液量以 300～500 mL 为宜,如灌洗液量过多可引起急性胃扩张,胃内压增加,加速毒物吸收;也可引起液体反流致呛咳、误吸。并且要注意每次入量和出量应基本平衡,防止胃潴留。

(6)洗胃结束后应立即清洗洗胃机各管腔,以免被污物堵塞或腐蚀。

(四)电动吸引器洗胃法

电动吸引器洗胃法是利用负压吸引原理,吸出胃内容物和毒物的方法。用于急救急性中毒患者。

1.操作方法

(1)接通电源,检查吸引器功能。

(2)将灌洗液倒入输液瓶,悬挂于输液架上,夹紧输液管。

(3)同自动洗胃机洗胃法插入、固定胃管。

(4)取"Y"形管(三通管),将其主干与输液管相连,两个分支分别连接胃管末端、吸引器的储液瓶引流管。

(5)开动吸引器,吸出胃内容物,留取第一次标本送检。

(6)将吸引器关闭,夹住引流管,开放输液管,使溶液流入胃内 300～500 mL。夹住输液管,开放引流管,开动吸引器,吸出灌入的液体。

(7)如此反复灌洗,直到吸出的液体澄清无味为止。

2.注意事项

负压应保持在 13.3 kPa(100 mmHg)左右,以防损伤胃黏膜。其余同自动洗胃机洗胃。

(五)漏斗胃管洗胃法

漏斗胃管洗胃法是利用虹吸原理,将洗胃溶液灌入胃内后,再吸引出来的方法。适用于家庭和社区现场急救缺乏仪器的情况下。

1.操作方法

(1)同自动洗胃机洗胃法插入、固定胃管。

(2)将胃管漏斗部分放置低于胃部,挤压橡胶球,吸出胃内容物。

(3)举漏斗高过头部 30～50 cm,将洗胃液缓慢倒出 300～500 mL 于漏斗内,当漏斗内尚余少量溶液时,迅速将漏斗降至低于胃的位置,倒置于盛水桶内,利用虹吸作用引出胃内灌洗液;流完后,再举漏斗注入溶液。

(4)反复灌洗,直至洗出液澄清为止。

2.注意事项

若引流不畅,可将胃管中段的皮球挤压吸引,即先将皮球末端胃管反折,然后捏皮球,再放开胃管。其余同自动洗胃机洗胃。

(六)注洗器洗胃法

注洗器洗胃法适用于幽门梗阻及术后吻合口水肿、吻合口狭窄者。

1.用物

治疗盘内放治疗碗、胃管、镊子、50 mL 注洗器、纱布、液状石蜡及棉签,另备橡皮单、治疗巾、弯盘、污水桶,灌洗液及量按需要准备。

2.操作方法

插入洗胃管方法同前,证实胃管在胃内并固定后,用注洗器吸尽胃内容物,注入洗胃液约 200 mL 后抽出弃去,反复冲洗,直到洗净为止。

3.注意事项

(1)为幽门梗阻患者洗胃,可在饭后 4～6 小时或空腹进行。应记录胃内潴留量,以了解梗阻情况,胃内潴留量＝洗出量－灌入量。

(2)胃手术后吻合口水肿宜用 3%氯化钠溶液洗胃,每天 2 次,有消除水肿的作用。

(周婧婧)

第二节 颅脑创伤

颅脑创伤是一种常见的外伤,在全身的创伤中仅次于四肢创伤,但由于常与其他部位的创伤并存,所以其伤残率及死亡率均居创伤首位。多见于交通事故、自然灾害、坠落和暴力伤害等,一旦发生则病情较重,如不及时抢救,将给伤员带来严重的后果,其预后取决于颅脑创伤的程度及处理的效果。

一、分类

(一)按创伤部位分类

1.头皮创伤

头皮血肿、头皮挫裂伤、头皮撕脱伤。

2.颅骨骨折

根据解剖部位可分为颅顶骨折和颅底骨折。颅骨骨折严重者可损伤硬脑膜,导致脑脊液外漏或内漏,也可能合并脑损伤而加重病情。

3.脑损伤

脑损伤是由于脑膜、脑组织、脑血管及脑神经损伤而引起的脑震荡、脑挫裂伤、脑干损伤、颅内血肿等。其中颅内血肿是脑损伤最严重的并发症，按血肿的部位又可分为硬脑膜下血肿、硬脑膜外血肿、脑内血肿等，以硬脑膜下血肿相对多见。各种类型的脑损伤都可能会出现脑水肿，主要表现为颅内压增高，严重的可发生脑疝，从而危及伤员生命。

(二)按伤情分类

1.轻型

单纯性脑震荡伴或不伴颅骨骨折。①原发性昏迷0～30分钟。②仅有轻度头昏、头痛等症状。③神经系统和脑脊液检查无明显改变。④GCS计分13～15分(表5-3)。

表5-3　GCS**计分标准**

睁眼反应	计分	言语反应	计分	运动反应	计分
自动睁眼	4	回答正确	5	按吩咐动作	6
呼唤睁眼	3	回答错误	4	刺痛能定位	5
刺激睁眼	2	胡言乱语	3	刺痛肢体回缩	4
不能睁眼	1	只能发音	2	刺痛肢体屈曲	3
		不能发音	1	刺痛肢体伸直	2
				刺痛无反应	1

2.中型

轻度脑挫裂伤伴有颅骨骨折。①原发性昏迷时间在12小时之内。②有轻度神经系统阳性体征，如脑膜刺激征等。③生命体征有轻度改变。④GCS计分9～12分。

3.重型

广泛粉碎性颅骨骨折，重度脑挫裂伤。①出现急性颅内血肿、脑干伤及脑疝，昏迷在12小时以上，持续性昏迷或进行性昏迷加重。②有明显神经系统阳性体征。③生命体征有明显改变。④GCS计分5～8分。

4.特重型

严重脑干伤或脑干衰竭者，伤员预后极差。①伤后持续性深昏迷，有去大脑强直或伴有其他部位的脏器伤、休克等。②已有晚期脑疝，包括双侧瞳孔散大，生命体征严重紊乱或呼吸停止。③GCS计分3～4分。

二、病情评估

(一)临床表现

颅脑创伤伤员的临床表现与创伤的性质、部位、程度等有关。

1.意识障碍

伤后绝大多数立即出现不同程度的意识障碍，这是判断伤员有无脑损伤的重要依据。脑震荡可表现为一过性脑功能障碍，伤后立即表现为短暂意识障碍，一般不超过30分钟，清醒后不能回忆伤前及当时情况，神经系统检查无阳性体征。脑挫裂伤的伤员，伤后立即出现意识障碍，其程度和持续时间与损伤程度和范围有关；颅内血肿可导致颅内压增高或脑疝形成，表现为意识障碍持续加重，如硬膜外血肿的患者表现为原发性意识障碍，经过中间清醒期，再度意识障碍，并逐渐加重。

2.头痛、呕吐

头痛、呕吐是头部外伤的常见症状之一。头痛由头皮创伤、颅骨骨折、颅内出血、颅内压过高或过低,或脑血管的异常舒缩等直接引起。早期呕吐多为迷走神经或前庭神经等结构受影响所致,后期频繁呕吐有可能因颅内压进行性增高而引起,表现为特征性的喷射状呕吐。

3.瞳孔变化

伤后一段时间才出现的进行性一侧瞳孔散大,伴意识障碍加重、生命体征紊乱和对侧肢体瘫痪,是脑疝的典型改变;双侧瞳孔散大、对光反应消失、眼球固定伴深昏迷或去大脑强直,多为脑干损伤或临终表现;双侧瞳孔大小多变、对光反应消失伴眼球分离或异位,多表示中脑损伤;眼球震颤多见于小脑或脑干损伤。

4.肢体偏瘫

伤后一侧肢体少动或不动、肌力减退,对疼痛刺激反应迟钝或无反应,有锥体束征,并进行性加重,应考虑血肿引起脑疝或血肿压迫运动中枢,一般是肢体偏瘫的对侧大脑受到损伤。

5.生命体征变化

颅脑损伤时可伴有生命体征的改变,如颅内出血时血压升高、心率缓慢、呼吸深慢、体温升高,合并脑疝时则血压下降、心率较弱、呼吸快而不规则。

6.脑疝

颅内压增高可引起颅内各腔室间压力不均衡,导致某些部位的脑组织受压向邻近的解剖间隙移位,并危及伤员生命,其中小脑幕切迹疝最为常见。

(二)辅助检查

1.脑脊液检查

脑挫裂伤时,脑脊液常有红细胞。颅内压增高时,可进行测压。

2.X 线检查

X 线头颅摄片能较好地显示受力部位、颅骨骨折、有无异物等,有一定诊断价值。

3.CT 检查

CT 是颅脑外伤伤员的首选检查。可显示脑挫裂伤的部位、范围,脑水肿程度和有无脑室受压及路线结构移位等;可明确定位颅内血肿,并计算出血量,了解损伤的病理及范围;可动态地观察病变的发展与转归。对开放性脑损伤,可了解伤道及碎骨片、进行异物定位等。

4.颅脑超声检查

对颅内血肿有诊断价值。

5.脑血管造影

对颅内出血有定位诊断意义,典型征象为无血管区。

三、救治与护理

(一)救治原则

1.伤情判断

通过对受伤时间、受伤原因及过程的重点了解,立即对头部及全身情况进行认真检查,结合伤员意识、瞳孔、生命体征情况,作出及时、正确的判断。

2.头位与体位

颅内高压者采用头高位(15°～30°),有利于静脉血回流和减轻脑水肿。意识不清并伴有呕吐或舌后坠者，应采用平卧位，头偏向一侧，或采用侧卧位，以利呕吐物和口腔分泌物的排出；休克者宜采用平卧位，有脑脊液耳、鼻漏者应避免头低位，采用半卧位常能明显减轻脑脊液漏。

3.保持呼吸道通畅

颅脑损伤患者尤其是伴有意识功能障碍者，丧失了正常的咳嗽反射及吞咽功能，呼吸道分泌物不能有效排出，血液、脑脊液、呕吐物等可引起误吸，舌根后坠可引起窒息，从而加重脑缺氧，导致颅内压增高，使病情加重，因此保持呼吸道通畅至关重要，必要时气管切开和机械给氧。

4.控制出血

对开放性及闭合性颅脑损伤采取相应措施。

(1)开放性颅脑损伤。迅速包扎头部和其他部位伤口，减少出血，应争取在伤后 6 小时内进行清创缝合，最迟不超过 72 小时。按要求冲洗伤口，清除异物，切除不整齐创缘，并逐层缝合，然后妥善包扎，如有插入颅腔的异物要加以固定保护，有条件时手术取出；有脑膨出时，用敷料绕其周围，保护脑组织，以免污染和增加损伤。

(2)闭合性颅脑损伤。头皮血肿多数可自行吸收消退，如血肿较大，长期不消散或继续扩散，可穿刺抽吸，并加压包扎；颅内血肿或重度脑挫裂伤合并脑水肿引起的颅内高压和脑疝，常规采取降温、脱水等措施降低颅内压；如出血量大，常用手术开颅血肿清除术、去骨瓣减压术、钻孔引流术。

5.控制脑水肿

主要应用物理降温，如冰帽、冰袋，有助于降低脑代谢率和脑耗氧量，增加脑组织对缺氧的耐受性，改善细胞的通透性，防止脑水肿的发展。同时快速给予脱水利尿药及激素类药物，常用甘露醇、呋塞米等，配合使用激素类药物，常用地塞米松等，具有稳定膜结构的作用，减少因自由基引发的脂质过氧化反应，从而降低脑血管通透性、恢复血-脑屏障功能，增加损伤区的血流量，使脑水肿得到改善。

6.纠正休克

对有休克先兆或有休克症状的伤员，要根据医嘱及时采取补液、输血等措施，适当选用血管升压药。

(二)护理要点

1.气道护理

保持呼吸道通畅，及时清除呼吸道分泌物，维持气道正常功能；气管切开者，保持吸入气的温度和湿度，注意无菌操作，定期做呼吸道分泌物细菌培养，防止呼吸道感染。

2.加强病情观察

严密观察伤员的意识、瞳孔、肢体活动及生命体征，加强颅内压监测，注意脑疝等并发症的发生。

3.加强病情监护

注意观察引流液的颜色、流出量和速度，警惕脑室内活动性出血和感染等；加强颅内压监测，便于诊断颅内血肿、判断手术时机、术中监护、指导治疗和估计预后；加强心电图、呼吸、中心静脉压、血气分析、血氧饱和度、血糖、脑电图等指标的监测。

4.饮食护理

一般伤后 2～3 天禁饮食，注意补钾，24 小时尿量保持在 600 mL 以上。不能进食者，可给予鼻饲饮食，满足机体的营养需要，维持水、电解质及酸碱平衡。

5.用药护理

按医嘱应用脱水利尿药、激素、神经营养等药物。休克患者快速准备配血、输血或输液，但对

烦躁不安的患者应做好安全护理，禁用吗啡、哌替啶镇静，可按医嘱给予地西泮。

颅脑创伤救护流程见图 5-1。

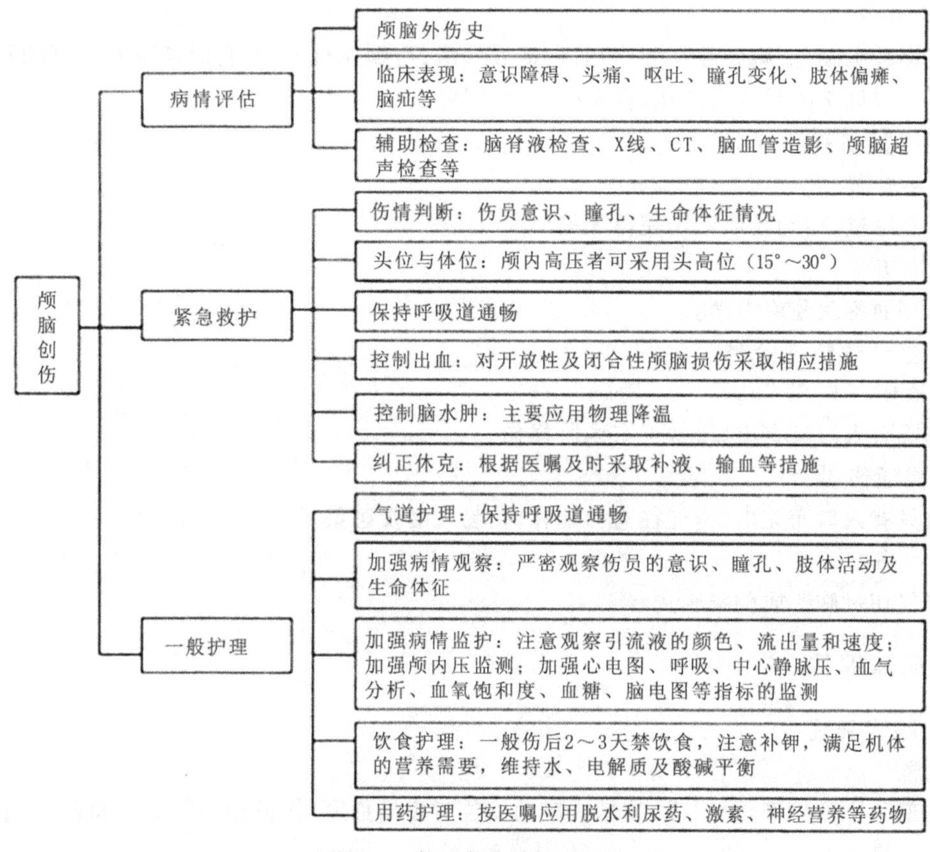

图 5-1 颅脑创伤救护流程

（周婧婧）

第三节 胸部创伤

胸部创伤无论在平时还是战时都比较常见，包括胸壁、胸腔内脏器和膈肌的直接性损伤以及由此产生的继发性病变，如连枷胸、血气胸、纵隔气肿、心包填塞等。重伤和多发伤是胸部创伤的重要特点，由于心肺及大血管位于胸腔内，故胸部创伤后容易发生呼吸和循环功能障碍，对生命构成较大威胁，使胸部创伤成为仅次于脑创伤的重要死因。

一、分类

（一）按致伤原因和伤情分类

1.闭合性损伤

受暴力撞击或挤压所致的胸部组织和脏器损伤，但胸膜腔与外界大气不直接相通。常见的致伤原因有挤压伤、钝器打击伤、高空坠落伤、爆震伤等。胸部闭合性损伤的严重程度取决于受伤组织、器官的数量和伤情,以及有无胸外合并损伤。

2.开放性损伤

损伤穿破胸膜,使胸膜腔与外界相通,造成气胸、血胸或血气胸,有时还可穿破膈肌或伤及腹内脏器。主要见于战时的火器伤,在平时多为锐器刺伤。

(二)按损伤程度分类

1.非穿透伤

只伤及胸壁,而胸膜或纵隔完整无损。

2.穿透伤

损伤穿通胸膜腔或纵隔。

(三)按伤道情况分类

1.贯通伤

损伤既有入口又有出口,常伴有内脏损伤。

2.非贯通伤

伤道只有入口而无出口,往往有异物存留,易致继发感染。

3.切线伤

伤道仅切过胸壁或胸膜腔周缘。

二、病情评估

(一)临床表现

1.疼痛

受伤部位剧烈疼痛,深呼吸、咳嗽或转动体位时疼痛加剧,伤员往往呈痛苦面容,严重者可导致休克。

2.出血

胸壁有伤口时可导致外出血,与损伤的程度及是否损伤大血管有关。如损伤动脉,则出血量大;当损伤面积较大或损伤程度较重时,即使没有损伤大动脉也会出现大量出血。内出血可引起血胸,血胸患者一般出血量较多,压迫肺脏造成肺萎陷,从而引起呼吸困难、伤侧呼吸音减弱、呼吸运动减弱、胸部叩诊浊音,同时伴有面色苍白、出冷汗、血压降低、脉搏细速、呼吸加快等症状,严重者可致失血性休克。由于内出血的伤情及出血量难以估计,只能根据症状加以判断,病情相对危险。

3.咯血

较大的支气管损伤和深部肺组织损伤后带有咯血;肺表面挫伤可无咯血或伤后数天才于痰内出现陈旧性血块;肺爆震伤者,在口、鼻腔内可见血性泡沫样分泌物。

4.呼吸困难

气胸、血胸、连枷胸、反常呼吸、肺损伤、纵隔气肿、呼吸道梗阻均可引起不同程度的呼吸困难,严重者会导致呼吸频率的增快和节律的改变,呈端坐呼吸,出现烦躁不安,严重者出现呼吸衰竭。连枷胸的伤员,出现胸壁反常呼吸运动,常伴有明显的呼吸困难。

5.休克

严重胸廓创伤以及心脏和大血管创伤引起的大量失血、心包填塞、心力衰竭均可导致休克。

伤员表现为面色苍白或发绀、出冷汗、血压下降、脉搏细速、呼吸困难、少尿或无尿等症状,严重者可出现昏迷。

6.皮下气肿及纵隔气肿

空气来源于肺、气管、支气管或食管的裂伤,经裂伤的壁层胸膜、纵隔胸膜或肺泡细支气管周围疏松间隙沿支气管树蔓延至皮下组织,胸壁皮下气肿最先出现,纵隔气肿先出现在颈根部。严重时(如存在张力性气胸)气肿可迅速沿皮下广泛蔓延,上达颈面部,下达腹壁、阴囊及腹股沟区。张力性纵隔气肿可压迫气管及大血管而引起呼吸、循环功能障碍。

7.胸壁伤口、伤道

开放性胸部创伤的患者在胸壁可见伤口,根据伤口、伤道在胸壁的位置可判断可能被伤及的胸内脏器,以及是否同时有腹腔内脏器的损伤。

8.体征

(1)连枷胸(外伤性浮动胸壁):胸部创伤时可出现伤侧呼吸运动减弱或消失,多根多处肋骨骨折时可出现胸壁软化。

(2)反常呼吸:浮动胸壁在呼吸时与其他部位的正常胸壁运动正好相反。

(3)纵隔摆动:开放性气胸由于两侧胸膜压力不等使纵隔移位,并可随呼吸运动而左右摆动。

(二)辅助检查

1.X线

X线是胸部创伤诊断中最常用的方法,也是最可靠的诊断方法。胸部骨折可显示骨折断裂线和断端错位,肋软骨骨折不显示骨折线征象;气胸者可显示不同程度的胸膜腔积气征象,纵隔移向健侧;血胸者可显示大片密度增高阴影,可见气液平面。

2.穿刺

胸腔穿刺和心包穿刺是一种简便又可靠的诊断方法。对怀疑气胸、血胸、血心包的伤员,通过穿刺抽出积血或积气,既可迅速明确诊断,又可缓解心、肺受压迫的症状。

3.血气分析

通过血气分析可了解伤员的缺氧情况,有利于指导治疗,尤其是危重伤员。

4.心电监护

对疑有心肌损伤的伤员或危重症伤员可进行监测。

三、救治与护理

(一)救治原则

1.体位

胸部创伤伤员一般取半卧位或伤侧在下的低斜坡卧位,可减轻疼痛,保持有效呼吸,同时也可将积血或积液限制在局部范围。

2.保持呼吸道通畅

及时清除口咽部的痰液、血块、呕吐物等异物,吸净气管、支气管中的血液和分泌物,防止窒息,给予高流量吸氧。清醒伤员可鼓励或协助其有效咳嗽排痰,痰多不易咳出者,可给予祛痰剂、雾化吸入;对无力排痰或昏迷伤员,可行鼻导管吸痰、纤维支气管镜吸痰,必要时作气管插管或气管切开术。

3.给氧

低氧是初始阶段就有的重要症状，因此对有皮肤发绀、气急、呼吸频率和节律异常的伤员，应尽早给予氧气吸入，可采用鼻导管或面罩给氧；对由严重连枷胸、重度肺挫伤等引起呼吸衰竭的伤员，应给予气管插管或气管切开行呼吸机辅助呼吸，以纠正低氧血症。

4.疼痛的处理

胸部创伤伤员常有明显的胸痛，在咳嗽咳痰时，协助用双手按压患侧胸壁，以减轻胸廓活动引起的疼痛，必要时可服用地西泮；对疼痛剧烈者可通过肋间神经阻滞或镇痛泵持续注入镇痛药，如吗啡5～10 mg，但对有呼吸困难、低血压者禁用或慎用。

5.休克的救治

对有失血性休克表现的伤员，迅速建立 2 条静脉通道，可在中心静脉压的监测下快速、大量输液，纠正休克；对于严重肺挫伤、创伤性湿肺的伤员，应限制输液量，每天输液量控制在 1 000 mL以下，多补给胶体液，以提高胶体渗透压，防止肺水肿。同时要纠正水、电解质紊乱及酸碱平衡失调，并做好血型鉴定、交叉配血试验，为输血做准备。

6.气胸、血胸的处理

开放性气胸先将伤口闭合，再按闭合性气胸处理。张力性气胸易危及生命，先用粗针头穿刺胸腔减压，变张力性为开放性，再作胸腔闭式引流。

7.连枷胸的处理

多根肋骨多处骨折致胸壁软化者需立即用包扎、牵引或内固定法固定胸壁，纠正反常呼吸，以减轻低氧血症。

8.创伤性窒息的处理

创伤性窒息可无明显的胸部损伤，但多伴有多发性肋骨骨折和血气胸、脊柱骨折或心肌挫伤等合并伤。受伤时伤员可能发生呼吸暂停或窒息，全身发绀或神志不清，但一般均能恢复，仅有少数伤员因呼吸停止过久而发生心搏骤停。急救时症状多能自行恢复，预后良好，主要治疗其合并伤，伤员应休息、吸氧.疑有脑水肿时应限制进液量。

(二)护理要点

1.加强病情观察

密切观察生命体征变化，注意意识、瞳孔、胸部、腹部情况和肢体活动；观察患者呼吸功能，注意有无气促、发绀，呼吸频率、节律、幅度等的改变，听诊呼吸音，监测脉搏血氧饱和度，注意有无低氧血症；观察有无纵隔受压、气管移位等，注意触诊皮下气肿的范围和程度；观察尿量、末梢循环、皮肤色泽及温度的情况，了解循环系统及肾功能变化。

2.饮食护理

一般伤员可进流质、半流质饮食，伤情不明、疑有食管损伤或胸腹联合伤者应禁饮食。

3.用药护理

按医嘱合理用药，合理调整输液、输血速度。

4.胸腔闭式引流的护理

应保持管道通畅，注意观察引流液的颜色、性质及量。气胸伤员，若引流管内不断有大量气体溢出，呼吸困难无好转或加重，则提示可能有肺及支气管的严重损伤，应剖胸探查并修补裂口；血胸伤员，若引流管引流血量持续较多，提示胸内有活动性出血，应及时采取相应措施止血。要注意无菌操作并做好引流管的护理，加强感染的预防和控制。

5.并发症的预防及护理

(1)感染:要注意卧床休息,及时、有效地排痰,合理应用抗生素。

(2)肾衰竭:严重失血者,除应积极止血外,应尽早输血、补液、应用利尿剂,同时加强尿量的观察。

(3)肺水肿:避免输液过快、过量,记录出入液量,尽早脱水利尿。

6.加强心理护理

胸部创伤的伤员易产生紧张、焦虑情绪,应做好心理护理,使其消除紧张情绪,配合治疗。

胸部创伤救护流程见图 5-2。

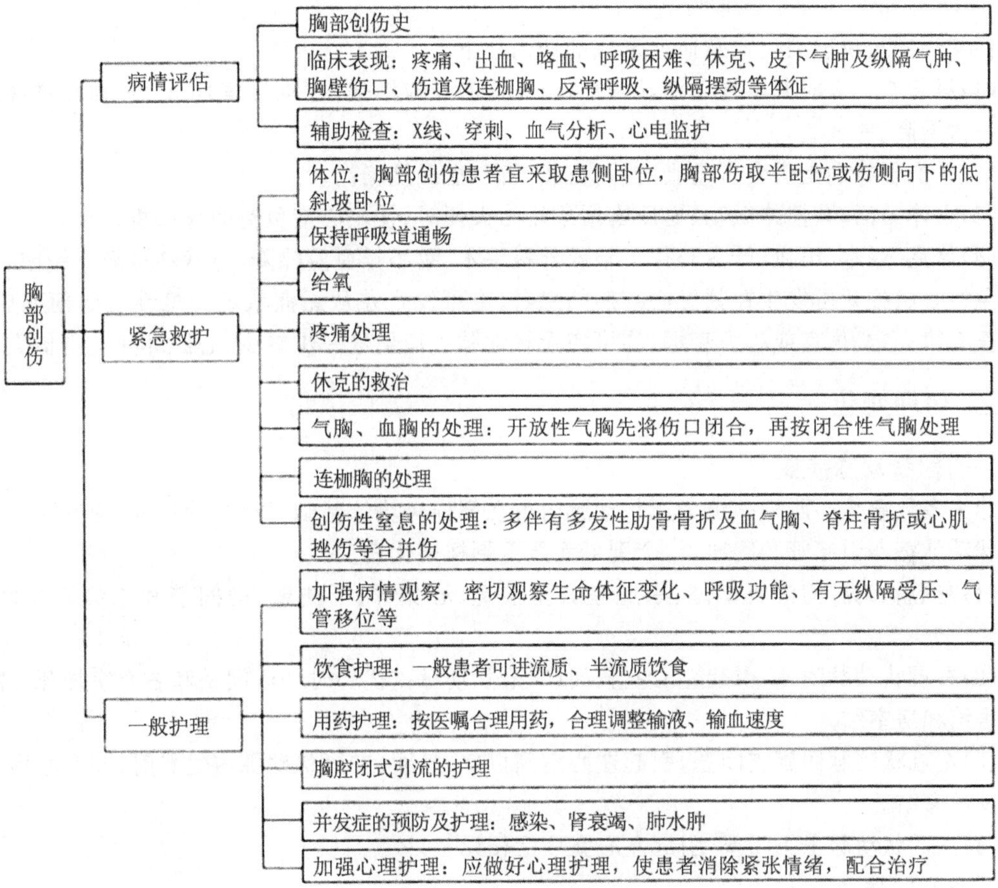

- 胸部创伤
  - 病情评估
    - 胸部创伤史
    - 临床表现:疼痛、出血、咯血、呼吸困难、休克、皮下气肿及纵隔气肿、胸壁伤口、伤道及连枷胸、反常呼吸、纵隔摆动等体征
    - 辅助检查:X线、穿刺、血气分析、心电监护
  - 紧急救护
    - 体位:胸部创伤患者宜采取患侧卧位,胸部伤取半卧位或伤侧向下的低斜坡卧位
    - 保持呼吸道通畅
    - 给氧
    - 疼痛处理
    - 休克的救治
    - 气胸、血胸的处理:开放性气胸先将伤口闭合,再按闭合性气胸处理
    - 连枷胸的处理
    - 创伤性窒息的处理:多伴有多发性肋骨骨折及血气胸、脊柱骨折或心肌挫伤等合并伤
  - 一般护理
    - 加强病情观察:密切观察生命体征变化、呼吸功能、有无纵隔受压、气管移位等
    - 饮食护理:一般患者可进流质、半流质饮食
    - 用药护理:按医嘱合理用药,合理调整输液、输血速度
    - 胸腔闭式引流的护理
    - 并发症的预防及护理:感染、肾衰竭、肺水肿
    - 加强心理护理:应做好心理护理,使患者消除紧张情绪,配合治疗

图 5-2 胸部创伤救护流程

(周婧婧)

第四节 急性心肌梗死

急性心肌梗死是在冠状动脉病变的基础上,冠状动脉血供急剧减少或中断,使相应的心肌发生严重而持久的急性缺血,导致的心肌细胞坏死。临床表现为持久的胸骨后剧烈疼痛、发热、白

细胞计数和血清心肌坏死标志物增高以及心电图进行性改变，可发生心律失常、休克、心力衰竭和猝死，属急性冠状动脉综合征的严重类型。

一、病因和发病机制

基本病因是冠状动脉粥样硬化，导致一支或多支冠状动脉管腔狭窄和心肌供血不足，而侧支循环尚未充分建立。在此基础上，在各种生理和病理因素的促发下，不稳定的粥样斑块破裂、出血，激活血小板和凝血系统，形成富含血小板的血栓或形成以纤维蛋白和红细胞为主的闭塞性血栓（红色血栓），从而造成冠状动脉血流明显减少或中断，使心肌发生严重而持久性的急性缺血达30分钟以上，即可发生心肌梗死。

促使粥样斑块破裂出血及血栓形成的诱因如下。

(1)晨起6～12时交感神经活动增加，机体应激反应增强，心肌收缩力、心率、血压增高，冠状动脉张力增高。

(2)在饱餐特别是进食多量脂肪后，血脂增高、血黏度增高。

(3)重体力活动、情绪激动、血压剧增或用力大便时，使左心室负荷明显加重。

(4)休克、脱水、出血、严重心律失常或外科手术，致心排血量骤降，冠状动脉灌注锐减。

急性心肌梗死可发生在频发心绞痛的患者，也可发生在从无症状者。急性心肌梗死后发生的严重心律失常、休克或心力衰竭，均可使冠状动脉灌流量进一步减少，心肌坏死范围扩大。

二、病理变化

(一)冠状动脉病变

绝大多数急性心肌梗死患者冠状动脉内可在粥样斑块的基础上有血栓形成，使管腔闭塞，而由冠状动脉痉挛引起管腔闭塞者，个别可无严重粥样硬化病变。

(1)左冠状动脉前降支闭塞，引起左心室前壁、心尖部、下侧壁、前间壁和二尖瓣前乳头肌梗死。

(2)右冠状动脉闭塞，引起左心室膈面(右冠状动脉占优势时)、后间壁和右心室梗死，并可累及窦房结和房室结。

(3)左冠状动脉回旋支闭塞，引起左心室高侧壁、膈面(左冠状动脉占优势时)和左心房梗死，可累及房室结。

(4)左冠状动脉主干闭塞，引起左心室广泛梗死。

(二)心肌病变

1.坏死心肌

冠状动脉闭塞后20～30分钟，局部心肌即有少数坏死。1～2小时绝大部分心肌呈凝固性坏死，心肌间质充血、水肿，伴有多量炎症细胞浸润。以后，坏死的心肌纤维逐渐溶解，形成肌溶灶，随后逐渐有肉芽组织形成。大面积心肌梗死累及心室壁全层或大部分者常见，心电图上相继出现ST段抬高、T波倒置和Q波，称为Q波性心肌梗死(透壁性心肌梗死)。可累及心包而致心包炎症，累及心内膜而致心腔内附壁血栓。当冠状动脉闭塞不完全或自行再通形成小面积心肌梗死呈灶性分布，急性期心电图上仍有ST段抬高，但不出现Q波的称为非Q波性心肌梗死，较少见。缺血坏死仅累及心肌壁的内层，不到心肌壁厚度的一半，伴有ST段压低或T波变化，心肌坏死标志物增高者过去称为心内膜下心肌梗死，现已归类为非ST段抬高心肌梗死。在心腔内压力作用下,坏死心肌向外膨出,可产生心脏破裂,心室游离壁破裂则形成心脏压塞或逐渐形成室壁瘤;室间壁破裂则形成室间隔穿孔;乳头肌断裂则造成二尖瓣反流。坏死组织1周后开始吸收,并逐渐纤维化,6～8周形成瘢痕而愈合,称为陈旧性心肌梗死。

2.顿抑心肌

顿抑心肌指梗死心肌周围急性严重缺血或冠状动脉再灌注后尚未发生坏死的心肌,虽已恢复血供,但引起的心肌结构、代谢和功能的改变,需要数小时、数天乃至数周才能恢复。某些心肌梗死患者,恢复期出现左心室功能进行性改善,可能与梗死周围濒死的顿抑心肌功能逐渐恢复有关。

3.冬眠心肌

冬眠心肌指慢性持久的缺血心肌,其代谢需氧量亦随之减少而保持低水平,维持脆弱的心肌代谢平衡,即维持在功能的最低状态。一般认为,这是心肌的一种保护性机制,一旦供血改善则心肌功能可完全恢复。

三、病理生理

(一)心功能改变

急性心肌梗死,尤其透壁性心肌梗死发生后,常伴有不同程度的左心功能舒张和收缩功能障碍和血流动力学的改变,主要包括心脏收缩力减弱,室壁顺应性减低,心肌收缩不协调,致泵衰竭。前向衰竭者,导致每搏量和心排血量下降,出现低血压或休克;后向衰竭者,左心室射血分数减低,左心室舒张末压增高,左心室舒张期和收缩末期容量增加,导致肺淤血、肺水肿。

(二)心律失常

急性心肌缺血可导致细胞膜电学不稳定,引起严重心律失常,甚至心室颤动而猝死。

(三)右心室梗死

右心室梗死在心肌梗死患者中少见,其主要病理生理改变是急性右心衰竭的血流动力学变化,右心房压力增高,高于左心室舒张末压,心排血量减低,血压下降。

四、临床表现

与心肌梗死面积的大小、部位、侧支循环情况有关。

(一)前驱症状

50%～81.2%的患者在发病前数天有乏力、胸部不适、心悸、烦躁、心绞痛等前驱症状,其中,以不稳定型心绞痛为突出。心绞痛发作较以往频繁、性质加剧、持续时间长、硝酸甘油疗效差。疼痛时伴有恶心、呕吐、大汗和心动过缓,或伴有心功能不全、严重心律失常、血压大幅度波动等,同时心电图有ST段明显抬高或减低、T波倒置或增高等。

(二)症状

1.疼痛

疼痛是最早出现的症状,多发生于清晨,疼痛部位和性质与心绞痛相同,但多无明显诱因,且常发生于安静时,程度较重,持续时间较长,可达数小时或数天,休息和含用硝酸甘油均不能缓解。患者常烦躁不安、出汗、恐惧或有濒死感。少数患者无疼痛,尤其老年人、糖尿病患者,一开始即表现为休克或急性心力衰竭。部分患者疼痛不典型,表现为上腹痛、颈部痛、背部上方痛、肢体痛等。

2.全身症状

全身症状有发热、心动过速、白细胞计数增高和红细胞沉降率增快等，由坏死物质吸收引起。一般在发病后24～48 小时出现，程度与梗死范围成正相关，体温一般在 38 ℃左右，持续1 周。

3.胃肠道症状

胃肠道症状多见于下壁心肌梗死，尤其在发病早期及疼痛剧烈时，表现为频繁恶心、呕吐和上腹部胀痛，与迷走神经张力增高或组织灌注不足有关。

4.心律失常

心律失常见于 75%～90%的患者，多发生在起病 1～2 天，而以 24 小时内最多见。各种心律失常中以室性心律失常最多，尤其是室性期前收缩，它可以频发(每分钟 5 次以上)、成对出现或呈短阵、多源性室性心动过速或 R-on-T 型，常为心室颤动先兆。心室颤动是急性心肌梗死早期，特别是入院前主要的死因。下壁梗死多见房室传导阻滞，前壁梗死常易发生室性心律失常及室内束支传导阻滞。如发生房室传导阻滞，则表示病变范围广泛，病情严重。

5.低血压和休克

疼痛剧烈时血压下降和血容量不足时血压降低均未必是休克，纠正以上情况后收缩压仍然低于10.7 kPa(80 mmHg)，有烦躁不安、面色苍白、皮肤湿冷、脉搏细速、大汗淋漓、尿量减少(＜20 mL/h)、神志反应迟钝甚至晕厥者，则为休克表现。休克多在病后数小时至 1 周内发生，主要为心源性(心肌梗死面积＞40%以上)，其次有血容量不足或神经反射引起的周围血管扩张等因素参与。

6.心力衰竭

本病主要是急性左侧心力衰竭，可在起病最初几天内发生，或在疼痛、休克好转阶段出现，为梗死后心脏收缩力显著减弱或不协调所致，发生率为 32%～48%。出现呼吸困难、咳嗽、发绀、烦躁等症状，严重者可发生肺水肿，后期也可出现右侧心力衰竭。右心室梗死可在病初即出现右侧心力衰竭表现，并伴有血压下降。

急性心肌梗死引起的心力衰竭称为泵衰竭，按 Killip 分级法分为：Ⅰ级，尚无明显心力衰竭；Ⅱ级，有左侧心力衰竭，肺部啰音＜50%肺野；Ⅲ级，有急性肺水肿，全肺大、小、干、湿啰音；Ⅳ级，有心源性休克，伴有或不伴有急性肺水肿。

(三)体征

1.心脏体征

心脏浊音界可正常也可轻度至中度增大；心率多增快，少数也可减慢；心尖部第一心音减弱；可出现第四心音(心房性)奔马律，心功能不全时常出现第三心音(心室性)奔马律；10%～20%的患者在病后第2～3 天出现心包摩擦音，为纤维素性心包炎所致；心尖部可出现粗糙的收缩期杂音或伴有收缩中晚期喀喇音，为二尖瓣乳头肌功能失调或断裂所致。可有各种心律失常。

2.血压

除极早期有血压增高外，几乎所有患者血压均有所降低。

3.其他

可有与心律失常、心力衰竭及休克相应的体征。

五、实验室及其他检查

(一)心电图

1.特征性改变

ST 段抬高心肌梗死者心电图特点:①ST 段抬高呈弓背向上型,在面向坏死区周围心肌损伤区的导联出现。②深而宽的 Q 波,在面向心肌坏死区的导联出现。③T 波倒置,在面向损伤区周围心肌缺血区的导联出现。

在背向梗死区的导联则出现相反的改变,即 R 波增高、ST 段压低和 T 波直立并增高。

非 ST 段抬高心肌梗死者心电图有 2 种类型:①无病理性 Q 波,有普遍性 ST 段压低 ≥0.1 mV,但 aVR 导联(有时还有 V_1 导联)ST 段抬高,或有对称性 T 波倒置,为心内膜下心肌梗死所致。②无病理性 Q 波,也无 ST 段变化,仅有 T 波倒置改变。

2.动态改变

ST 段抬高心肌梗死改变如下。

(1)超急性期改变:起病数小时内,可尚无异常或出现异常高大、两肢不对称的 T 波。

(2)急性期改变:起病数小时后,ST 段明显抬高,弓背向上,与直立的 T 波相连,形成单相曲线。数小时至 2 天出现病理性 Q 波,同时 R 波降低。Q 波在 3～4 天稳定不变。

(3)亚急性期改变:在早期不进行治疗干预,ST 段抬高持续数天至 2 周左右,逐渐回到基线水平,T 波则变为平坦、倒置。

(4)慢性期改变:数周至数月后,T 波呈 V 形倒置,两肢对称,波谷尖锐。T 波倒置可永久存在,也可在数月或数年内逐渐恢复。

非 ST 段抬高心肌梗死:上述的类型①先是 ST 段普遍压低(除 aVR 导联,有时 V_1 导联外),继而T 波倒置加深呈对称性。ST-T 改变持续数天或数周后恢复。类型②T 波改变在1～6个月恢复。

3.定位诊断

可根据特征性的改变来判定(表 5-4)。

表 5-4 ST 段抬高心肌梗死的心电图定位诊断

导联	前间壁	局限前壁	前侧壁	广泛前壁	下壁	下间壁	下侧壁	高侧壁	正后壁
V_1	+			+		+			
V_2	+			+		+			
V_3	+	+		+		+			
V_4		+		+					
V_5		+	+	+			+		
V_6			+				+		
V_7			+				+		
V_8									+
aVR									+
aVL		±	±	±	−	−	−	+	
aVF					+	+	+	−	

续表

导联	前间壁	局限前壁	前侧壁	广泛前壁	下壁	下间壁	下侧壁	高侧壁	正后壁
Ⅰ		±	±	±	−	−	−	+	
Ⅱ					+	+	+	−	
Ⅲ					+	+	+	−	

注：为"＋"正面改变，表示典型 ST 段抬高、Q 波及 T 波变化；"－"为反面改变，表示 QRS 主波向上，ST 段压低及与"＋"部位的 T 波方向相反的 T 波；"±"为可能有正面改变。

(二)超声心动图

二维和 M 型超声心动图也有助于了解室壁运动、室壁瘤和左心室功能，尤其对心肌梗死的并发症如乳头肌断裂、室间隔穿孔、心室游离壁破裂、室壁瘤等诊断的敏感性与特异性都相当高。

(三)实验室检查

1.白细胞计数

白细胞计数升高至$(10\sim20)\times10^9/L$，中性粒细胞计数增多，红细胞沉降率增快，C 反应蛋白增高，均可持续 1～3 周。

2.血清心肌坏死标志物测定

(1)肌红蛋白(Mb)起病后 2 小时内升高，12 小时内达高峰，24～48 小时恢复正常。

(2)肌钙蛋白 I(cTnI)或T(cTnT)起病 3 小时后升高，cTnI 于 11～24 小时达高峰，7～10 天降至正常；cTnT 于 24～48 小时达高峰，10～14 天降至正常。这些心肌结构蛋白含量的增高是诊断心肌梗死的敏感指标。

(3)肌酸激酶同工酶(CK-MB)升高，起病后 4 小时内增高，16～24 小时达高峰，3～4 天恢复正常，其增高的程度能较准确地反映梗死的范围。其高峰出现时间是否提前有助于判断溶栓治疗是否成功。

肌红蛋白在急性心肌梗死后出现最早，也十分敏感，但特异性不很强。cTnI 和 cTnT 出现稍迟，而特异性很高，在症状出现后 6 小时内测定为阴性则 6 小时后应再复查，其缺点是持续时间长达 10～14 天，对在此期间出现胸痛，判断是否有新的梗死不利。CK-MB 虽不如 cTnI、cTnT 敏感，但对早期(＜4 小时)急性心肌梗死诊断有较重要价值。

六、诊断与鉴别诊断

根据典型的临床表现、心电图特征性的改变和动态演变及血清心肌坏死标志物测定，诊断本病并不困难。老年患者突然发生严重心律失常、休克、心力衰竭而原因未明，或突然发生较重而持久的胸闷或胸痛者，都应考虑本病可能。宜先按急性心肌梗死来处理，短期内进行心电图、血心肌坏死标志物测定等动态观察以确定诊断。对非 ST 段抬高心肌梗死，血肌钙蛋白测定的诊断价值更大。鉴别诊断要考虑以下一些疾病。

(一)心绞痛

胸痛性质及部位与心肌梗死相似，但程度较轻，持续时间较短，休息或含化硝酸甘油可迅速缓解，发作常有明显诱因，无发热、呼吸困难、休克、心力衰竭等表现，心电图改变为一过性，无ST-T演变，也无血清心肌坏死标志物变化。

(二)主动脉夹层动脉瘤

本病以剧烈的胸痛起病，类似急性心肌梗死。但疼痛一开始即达高峰，常放射至背、肋、腹、腰和下肢，两上肢血压、脉搏可有明显差别，少数有主动脉瓣关闭不全，可有下肢暂时性瘫痪或偏瘫，但无血清心肌坏死标志物升高。X线检查示主动脉影明显增宽，CT或磁共振主动脉断层显像以及超声心动图探测到主动脉夹层内的血液，可确立诊断。

(三)急性心包炎

尤其是急性非特异性心包炎可有较剧烈而持久的心前区疼痛。但心包炎的疼痛与发热同时出现，呼吸与咳嗽时加剧，早期即有心包摩擦音，疼痛和心包摩擦音在心包腔内出现渗液时均消失；全身症状一般不如心肌梗死严重；心电图除aVR导联外，其余导联均有ST段呈弓背向下的抬高，伴T波低平或倒置、QRS波群低电压，但无异常Q波。

(四)急性肺动脉栓塞

本病可发生胸痛，常伴有咯血、呼吸困难和休克，并伴有右心室负荷急剧加重的表现，如肺动脉第二音亢进、颈静脉充盈、肝大以及特异性心电图改变等可资鉴别。

(五)急腹症

急性胰腺炎、消化性溃疡穿孔、急性胆囊炎、胆石症等，均有上腹部疼痛。仔细询问病史和进行体格检查，行血清心肌坏死标志物测定及心电图检查可协助鉴别。

七、并发症

(一)乳头肌功能失调或断裂

本病发生率可高达40%～50%。乳头肌因缺血、坏死而致功能障碍，导致二尖瓣关闭不全，心尖部出现收缩中晚期喀喇音和吹风样收缩期杂音，可引起心力衰竭。轻者可以恢复，杂音也可消失；重者多发生在乳头肌断裂患者，常因下壁心肌梗死累及后乳头肌所致，心力衰竭严重，预后不佳。

(二)心脏破裂

本病较少见，常在起病后1周内出现，多为心室游离壁破裂，造成心包积血、心脏压塞而猝死。也有心室间隔破裂而穿孔，在胸骨左缘3～4肋间出现Ⅱ级以上收缩期杂音，并伴有震颤，可引起心力衰竭和休克，可在起病数天至2周内死亡。

(三)栓塞

栓塞发生率为1%～6%，见于起病后1～2周，为左心室附壁血栓脱落所致，可引起脑、肾或四肢等动脉栓塞。由下肢静脉血栓部分脱落则产生肺栓塞。

(四)心室膨胀瘤

本病主要见于左心室，发生率为5%～20%。体格检查可有左侧心界扩大，心脏冲动范围较广，可有收缩期杂音，心音较低钝。心电图ST段持续抬高。超声心动图、放射性核素检查及心血管造影均可确诊。

(五)梗死后综合征

本病发生率为10%。于心肌梗死后数周或数月出现，可反复发生，表现为心包炎、胸膜炎或肺炎，有发热、胸痛等症状，可能为机体对坏死物质的变态反应。

八、急诊处理

治疗原则：改善心肌供血，挽救濒死心肌，防止心肌梗死面积扩大，缩小心肌缺血范围，维护心脏功能，及时处理严重心律失常、泵衰竭和各种并发症，防止猝死。

(一)院前急救

流行病学调查发现,50%的患者发病后1小时内在院外猝死,死因主要是可救治的心律失常。因此,院前急救的基本任务是将急性心肌梗死患者安全、迅速地转送到医院,以便尽早开始再灌注治疗。重点是缩短患者就诊延误的时间和院前检查、处理、转运所用时间。

1.诊断评估

(1)测量生命体征。

(2)通过对疼痛部位、性质、持续时间、缓解方式、伴随症状的询问确定缺血性胸痛,查明心、肺、腹、血管等有无异常体征。

(3)描记18导联心电图。

(4)根据缺血性胸痛病史和心电图特点迅速进行简明的鉴别诊断、做出初步诊断。一旦确诊或可疑急性心肌梗死时应及时转送并给予紧急处理。

2.紧急处理及转运

(1)吸氧,嘱患者停止任何主动性活动和运动。

(2)迅速建立至少两条静脉通路。静脉点滴硝酸甘油或立即含服硝酸甘油1片,每5分钟可重复使用。

(3)镇静止痛:吗啡5～10 mg皮下注射或哌替啶50～100 mg肌内注射。

(4)口服水溶性阿司匹林或嚼服肠溶阿司匹林300 mg。

(5)持续监测心电、血压和血氧饱和度。除颤仪应随时处于备用状态。

(6)有频发、多源室性期前收缩或室性心动过速者,静脉注射利多卡因50～100 mg,5～10分钟后可重复1次,必要时10分钟后可再重复1次,然后按1～3 mg/min静脉滴注。有心动过缓者,如心率<50次/分,可静脉注射阿托品1 mg,必要时每3～5分钟可重复使用,总量应<2.5 mg。

(7)对心搏骤停者,立即就地心肺复苏,待心律、血压、呼吸稳定后再转送入院。

(8)对有低血压、心动过速、休克或肺水肿体征者,可直接送至有条件进行冠状动脉血管重建术的医院。

(9)有条件可在救护车内进行静脉溶栓治疗。

(10)对于转诊途中可能发生的意外情况应向家属交代,并签署转诊同意书。

(二)ST段抬高或伴左束支传导阻滞的急性心肌梗死院内急诊处理

急诊医师应力争在10分钟内完成病史采集、临床检查、18导联心电图描记,尽快明确诊断,对病情做出基本评价并确定即刻处理方案;送检血常规、血型、凝血系列、血清心肌坏死标志物、血糖、电解质等;建立静脉通路,保持给药途径畅通。对有适应证的患者在就诊后90分钟内进行急诊经皮冠状动脉介入治疗(PCI)或30分钟内在急诊科或CCU开始静脉溶栓治疗。

1.监护和一般治疗

急性心肌梗死患者来院后应立即开始一般治疗,并与诊断同时进行,重点是监测和防治急性心肌梗死的不良事件或并发症。

(1)监测:持续心电、血压和血氧饱和度监测,及时发现和处理心律失常、血流动力学异常和低氧血症。必要时还可监测肺毛细血管楔压和静脉压。

(2)卧床休息:可降低心肌耗氧量,减少心肌损害。对血流动力学稳定且无并发症的患者一般卧床休息1～3天,对病情不稳定及高危患者卧床时间应适当延长。

(3)镇痛:剧烈胸痛使患者交感神经过度兴奋,产生心动过速、血压升高和心肌收缩功能增强,从而增加心肌耗氧量,并易诱发快速室性心律失常,应迅速给予有效镇痛。可给吗啡 5~10 mg皮下注射或哌替啶 50~100 mg 肌内注射,必要时 1 小时后再注射 1 次,以后每 4~6 小时可重复。不良反应有恶心、呕吐、低血压和呼吸抑制。一旦出现呼吸抑制,可每隔 3 分钟静脉注射纳洛酮 0.4 mg(最多 3 次)以拮抗之。

(4)吸氧:持续鼻导管或面罩吸氧,有严重左侧心力衰竭、肺水肿和有机械并发症的患者,应加压给氧或气管插管行机械通气。

(5)硝酸甘油:以 10 μg/min 开始静脉滴注,每 5~10 分钟增加 5~10 μg,直至症状缓解,血压正常者动脉收缩压降低 1.3 kPa(10 mmHg)或高血压患者动脉收缩压降低 4.0 kPa(30 mmHg)为有效剂量,最高剂量以不超过 100 μg/min 为宜。在静脉滴注过程中如心率明显加快或收缩压≤12.0 kPa(90 mmHg),应减慢滴速或暂停使用。该药的禁忌证为急性心肌梗死合并低血压[收缩压≤12.0 kPa(90 mmHg)]或心动过速(心率>100 次/分),下壁梗死伴右心室梗死时即使无低血压也应慎用。急性心肌梗死早期通常给予硝酸甘油静脉滴注 24~48 小时。也可静脉滴注二硝基异山梨酯。静脉用药后可使用二硝基异山梨酯或 5-单硝山梨醇酯口服。

(6)抗血小板治疗。①阿司匹林,所有急性心肌梗死患者只要无禁忌证均应口服水溶性阿司匹林或嚼服肠溶阿司匹林 300 mg,1 次/天,3 天后改为 75~150 mg,1 次/天,长期服用。②二磷酸腺苷受体抑制剂:常用的有氯吡格雷和噻氯匹定,由于噻氯匹定导致粒细胞减少症和血小板减少症的发生率高于氯吡格雷,在患者不能应用氯吡格雷时再选用噻氯匹定替代。对于阿司匹林过敏或不能耐受的患者,可使用氯吡格雷替代,或与阿司匹林联合用于置入支架的冠心病患者。初始剂量 300 mg 口服,维持量每天75 mg。循证医学显示对 ST 段抬高的急性心肌梗死患者,阿司匹林与氯吡格雷联用的效果优于单用阿司匹林。

2.再灌注治疗

再灌注治疗可使闭塞的冠状动脉再通,心肌得到再灌注,挽救濒死的心肌,缩小梗死范围,改善心功能,降低死亡率,是一种积极的治疗措施。

(1)经皮冠状动脉介入(PCI)治疗:经皮冠状动脉介入治疗与溶栓治疗相比,梗死相关血管再通率高,再闭塞率低,缺血复发少,且出血(尤其脑出血)的危险性低,目前已被公认为首选的安全有效的恢复心肌再灌注的治疗手段。包括直接 PCI、转运 PCI 和补救性 PCI。

直接 PCI:是指对所有发病 12 小时以内的 ST 段抬高急性心肌梗死患者采用介入手段直接开通梗死相关动脉的方法。对于 ST 段抬高的急性心肌梗死患者直接 PCI 是最有效降低死亡率的治疗。

直接 PCI 适应证:①所有 ST 段抬高心肌梗死患者,发病 12 小时以内,就诊-球囊扩张时间 90 分钟以内。②适合再灌注治疗而有溶栓治疗禁忌证者。③发病时间>3 小时的患者更趋首选 PCI。④心源性休克患者,年龄<75 岁,心肌梗死发病<36 小时,休克<18 小时。⑤对年龄>75 岁的心源性休克患者,如心肌梗死发病<36 小时,休克<18 小时,权衡利弊后可考虑 PCI。⑥发病 12~24 小时,仍有缺血证据,或有心功能障碍或血流动力学不稳定或严重心律失常者。应注意:对发病 12 小时以上无症状,血流动力学和心电稳定患者不推荐直接 PCI。患者血流动力学稳定时,不推荐直接 PCI 干预非梗死相关动脉。要由有经验者施术,以免延误时机。有心源性休克者宜先行主动脉内球囊反搏术,待血压稳定后再施行 PCI。

转运 PCI:转运 PCI 是直接 PCI 的一种,主要适用于患者所处医院无行直接 PCI 的条件,而患者有溶栓治疗的禁忌证，或虽无溶栓治疗的禁忌证但发病已>3 小时，<12 小时，尤其为较大范围心肌梗死和(或)血流动力学不稳定的患者。

补救性 PCI：是指溶栓失败后梗死相关动脉仍处于闭塞状态，而针对梗死相关动脉所行的 PCI。溶栓剂输入后 45～60 分钟的患者，胸痛无缓解和心电图 ST 段无回落临床提示溶栓失败。

补救性 PCI 适应证：①溶栓治疗 45 分钟后仍有持续心肌缺血症状或表现者。②合并心源性休克年龄<75 岁，心肌梗死发病<36 小时，休克<18 小时者。③心肌梗死发病<12 小时，合并心力衰竭或肺水肿者。④年龄>75 岁的心源性休克患者，如心肌梗死发病<36 小时，休克<18 小时，权衡利弊后可考虑补救性 PCI。⑤血流动力学或心电不稳定的患者。

溶栓治疗再通者的 PCI：溶栓治疗成功的患者，如无缺血复发表现，可在 7 天后行冠状动脉造影，如残留的狭窄病变适宜 PCI 可行 PCI 治疗。

(2)溶栓治疗。

适应证：①两个或两个以上相邻导联 ST 段抬高，在肢体导联≥0.1 mV、胸导≥0.2 mV，或新出现的或可能新出现的左束支传导阻滞，发病时间<12 小时，年龄<75 岁。②ST 段显著抬高的心肌梗死患者，年龄>75 岁，经慎重权衡利弊仍可考虑溶栓治疗。③ST 段抬高，发病时间 12～24 小时，有进行性胸痛和ST 段广泛抬高患者，仍可考虑溶栓治疗。④高危心肌梗死，就诊时收缩压≥24.0 kPa(180 mmHg)和(或)舒张压≥14.7 kPa(110 mmHg)，经认真权衡溶栓治疗的益处与出血性卒中的危险性后，应首先镇痛、降低血压(如应用硝酸甘油静脉滴注、β 受体阻滞剂等)，将血压降至≤20.0/12.0 kPa(150/90 mmHg)时再考虑溶栓治疗(若有条件应考虑直接 PCI)。

下列情况首选溶栓：①不具备 24 小时急诊 PCI 治疗条件或不具备迅速转运条件或不能在 90 分钟内转运 PCI，符合溶栓的适应证及无禁忌证者。②具备 24 小时急诊 PCI 治疗条件，患者就诊早(发病≤3 小时而且不能及时进行心导管治疗)。③具备 24 小时急诊 PCI 治疗条件，但是就诊-球囊扩张与就诊-溶栓时间相差超过 60 分钟、就诊-球囊扩张时间超过 90 分钟。④对于再梗死的患者应该及时进行血管造影并根据情况进行血运重建治疗，包括 PCI 或冠状动脉旁路移植术(CABG)。如不能立即(症状发作后 60 分钟内)进行血管造影和 PCI，则给予溶栓治疗。

禁忌证：①有出血性脑卒中或 1 年内有缺血性脑卒中(包括 TIA)。②颅内肿瘤。③近期(2～4周)内有活动性出血(消化性溃疡、咯血、痔、月经来潮、出血倾向)。④严重高血压，血压>24.0/14.7 kPa(180/110 mmHg)，或不能除外主动脉夹层动脉瘤。⑤目前正在使用治疗剂量的抗凝药。⑥近期(<2 周)曾穿刺过不易压迫止血的深部动脉。⑦近期(2～4 周)创伤史，包括头部外伤、创伤性心肺复苏或较长时间(>10 分钟)的心肺复苏。⑧近期(<3 周)外科大手术。

溶栓药物的应用：以纤溶酶原激活药激活纤溶酶原，使转变为纤溶酶而溶解冠状动脉内的血栓。

溶栓药物主要有以下几种。①尿激酶：150 万单位(2.2 万单位/千克)溶于 100 mL 0.9%氯化钠液中，30 分钟内静脉滴入。溶栓结束 12 小时皮下注射肝素 7 500 U 或低分子肝素，2 次/天，共 3～5 天。②链激酶或重组链激酶：150 万单位溶于 100 mL 0.9%氯化钠液中，60 分钟内静脉滴入。溶栓结束 12 小时皮下注射肝素7 500 U或低分子肝素，2 次/天，共 3～5 天。③阿替普酶：首先静脉注射 15 mg，继而30 分钟内静脉滴注 50 mg，其后60 分钟内再静脉滴注 35 mg。④瑞替普酶：10 MU 溶于 5～10 mL 注射用水中静脉注射，时间>2 分钟，30 分钟后重复上述剂量。⑤替奈普酶：一般为 30～50 mg 溶于 10 mL 生理盐水中静脉注射。根据体重调整剂量:如体重＞60 kg,剂量为 30 mg;体重每增加 10 kg,剂量增加 5 mg,直至体重＞90 kg,最大剂量为 50 mg。

用阿替普酶、瑞替普酶、替奈普酶前先用肝素 60 U/kg(最大量 4 000 U)静脉注射,用药后以每小时12 U/kg(最大量 1 000 U/h)的速度持续静脉滴注肝素 48 小时,将 APTT 调整至 50～70 秒;以后改为7 500 U,2 次/天,皮下注射,连用 3～5 天(也可用低分子肝素)。

溶栓再通临床指征:①心电图抬高的 ST 段于在 2 小时内回降＞50%。②胸痛在 2 小时内基本消失。③2 小时内出现再灌注性心律失常。④血清 CPK-MB 酶峰值提前出现(14 小时内),肌钙蛋白峰值提前到12 小时内。

3.消除心律失常

首先应加强针对急性心肌梗死、心肌缺血的治疗。溶栓、急诊 PCI、β 受体阻滞剂、纠正电解质紊乱均可预防或减少心律失常发生。

(1)急性心肌梗死并发室上性快速心律失常的治疗。①房性期前收缩:与交感神经兴奋或心功能不全有关,本身无须特殊治疗。②心房颤动:常见且与预后有关。血流动力学不稳定的患者应迅速行同步电复律。血流动力学稳定的患者,以减慢心室率为目标。常选用美托洛尔、维拉帕米、地尔硫䓬、洋地黄制剂或胺碘酮治疗。

(2)急性心肌梗死并发室性快速心律失常的治疗。①心室颤动、持续多形性室性心动过速:立即非同步电复律。②持续单形性室性心动过速:伴心绞痛、肺水肿、低血压,应予同步电复律;不伴上述情况,可首先给予药物治疗,如胺碘酮 150 mg 于 10 分钟内静脉注射,必要时可重复,然后 1 mg/min 静脉滴注 6 小时,再0.5 mg/min维持静脉滴注;亦可应用利多卡因。③频发室性期前收缩、成对室性期前收缩、非持续性室性心动过速:可严密观察或利多卡因治疗(使用不超24 小时)。④偶发室性期前收缩、加速性室性自主心律:严密观察,不予特殊处理。

(3)缓慢心律失常的治疗。①无症状窦性心动过缓:可暂做观察,不予特殊处理。②症状性窦性心动过缓、二度Ⅰ型房室传导阻滞、三度房室传导阻滞伴窄 QRS 波逸搏心律,患者常有低血压、头晕、心功能障碍、心动过缓＜50 次/分等,可先静脉注射阿托品 0.5 mg,3～5 分钟重复 1 次,至心率达 60 次/分左右。最大可用至 2 mg。③二度Ⅱ型房室传导阻滞;三度房室传导阻滞伴宽 QRS 波群逸搏心律、心室停搏;症状性窦性心动过缓、二度Ⅰ型房室传导阻滞、三度房室传导阻滞伴窄 QRS 波群逸搏心律经阿托品治疗无效及双侧束支传导阻滞患者需行临时起搏治疗。

4.其他治疗

(1)β 受体阻滞剂:通过减慢心率,降低体循环血压和减弱心肌收缩力使心肌耗氧量减少,对改善缺血区的氧供需失衡,缩小心肌梗死面积,降低急性期病死率有肯定的疗效。在无禁忌证的情况下应及早常规使用。用药过程中需严密观察,使用剂量必须个体化。常用美托洛尔 25～50 mg,口服,2～3 次/天;或阿替洛尔 6.25～25.00 mg,口服,2 次/天。前壁急性心肌梗死伴剧烈胸痛或高血压者,可静脉注射美托洛尔5 mg,间隔 5 分钟后可再给予 1～2 次,继之口服维持。

(2)血管紧张素转化酶抑制剂(ACEI):近年研究认为,心肌梗死时应用血管紧张素转化酶抑制剂有助于改善恢复期心肌的重构,降低心力衰竭的发生率,从而降低死亡率。前壁心肌梗死伴有心功能不全的患者获益最大。在无禁忌证的情况下,溶栓治疗后血压稳定即可开始使用,但剂量和时限应视患者情况而定。通常应从小剂量开始,逐渐增加剂量。如卡托普利 6.25 mg,口服,作为试验剂量,一天之内可加至 12.5 mg 或 25.0 mg,次日加至 12.5～25 mg,2～3 次/天。有心力衰竭的患者宜长期服用。

(3)羟甲基戊二酸单酰辅酶A还原酶抑制药:近年的研究表明,本类调脂药可以稳定斑块,改善内皮细胞的功能,建议早期使用,如辛伐他汀20～40 mg/d,普伐他汀10～40 mg/d,氟伐他汀20～40 mg/d,阿托伐他汀10～80 mg/d。

(4)葡萄糖-胰岛素-氯化钾溶液:研究结果提示,在急性心肌梗死的早期使用GIK静脉滴注及进行代谢调整是可行的。目前不主张常规补镁治疗。

5.右室心肌梗死的院内急诊处理

治疗措施与左心室梗死略有不同。右心室心肌梗死引起右侧心力衰竭伴低血压,而无左侧心力衰竭的表现时,宜扩张血容量。在血流动力学监测下静脉滴注输液,直到低血压得到纠正或肺毛细血管压达2.0～2.4 kPa(15～18 mmHg)。如输液1～2 L低血压未能纠正可用正性肌力药,以多巴酚丁胺为优。不宜用利尿药。伴有房室传导阻滞者可予临时起搏。

6.非ST段抬高的急性心肌梗死院内急诊处理

对非ST段抬高的急性心肌梗死进行危险性分层的主要目的是为迅速做出治疗决策提供依据。临床上主要根据症状、体征、心电图以及血流动力学指标对其进行危险性分层。

(1)低危患者:无并发症、血流动力学稳定、不伴有反复缺血发作的患者。

(2)中、高危患者(符合以下一项或多项):①心肌坏死标志物升高。②心电图有ST段压低(<2 mm)。③强化抗缺血治疗24小时内反复发作胸痛。④有心肌梗死病史。⑤造影显示冠状动脉狭窄病史。⑥PCI或CABG后。⑦左心室射血分数<40%。⑧糖尿病。⑨肾功能不全(肾小球滤过率<60 mL/min)。

(3)极高危患者(符合以下一项或多项):①严重胸痛持续时间长、无明显间歇或>30分钟,濒临心肌梗死表现。②心肌坏死物标识物显著升高和(或)心电图ST段显著压低(≥2 mm)持续不恢复或范围扩大。③有明显血流动力学变化,严重低血压、心力衰竭或心源性休克表现。④严重恶性心律失常:室性心动过速、心室颤动。

非ST段抬高的急性心肌梗死多是非Q波性,此类患者不宜溶栓治疗。低危患者以阿司匹林和肝素尤其是低分子肝素治疗为主。对中、高危患者行早期PCI(72小时内)。对极高危患者行紧急PCI(2小时内)。其他治疗与ST段抬高的患者相同。

九、急救护理

(一)护理目标

(1)患者了解自身病情,预防或减少心肌梗死并发症的发生。

(2)患者及家属相信安全和正确的护理,有助于减少进一步的损害。

(3)提高护士对心肌梗死的相关知识和实践技能。

(4)为患者提供更优质的护理。

(二)护理措施

AMI患者来院后应立即开始治疗,重点是监测和预防AMI不良事件和并发症。

1.心理护理

急性心肌梗死患者病情危急,疼痛剧烈,伴有濒死感,常有恐惧心理,家属也十分紧张。护士应做好患者和家属的安慰工作,关心体贴患者,并重视患者及家属的感受。保持环境的安静,避免不良刺激。不要在患者面前讨论其病情,用积极的态度和语言开导患者,帮助其树立战胜疾病的信心。

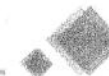

2.监测

持续心电、血压监测,及时发现和处理心律失常、血流动力学异常和低氧血症。

3.卧床休息

血流动力学参数稳定且无并发症的AMI患者一般卧床休息1～3天,病情不稳定极高危患者卧床时间应适当延长。采取平卧位或半坐卧位,患者进食、洗漱、翻身等活动由护士完成。1周后可逐渐过渡到床边活动,有并发症者酌情延长卧床时间。2周后可由床边、室内活动再过渡到室外活动。在活动过程中应监测心率、血压、询问其感受,观察其反应。

4.吸氧

给予鼻导管吸氧(2～4 L/min)。持续吸入3天后,可按病情间断或停吸氧。

5.镇痛

应迅速给予有效镇痛剂,可给吗啡3 mg静脉注射,必要时每5分钟重复1次,总量不超过15 mg。注意观察有无恶心、呕吐、低血压和呼吸抑制等不良反应。

6.饮食和通便

疼痛剧烈时禁食。最初2～3天以流质饮食为主,以后逐渐过渡至半流饮食、软食和普食。食物应低脂、低胆固醇、易消化,禁止摄取太冷或太热的饮料。宜少食多餐,忌饱餐。保持大便通畅,切忌大便用力。适量进食水果和蔬菜,常规给予缓泻剂。

7.症状护理

(1)疼痛:①遵医嘱及时给予止痛药物,如肌内注射哌替啶、吗啡或罂粟碱。②吸氧,以增加心肌氧的供给。③溶栓疗法和急诊PTCA是解除疼痛最根本的方法。

(2)心律失常:持续监测心电示波情况,出现异常情况及时报告医师并随时做好急救准备。前壁心肌梗死易出现室性心律失常,下壁心肌梗死易出现缓慢型心律失常,在溶栓治疗和PTCA治疗后,容易出现再灌注心律失常。

8.再灌注治疗的护理

(1)溶栓治疗的护理:①溶栓前介绍溶栓的目的、注意事项,给予用药指导。②采血查凝血常规,APTT维持在60～80秒。③尿激酶150万单位静脉滴注,30分钟内完成,或输液泵泵入。④溶栓过程中观察出血情况:注意观察并记录溶栓效果及皮肤黏膜、消化道、呼吸道、泌尿道出血情况,尤其是脑出血。记录出血程度及出血量。⑤溶栓开始后3小时内每半小时记录1次心电图,每2小时抽血查心肌酶学检查至酶峰值后2小时,观察ST-T回落及酶学情况。倾听患者主诉,了解胸痛缓解情况。

(2)介入治疗护理。

术前护理:①检查所需的各项检查是否完备,如血常规、生化Ⅱ、凝血常规、免疫组合、心电图等。②术前宣教,介绍手术目的、穿刺点的部位,手术的简要过程,手术中配合的要点及术后的注意事项。③训练床上排便。④备皮,备双侧腹股沟及外阴部皮肤(选择桡动脉穿刺除外)。⑤遵医嘱行抗生素、碘过敏试验,服用抗凝剂(硫酸氢氯吡格雷片300 mg口服)。⑥正常饮食,少饮水。⑦排空大小便,左侧肢体建立静脉通路(尽量使用静脉留置针和可来福,以备术中急用)。

术后护理。①术后即刻护理:协助搬运患者,给予患者舒适卧位。测血压、心率、呼吸,触足背动脉搏动情况,做十二导联心电图,观察切口敷料情况及患者返回病房时间。②1次/0.5小时×4次观察记录心率、呼吸、切口敷料有无渗出及足背动脉搏动情况,如均平稳,则1次/2小时观察记录至24小时。③高危患者需持续心电监护,观察有无心律失常及ST-T变化。④术侧肢体制动，防止鞘管滑出及出血。⑤拔除鞘管即刻护理：a.ACT 测定（<140 秒）；b.心电监护；c.测血压；d.观察患者面色、神志，有无恶心、呕吐等迷走神经亢进表现；e.鞘管拔除后，手指压迫穿刺点局部止血 20～30 分钟（压迫至止血为止），然后用四层纱布和弹性绷带加压包扎，沙袋压迫6 小时，术侧肢体制动 12 小时，卧床休息 24 小时。桡动脉穿刺者，穿刺侧前臂及手腕制动6～12 小时，术后患者可室内自由活动。⑥观察患者排便情况，及时解除尿潴留。术后多饮水或在心功能允许情况下大量输液，使造影剂尽快排出体外，同时注意观察尿量、颜色和性质。沙袋去除后，遵医嘱协助患者下床活动。⑦遵医嘱应用抗生素 3～5 天，口服抗凝剂，观察体温的变化，凝血酶原时间及活动度测定结果。⑧协助患者进食、排便等，下蹲动作宜缓慢，防止伤口出血，满足生活需要。⑨注意倾听患者主诉，观察并发症：PCI 术后最严重的并发症是冠脉的急性闭塞、心律失常、股动脉并发症（栓塞、血肿、出血等）。桡动脉穿刺者观察血液回流情况。

9.健康教育

（1）饮食调节：适度饮酒、限制钠盐、重视水果、蔬菜和低脂奶类食品。要求饱和脂肪占总热量的7％以下，胆固醇少于 200 mg/d。

（2）康复指导：建议运动以达到最大心率的 60％～65％的低强度长期锻炼为安全有效。最好的运动方式是步行、慢跑、骑自行车等有氧运动。最低目标：每周 3～4 次，每次 30 分钟；理想目标：每天运动30～60 分钟。个人卫生活动、家务劳动、娱乐活动对个人也是有益的。无并发症患者心肌梗死 6～8 周可以恢复性生活。

（3）戒烟；戒烟是心肌梗死后二级预防的重要措施。积极劝导患者戒烟。

（4）心理健康：保持乐观平和的心情，正确对待疾病可以有效地防止心肌梗死再发。动员家庭和社会力量的支持，可为患者创造良好的休养氛围，利于康复。

（5）用药指导：告知患者药物的作用和不良反应，并教会患者定时测量脉搏，定期随诊。

（周婧婧）

第五节　镇静催眠药中毒

一、定义

镇静催眠药是中枢神经系统抑制药，具有镇静、催眠作用，小剂量时可使人处于安静或嗜睡状态，大剂量可麻醉全身，包括延髓中枢，长期滥用可引起耐药性和依赖性而导致慢性中毒，因自杀或误服大剂量镇静催眠药引起的中毒称为急性镇静催眠药中毒。

二、临床表现

（一）苯二氮䓬类

此类药物对中枢神经系统的抑制作用较轻，常表现为昏睡或轻度昏迷、疲劳无力、言语不清、共济失调。部分患者体温和血压下降。偶见有一时性精神错乱、斑丘疹伴剥脱性皮炎和关节肿胀。老年人易出现窒息、发绀、幻视，甚至昏迷、角膜反射减弱。如若出现长时间严重的呼吸抑制、深昏迷状态，应怀疑患者同时服用了酒精类制剂或其他中枢抑制剂。

（二）巴比妥类

一次服用超过催眠剂量的2～5倍即可引起急性中毒，其表现与服用药物的剂量有关，中毒症状随服药量增加而加重。

1.轻度中毒

呈嗜睡状态，可唤醒，醒后反应迟钝、言语含糊不清、有定向力及判断力障碍，各种反射存在，生命体征正常。

2.中度中毒

呈昏睡或浅昏迷状态，强烈刺激可唤醒。但醒后不能作答，旋即入睡，咽反射、瞳孔对光及角膜反射存在，血压正常，呼吸浅慢。

3.重度中毒

呈深昏迷状态，不能唤醒。各种反射消失，四肢肌张力由强变弱、全身迟缓、血压下降，呼吸浅慢或呈现潮式呼吸、呼吸停止，脉搏细数，严重者发生休克。

（三）非巴比妥非苯二氮䓬类

1.水合氯醛中毒

以胃肠道表现为主，如恶心、呕吐、消化道出血等，对心脏毒性表现为心律失常。

2.氨鲁米特中毒

表现为周期性波动的意识障碍及口干、瞳孔散大等抗胆碱能症状。

3.甲喹酮中毒

可由明显呼吸抑制，出现锥体束征，如肌张力增强、腱反射亢进、抽搐等。

4.甲丙氨酯中毒

常有血压下降。

（四）吩噻嗪类

1.中枢抑制表现

昏迷一般不深、呼吸浅慢，偶有抽搐，锥体外系体征如喉痉挛、肌张力增强、震颤、牙关紧闭等。

2.心血管系统表现

直立性低血压、休克、心律失常等。

3.抗胆碱症状

口干、高热、瞳孔散大、尿潴留、肠蠕动减少等。

4.肝毒性

黄疸、中毒性肝炎，尤见于氯丙嗪中毒。

三、病因及发病机制

（一）苯二氮䓬类

药物有氯氮䓬、地西泮、阿普唑仑、三唑仑。苯二氮䓬类与苯二氮䓬受体结合后，可以加强γ-氨基丁酸（GABA）与GABA受体结合的亲和力，使与GABA受体偶联的氯离子通道开放，增强GABA对突触后膜的抑制能力。主要作用于边缘系统，影响情绪和记忆力。

（二）巴比妥类

巴比妥类主要药物有巴比妥、苯巴比妥、异戊巴比妥、硫喷妥钠。巴比妥类对中枢神经系统

(主要是网络结构上行激活系统)有广泛的抑制作用。它对中枢神经系统的抑制与剂量有关,随着剂量的增加,由镇静、催眠到麻醉,以及延髓中枢麻醉,抑制呼吸而死亡。

(三)非巴比妥非苯二氮䓬类

非巴比妥非苯二氮䓬类主要药物有水合氯醛、氨鲁米特、甲喹酮、甲丙氨酯。对中枢神经系统的毒理作用与巴比妥类相似。

(四)吩噻嗪类

吩噻嗪类主要药物有氯丙嗪、硫利哒嗪、奋乃静、三氟拉嗪。吩噻嗪类主要作用于网状结构,抑制中枢神经系统多巴胺受体、脑干血管运动和呕吐中枢,有抗组胺和抗胆碱作用。

四、辅助检查

(1)血液、尿液、胃液中药物浓度测定,对诊断有参考意义。

(2)血液生化检查,包括血糖、尿素氮、肌酐、电解质等。

(3)动脉血气分析。

五、诊断要点

有服用大量安眠药物史,临床表现有意识障碍,呼吸抑制及血压下降,并有血液或尿液或呕吐物中药物检测等证据,确诊不难。但应注意与糖尿病酮症酸中毒、尿毒症、肝性脑病、脑出血、脑膜炎等昏迷者鉴别。

六、治疗要点

(一)迅速清除毒物

1.洗胃

如神志清醒患者,应立即催吐。口服中毒者早期用1∶5 000高锰酸钾溶液或清水或淡盐水洗胃,服药量大者,超过6小时仍需洗胃。

2.药用炭和泻剂的应用

首次药用炭剂量为50～100 g,用2倍的水制成混悬液口服或胃管内注入。应用药用炭同时给予硫酸钠250 mg/kg导泻,而不用硫酸镁。

3.补液排毒

如患者肾功能良好,成人一般每天输液量3 000～4 000 mL,其中5%～10%葡萄糖注射液及生理盐水注射液各半。低血压者,在此基础上加用多巴胺静脉滴注。

4.碱化尿液、利尿

用5%的碳酸氢钠碱化尿液,用呋塞米利尿。对吩噻嗪类中毒无效。

5.血液透析、血液灌流

对苯巴比妥有效,为重患者可考虑应用;对苯二氮䓬类无效。

(二)应用特效解毒剂

氟马西尼是苯二氮䓬类拮抗剂,能通过竞争性抑制苯二氮䓬类受体而阻断苯二氮䓬类药物的中枢神经系统作用。纳洛酮为阿片受体拮抗剂,可用于巴比妥类药物中毒,效果明显。

(三)对症治疗

肝功能损害出现黄疸者,予以保肝和皮质激素治疗;帕金森综合征可用盐酸苯海索、氢溴酸东莨菪碱等;肌肉痉挛及肌张力障碍者可用苯海拉明。发生胃肠道、视网膜出血者,应用维生素 K_1 10 mg 静脉注入或输血小板、新鲜冰冻血浆以控制出血。急性巴比妥类药物中毒主要并发症和致死原因是呼吸和循环衰竭,重点在于维持有效的气体交换和血容量。必要时气管插管、正压辅助呼吸,及时纠正低氧血症和酸中毒。

七、护理问题

(一)体温过高

其与吩噻嗪类药物中毒有关。

(二)低效型呼吸形态

其与呼吸抑制有关。

(三)有外伤的危险

其与意识障碍有关。

(四)潜在并发症

心律失常。

八、护理措施

(一)现场急救

保持呼吸道通畅,给氧;仰卧时头偏向一侧,及时吸出痰液,以防气道阻塞。持续氧气吸入,防止脑组织缺氧促进脑水肿,加重意识障碍;快速建立静脉通路。

(二)病情观察

(1)定时测量生命体征,观察意识状态、瞳孔大小、对光反射、角膜反射,若瞳孔散大、血压下降、呼吸变浅或不规则,常提示病情恶化,应及时向医师报告,采取紧急处理措施。

(2)观察药物的作用及患者的反应。

(3)监测脏器的功能变化,尽早防治脏器衰竭。

(4)准确记录病情变化、出入量,防止酸碱及水、电解质平衡紊乱。

(5)密切观察患者血气变化,及时发现呼吸抑制、呼吸衰竭的发生,并给予积极处理。

(三)饮食护理

应给予高热量、高蛋白、易消化的流质饮食。昏迷时间超过 3～5 天,应予鼻饲补充营养及水分。

(四)预防并发症

指导患者有效咳嗽,经常变换体位;昏迷患者应定时翻身、拍背、吸痰;遵医嘱应用抗生素以预防肺炎;防止肢体压迫,及时清洁皮肤以预防皮肤大疱;输液速度不可过快以防肺水肿。

(五)心理护理

多与患者沟通,了解中毒的原因,保守患者的秘密,加以疏导、教育,对服药自杀者,不宜让其单独留在病房内,应加强看护,防止再度自杀。加强心理疏导和心理支持工作。

(周婧婧)

第六节　一氧化碳中毒

一、定义

一氧化碳(CO)俗称煤气，为无色、无臭、无味、无刺激性的气体。人体经呼吸道吸入空气中的CO含量超过0.01%时，即可发生急性缺氧。严重者发生脑水肿和中毒性脑病，可因心、肺、脑缺氧衰竭而死亡。临床上称为急性一氧化碳中毒，俗称煤气中毒。

二、临床表现

(一)接触反应

吸入CO后，有头痛、头晕、心悸、恶心等不适，经离开现场吸入新鲜空气后，症状很快消失。

(二)轻度中毒

表现为剧烈头痛、头昏、四肢无力、恶心、呕吐、淡漠、嗜睡，甚至短暂晕厥等症状，原有冠心病患者可出现心绞痛。血液中的碳氧血红蛋白(COHb)浓度达10%～30%。若能迅速脱离现场，吸入新鲜空气，在短期内可完全恢复。

(三)中度中毒

患者处于浅昏迷或中毒昏迷状态，对疼痛刺激有反应，瞳孔对光反应、角膜反射迟钝，腱反射弱，呼吸、血压、脉搏可有变化。口唇、皮肤黏膜及甲床呈樱桃红色。血液中COHb浓度达到30%～40%，经积极治疗可恢复正常且无明显并发症。

(四)重度中毒

患者处于深昏迷状态，各种反射消失。患者可呈去大脑皮质状态；患者可以睁眼，但无意识，不语，不主动进食，不主动大小便，呼之不应，推之不动，肌张力增强。常有脑水肿、惊厥、呼吸衰竭、肺水肿、上消化道出血、严重的心肌损害、心肌梗死、心律失常、休克、大脑局灶性损害及锥体外系统损害体征。皮肤可出现红肿和水疱，多见于昏迷时肢体受压部位。受压部位肌肉可发生压迫性肌肉坏死，坏死肌肉释放的肌球蛋白可引起急性肾衰竭，血液中COHb浓度达到50%以上。此类患者病死率高，经抢救存活者多有不同程度的后遗症。

(五)迟发脑病

少数中、重度中毒(老年者居多)患者意识障碍恢复后，经过2～60天的“假愈期”，可出现下列临床表现。

(1)精神意识障碍：呈痴呆、谵妄、去大脑皮质状态。

(2)锥体外系神经障碍：出现帕金森综合征，以帕金森综合征为多，少数出现舞蹈症。

(3)锥体外系神经损害：如偏瘫、病理反射、大小便失禁等。

(4)大脑皮质局灶性功能障碍：如失语、失明、继发性癫痫等。

(5)脑神经、脊神经损害：如视神经萎缩、前庭蜗神经损害及周围神经病等。

三、病因及发病机制

(一)与血红蛋白结合

CO 吸入人体后,立即与血液中血红蛋白结合形成 COHb,由于 CO 与血红蛋白亲和力比氧与血红蛋白的亲和力大 240～300 倍。同时,COHb 一旦形成其解离的速度又比氧合血红蛋白(HbO_2)慢 3 600 倍,且 COHb 的存在还抑制 HbO_2 的解离,阻碍氧的释放和传递,从而导致低氧血症,引起组织缺氧。

(二)与肌球蛋白结合

影响细胞内氧弥散,使线粒体因缺乏氧,能量代谢受阻,能量产生减少。

(三)与细胞内细胞色素氧化酶结合

破坏了细胞色素氧化酶传递电子给氧分子的功能,阻碍生物氧化过程,阻碍能量代谢,从而使 ATP 产生减少或停顿,以致细胞不能利用氧。

(四)引起一氧化碳减少与内皮素增多

从而导致血管平滑肌收缩,动脉、静脉、毛细血管特别是微小动脉和毛细血管痉挛,血小板聚集和黏附性增强,中性粒细胞的黏附和浸润加强,最终引起组织缺氧和损伤。

(五)细胞内 Ca^{2+} 超载

(1)细胞生物膜通透性加强,Ca^{2+} 通道开放,细胞外和肌质网、内质网的 Ca^{2+} 进入胞质内。

(2)细胞内的 Na^+ 与细胞内的 Ca^{2+} 交换,Ca^{2+} 进入细胞内。

(3)细胞生物膜上的 Ca^{2+} 泵因能量匮乏而失活,不能将 Ca^{2+} 转移到细胞外和细胞器内。

(六)直接毒性作用

CO 是细胞原浆性毒物,可对全身细胞有直接毒性作用。

四、辅助检查

(一)血液 COHb 测定

血液 COHb 测定是诊断 CO 中毒的特异性指标,离开中毒现场 8 小时内取血检测,具有检测意义。

(二)脑电图检查

脑电图检查可见弥漫性不规则性慢波、双额低幅慢波及平坦波。

(三)头部 CT 检查

头部 CT 检查可发现大脑皮质下白质,包括半卵圆形中心与脑室周围白质密度减低或苍白球对称型密度减低。

(四)血气分析

急性一氧化碳中毒患者的动脉血中 PaO_2 和 SaO_2 降低。

五、诊断要点

根据一氧化碳接触史、急性中毒的症状和体征及血液 COHb 试验阳性,可以诊断为一氧化碳中毒,血液 COHb 测定是有价值的确诊指标,采取血标本一定要及时,否则离开现场后数小时 COHb 会逐渐消失。一氧化碳中毒需注意与脑血管意外、糖尿病酸中毒引起的昏迷相鉴别。

六、治疗要点

(一)终止 CO 吸入

发现中毒患者立即撤离现场,停止继续吸入 CO。重症患者采取平卧位,解开衣口,松开腰带,保持呼吸道通畅。注意保暖。如患者发生呼吸心搏骤停,应立即进行心肺脑复苏。

(二)迅速纠正缺氧

氧疗是一氧化碳中毒最有效的治疗方法,能加速 COHb 解离和 CO 排出。

1.面罩吸氧

意识清醒的患者应用密闭重复呼吸面罩吸入纯氧,氧流量 10 L/min,治疗至症状缓解和 COHb 水平低于 0.05 可停止吸氧。

2.高压氧治疗

高压氧治疗增加血液中物理溶解氧,提高总体氧含量,促进氧释放和 CO 排出,缩短昏迷时间和病程,预防 CO 中毒引起的迟发性脑病。高压氧治疗适用于中、重度 CO 中毒或出现神经症状、心血管症状、血 COHb 浓度≥0.25 者。

(三)防治脑水肿,促进脑细胞代谢

严重中毒后 2～4 小时,即可出现脑水肿,24～48 小时达高峰,并可持续多天。可快速静脉滴注 20%甘露醇 250 mL,6～8 小时一次。待 2 天后颅内压增高现象好转后可减量或停用,亦可用呋塞米、依他尼酸钠快速利尿,并适量补充能量合剂、细胞色素 C 及胞磷胆碱、脑活素等药物,以促进脑细胞代谢。

(四)对症治疗

昏迷、窒息者应保持呼吸道通畅,必要时行气管插管或切开防止继发感染。高热抽搐者,应做咽拭子、血、尿培养,选用广谱抗生素。采用头部降温、亚低温疗法和解痉药物,必要时使用人工冬眠。呼吸障碍者应用呼吸兴奋药。昏迷患者应每 2 小时翻身一次,局部减压,保持皮肤清洁,预防压疮。急性中毒患者从昏迷中苏醒后,两周内应卧床休息,避免精神刺激,不宜过多消耗体力,如有并发症,给予相应的治疗,严防神经系统和心脏并发症的发生。纠正休克、代谢性酸中毒、水和电解质代谢失衡。防治迟发性脑病。

(五)密切观察病情

(1)生命体征的观察,重点是呼吸和体温。高热和抽搐者防止坠床和自伤。

(2)准确记录出入量,注意液体的选择和滴速。防止脑水肿、肺水肿及水、电解质代谢紊乱等并发症。

(3)注意观察患者神经系统的表现及皮肤、肢体、受压部位损害情况,如有无急性痴呆性木僵、癫痫、失语、抽搐、肢体瘫痪等。

七、护理问题

(一)有外伤的危险

其与意识障碍有关。

(二)焦虑/恐惧

其与一氧化碳中毒后出现短暂的意识丧失、缺乏一氧化碳中毒知识有关。

(三)低效型呼吸形态

其与缺氧导致的呼吸困难有关。

八、护理措施

(1)患者入院后应处于通风的环境,注意保持呼吸道通畅,高浓度给氧(>8 L/min)或面罩给氧(浓度为50%),抢救苏醒后应卧床休息,有条件首选高压氧治疗。

(2)对躁动、抽搐者,应做好防护,加床挡防止坠伤,定时翻身,做好皮肤护理,防止压疮形成。有保留导尿者在翻身时,尿袋及引流管位置应低于耻骨联合,保持引流通畅,防止尿液反流及引流管受压。

(3)昏迷期间应做好口腔护理,用生理盐水擦拭口唇,保持湿润,防止口腔溃疡。头偏向一侧,预防窒息。保持呼吸道通畅,清除阻塞物,备好吸引器及气管插管用物,随时吸出呕吐物及分泌物。备好生理盐水及吸痰管,每吸引一次,及时更换新吸痰管。昏迷时,眼不能闭合,应涂凡士林,用纱布覆盖,保护角膜。

(4)密切观察病情,注意神经系统表现及皮肤、肢体受压部位的损害情况,观察有无过敏等药物反应,注意药物之间有无配伍禁忌。

(5)准确记录出入量,注意液体的选择和滴速,建立静脉通路。可选用静脉套管针,防止液体外渗,以利各种抢救药及时起效。特殊药物如用微量泵输液,要使药物准确输入,并注意水、电解质平衡。密切观察生命体征的变化,15～30分钟记录一次,发现异常及时与医师沟通,采取措施。

(6)心理护理:对意识清醒者应做好心理护理,表现出高度的同情心,安慰患者,增强康复信心,积极配合治疗和功能锻炼。

(周婧婧)

第七节　有机磷农药中毒

一、定义

有机磷农药中毒主要是有机磷农药通过抑制体内胆碱酯酶活性,失去分解乙酰胆碱能力,引起体内生理效应部位乙酰胆碱大量蓄积,使胆碱能神经持续过度兴奋,导致先兴奋后衰竭的一系列毒蕈碱样、烟碱样和中枢神经系统等中毒症状和体征。

二、临床表现

有机磷农药一般经口中毒,潜伏期较短,在数分钟至数小时之间;经皮吸收中毒大多在4～6小时出现症状。三大主要特征是瞳孔缩小、大汗、肌束震颤。

(一)急性中毒发作期的基本临床表现

1.胆碱能兴奋或危象

(1)毒蕈碱样症状:又称M样症状,主要由于堆积的乙酰胆碱使副交感神经末梢过度兴奋所致，引起平滑肌舒缩失常和腺体分泌亢进。出现较早，表现有恶心、呕吐、腹痛、腹泻、流涎、多汗、呼吸道分泌物增多、视物模糊、瞳孔缩小、呼吸困难、心跳加快、尿失禁等，严重时瞳孔呈针尖样并肺水肿，双肺满布湿啰音。

(2)烟碱样症状：又称 N 样症状。由于乙酰胆碱堆积在骨骼肌神经肌肉接头处，出现肌纤维颤动，全身紧缩或压迫感，表现有胸部压迫感、全身紧束感、肌纤维颤动，常见于面部、胸部、四肢，晚期可有肌阵挛、肌麻痹、全身抽搐，最后可因呼吸肌麻痹而致死。

(3)中枢神经系统症状：由于乙酰胆碱在脑内蓄积，早期多表现为头痛、头晕、倦怠、乏力，进而出现烦躁不安、言语不清、嗜睡、不同程度的意识障碍及阵发性抽搐。严重者出现脑水肿昏迷、肺水肿表现及中枢呼吸抑制，可因中枢性呼吸衰竭而死亡。

2.反跳

乐果和马拉硫磷口服中毒者，可能出现经抢救临床症状明显好转，稳定数天或 1 周后，病情急剧恶化，再次出现胆碱能危象，甚至肺水肿、昏迷或突然死亡，称为反跳。原因可能和残留在皮肤、毛发和胃肠道的有机磷杀虫剂重新被吸收或解毒药过早停用等多种原因有关。其病死率占有机磷中毒者的 7%～8%。

3.中间综合征(IMS)

通常出现在急性有机磷中毒后 2～4 天，个别 7 天，以肌无力为突出表现，主要受累部位为肢体近端肌肉和屈颈肌，脑神经运动支配的肌肉也常受累，表现为患者肢体软弱无力、抬头困难，严重者出现进行性缺氧致意识障碍、昏迷，可因呼吸肌麻痹而死亡。IMS 病变主要在突触后，使神经肌肉接头的功能障碍，阿托品治疗无效。多见于二甲氧基的化合物，如乐果、氧乐果等。

4.有机磷农药中毒致迟发性神经病(OPIDP)

在急性有机磷农药中毒胆碱危象消失后 2～3 周出现的感觉、运动型多发周围神经病，首先表现为肢体感觉异常，随后逐渐出现肢痛、麻痹，以后痛觉消失，最后发展为上肢感觉障碍。表现肢体远端最明显，上肢和下肢远端套式感觉减退。

5.其他

有机磷中毒，特别是重度中毒患者，常可出现不同程度的心脏损害，主要表现为心律失常、ST-T 改变和 Q-T 间期延长等。

(二)有机磷中毒的分级表现

1.轻度中毒

以 M 样症状为主，没有肌纤维颤动等 N 样症状，全血胆碱酯酶活性在50%～70%。

2.中度中毒

M 样症状加重，出现肌纤维颤动等 N 样症状，全血胆碱酯酶活性在30%～50%。

3.重度中毒

除有 M、N 样症状外，出现昏迷、肺水肿、脑水肿、呼吸麻痹，甚至呼吸衰竭。全血胆碱酯酶活性在 30%以下。

三、病因及发病机制

有机磷农药可经过呼吸道、消化道、皮肤黏膜等途径进入人体。一般认为毒物有肺部吸收的速度比胃吸收速度快 20 倍左右，仅次于静脉注射的吸收速度。小儿中毒原因：误食被有机磷农药污染的食物(包括瓜果、蔬菜、乳品、粮食以及被毒死的禽畜、水产品等)；误用沾染农药的玩具或农药容器；不恰当地使用有机磷农药杀灭蚊、蝇、虱、蚤、臭虫、蟑螂及治疗皮肤病和驱虫，母亲在使用农药后未认真洗手及换衣服而给婴儿哺乳；用包装有机磷农药的塑料袋做尿垫，或用喷过有机磷农药的田头砂土填充“土包裤”代替尿垫等；儿童亦可由于在喷过有机磷农药的田地附近玩耍引起吸入中毒。

当有机磷进入人体后，以其磷酰基与酶的活性部分紧密结合，形成磷酰化胆碱酯酶而丧失分解乙酰胆碱的能力，以致体内乙酰胆碱大量蓄积，并抑制仅有的乙酰胆碱酯酶活力，使中枢神经系统及胆碱能神经过度兴奋，最后转入抑制和衰竭。

四、辅助检查

(一)全血胆碱酯酶活力测定

此测定是诊断有机磷中毒的特异性试验指标，也是判断中毒程度的重要指标。胆碱酯酶活性降至正常人70%以下有意义。

(二)尿有机磷代谢产物测定

如对硫磷和甲基对硫磷在体内氧化分解生成对硝基酚由尿排出，美曲磷酯中毒时尿中出现三氯乙醇，此类分解产物的测定有助于中毒的诊断。

五、诊断要点

部分病例容易被忽略，特别是早期出现中枢神经抑制，循环、呼吸及中枢神经衰竭者，应及时了解有关病史并做有关检查，排除中毒可能。

(1)病史：确定有接触食入或吸入有机磷杀虫剂历史。

(2)中毒症状：出现中毒症状其中以大汗、流涎、肌肉颤动、瞳孔缩小和血压升高为主要症状。皮肤接触农药吸收致中毒者起病稍缓慢，症状多不典型，须仔细询问病史，全面体检有无皮肤红斑、水疱，密切观察临床演变协助诊断。

(3)呕出物或呼出气体有蒜臭味。

(4)实验室检查：血液胆碱酯酶活性测定显著低于正常。

(5)有机磷化合物测定：将胃内容物、呕吐物或排泄物做毒物检测。

(6)对不典型病例或病史不清楚者，应注意排除其他疾病，如其他食物中毒、毒蕈中毒和乙型脑炎等，测血胆碱酯酶活性可鉴别。

六、治疗要点

(一)迅速清除毒物

(1)立即使患者脱离中毒环境，运送到空气新鲜处，去除污染衣物，注意保暖。

(2)清洗：皮肤黏膜接触中毒者，用生理盐水、清水或碱性溶液(美曲磷酯污染除外)冲洗被农药污染的皮肤、指甲、毛发，彻底清洗至无味。忌用热水及乙醇擦洗。眼部污染者，除美曲磷酯污染必须用清水冲洗外，其余均可先用2%碳酸氢钠溶液冲洗，再用生理盐水彻底冲洗，之后滴入1～2滴浓度为1%的阿托品。

(3)洗胃：①口服中毒者，应立即反复催吐，彻底有效的洗胃。无论中毒时间长短，病情轻重，均应洗胃，即使中毒已达24小时仍应进行洗胃。洗胃时宜用粗胃管，先将胃内容物尽量抽完，再用生理盐水、清水、2%碳酸氢钠溶液或1∶5 000高锰酸钾溶液反复洗胃并保留胃管24小时以上，直至洗清为止。②美曲磷酯中毒时忌用碳酸氢钠溶液和肥皂水洗胃。对硫磷、甲拌磷、乐果、马拉硫磷等忌用高锰酸钾溶液洗胃。不能确定有机磷种类时，则用清水、0.45%盐水彻底洗胃。③导泻：从胃管注入硫酸钠 20～40 g(溶于20 mL水)或注入 20%甘露醇 250 mL 进行导泻治疗，以抑制毒物吸收，促进毒物排出。

(二)紧急复苏

急性有机磷杀虫剂中毒常因肺水肿、呼吸肌麻痹、呼吸衰竭而死亡。一旦发生以上情况，应紧急采取复苏措施；及时有效地清除呼吸道分泌物，气管插管或气管切开以保持呼吸道通畅，心搏骤停者立即行心肺复苏。

(三)促进毒物排出

1.利尿

可选用作用较强的利尿药(如呋塞米)来利尿，促进有机磷排出，但要注意尿量，保持出入量的平衡。

2.血液净化技术

严重有机磷中毒，特别是就诊较晚的病例，可借助透析、血液灌流、血液或血浆置换等血液净化技术，从血液中直接迅速取出毒物，可减少毒物对组织器官的损害，降低病死率。

(四)特异解毒剂的应用

原则是早期、足量、联合、重复用药。

1.抗胆碱药

抗胆碱药代表药物为阿托品，能与乙酰胆碱争夺胆碱受体，缓解毒蕈碱样症状和对抗呼吸中枢抑制。阿托品应早期、足量、反复给药，直到毒蕈碱样症状明显好转或出现“阿托品化”表现为止。一般阿托品用法为：轻度中毒首剂 1～3 mg 静脉注射，15～30 分钟重复一次，至“阿托品化”并小剂量维持 24 小时；中度重度，3～10 mg 静脉注射，15～30 分钟重复一次，至“阿托品化”，并小剂量维持 1～2 天；重度中毒，10～20 mg 静脉注射，15～30 分钟重复一次，至“阿托品化”，并维持 2～3 天。

2.肟类药物

肟类药物又称为胆碱酯酶复能剂或重活化剂，能使被抑制的胆碱酯酶恢复活性，改善烟碱样症状。常用有碘解磷定、氯解磷定、双复磷、双解磷等。早期、足量应用，持续时间不超过 72 小时。如氯解磷定，轻度中毒首剂 0.5～1 mg，重复量每 6 小时 1 g，用 2 天；中度中毒首剂 1～2 g，1 小时 1 次，重复 2 次，以后每 4 小时 1 次，用 2 天；重度中毒首剂 2～3 g，1 小时 1 次，重复 2 次，以后每 4 小时1 次，用 3 天。

3.复方制剂

解磷注射液是含有抗胆碱药和复能药的复方制剂。起效快，作用时间长，多采用静脉注射或肌内注射。根据症状的轻重调节用药剂量。轻度中毒首剂 1～2 mL；中度中毒首剂 2～4 mL；重度中毒首剂 4～6 mL，必要时可重复给药 2～4 mL。

(五)对症支持

(1)在尿量正常的情况下，可酌情补给氯化钾。维持水、电解质、酸碱平衡。

(2)应注意输液的量、成分和速度。成年人一般每天以 2 000～3 000 mL 为宜，儿童在 100 mL/kg左右。输液速度不宜过快，如有肺水肿或脑水肿征兆时，应控制液量，并及时行脱水治疗。

(3)在治疗过程中，症状改善不大，特别是胆碱酯酶活力恢复较慢者，可输入新鲜血液 300～600 mL(如无休克时，可先放血 300～600 mL，再输入)，以补充活力良好的胆碱酯酶。

(4)对严重中毒的患者，可用肾上腺皮质激素，以抑制机体的应激反应，保护组织细胞，防治肺水肿、脑水肿，解除支气管痉挛及喉水肿。

(5)及时纠正心律失常、心力衰竭及休克。

(6)可注射青霉素等抗生素以预防合并感染。

(7)躁动时应注意区别是否因阿托品过量所致，必要时给予水合氯醛、地西泮等镇静药，但禁用吗啡，以免加重呼吸抑制。

(8)恢复期处理：急性期经抢救好转后，各脏器受到高度损害，应休息 1～3 周，补充营养，应用维生素等；有肝损害者，给予保肝药物。

七、护理问题

(一)体液不足

其与恶心、呕吐、腹泻、流涎、多汗有关。

(二)低效型呼吸形态

其与出现肺水肿有关。

(三)有外伤的危险

其与头晕、乏力，烦躁不安有关。

(四)焦虑/恐惧

其与中毒后出现胸部压迫感、全身紧束感、缺乏有机磷中毒的知识有关。

(五)潜在并发症

呼吸衰竭。

八、护理措施

(一)一般护理

(1)卧床休息、保暖。清醒者取半卧位，昏迷者取平卧位、头偏向一侧。

(2)维持有效的通气功能：如及时有效的吸痰、保持呼吸道通畅、使用机械辅助呼吸，备好气管插管及气管切开用物等。给予高流量吸氧(4～5 L/min)。

(3)迅速建立外周静脉通路：行心肺复苏时，必须快速建立两条静脉通路，一条供静脉注射阿托品使用，另一条供滴注胆碱酯酶活性剂及纳洛酮使用。

(4)充分彻底的洗胃：洗胃时观察洗胃液以及患者情况，有无出血、穿孔症状。因经胃黏膜吸收的农药可重新随胃液分泌至胃内，应保留胃管定期冲洗。

(5)加强基础护理工作，如加强口腔护理、留置导尿管，防止尿潴留等。

(6)高热时应立即行物理降温并注意阿托品用量，必要时可慎用氯丙嗪降温。

(7)根据患者精神状态改变过程及年龄因素决定患者的安全需要，如使用保护性约束、加床挡以防患者受伤，并向家属解释约束的必要性。

(二)病情观察

(1)观察生命体征、尿量和意识，发现以下情况应及时配合抢救工作。①急性肺水肿：胸闷、严重呼吸困难、咳粉红色泡沫痰、双肺湿啰音等。②呼吸衰竭：呼吸节律、频率和深浅度改变。

③急性脑水肿:意识障碍、头痛、剧烈呕吐、抽搐等。④中间综合征先兆症状:患者清醒后又出现胸闷、心慌、器官、乏力等症状。此时应行全血胆碱酯酶化验、动脉血氧分压监测、记出入量等。⑤"反跳"的先兆症状:胸闷、流涎、出汗、言语不清、吞咽困难等。

(2)应用阿托品的观察:严密观察瞳孔、意识、皮肤、体温及心率变化,注意"阿托品化"与阿托品中毒的区别。

(3)应用胆碱酯酶复能剂的观察:注意观察药物的毒副作用,如短暂的眩晕、视物模糊、复视或血压升高等。碘解磷定剂量过大可出现口苦、咽痛和恶心,注射速度过快可出现暂时性呼吸抑制;双复磷用量过大可引起室性期前收缩、室颤或传导阻滞。

(三)对症护理

1.应用阿托品的护理

静脉注射时,速度不要太快;阿托品抑制汗腺分泌,在夏天应注意防止中暑;大量使用低浓度阿托品输液时,可能发生溶血性黄疸。

(1)导致"阿托品化"和阿托品中毒的剂量十分接近,应严密观察病情变化,正确判断。

(2)阿托品反应低下:在阿托品应用过程中,患者意识障碍无好转或反而加重,颜面无潮红而其他"阿托品化"指征具备者,称阿托品反应低下。原因可能为脑水肿、酸中毒或循环血量补足,使阿托品效力降低,治疗应及时纠正酸中毒,治疗脑水肿。

(3)阿托品中毒:正常成人阿托品致死量为80～100 mg。当出现早期中毒征象时,应立即减量或停药,应用利尿药促进排泄或肌内注射毛果芸香碱 5 mg,必要时可重复。亦可用间羟胺 10 mg拮抗。烦躁不安者可肌内注射地西泮 10 mg。中毒时可引起室颤,故应充分吸氧以维持正常的血氧饱和度。

(4)阿托品依赖:在抢救过程中,7～10 天后再次出现仅有 M 样症状而无 N 样症状,使用小剂量阿托品即可缓解,大剂量阿托品也能耐受,称阿托品依赖。治疗以小剂量使用阿托品、缓慢撤药和延长给药时间为主。

2.应用胆碱酯酶复能剂的护理

早期用药,洗胃时即可应用,首次应足量给药。轻度中毒单用,中度以上中毒必须联合应用阿托品,但应减少阿托品剂量。若用量过大、注射太快或未稀释,可抑制胆碱酯酶导致呼吸抑制,应稀释后缓慢静脉推注或静脉滴注。复能剂在碱性溶液中易水解成有剧毒的氰化物,故禁与碱性药物配伍使用。碘解磷定药液刺激性强,漏于皮下时可引起剧痛及麻木感,故应确定针头在血管内方可注射给药,不可肌内注射。

(四)饮食护理

(1)轻度中毒者应禁食 12～24 小时。

(2)中度中毒者应禁食 24～36 小时。

(3)重度中毒者应禁食 24～72 小时。

(4)皮肤吸收中毒者不需要禁食。

(5)症状缓解后应从流质开始,逐渐过渡到半流质和软食。

(五)心理护理

加强心理护理,减轻恐惧心理,护理人员应针对服药原因给予安慰,不歧视患者,为患者保密,并在生活观及价值观等方面进行正确引导。

(周婧婧)

第八节 百草枯中毒

一、定义

百草枯又名克芜踪，呈白色晶体，易溶于水，无挥发性，在碱性介质中不稳定，是一种速效触杀型除草剂，接触土壤后迅速失活。急性中毒主要由于口服或吸入高浓度百草枯而引起的以肺水肿、肺出血、肺纤维化及肝、肾损害为主要表现的全身中毒疾病，严重者可死于呼吸窘迫综合征及肝、肾衰竭。百草枯毒性较强，又无特效解毒药，病死率高，国外为 64%，国内有报道高达 95%。

二、临床表现

(一)局部表现

1.皮肤污染

可致接触性皮炎，甚至发生灼伤性损害，表现为红斑、水疱、溃疡和坏死等。

2.眼部污染

2 天后出现刺激症状，失明、流泪、眼痛、结膜充血和角膜灼伤等。1 周后炎症加重，可见睑结膜脱落、角膜水肿。

3.指甲污染

指甲可出现褪色、断裂甚至脱落。

4.呼吸道吸入者

出现鼻出血和鼻咽刺激症状(喷嚏、咽痛、充血等)及刺激性咳嗽、胸痛。

5.口服中毒者

口、咽、食管及胃黏膜溃烂、穿孔、溃疡。

(二)全身症状

1.早期

头痛、呕吐、腹痛、腹泻及便血。误服者 24 小时内迅速出现肺水肿和肺出血。

2.中期

肝、肺、心脏及肾功能受损，会发生坏死伴发热。

(1)消化道系统：出现呕血、黄疸、肝功能异常等肝损害表现，甚至出现重型肝炎。

(2)泌尿系统：可见尿频、尿急、尿痛等膀胱刺激症状，少尿甚至发生急性肾衰竭。

(3)循环系统：重症可有中毒性心肌损害、血压下降、心电图 ST 段和 T 波改变，或伴有心律失常，甚至心包出血等。

(4)血液系统：有发生贫血和血小板计数减少的报道，个别有高铁血红蛋白血症，甚至有发生急性血管内溶血者。

(5)呼吸系统：1～2 天未致死者可出现急性呼吸窘迫综合征。

3.晚期

出现间质性肺水肿、呼吸衰竭甚至死亡。非大量吸收者通常于1～2周出现肺部症状，肺损害而导致肺不张、肺浸润、胸膜渗出和肺功能明显受损。肺纤维化开始于中毒后的第5～9天，2～3周达高峰，造成早期顽固的低氧血症及晚期合并高碳酸血症。

三、发病机制及分级

(一)发病机制

百草枯可经皮肤、呼吸道、肠道吸收，以肺和骨骼中浓度最高，大部分5天内经肾由尿排出。吸收后主要蓄积于肺组织，被肺泡Ⅰ、Ⅱ型细胞主动摄取和转运，经线粒体还原辅酶Ⅱ、细胞色素C还原酶的催化，产生超氧化物阴离子自由基、羟自由基、过氧化氢等，引起细胞膜脂质过氧化，造成细胞破坏，导致多系统损害，所以治疗中禁止高浓度给氧以免加剧百草枯毒性。

(二)中毒程度分级

1.轻度中毒

百草枯摄入量＜20 mg/kg，除肠道刺激症状外，无其他明显器官损害，肺功能可有暂时性减退。

2.中、重度中毒

百草枯摄入量在20～40 mg/kg，除胃肠道症状外，伴有多系统损害的表现，数天至数周后出现肺纤维化，多数于2～3周死亡。

3.暴发中毒

百草枯摄入量＞40 mg/kg，有严重的消化道症状，口咽部腐蚀溃烂，伴多脏器功能衰竭，数小时至数天内死亡。

四、辅助检查

(一)实验室检查

外周血白细胞计数明显升高；血尿中可检出百草枯；肺泡/肺动脉 PaO_2 差增大，重度低氧血症。

(二)肺部X线检查

中毒早期(3天至1周)，主要为肺纹理增多，肺间质炎性变，可见点、片状阴影，肺部透亮度减低或呈磨玻璃状，中期(1～2周)出现肺实变或大片实变，同时出现部分肺纤维化，后期(2周后)出现肺纤维化及肺不张。

五、诊断要点

(1)临床常见百草枯中毒多为自服或误服，经消化道吸收，注射途径极为少见。完整皮肤能够有效阻止百草枯的吸收，长时间接触、阴囊或会阴部被污染、破损的皮肤大量接触。

(2)临床表现：经口中毒者有口腔烧灼感，口腔、食管黏膜糜烂溃疡、恶心、呕吐、腹痛、腹泻，甚至呕血、便血。

(3)实验室检查和其他检查：胸部CT视中毒程度不同而表现各异，极重度中毒以渗出为主，数天内即可侵犯全肺野；轻度中毒者仅表现为肺纹理增多、散发局灶性肺纤维化、少量胸腔积液等。

六、治疗要点

（一）现场急救

一经发现，即应给予催吐并口服白陶土悬液，或者就地取材用泥浆水100～200 mL口服。

（二）减少毒物吸收

（1）可用朵贝尔液或氯己定漱口液洗净口腔溃疡膜。

（2）皮肤接触者，尽快脱去污染的衣服，用肥皂水彻底清洗被污染的皮肤、毛发。

（3）眼部受污染时，立即用流动清水持续冲洗15分钟以上。

（4）早期用2%碳酸氢钠溶液等碱性液体洗胃。由于百草枯有腐蚀性，洗胃时应避免动作过大导致食管或胃穿孔。

（5）洗胃后可用药用炭30～50 g或30%的漂白土（主要含硅酸铝）200 mL从胃管注入，以减少毒物的吸收。必要时，应用胃动力药。

（6）用20%甘露醇250 mL加等量水稀释或33%硫酸镁溶液100 mL口服导泻。严密观察导泻效果，大便排出漂白土为导泻成功。

（7）必要时用氯化钠6.14 g＋氯化钾0.75 g＋碳酸氢钠2.94 g＋水1 000 mL，加热至36～37 ℃行全胃肠道灌洗，以75 mL/min速度灌洗2～4小时。

（三）促进毒物排泄

1.大量补液和利尿

加强利尿对排出血液中的毒物无意义，但可减少其在肾小管中的浓度，有助于防治肾衰竭。尽早应用激素及抗氧自由基药物，激素应用注意早期、足量、全程应用，同时注意观察药物的不良反应。

2.血液灌流、血液透析

最好在患者服毒后6～12小时进行血液灌流或血液透析。血液灌流对毒物的清除率是血液透析的5～7倍。腹膜透析、换血无效。如果患者血中百草枯浓度超过30 mg/L，则预后极差。

（四）防止肺损伤和肺纤维化

及早按医嘱给予自由基清除剂，如维生素E、还原型谷胱甘肽、茶多酚等。早期应用大剂量肾上腺糖皮质激素，可延缓肺间质纤维化的发生，降低百草枯中毒的病死率。中到重度中毒患者可使用环磷酰胺。高浓度氧气吸入，会加重肺损伤，故仅在氧分压＜5.3 kPa（40 mmHg）或出现ARDS时才使用浓度大于21%的氧气吸入，或使用呼气末正压通气给氧。肺损伤早期给予正压机械通气联合使用激素对百草枯中毒引起的难治性低氧血症患者具有重要意义。

（五）对症与支持疗法

加强对口腔溃疡、炎症的护理，可应用冰硼散，珍珠粉等喷洒于口腔创面，促进愈合，减少感染机会。除早期有消化道穿孔的患者外，均应给予流质饮食，并给予质子泵抑制剂等以保护消化道黏膜，防止食管粘连、缩窄。应用质子泵抑制剂保护消化道黏膜。保护肝、肾、心脏功能，防止肺水肿，积极控制感染。出现在中毒性肝病、肾衰竭时提示预后差，应积极给予相应的治疗措施。

七、护理问题

（一）低效型呼吸形态

其与肺水肿、肺出血有关。

(二)疼痛

其与头痛、尿痛等有关。

(三)潜在并发症

急性呼吸窘迫综合征。

八、护理措施

(一)强化护理

应实施24小时监护,密切观察病情变化和并发症的发生,做好口腔卫生,及时吸痰、防止肺部感染、观察血压、呼吸,掌握出入量及心电监护等。

(二)加强心理护理

关心体贴患者,耐心倾听患者主诉。应保护服毒自杀患者的隐私,加强正确引导,防止再次发生自杀。与家属积极沟通,取得理解。

(周婧婧)

第九节 毒蕈中毒

一、定义

蕈类又称蘑菇,属于真菌植物。毒蕈是指食后可引起中毒的蕈类,目前在我国已知者有100种左右,其中毒性很强者有10余种,如褐鳞环柄菇、肉褐鳞环柄菇、白毒伞(白帽菌)、毒伞(绿帽菌)、鳞柄白毒伞(毒鹅膏)、秋生盔孢伞(焦脚菌)、包脚黑褶伞、毒粉褶菌(土生红褶菇)、残托斑毒伞、鹿花菌、马鞍蕈等。

二、临床表现

表现为共同进食者群体发病,与进食量也有关系。先为胃肠道症状,如恶心、呕吐、腹痛、腹泻的表现,以后因毒素的作用机制不同分为以下几类。

(一)胃肠炎型

潜伏期0.5~6小时,主要症状是胃肠功能紊乱、剧烈恶心、呕吐、腹痛、腹泻,有的会疲倦、昏厥、胡言乱语。一般病程短,恢复快,预后较好。全身中毒症状较轻,但可因吐泻严重出现休克、昏迷甚至死亡。

(二)神经精神型

潜伏期0.5~6小时,除以上胃肠道症状外,主要表现为精神兴奋、精神错乱、精神抑制等症状。可有多汗、流涎、瞳孔缩小等胆碱能神经兴奋的表现;部分患者出现幻觉、昏迷等中枢神经损害;还有部分患者出现嗜睡、妄想等类似精神分裂症表现。

(三)溶血型

潜伏期较长,需6~12小时。由于红细胞被大量破坏,引起溶血性贫血,因大量溶血可于短时间内出现黄疸、血红蛋白尿、肝大、脾大、突然寒战、发热、腹痛、头痛、腰背肢体痛、面色苍白、恶心、呕吐、全身虚弱无力、烦躁不安，甚至昏迷或抽搐，严重者可并发急性肾衰竭和休克。

（四）肝损害型

潜伏期较长，可达15～30小时，在初期短暂（1～3天）轻度胃肠炎症状后，有一段假愈期，除轻微全身乏力外，无任何自觉不适，但已有肝损害，此后出现肝、脑、心、肾等内脏损害，患者可迅速出现黄疸、全身出血倾向、DIC，可并发不同程度的意识障碍甚至昏迷。严重者可因急性重型肝炎、继发肝性脑病而死亡，经积极抢救，需渡过2～3周的危险期，才能逐渐康复。

（五）呼吸及循环衰竭型

潜伏期20分钟至1小时，最长达24小时。以中毒性心肌炎，急性肾衰竭和呼吸麻痹为主，瞳孔稍散大，但无昏迷，肝功能正常。发病初有呕吐或腹痛、头晕或全身酸痛、发麻、抽搐等。

（六）过敏性皮炎型

中毒潜伏期为1～2天。食用后引发光过敏性皮炎，表现为人体受日光照射部位出现皮炎、红肿、针刺痛感。

三、病因及发病机制

（一）毒蕈碱

类似乙酰胆碱作用，具有兴奋节后胆碱能神经的作用，与阿托品相互拮抗。

（二）类阿托品样毒素

毒理作用与毒蕈碱正好相反，临床表现为阿托品过量。

（三）溶血毒素

如红蕈溶血素等，临床表现为红细胞溶解，导致溶血。

（四）肝毒素

如毒肽和毒伞肽等。毒肽作用于细胞核，毒伞肽作用于肝细胞的内质网。毒性极强，对肝、肾、心、脑等器官都有损害，尤以肝受损最大，可引起急性重型肝炎。

（五）神经毒素

如毒蝇碱、白菇酸、蟾蜍素、盖伞毒等，主要损伤神经系统，引起头痛、震颤、幻觉、精神异常等精神症状。

四、辅助检查

（一）胃肠炎型

应进行大便检查、血常规检查。

（二）脏器损害型

会导致肾、脑、心等实质性脏器损害，需进行肝功能检查、肾功能检查，可见肝功能受损，肾衰竭，肾肌酐清除率下降。当肾肌酐清除率＜25 mL/min时，血肌酐会明显升高，并伴有代谢性酸中毒。

五、诊断要点

根据病史、症状即可诊断。应与急性胃肠炎，菌痢或其他急性中毒相鉴别，关键确定进食毒蕈史，对假愈期或潜伏期要特别警觉，注意监护，切不可轻视。细菌性食物中毒：这是由于进食含有大量致病性细菌或细菌毒素的食物后引起的中毒。多发生于夏秋季节，以突然起病、胃肠道症状为主要表现。出现腹部绞痛、恶心呕吐、腹泻频作，多为黏液便或水样便。严重者可出现脱水表现。

六、治疗要点

(一)清除毒物

神志清醒者早期催吐，以 1∶(2 000～5 000)高锰酸钾或 0.5%～1%鞣酸溶液反复洗胃，洗胃后成人注入药用炭 10～20 g，吸附 30～60 分钟后用硫酸钠或硫酸镁导泻，然后用温盐水高位结肠灌洗(严重腹泻者不用泻剂及灌肠)。

(二)使用解毒剂

1.以毒蕈碱样症状为主者

可予阿托品 0.5～1 g 皮下注射，每半小时 1 次，必要时加大剂量或改用静脉注射。

2.以肝损害为主者

可用巯基解毒药，二巯丁二钠 1 g 稀释后静脉注射或 5%二巯丙磺钠溶液 5 mL 肌内注射，每 6 小时1 次，症状缓解后改为每天 2 次，连用 5～7 天。

3.以溶血症状为主者

给予大量肾上腺皮质激素治疗，常用氢化可的松 200～400 mg/d 静脉滴注，或地塞米松 10～20 mg/d，至症状好转后递减。

(三)对症支持

积极纠正水、电解质及酸碱平衡紊乱。利尿，促使毒物排出；5%碳酸氢钠碱化尿液；对有肝损害者给予保肝支持治疗；出血明显者宜输新鲜血或血浆、补充必需的凝血因子；有精神症状或有惊厥者应予镇静或抗惊厥治疗；防治呼吸衰竭、休克，警惕处于假愈期、潜伏期的患者。

(四)透析疗法

透析疗法适用于危重症肾衰竭者，或对大多数毒蕈生物碱的清除有一定作用。

七、护理问题

(一)体温过高

其与发生溶血有关。

(二)疼痛

其与过敏性皮炎有关。

(三)体液不足

脱水与大汗、呕吐、腹泻引起血容量不足有关。

(四)有受伤的危险

其与患者出现幻觉、妄想有关。

八、护理措施

(1)现场急救：①仰卧位时头偏向一侧，可防止呕吐物或痰液阻塞气道保护呼吸道通畅。②尽快建立静脉通路。

(2)洗胃时，要注意呕吐的发生，注意防止误吸、窒息。

(3)昏迷患者勤翻身拍背,做好生活护理,清洁皮肤,预防坠积性肺炎及压疮发生。

(4)出现精神症状的患者做好安全防护,防止坠床、自伤和他伤。

(5)病情观察:①密切观察各种中毒症状的变化。②注意观察药物疗效及不良反应,二巯丁二钠可有口臭、头痛、恶心、乏力、胸闷等不适,应缓慢注射并现配现用。③观察患者尿量、血压、进食量、口渴以及皮肤弹性情况。④观察呕吐及腹泻情况。收集残剩食物、呕吐物、排泄物及时送检。

(周婧婧)

第六章

心内科护理

第一节　原发性高血压

原发性高血压的病因复杂，不是单个因素引起，与遗传有密切关系，是环境因素与遗传相互作用的结果。要诊断高血压，必须根据患者与血压对照规定的高血压标准，在未服降压药的情况下，测两次或两次以上非同日多次重复的血压所得的平均值为依据，偶然测得一次血压增高不能诊断为高血压，必须重复和进一步观察。测得高血压时。要做相应的检查以排除继发性高血压，若患者是继发性高血压，未明确病因即当成原发性高血压而长期给予降压治疗，不但疗效差，而且原发性疾病严重发作常可危及生命。

一、一般表现

原发性高血压通常起病缓慢，早期常无症状，可以多年自觉良好而偶于体格检查时发现血压升高，少数患者则在发生心、脑、肾等并发症后才被发现。高血压患者可有头痛、眩晕、气急、疲劳、心悸、耳鸣等症状，但并不一定与血压水平成正比。往往是在患者得知患有高血压后才注意到。

高血压病初期只是在精神紧张、情绪波动后血压暂时升高，随后可恢复正常，以后血压升高逐渐趋于明显而持久，但一天之内白昼与夜间血压水平仍可有明显的差异。

高血压病后期的临床表现常与心、脑、肾功能不全或器官并发症有关。

二、实验室检查

(1)为了原发性高血压的诊断、了解靶器官(主要指心、脑、肾、血管)的功能状态并指导正确选择药物治疗，必须进行下列实验室检查：血、尿常规、肾功能、血尿酸、脂质、糖、电解质、心电图、胸部 X 线和眼底检查。早期患者上述检查可无特殊异常，后期高血压患者可出现尿蛋白增多及尿常规异常，肾功能减退，胸部 X 线可见主动脉弓迂曲延长、左心室增大，心电图可见左心室肥大劳损。部分患者可伴有血清总胆固醇、甘油三酯、低密度脂蛋白胆固醇的增高和高密度脂蛋白胆固醇的降低，亦常有血糖或尿酸水平增高。目前认为，上述生化异常可能与原发性高血压的发病机制有一定的内在联系。

(2)眼底检查有助于对高血压严重程度的了解,眼底分级法;标准如下:Ⅰ级,视网膜动脉变细、反光增强;Ⅱ级,视网膜动脉狭窄、动静脉交叉压迫;Ⅲ级,上述血管病变基础上有眼底出血、棉絮状渗出;Ⅳ级,上述基础上出现视盘水肿。大多数患者仅为Ⅰ、Ⅱ级变化。

(3)动态血压监测(ABPM)与通常血压测量不同,动态血压监测是由仪器自动定时测量血压,可每隔15～30分钟自动测压(时间间隔可调节),连续24小时或更长。可测定白昼与夜间各时间段血压的平均值和离散度,能较敏感、客观地反映实际血压水平。

正常人血压呈明显的昼夜波动,动态血压曲线呈双峰一谷,即夜间血压最低,清晨起床活动后血压迅速升高,在上午6～10时及下午4～8时各有一高峰,继之缓慢下降。中、轻度高血压患者血压昼夜波动曲线与正常类似,但血压水平较高。早晨血压升高可伴有血儿茶酚胺浓度升高,血小板聚集增加及纤溶活性增高会变化,可能与早晨较多发生心脑血管急性事件有关。

血压变异性和血压昼夜节律与靶器官损害及预后有较密切的关系,即伴明显靶器官损害或严重高血压患者其血压的昼夜节律可消失。

目前尚无统一的动态血压正常值,但可参照采用以下正常上限标准:24小时平均血压值＜17.33/10.66 kPa,白昼均值＜18/11.33 kPa,夜间＜16.66/10 kPa。夜间血压均值比白昼降低＞10%,如降低不及10%,可认为血压昼夜节律消失。

动态血压监测可用于:诊断“白大衣性高血压”,即在诊所内血压升高,而诊所外血压正常;判断高血压的严重程度,了解其血压变异性和血压昼夜节律;指导降压治疗和评价降压药物疗效;诊断发作性高血压或低血压。

三、原发性高血压危险度的分层

原发性高血压的严重程度并不单纯与血压升高的水平有关,必须结合患者总的心血管疾病危险因素及合并的靶器官损害进行全面的评价,治疗目标及预后判断也必须以此为基础。心血管疾病危险因素包括吸烟、高脂血症、糖尿病、年龄＞60岁、男性或绝经后女性、心血管疾病家族史(发病年龄女性＜65岁,男性＜55岁)。靶器官损害及合并的临床疾病包括心脏疾病(左心室肥大、心绞痛、心肌梗死、既往曾接受冠状动脉旁路手术、心力衰竭),脑血管疾病(脑卒中或短暂性脑缺血发作),肾脏疾病(蛋白尿或血肌酐升高),周围动脉疾病,高血压视网膜病变(大于等于Ⅲ级)。危险度的分层是把血压水平及危险因素及合并的器官受损情况相结合分为低、中、高和极高危险组。治疗时不仅要考虑降压,还要考虑危险因素及靶器官损害的预防及逆转。

低度危险组:高血压1级,不伴有上列危险因素,治疗以改善生活方式为主,如6个月后无效,再给药物治疗。

中度危险组:高血压1级伴12个危险因素或高血压2级不伴有或伴有不超过2个危险因素者。治疗除改善生活方式外,给予药物治疗。

高度危险组:高血压1～2级伴至少3个危险因素者,必须药物治疗。

极高危险组:高血压3级或高血压1～2级伴靶器官损害及相关的临床疾病者(包括糖尿病),必须尽快给予强化治疗。

四、临床类型

原发性高血压大多起病及进展均缓慢,病程可长达十余年至数十年,症状轻微,逐渐导致靶器官损害。但少数患者可表现为急进重危，或具特殊表现而构成不同的临床类型。

(一)高血压急症

高血压急症是指高血压患者血压显著的或急剧的升高[收缩压＞26.7 kPa(200 mmHg)，舒张压＞17.3 kPa(130 mmHg)]，常同时伴有心、脑、肾及视网膜等靶器官功能损害的一种严重危及生命的临床综合征，其舒张压＞20 kPa和(或)收缩压＞29.3 kPa，无论有无症状，也应视为高血压急症。高血压急症包括高血压脑病、高血压危象、急进型高血压、恶性高血压，高血压合并颅内出血、急性冠状动脉功能不全、急性左心衰竭、主动脉夹层血肿、子痫、嗜铬细胞瘤危象等。

(二)恶性高血压

1%～5%的中、重度高血压患者可发展为恶性高血压，其发病机制尚不清楚，可能与不及时治疗或治疗不当有关。病理上以肾小动脉纤维样坏死为突出特征。临床特点：①发病较急骤，多见于中、青年。②血压显著升高，舒张压持续＞17.33 kPa。③头痛、视物模糊、眼底出血、渗出和乳头水肿。④肾脏损害突出，表现为持续蛋白尿、血尿及管型尿，并可伴肾功能不全。⑤进展迅速，如不给予及时治疗，预后不佳，可死于肾衰竭、脑卒中或心力衰竭。

(三)高血压危重症

1.高血压危象

在高血压病程中，由于周围血管阻力的突然上升，血压明显升高，出现头痛、烦躁、眩晕、恶心、呕吐、心悸、气急及视力模糊等症状。伴靶器官病变者可出现心绞痛、肺水肿或高血压脑病。血压以收缩压显著升高为主，也可伴舒张压升高。发作一般历时短暂、控制血压后病情可迅速好转；但易复发。危象发作时交感神经活动亢进，血中儿茶酚胺升高。

2.高血压脑病

高血压脑病是指在高血压病程中发生急性脑血液循环障碍，引起脑水肿和颅内压增高而产生的临床征象。发生机制可能为过高的血压突破了脑血管的自身调节机制，导致脑灌注过多，液体渗入脑血管周围组织，引起脑水肿。临床表现有严重头痛、呕吐、神志改变，较轻者可仅有烦躁、意识模糊，严重者可发生抽搐、昏迷。

(四)急进型高血压

急进型高血压占高血压的1%～8%，多见于年轻人，男性居多。临床特点：①收缩压，舒张压均持续升高，舒张压常持续≥17.3 kPa(130 mmHg)，很少有波动。②症状多而明显进行性加重，有一些患者高血压是缓慢病程，但后突然迅速发展，血压显著升高。③出现严重的内脏器官的损害，常在1～2年内发生心、脑、肾损害和视网膜病变，出现脑卒中、心梗、心力衰竭、尿毒症及视网膜病变(眼底Ⅲ级以上改变)。

(五)缓进型高血压

这种类型占95%以上，临床上又称为良性高血压。因其起病隐匿，病情发展缓慢，病程较长，可达数十年，多见于中老年人。临床表现：①早期可无任何明显症状，仅有轻度头痛或不适，休息之后可自行缓解。偶测血压时才发现高血压。②逐渐发展，患者表现为头痛、头晕、失眠、乏力、记忆力减退症状，血压也随着病情发展是逐步升高并趋向持续性，波动幅度也随之减小并伴随着心、脑、肾等器官的器质性损害。

此型高血压病由于病程长，早期症状不明显所以患者容易忽视其治疗，思想上不重视，不能坚持服药，最终造成不可逆的器官损害，危及生命。

(六)老年人高血压

年龄超过60岁达高血压诊断标准者即为老年人高血压。临床特点:①半数以上以收缩压为主;即单纯收缩期高血压(收缩压>18.66 kPa;舒张压<12 kPa),此与老年人大动脉弹性减退、顺应性下降有关,使脉压增大。流行病资料显示,单纯收缩压的升高也是心血管病致死的重要危险因素。②部分老年人高血压是由中年原发性高血压延续而来,属收缩压和舒张压均增高的混合型。③老年人高血压患者心、脑、肾器官常有不同程度损害,靶器官并发症如脑卒中、心力衰竭、心肌梗死和肾功能不全较为常见。④老年人压力感受器敏感性减退;对血压的调节功能降低、易造成血压波动及直立性低血压,尤其在使用降压药物治疗时要密切观察。老年人选用高血压药物时宜选用平和、缓慢的制剂,如利尿剂和长效钙通道阻滞剂及ACEI等;常规给予抗凝剂治疗;定期测量血压以予调整剂量。

(七)难治性高血压

难治性高血压又称顽固性或有抵抗性的高血压。临床特点:①治疗前血压≥24/15.32 kPa,经过充分的、合理的、联合应用三种药物(包括利尿剂),血压仍不能降至21.33/7.5 kPa以下。②治疗前血压<24/15.33 kPa,而适当的三联药物治疗仍不能达到:<18.66/12 kPa,则被认为是难治性高血压。③对于老年单纯收缩期高血压,如治疗前收缩压>26.66 kPa,经三联治疗,收缩压不能降至22.66 kPa以下,或治疗前收缩压21.33~26.66 kPa,而治疗后不能降至21.33 kPa以下及至少低1.33 kPa,亦称为难治性高血压。充分的合理的治疗应包括至少三种不同药理作用的药物,包括利尿剂并加之以下两种:β受体阻滞剂,直接的血管扩张药,钙通道阻滞剂或血管紧张素转化酶抑制剂。应当说明的是,并不是所有严重的高血压都是难治性高血压,也不是难治性高血压都是严重高血压。

诊断难治性高血压应排除假性高血压及白大衣高血压,并排除继发性高血压,如嗜铬细胞瘤、原发性醛固酮增生症、肾血管性高血压等;中年或老年患者过去有效的治疗以后变得无效,则强烈提示肾动脉硬化及狭窄,肾动脉造影可确定诊断肾血管再建术可能是降低血压的唯一有效方法。

难治性高血压的主要原因可能有以下几种:①患者的依从性不好即患者没有按医师的医嘱服药,这可能是最主要的原因。依从性不好的原因可能药物方案复杂或服药次数频繁,患者未认识到控制好血压的重要性,药物费用及不良反应等。②患者食盐量过高(>5 g/d),或继续饮酒,体重控制不理想。应特别注意来自加工食品中的盐,如咸菜、罐头、腊肉、香肠、酱油、酱制品、咸鱼、成豆制品等,应劝说患者戒烟、减肥,肥胖者减少热量摄入量。③医师不愿使用利尿药或使用多种作用机制相同的药物。④药物相互作用,如阿司匹林或非甾体抗炎药因抑制前列腺素合成而干扰高血压的控制,拟交感胺类可使血压升高,麻黄素、口服避孕药、雄性激素、过多的甲状腺素、糖皮质激素等可使血压升高或加剧原先的高血压;考来烯胺可妨碍抗高血压药物的经肠道吸收。三环类抗忧郁药,苯异丙胺、抗组织胺、单胺氧化酶抑制剂及可卡因干扰胍乙啶的药理作用。

(八)儿童高血压

关于儿童高血压的诊断标准尚未统一。如WHO规定:13岁以上正常上限为18.66/12 kPa,13岁以下则为18/11.33 kPa。《实用儿科学》中规定:8岁以下舒张压>10.66 kPa,8岁以上>12 kPa;或收缩压>16 kPa与舒张压>10.66 kPa为高血压。儿童血压测量方法与成年人有所不同:①舒张压以Korotloff第四音为难。②根据美国心脏病协会规定,使用袖带的宽度:1岁以下为2.5 cm,1~4岁5~6 cm,5~8岁8~9 cm,成人12.5 cm,否则将会低估或高估血压的高度。诊断儿童高血压应十分慎重，特别是轻度高血压者应加强随访。一经确诊为儿童高血压后，首先除外继发性高血压。继发性高血压中最常见的病因是肾脏疾病，其次是肾动脉血栓、肾动脉狭窄、先天性肾动脉异常、主动脉缩窄、嗜铬细胞瘤等。

临床特点：①5%的患者有高血压的家族史。②早期一般无明显症状，部分患者可有头痛，尤在剧烈运动时易发生。③超体重肥胖者达 50%。④平素心动过速，心前区搏动明显，呈现高动力循环状态。⑤尿儿茶酚胺水平升高，尿缓激肽水平降低，血浆肾素活性轻度升高，交感神经活性增高。⑥对高血压的耐受力强，一般不引起心、肾、脑及眼底的损害。

（九）青少年高血压

青少年时期高血压的研究已越来越被人们重视。大量调查发现，青少年原发性高血压起源于儿童期，并认为青少年高血压与成人高血压及并发症有密切关系，同儿童期高血压病因相似，常见于继发性高血压，在青春期继发性高血压病例中，肾脏疾病仍然是主要的病因。大量的调查发现青少年血压与年龄有直接相关，青少年高血压诊断标准在不同时间（每次间隔三个月以上）三次测量坐位血压，收缩压和（或）舒张压高于 95 百分位以上可诊断为高血压。见表 6-1。

表 6-1　我国青少年年龄血压百分位值表

年龄	男性/P95	女性/P95
1～12	128/81	119/82
13～15	133/84	124/81
16～18	136/89	127/82

（十）精神紧张性高血压

交感神经系统在发病中起着重要作用。交感神经系统活性增强可导致：①血浆容量减少，血小板聚集，因而易诱发血栓形成。②激活肾素-血管紧张素系统，再加上儿茶酚胺的作用，引起左室肥厚的血管肥厚，肥厚的血管更易引起血管痉挛。③副交感神经系统活性较低和交感神经系统活性增强，是易引起心律失常，心动过速的因素。④降低骨骼肌对胰岛素的敏感性，其主要机制为：在紧急情况下；交感神经系统活性增高引起血管收缩，导致运输至肌肉的葡萄糖减少；去甲肾上腺素刺激 β 受体也可引起胰岛素耐受，持续的交感神经系统还可以造成肌肉纤维类型由胰岛素耐受性慢收缩纤维转变成胰岛素耐受性快收缩纤维，这些变化可致血浆胰岛素浓度水平升高，并促进动脉粥样硬化。

（十一）白大衣性高血压

白大衣性高血压（WCH）是指在诊疗单位内血压升高，但在诊疗单位外血压正常。有人估计，在高血压患者中，有 20%～30%为白大衣高血压，故近年来提出患者自我血压监测（HBPM）。HBPM 有下列好处：①能更全面更准确地反应患者的血压。②没有“白大衣效应”。③提高患者服药治疗和改变生活方式的顺从性。④无观察者的偏倚现象。自测血压可使用水银柱血压计，亦可使用动态血压监测（ABPM）的方法进行判断。有人认为“白大衣高血压”也应予以重视，它可能是早期高血压的表现之一。我国目前的参考诊断标难为 WCH 患者诊室收缩压＞21.33 kPa 和（或）舒张压＞12 kPa 并且白昼动态血压收缩压＜18 kPa，舒张压＜10.66 kPa，这还需要经过临床的验证和评价。

“白大衣性高血压”多见于女性、年轻人、体型瘦以及诊所血压升高、病程较短者。在这类患者中，规律性的反复出现的应激方式，例如上班工作，不会引起血压升高。ABPM 有助于诊断

"白大衣性高血压"。其确切的自然史与预后还不很清楚。

(十二)应激状态

偏快的心率是处于应激状态的一个标志,心动过速是交感神经活性增高的一个可靠指标,同时也是心血管病死亡率的一个独立危险因素。心率增快与血压升高、胆固醇升高、甘油三酯升高、血球压积升高、体重指数升高、胰岛素抵抗、血糖升高、高密度脂蛋白-胆固醇降低等密切相关。

(十三)夜间高血压

24小时动态血压监测发现部分患者的血压正常节律消失,夜间收缩压或舒张压的降低小于日间血压平均值的10%,甚至夜间血压反高于日间血压。夜间高血压常见于某些继发性高血压(如嗜铬细胞瘤、原发性醛固酮增多症、肾性高血压)、恶性高血压和合并心肌梗死、脑卒中的原发性高血压。夜间高血压的产生机制与神经内分泌正常节律障碍、夜间上呼吸道阻塞、换气过低和睡眠觉醒有关,其主要症状是响而不规则的大鼾、夜间呼吸暂停及日间疲乏和嗜睡。这种患者常伴有超重、易发生脑卒中、心肌梗死、心律失常和猝死。

(十四)肥胖型高血压

肥胖者易患高血压,其发病因素是多方面的,伴随的危险因素越多,则预后越差。本型高血压患者心、肾、脑、肺功能均较无肥胖者更易受损害,且合并糖尿病、高脂血症、高尿酸血症者多,患冠心病、心力衰竭、肾功能障碍者明显增加。

(十五)夜间低血压性高血压

夜间低血压性高血压是指日间为高血压(特别是老年收缩期性高血压),夜间血压过度降低,即夜间较日间血压低超过20%。其发病机制与血压调节异常、血压节律改变有关。该型高血压易发生腔隙性脑梗死,可能与夜间脑供血不足、高凝状态有关。治疗应注意避免睡前使用降压药(尤其是能使夜间血压明显降低的药物)。

(十六)顽固性高血压

顽固性高血压是指高血压患者服用三种以上的不同作用机制的全剂量降压药物,测量血压仍不能控制在18.66/12.66 kPa以下或舒张压(DBP)≥13.33 kPa,老年患者血压仍>21.33/12 kPa,或收缩压(SBP)不能降至18.66 kPa以下。顽固性高血压的原因:①治疗不当。应采用不同机制的降压药物联合应用。②对药物的不能耐受。由于降压药物引起不良反应;而中断用药,常不服药或间断服药,造成顺应性差。③继发性高血压。当患者血压明显升高并对多种治疗药物呈抵抗状态的,应考虑排除继发因素。常见肾动脉狭窄、肾动脉粥样斑块形成、肾上腺疾病等。④精神因素。工作繁忙造成白天血压升高,夜间睡眠时血压正常。⑤过度摄钠。尤其对高血压人群中,约占50%的盐敏感性高血压,例如老年患者和肾功能减退者,盐摄入量过高更易发生顽固性高血压,而低钠饮食可改善其对药物的抵抗性。

五、护理评估

(一)病史

应注意询问患者有无高血压家族史,个性特征,职业、人际关系、环境中有无引发本病的应激因素,生活与饮食习惯、烟酒嗜好,有无肥胖、心脏病、肾脏病、糖尿病、高脂血症、痛风、支气管哮喘等病史及用药情况。

(二)身体状况

高血压病根据起病和病情进展缓急分为缓进型和急进型两类,前者多见,后者占高血压病的1%~5%。

1.一般表现

缓进型原发性高血压起病隐匿,病程进展缓慢,早期多无症状,偶在体格检查时发现血压升高,少数患者在发生心、脑、肾等并发症后才被发现。高血压患者可在精神紧张、情绪激动或劳累后有头晕、头痛、眼花、耳鸣、失眠、乏力、注意力不集中等症状,但症状与血压增高程度并不一定一致。

患者血压随季节、昼夜、情绪等因素有较大波动,表现为冬季较夏季高、清晨较夜间高、激动时较平静时高等特点。体检时可听到主动脉瓣区第二心音亢进、主动脉瓣区收缩期杂音,少数患者在颈部或腹部可听到血管杂音。长期持续高血压可有左心室肥厚。

高血压病早期血压仅暂时升高,去除原因和休息后可恢复,称为波动性高血压阶段。随病情进展,血压呈持久增高,并有脏器受损表现。

2.并发症

主要表现心、脑、肾等重要器官发生器质性损害和功能性障碍。

(1)心脏:血压长期升高,增加了左心室的负担。左室因代偿而心肌肥厚,继而扩张,形成高血压性心脏病。在心功能代偿期,除有劳累性心悸外,其他症状不明显。心功能失代偿时,则表现为心力衰竭。由于高血压后期可并发动脉粥样硬化,故部分患者可并发冠心病,发生心绞痛、心肌梗死。

(2)脑:重要的脑血管病变表现有,一时性(间歇性)脑血管痉挛:可使脑组织缺血,产生头痛、一时性失语、失明、肢体活动不灵或偏瘫。可持续数分钟至数天,一般在 24 小时内恢复。脑出血:一般在紧张的体力或脑力劳动时容易发生,如情绪激动、搬重物等时突然发生。其临床表现因出血部位不同而异,最常见的部位在脑基底节豆状核,故常损及内囊,又称内囊出血。其主要表现为突然摔倒,迅速昏迷,头、眼转向出血病灶的同侧,出血病灶对侧的“三偏”症状,即偏瘫、偏身感觉障碍和同侧偏盲。呼吸深沉而有鼾声,大小便失禁。瘫痪肢体开始完全弛缓,腱反射常引不出。数天后瘫痪肢体肌张力增高,反射亢进,出现病理反射。脑动脉血栓形成:多在休息睡眠时发生,常先有头晕、失语、肢体麻木等症状,然后逐渐发生偏瘫,一般无昏迷。随病情进展,可发生昏迷甚至死亡。上述脑血管病变的表现,祖国医学统称为“中风”或“卒中”,现代医学统称为“脑血管意外”。高血压脑病:是指脑小动脉发生持久而严重的痉挛、脑循环发生急性障碍,导致脑水肿和颅内压增高,可发生于急进型或严重的缓进型高血压病患者。表现血压持续升高,常超过 26.7/16.0 kPa(200/120 mmHg),剧烈头痛、恶心、呕吐、眩晕、抽搐、视物模糊、意识障碍直至昏迷。发作可短至数分钟,长者可达数小时或数天。

(3)肾的表现:长期高血压可致肾小动脉硬化,当肾功能代偿时,临床上无明显肾功能不全表现。当肾功能转入失代偿期时,可出现多尿、夜尿增多、口渴、多饮,提示肾浓缩功能减低,尿比重固定在 1.010 左右,称为等渗尿。当肾功能衰退时,可发展为尿毒症,血中肌酐、尿素氮增高。

(4)眼底视网膜血管改变:目前我国采用 Keith-Wegener4 级眼底分级法。Ⅰ级,视网膜动脉变细;Ⅱ级,视网膜动脉狭窄,动脉交叉压迫;Ⅲ级,眼底出血或棉絮状渗出;Ⅳ级,视神经盘水肿。眼底的改变可反映高血压的严重程度。

3.急进型高血压病

急进型高血压占高血压病的1%左右,可由缓进型突然转变而来,也可起病即为急进型。多见于青年和中年。基本的临床表现与缓进型高血压病相似,但各种症状更为突出,具有病情严重、发展迅速、肾功能急剧恶化和视网膜病变(眼底出血、渗出、乳头水肿)等特点。血压显著增高,舒张压持续在17.3~18.6 kPa(130~140 mmHg)或更高,常于数月或1~2年出现严重的心、脑、肾损害、最后常为尿毒症死亡,也可死于急性脑血管疾病或心力衰竭。经治疗后,少数病情亦可转稳定。

高血压危象:是指短期内血压急剧升高的严重临床表现。它是在高血压的基础上,交感神经亢进致周围小动脉强烈痉挛,这是血压进一步升高的结果,常表现为剧烈头痛、神志改变、恶心、呕吐、心悸、呼吸困难等。收缩压可高达34.7 kPa(260 mmHg),舒张压16.0 kPa(120 mmHg)以上。

(三)实验室及其他检查

1.尿常规检查

可阴性或有少量蛋白和红细胞,急进型高血压患者尿中常有大量蛋白、红细胞和管型,肾功能减退时尿比重降低,尿浓缩和稀释功能减退,血中肌酐和尿素氮增高。

2.X线检查

轻者主动脉迂曲延长或扩张、并发高血压性心脏病时,左心室增大,心脏至靴形样改变。

3.超声波检查

心脏受累时,二维超声显示:早期左室壁搏动增强,第Ⅱ期多见室间隔肥厚,继则左心室后型肥厚;左心房轻度扩大;超声多普勒于二尖瓣上可测出舒张期血流速度减慢,舒张末期速度增快。

4.心电图和心向量图检查

心脏受累的患者又可见左心室增厚或兼有劳损,P波可增宽或有切凹,P环振幅增大,特别终末向后电力更为明显。偶有心房颤动或其他心律失常。

5.血浆肾素活性和血管紧张素Ⅱ浓度测定

二者可增高,正常或降低。

6.血浆心钠素浓度测定

心钠素浓度降低。

六、护理目标

(1)头痛减轻或消失。

(2)焦虑减轻或消失。

(3)血压维持在正常水平,未发生意外伤害。

(4)能建立良好的生活方式,合理膳食。

七、护理措施

(一)一般护理

(1)头痛、眩晕、视力模糊的患者应卧床休息,抬高床头,保证充足的睡眠。指导患者使用放松技术,如缓慢呼吸、心理训练、音乐治疗等,避免精神紧张、情绪激动和焦虑,保持情绪平稳。保持病室安静,减少声光刺激和探视,护理操作动作要轻巧并集中进行,少打扰患者。对因焦虑而影响睡眠的患者遵医嘱应用镇静剂。

(2)有氧运动可降压减肥、改善脏器功能、提高活动耐力、减轻胰岛素抵抗，指导轻症患者选择适当的运动，如慢跑、健身操、骑自行车、游泳等(避免竞技性、力量型的运动)，一般每周3～5次，每次30～40分钟，出现头晕、心慌、气短、极度疲乏等症状时应立即停止运动。

(3)合理膳食，每天摄钠量不超过6 g，减少热量、胆固醇、脂肪摄入，适当增加蛋白质，多吃蔬菜、水果，摄入足量的钾、镁、钙，避免过饱，戒烟酒及刺激性的饮料，可以降低血压，减轻体重，防止高血脂和动脉硬化，防止便秘，减轻心脏负荷。

(二)病情观察与护理

(1)注意神志、血压、心率、尿量、呼吸频率等生命体征的变化，每天定时测量并记录血压。血压有持续升高时，密切注意有无剧烈头痛、呕吐、心动过速、抽搐等高血压脑病和高血压危象的征象。出现上述现象时应给予氧气吸入，建立静脉通路，通知病危，准备各种抢救物品及急救药物，详细书写特别护理记录单；配合医师采取紧急抢救措施，加快速降压、制止抽搐，以防脑血管疾病的发生。

(2)注意用药及观察：高血压患者服药后应注意观察服药反应，并根据病情轻重、血压的变化决定用药剂量与次数，详细做好记录。若有心、脑、肾严重并发症，则药物降压不宜过快，否则供血不足易发生危险。血压变化大时，要立即报告医师予以及时处理。要告诉患者按时服药及观察，忌乱用药或随意增减剂量与擅自停药。用降压药期间要经常测量血压并做好记录，以提供治疗参考，注意起床动作要缓慢，防止直立性低血压引起摔倒。用利尿剂降压时注意记出入量，排尿多的患者应注意补充含钾高的食物和饮料，如玉米面、海带、蘑菇、枣、桃、香蕉、橘子汁等。用普萘洛尔要逐渐减量、停药，避免突然停用引起心绞痛发作。

(3)患者如出现肢体麻木，活动欠灵，或言语含糊不清时，应警惕高血压并发脑血管疾病。对已有高血压心脏病者，要注意有无呼吸困难、水肿等心力衰竭表现；同时检查心率、心律有无心律失常的发生。观察尿量及尿的化验变化，以发现肾脏是否受累。发现上述并发症时，要协助医师相应的治疗及做好护理工作。

(4)高血压急症时，应迅速准确按医嘱给予降压药、脱水剂及镇痉药物，注意观察药物疗效及不良反应，严格按药物剂量调节滴速，以免血压骤降引起意外。

(5)出现脑血管意外、心力衰竭、肾衰竭者，给予相应抢救配合。

八、健康教育

(1)向患者提供有关本病的治疗知识，注意休息和睡眠，避免劳累。

(2)同患者共同讨论改变生活方式的重要性，低盐、低脂、低胆固醇、低热量饮食，禁烟、酒及刺激性饮料。肥胖者节制饮食。

(3)教会患者进行自我心理平衡调整，自我控制活动量，保持良好的情绪，掌握劳逸适度，懂得愤怒会使舒张压升高，恐惧焦虑会使收缩压升高的道理，并竭力避免之。

(4)定期、准确、及时服药，定期复查。

(5)保持排便通畅，规律的性生活，避免婚外性行为。

(6)教会患者怎样测量血压及记录。让患者掌握药物的作用及不良反应，告诉患者不能突然停药。

(7)指导患者适当地进行运动，可增加患者的健康感觉和松弛紧张的情绪，增高HDL-C。推

荐作渐进式的有氧运动，如散步、慢跑；也可打太极拳、练气功；避免举高重物及做等长运动（如举重、哑铃）。

（梁 丽）

第二节 心 肌 炎

心肌炎常是全身性疾病在心肌上的炎症性表现，由于心肌病变范围大小及病变程度的不同，轻者可无临床症状，严重可致猝死，诊断及时并经适当治疗者，可完全治愈，迁延不愈者，可形成慢性心肌炎或导致心肌病。

一、病因病机

（一）病因

细菌性白喉杆菌、溶血性链球菌、肺炎双球菌、伤寒杆菌等。病毒如柯萨奇病毒、艾柯病毒、肝炎病毒、流行性出血热病毒、流感病毒、腺病毒等，其他如真菌、原虫等均可致心肌炎。但目前以病毒性心肌炎较常见。

致病条件因素如下。①过度运动：运动可致病毒在心肌内繁殖复制加剧，加重心肌炎症和坏死。②细菌感染：细菌和病毒混合感染时，可能起协同致病作用。③妊娠：妊娠可以增强病毒在心肌内的繁殖，所谓围生期心肌病可能是病毒感染所致。④其他：营养不良、高热寒冷、缺氧、过度饮酒等，均可诱发病毒性心肌炎。

（二）发病机制

从动物试验、临床与病毒学、病理观察，发现有以下 2 种机制。

1.病毒直接作用

实验中将病毒注入血液循环后可致心肌炎。以在急性期，主要在起病 9 天以内，患者或动物的心肌中可分离出病毒，病毒荧光抗体检查结果阳性，或在电镜检查时发现病毒颗粒。病毒感染心肌细胞后产生溶细胞物质，使细胞溶解。

2.免疫反应

病毒性心肌炎起病 9 天后心肌内已不能再找到病毒，但心肌炎病变仍继续；有些患者病毒感染的其他症状轻微而心肌炎表现颇为严重；还有些患者心肌炎的症状在病毒感染其他症状开始一段时间以后方出现；有些患者的心肌中可能发现抗原抗体复合体。以上都提示免疫机制的存在。

（三）病理改变

病变范围大小不一，可为弥漫性或局限性。随病程发展可为急性或慢性。病变较重者肉眼见心肌非常松弛，呈灰色或黄色，心腔扩大。病变较轻者在大体检查时无发现，仅在显微镜下有所发现而赖以诊断，而病理学检查必须在多个部位切片，方使病变免于遗漏。在显微镜下，心肌纤维之间与血管四周的结缔组织中可发现细胞浸润，以单核细胞为主。心肌细胞可有变性、溶解或坏死。病变如在心包下区则可合并心包炎，成为病毒性心包心肌炎。病变可涉及心肌与间质，也可涉及心脏的起搏与传导系统如窦房结、房室结、房室束和束支，成为心律失常的发病基础。

病毒的毒力越强，病变范围越广。在实验性心肌炎中，可见到心肌坏死之后由纤维组织替代。

二、临床表现

取决于病变的广泛程度与部位。重者可致猝死，轻者几无症状。老幼均可发病，但以年轻人较易发病。男多于女。

（一）症状

心肌炎的症状可能出现于原发的症状期或恢复期。如在原发病的症状期出现，其表现可被原发病掩盖。多数患者在发病前有发热、全身酸痛、咽痛、腹泻等症状，反映全身性病毒感染，但也有部分患者原发病症状轻而不显著，须仔细追问才被注意到，而心肌炎症状则比较显著。心肌炎患者常诉胸闷、心前区隐痛、心悸、乏力、恶心、头晕。临床上诊断的心肌炎中，90%左右以心律失常为主诉或首见症状，其中少数患者可由此而发生昏厥或阿-斯综合征。极少数患者起病后发展迅速，出现心力衰竭或心源性休克。

（二）体征

1.心脏扩大

轻者心脏不扩大，一般有暂时性扩大，不久即恢复。心脏扩大显著反映心肌炎广泛而严重。

2.心率改变

心率增速与体温不相称，或心率异常缓慢，均为心肌炎的可疑征象。

3.心音改变

心尖区第一音可减低或分裂。心音可呈胎心样。心包摩擦音的出现反映有心包炎存在。

4.杂音

心尖区可能有收缩期吹风样杂音或舒张期杂音，前者为发热、贫血、心腔扩大所致，后者因左室扩大造成的相对性左房室瓣狭窄。杂音响度都不超过三级。心肌炎好转后即消失。

5.心律失常

极常见，各种心律失常都可出现，以房性与室性期前收缩最常见，其次为房室传导阻滞，此外，心房颤动、病态窦房结综合征均可出现。心律失常是造成猝死的原因之一。

6.心力衰竭

重症弥漫性心肌炎患者可出现急性心力衰竭，属于心肌泵血功能衰竭，左右心同时发生衰竭，引起心排血量过低，故除一般心力衰竭表现外，易合并心源性休克。

三、辅助检查

（一）心电图

心电图异常的阳性率高，且为诊断的重要依据，起病后心电图由正常可突然变为异常，随感染的消退而消失。主要表现有 ST 段下移，T 波低平或倒置。

（二）X 线检查

由于病变范围及病变严重程度不同，放射线检查亦有较大差别，1/3～1/2 心脏扩大，多为轻中度扩大，明显扩大者多伴有心包积液，心影呈球形或烧瓶状，心搏动减弱，局限性心肌炎或病变较轻者，心界可完全正常。

（三）血液检查

白细胞计数在病毒性心肌炎可正常，偏高或降低，血沉大多正常，亦可稍增快，C 反应蛋白大

多正常，GOT、GPT、LDH、CPK 正常或升高，慢性心肌炎多在正常范围。有条件者可做病毒分离或抗体测定。

四、诊断

病毒性心肌炎的诊断必须建立在有心肌炎的证据和病毒感染的证据基础上。胸闷、心悸常可提示心脏波及，心脏扩大、心律失常或心力衰竭为心脏明显受损的表现，心电图上 ST-T 改变与异位心律或传导障碍反映心肌病变的存在。病毒感染的证据有以下各点：①有发热、腹泻或流感症状，发生后不久出现心脏症状或心电图变化。②血清病毒中和抗体测定阳性结果，由于柯萨奇 B 病毒最为常见，通常检测此组病毒的中和抗体，在起病早期和 2～4 周各取血标本 1 次，如 2 次抗体效价示 4 倍上升或其中 1 次≥1∶640，可作为近期感染该病毒的依据。③咽、肛拭病毒分离，如阳性有辅助意义，有些正常人也可阳性，其意义须与阳性中和抗体测定结果相结合。④用聚合酶链反应法从粪便、血清或心肌组织中检出病毒 RNA。⑤心肌活检，从取得的活组织做病毒检测，病毒学检查对心肌炎的诊断有帮助。

五、治疗

应卧床休息，以减轻组织损伤，病变加速恢复。伴有心律失常，应卧床休息 2～4 周，然后逐渐增加活动量，严重心肌炎伴有心脏扩大者，应休息 6 个月 1 年，直到临床症状完全消失，心脏大小恢复正常。应用免疫抑制剂，激素的应用尚有争论，但重症心肌炎伴有房室传导阻滞，心源性休克心功能不全者均可应用激素。常用泼尼松，40～60 mg/d，病情好转后逐渐减量，6 周 1 个疗程。必要时亦可用氢化可的松或地塞米松，静脉给药。心力衰竭者可用强心、利尿、血管扩张剂。心律失常者同一般心律失常的治疗。

六、病情观察

(1)定时测量体温、脉搏，其体温与脉率增速不成正比。

(2)密切观察患者呼吸频率、节律的变化，及早发现是否心功能不全。

(3)定时测量血压，观察记录尿量，以及早判断有无心源性休克的发生。

(4)密切观察心率与心律，及早发现有无心律失常，如室性期前收缩、不同程度的房室传导阻滞等，严重者可出现急性心力衰竭、心律失常等。

七、对症护理

(一)心悸、胸闷

保证患者休息，急性期卧床。按医嘱及时使用改善心肌营养与代谢的药物。

(二)心律失常

当急性病毒性心肌炎患者引起四度房室传导阻滞或窦房结病变引起窦房传导阻滞、窦房停搏而致阿-斯综合征者，应就地进行心肺复苏，并积极配合医师进行药物治疗或紧急做临时心脏起搏处理。

(三)心力衰竭

按心力衰竭护理常规。

八、护理措施

(1)遵医嘱给予氧气吸入,给予药物治疗。注意心肌炎时心肌细胞对洋地黄的耐受性较差,应用洋地黄时应特别注意其毒性反应。

(2)休息与活动:反复向患者解释急性期卧床休息可减轻心脏负荷,减少心肌耗氧量,有利于心功能的恢复,防止病情恶化或转为慢性病程。患者常需卧床2～3周,待症状、体征和实验室检查恢复后,方可逐渐增加活动量。

(3)心理护理:告诉患者体力恢复需要一段时间,不要急于求成。当活动耐力有所增加时,应及时给予鼓励。对不愿意活动或害怕活动的患者,应给予心理疏导,督促患者完成范围内的活动量。

(4)病情观察:急性期严密监测患者的体温、心率、心律、血压的变化,发现心率突然变慢、血压偏低、频发期前收缩、房室传导阻滞及时报告。观察患者有无脉速、易疲劳、呼吸困难、烦躁及肺水肿的表现。

(5)活动中监测:病情稳定后,与患者及家属一起制订并实施每天活动计划,严密监测活动时心率、心律、血压变化,若活动后出现胸闷、心悸、呼吸困难、心律失常等,应停止活动,以此作为限制最大活动量的指征。

九、健康教育

(1)讲解充分休息的必要性及心肌营养药物的作用。指导患者进食高蛋白、高维生素、易消化饮食,尤其是补充富含维生素C的食物如新鲜蔬菜、水果,以促进心肌代谢与修复,戒烟酒。

(2)告诉患者经积极治疗后多数可以痊愈,少数可留有心律失常后遗症,极少数患者在急性期因严重心律失常、急性心力衰竭和心源性休克而死亡,有部分患者演变成慢性心肌炎。

(3)积极预防感冒,避免受凉及接触传染源,恢复期每天有一定时间的户外活动,以适应环境,增强体质。

(4)积极治疗和消除细菌感染灶,如慢性扁桃体炎、慢性鼻窦炎、中耳炎等。

(5)遵医嘱按时服药,定期复查。

(6)教会患者及家属测脉搏、节律,发现异常或有胸闷、心悸等不适应及时复诊。

(梁　丽)

第三节　扩张型心肌病

扩张型心肌病也称为充血性心肌病,是心肌病中常见的临床类型,以心肌广泛纤维化、心肌收缩力减弱、心脏扩大、双侧心室扩张为基本病变的心肌病。

一、病因与病理

(一)病因

病因尚不明确,近年来心肌病有增加趋势,青年男性发病多,男女之比为2.5∶1,目前主要与

以下因素有关。

(1)遗传与基因。

(2)持续病毒感染。

(3)细胞免疫。

(4)血管活性物质和心肌微血管痉挛。

(5)代谢异常、中毒等。

(二)病理

其主要以心腔扩张为主,室壁变薄,纤维瘢痕形成,常伴有附壁血栓形成。

二、临床表现

(一)无症状期

无明显临床症状,心脏轻度增大,射血分数40%~50%。

(二)症状期

主要是疲劳乏力、气促、心悸等,舒张早期奔马律,射血分数20%~40%。

(三)充血性心力衰竭期

出现劳力性呼吸困难,端坐呼吸,水肿和淤血性肝大等全心衰竭的表现。主要体征为心脏扩大,心律失常及肺循环淤血,常可听到奔马律。

三、辅助检查

(一)胸部X线片

肺淤血,心影增大,心胸比例>50%。

(二)心电图

多种异常心电图改变,如心房颤动、传导阻滞、ST-T改变、肢导低电压、R波降低、病理性Q波等。

(三)超声心动图

心腔扩大以左心室为主。因心室扩大致二、三尖瓣的相对关闭不全,而瓣膜本身无病变;室壁运动普遍减弱,心肌收缩功能下降。

(四)放射性核素检查

核素血池显像可见左心室容积增大,左心室射血分数降低;心肌显像表现放射性分布不均匀或呈“条索样”“花斑样”改变。

(五)心导管检查和心血管造影

心室舒张末压、肺毛细血管楔压增高;心室造影见心腔扩大、室壁运动减弱、射血分数下降。冠状动脉造影正常。

(六)心内膜心肌活检

心肌细胞肥大、变性,间质纤维化等。

四、治疗

本病原因未明,尚无特殊防治方法,主要是控制充血性心力衰竭和心律失常。

(一)一般治疗

限制体力活动,低盐饮食。

(二)抗心力衰竭治疗

长期应用β受体阻滞剂,可以控制心力衰竭、延长生存时间。其他药物包括血管紧张素转换酶抑制药、利尿剂、洋地黄药物和扩张血管药物。但本病易发生洋地黄中毒,故应慎重使用。

(三)抗栓治疗

本病易发生附壁血栓,对于合并心房颤动、深静脉血栓等有栓塞性疾病风险的患者,预防性口服阿司匹林;已经出现附壁血栓或发生血栓栓塞的患者,需长期口服华法林抗凝,保持国际标准化凝血酶原时间比值(INR)在2～2.5。

(四)心脏再同步化治疗(CRT)

通过双心室起搏同步刺激左右心室,调整左右心室收缩程序,达到心脏收缩同步化,对改善心脏功能有一定疗效。需满足以下条件:左心室射血分数(LVEF)＜35%,心功能NYHA Ⅲ～Ⅳ级,QRS增宽超过120毫秒,左右心室收缩不同步。

(五)植入性心脏电复律除颤器(ICD)

对于有严重的、危及生命的心律失常,药物治疗不能控制,LVEF＜30%,伴轻至中度心力衰竭症状、预期临床预后尚好的患者可选择ICD预防猝死。

(六)其他治疗

中药黄芪、生脉散和牛磺酸等具有一定的抗病毒、调节免疫、改善心功能作用,可作为辅助治疗手段。此外,还可考虑左心机械辅助循环、左心室成形术、心脏移植。

五、护理评估

(一)病史评估

详细询问患者起病情况,了解有无感染,过度劳累、情绪激动等诱因;了解患者心律失常的类型,评估发生栓塞和猝死的风险;了解患者既往健康状况,评估有无其他心血管疾病,如冠心病、风湿性心脏瓣膜病等。

(二)身体状况

观察生命体征及意识状况,注意监测心律、心率、血压等变化。心脏扩大:听诊时常可闻及第三或第四心音,心率快时呈奔马律。肥厚性心肌病患者评估有无头晕、黑矇、心悸、胸痛、劳力性呼吸困难,了解肥厚梗阻情况评估猝死的风险。

(三)心理-社会状况评估

了解患者有无情绪低落、消沉、烦躁、焦虑、恐惧、绝望等心理;患者反复发作心力衰竭,经常住院治疗,了解患者亲属的心理压力和经济负担。

六、护理诊断

(一)心输出血量减少

心输出血量减少与心功能不全有关。

(二)气体交换受损

气体交换受损与充血性心力衰竭、肺水肿有关。

(三)焦虑

焦虑与病程长、疗效差、病情逐渐加重有关。

(四)潜在并发症

栓塞。

七、护理目标

(1)能维持良好的气体交换状态,活动后呼吸困难减轻或消失。

(2)胸痛减轻或消失。

(3)活动耐力逐渐增加。

(4)情绪稳定,焦虑程度减轻或消失。

八、护理措施

(一)一般护理

急性期保证患者充足睡眠、休息,限制探视,促进躯体和心理恢复。随着病情好转,逐渐增加活动量,尽量满足生活需要。给予清淡、营养、易消化、低盐饮食。防止辛辣、刺激性食物和饮料摄入,戒烟、戒酒。

(二)病情观察

监测血压及血流动力学参数变化,注意有无咳嗽加剧,气促明显等心力衰竭发作先兆,以及心排血量降低的早期表现,应随时观察有无偏瘫、失语、血尿、胸痛、咯血等症状,如有异常,马上报告医师,及时做出处理。

(三)对症护理

气促时需吸氧,保持鼻导管通畅。抬高床头 30°～60°,采用半坐位或端坐位利于呼吸。指导患者有效呼吸技巧,如腹式呼吸等。

(四)用药护理

遵医嘱给予洋地黄药物,药量要准确,密切观察有无洋地黄药物毒性反应;控制输液量及静脉输液速度,记录出水量;使用抗心律失常药时,要加强巡视,观察生命体征,必要时给予心电监护。

(五)心理护理

患者出现呼吸困难、胸闷不适时,守护在患者身旁,给予安全感;耐心解答患者提出的问题,进行健康教育;与患者和家属建立融洽关系,避免精神刺激,护理操作细致、耐心;尽量减少外界压力刺激、创造轻松和谐的气氛。

(六)健康宣教

1.指导患者合理安排休息与活动

应限制活动,督促其卧床休息。因休息可使轻度心力衰竭缓解,重度心力衰竭减轻。待心力衰竭控制后,仍需限制患者的活动量,使心脏大小恢复至正常。

2.合理饮食

宜低盐、高维生素及增加纤维食物饮食,少量多餐,避免高热量及刺激性食物。防止因饮食不当造成水、钠潴留,心肌耗氧量、便秘等,导致心脏负荷增加。

3.避免诱因

向患者及家属讲解预防感染的知识，如定时开窗通风，洗手；因避免劳累、乙醇中毒及其他毒素对心肌的损害。

4.坚持药物治疗

注意洋地黄素和抗心律失常等药物的毒性反应，并定期复查，以便随时调整药物剂量。

5.密切观察病情变化

如症状加重时应立即就医。

九、护理评价

(1)活动后呼吸困难症状有无减轻或消失。

(2)心前区疼痛发作的次数是否减少或已消失。发作时疼痛程度是否减轻。

(3)乏力和活动后心悸、气促症状有无减轻或消失，心律和心率是否恢复正常。

(4)情绪是否稳定，烦躁不安或悲伤失望心理是否减轻。

(梁　丽)

第四节　先天性心脏病

先天性心脏病简称“先心病”，是胎儿时期心脏血管发育异常而致的畸形，是小儿时期最常见的心脏病。根据左右心腔或大血管间有无直接分流和临床有无青紫，可将先心病分为三大类：①左向右分流型(潜伏青紫型)，常见有室间隔缺损、房间隔缺损、动脉导管未闭。②右向左分流型(青紫型)，常见有法洛四联症和大动脉错位。③无分流型(无青紫型)，常见有主动脉缩窄和肺动脉狭窄。

小儿先天性心脏病中最常见的是室间隔缺损、房间隔缺损、动脉导管未闭、肺动脉狭窄、法洛四联症和大动脉错位。

一、临床特点

(一)室间隔缺损

室间隔缺损为小儿最常见的先天性心脏病，缺损可单独存在，亦可为其他畸形的一部分。按缺损部位可分为室上嵴上方、室上嵴下方、三尖瓣后方、室间隔肌部四种类型。临床症状与缺损大小及肺血管阻力有关。大型VSD(缺损1～3 cm者)可继发肺动脉高压，当肺动脉压超过主动脉压时，造成右向左分流而产生发绀，称为艾森曼格(Eisenmenger)综合征。

1.症状

小型室间隔缺损可无症状；中型室间隔缺损易患呼吸道感染，或在剧烈运动时发生呼吸急促，生长发育多为正常，偶有心力衰竭；大型室间隔缺损在婴幼儿时期由于缺损较大，左向右分流量多超过肺循环量的50%，使体循环内血量显著减少，而肺循环内明显充血，可于生后1～3个月即发生充血性心力衰竭，平时反复呼吸道感染、肺炎、哭声嘶哑、喂养困难、乏力、多汗等，并有生长发育迟缓。

2.体征

心前区隆起；胸骨左缘3～4肋间可闻及Ⅲ～Ⅳ/6级全收缩期杂音，在心前区广泛传导；肺动脉第二心音显著增强或亢进。

3.辅助检查

(1)X线检查：肺充血，心脏左室或左右室大；肺动脉段突出，主动脉结缩小。

(2)心电图：小型室间隔缺损，心电图多数正常；中等大小室间隔缺损示左心室增大或左右心室增大；大型室间隔缺损或有肺动脉高压时，心电图示左右心室增大。

(3)超声心动图：室间隔回声中断征象，左右心室增大。

(二)房间隔缺损

房间隔缺损按病理解剖分为继发孔(第二孔)缺损和原发孔(第一孔)缺损，以继发孔缺损为多见。继发孔缺损为较常见的先天性心脏病之一，以女性较多见，缺损位于房间隔中部卵圆窝处，血流动力学特点为右心室舒张期负荷过重。原发孔缺损位于房间隔下端，是心内膜垫发育障碍未能与第一房间隔融合，常合并二尖瓣裂缺。

1.症状

在初生后及婴儿期大多无症状，偶有暂时性青紫。年龄稍大，症状渐渐明显，患儿发育迟缓，体格瘦小，易反复呼吸道感染，活动耐力减低，有劳累后气促、咳嗽等症状。左胸部常隆起，一般无青紫或杵状指(趾)。

2.体征

胸骨左缘第2～3肋间闻及柔和的喷射性收缩期杂音，肺动脉瓣区第二心音可增强或亢进、固定分裂。

3.辅助检查

(1)X线检查：右心房、右心室扩大，主动脉结缩小，肺动脉段突出，肺血管纹理增多，肺门舞蹈。

(2)心电图：电轴右偏，完全性或不完全性右束支传导阻滞，右心房、右心室增大；原发孔ASD常见电轴左偏及心室肥大。

(3)超声心动图：右心房右心室增大，右心室流出道增宽，室间隔与左心室后壁呈同向运动。二维切面可显示房间隔缺损的位置及大小。

(三)动脉导管未闭

动脉导管未闭是临床较常见的先天性心脏病，女性多于男性。开放的动脉导管位于肺总动脉分叉与主动脉之间，有管型、漏斗型和窗型，以漏斗型为多见。

1.症状

导管较细时，临床无症状。导管较粗时临床表现为反复呼吸道感染、肺炎，发育迟缓，早期即可发生心力衰竭。重症病例常有呼吸急促、心悸。临床无青紫，但若合并肺动脉高压，即出现青紫。

2.体征

胸骨左缘第2肋间可闻及粗糙、响亮、机器样的连续性杂音，向心前区、颈部及左肩部传导，肺动脉第二音亢进。脉压增宽，出现股动脉枪击音、毛细血管搏动和水冲脉。

3.辅助检查

(1)X线检查：分流量小者，心影正常；分流量大者，多见左心房、左心室增大，主动脉结增宽，可有漏斗征，肺动脉段突出，肺血增多，重症病例左右心室均肥大。

(2)心电图：左心房、左心室增大或双心室肥大。

(3)超声心动图：左心房、左心室大，肺动脉与降主动脉之间有交通。

(四)法洛四联症

法洛四联症是临床上最常见的发绀型先天性心脏病，病变包括肺动脉狭窄、室间隔缺损、主动脉骑跨及右心室肥大，其中肺动脉狭窄程度是决定病情严重程度的主要因素。主动脉骑跨及室间隔缺损存在使体循环血液中混有静脉血，临床上出现发绀与缺氧，并代偿性引起红细胞增多现象。

1.症状

发绀是主要症状，它出现的时间早、晚和程度与肺动脉狭窄程度有关，多见于毛细血管丰富的浅表部位，如唇、指(趾)甲床、球结膜等。患儿活动后有气促、易疲劳、蹲踞等；并常有缺氧发作，表现为呼吸加快、加深，烦躁不安，发绀加重，持续数分钟至数小时，严重者可表现为神志不清，惊厥或偏瘫，死亡。发作多在清晨、哭闹、吸乳或用力后诱发，发绀严重者常有鼻出血和咯血。

2.体征

生长发育落后，全身发绀，眼结膜充血，杵状指(趾)；多有行走不远自动蹲踞姿势或膝胸位。胸骨左缘第2～4肋间闻及粗糙收缩期杂音；肺动脉第二心音减弱。

3.辅助检查

(1)X线检查：心影呈靴形，上纵隔增宽，肺动脉段凹陷，心尖上翘，肺纹理减少，右心房、右心室肥厚。

(2)心电图：电轴右偏，右心房、右心室肥大。

(3)超声心动图：显示主动脉骑跨及室间隔缺损，右心室流出道、肺动脉狭窄，右心室内径增大，左心室内径缩小。

(4)血常规：血红细胞增多，一般在$(5.0\sim9.0)\times10^{12}/L$，血红蛋白170～200 g/L，红细胞容积60%～80%。当有相对性贫血时，血红蛋白低于150 g/L。

二、护理评估

(一)健康史

了解母亲妊娠史，在孕期最初3个月内有无病毒感染、放射线接触和服用过影响胎儿发育的药物，孕母是否有代谢性疾病。患儿出生有无缺氧、心脏杂音，出生后各阶段的生长发育状况。是否有下列常见表现：喂养困难，哭声嘶哑，易气促、咳嗽，青紫，蹲踞现象，突发性晕厥。

(二)症状、体征

评估患儿的一般情况，生长发育是否正常，皮肤发绀程度，有无气急、缺氧、杵状指(趾)，有无哭声嘶哑，有无蹲踞现象，胸廓有无畸形。听诊心脏杂音位置、性质、程度，尤其要注意肺动脉第二心音的变化。评估有无肺部啰音及心力衰竭的表现。

(三)社会、心理

评估家长对疾病的认知程度和对治疗的信心。

(四)辅助检查

了解并分析X线、心电图、超声心动图、血液等检查结果。较复杂的畸形者还应了解心导管检查和心血管造影的结果。

三、常见护理问题

(一)活动无耐力

与氧的供需失调有关。

(二)有感染的危险

与机体免疫力低下有关。

(三)营养失调

低于机体需要量,与缺氧使胃肠功能障碍、喂养困难有关。

(四)焦虑

与疾病严重,花费大,预后难以估计有关。

(五)合作性问题

脑血栓、脑脓肿、心力衰竭、感染性心内膜炎、晕厥。

四、护理措施

(1)休息:制定适合患儿活动的生活制度,轻症无症状者与正常儿童一样生活,但要避免剧烈活动;有症状患儿应限制活动,避免情绪激动和剧烈哭闹;重症患儿应卧床休息,给予妥善的生活照顾。

(2)饮食护理:给予高蛋白、高热量、高维生素饮食,适当限制食盐摄入,并给予适量的蔬菜类粗纤维食品,以保证大便通畅。重症患儿喂养困难,应有耐心,少量多餐,以免导致呛咳、气促、呼吸困难等,必要时从静脉补充营养。

(3)预防感染:病室空气清新,穿着衣服冷热要适中,防止受凉,应避免与感染性疾病患儿接触。

(4)注意心率、心律、呼吸、血压变化,必要时使用监护仪监测。

(5)防止法洛四联症:患儿因哭闹、进食、活动、排便等引起缺氧发作,一旦发生可立即置于胸膝卧位,吸氧,遵医嘱应用普萘洛尔、吗啡和纠正酸中毒。

(6)青紫型先天性心脏病患儿由于血液黏稠度高,暑天、发热、吐泻时体液量减少,加重血液浓缩,易形成血栓,有造成重要器官栓塞的危险,因此应注意多饮水,必要时静脉输液。

(7)合并贫血者可加重缺氧,导致心力衰竭,须及时纠正。

(8)合并心力衰竭者按心力衰竭护理。

(9)做好心理护理关心患儿,建立良好护患关系,充分理解家长及患儿对检查、治疗、预后的期望心理,介绍疾病的有关知识、诊疗计划、检查过程、病室环境,消除恐惧心理。

(10)健康教育:①向家长讲述疾病的相关护理知识和各种检查的必要性,以取得配合。②指导患儿及家长掌握活动种类和强度。③告知家长如何观察病情变化,一旦发现异常(婴儿哭声无力,呕吐,不肯进食,手脚发软,皮肤出现花纹,较大患儿自诉头晕等),应立即呼叫。④向患儿及家长讲述重要药物如地高辛的作用及注意事项。

五、出院指导

(1)饮食宜高营养、易消化,少量多餐。人工喂养儿用柔软的奶头孔稍大的奶嘴,每次喂奶时间不宜过长。

(2)休息根据耐受力确立适宜的活动,以不出现乏力、气短为度,重者应卧床休息。

(3)避免感染居室空气新鲜,经常通风,不去公共场所、人群集中的地方。注意气候变化及时添减衣服,预防感冒。按时预防接种。

(4)发热、出汗时要给足水分,呕吐、腹泻时应到医院就诊补液,以免血液黏稠而发生脑血栓。

(5)保证休息,避免哭闹,减少外界刺激以预防晕厥的发生。当患儿在吃奶、哭闹或活动后出现气急、青紫加重或年长儿诉头痛、头晕时应立即将患儿取胸膝卧位并送医院。

(梁　丽)

第七章

呼吸内科护理

第一节　急性上呼吸道感染

一、概述

(一)疾病概述

急性上呼吸道感染简称上感，为外鼻孔至环状软骨下缘包括鼻腔、咽或喉部急性炎症的概称，主要病原体是病毒，少数是细菌，免疫功能低下者易感。本病通常病情较轻、病程短、可自愈，预后良好。但由于发病率高，不仅影响工作和生活，有时还可伴有严重并发症，并具有一定的传染性，应积极防治。

本病多发于冬春季节，多为散发，且可在气候突变时小规模流行，主要通过患者喷嚏和含有病毒的飞沫经空气传播，或经污染的手和用具接触传播。可引起上感的病原体大多为自然界中广泛存在的多种类型病毒，同时健康人群也可携带，且人体对其感染后产生的免疫力较弱、短暂，病毒间也无交叉免疫，故可反复发病。

(二)相关病理生理

组织学上可无明显病理改变，亦可出现上皮细胞的破坏。本病可有炎症因子参与发病，使上呼吸道黏膜血管充血和分泌物增多，伴单核细胞浸润，浆液性及黏液性炎性渗出。继发细菌感染者可有中性粒细胞浸润及脓性分泌物。

(三)急性上呼吸道感染的病因与诱因

1.基本病因

急性上感有70%～80%由病毒引起，包括鼻病毒、冠状病毒、腺病毒、流感和副流感病毒，以及呼吸道合胞病毒、埃可病毒和柯萨奇病毒等。另有20%～30%的上感为细菌引起，可单纯发生或继发于病毒感染之后发生，以口腔定植菌溶血性链球菌为多见，其次为流感嗜血杆菌、肺炎链球菌和葡萄球菌等，偶见革兰氏阴性杆菌。

2.常见诱因

淋雨、受凉、气候突变、过度劳累等可降低呼吸道局部防御功能，致使原存的病毒或细菌迅速繁殖，或者直接接触含有病原体的患者喷嚏、空气、污染的手和用具诱发本病。老幼体弱，免疫功能低下或有慢性呼吸道疾病如鼻窦炎、扁桃体炎者更易发病。

（四）临床表现

临床表现有以下几种类型。

1.普通感冒

普通感冒俗称“伤风”，又称急性鼻炎或上呼吸道卡他，为病毒感染引起。其起病较急，主要表现为鼻部症状，如喷嚏、鼻塞、流清水样鼻涕，也可表现为咳嗽、咽干、咽痒或烧灼感甚至鼻后滴漏感。咽干、咳嗽和鼻后滴漏与病毒诱发的炎症介质导致的上呼吸道传入神经高敏状态有关。2天后鼻涕变稠，可伴咽痛、头痛、流泪、味觉迟钝、呼吸不畅、声嘶等，有时由于咽鼓管炎致听力减退，严重者有发热、轻度畏寒和头痛等。体检可见鼻腔黏膜充血、水肿、有分泌物，咽部可为轻度充血。一般经5～7天痊愈，伴并发症者可致病程迁延。

2.急性病毒性咽炎和喉炎

急性病毒性咽炎和喉炎由鼻病毒、腺病毒、流感病毒、副流感病毒及肠病毒、呼吸道合胞病毒等引起，临床表现为咽痒和灼热感，咽痛不明显，咳嗽少见。急性喉炎多为流感病毒、副流感病毒及腺病毒等引起，临床表现为明显声嘶、讲话困难，可有发热、咽痛或咳嗽，咳嗽时咽喉疼痛加重。体检可见喉部充血、水肿，局部淋巴结轻度肿大和触痛，有时可闻及喉部的喘息声。

3.急性疱疹性咽峡炎

急性疱疹性咽峡炎多由柯萨奇病毒A引起，表现为明显咽痛、发热，病程约为一周。查体可见咽部充血，软腭、腭垂、咽及扁桃体表面有灰白色疱疹及浅表溃疡，周围伴红晕。其多发于夏季，多见于儿童，偶见于成人。

4.急性咽结膜炎

急性咽结膜炎主要由腺病毒、柯萨奇病毒等引起，表现为发热、咽痛、畏光、流泪、咽及结膜明显充血。病程4～6天，多发于夏季，由游泳传播，儿童多见。

5.急性咽扁桃体炎

病原体多为溶血性链球菌，其次为流感嗜血杆菌、肺炎链球菌、葡萄球菌等引起。其起病急，咽痛明显，伴发热、畏寒，体温可达39 ℃以上。查体可发现咽部明显充血，扁桃体肿大、充血，表面有黄色脓性分泌物，有时伴有颌下淋巴结肿大、压痛，而肺部查体无异常体征。

（五）辅助检查

1.血液学检查

因多为病毒性感染，白细胞计数常正常或偏低，伴淋巴细胞比例升高。细菌感染者可有白细胞计数与中性粒细胞数增多和核左移现象。

2.病原学检查

因病毒类型繁多，且明确类型对治疗无明显帮助，一般无须明确病原学检查，需要时可用免疫荧光法、酶联免疫吸附法、血清学诊断或病毒分离鉴定等方法确定病毒的类型。细菌培养可判断细菌类型并做药敏试验以指导临床用药。

（六）主要治疗原则

由于目前尚无特效抗病毒药物，以对症处理为主，同时戒烟、注意休息、多饮水、保持室内空气流通和防治继发细菌感染。对有急性咳嗽、鼻后滴漏和咽干症状的患者应给予伪麻黄碱治疗以减轻鼻部充血，也可局部滴鼻应用，必要时适当加用解热镇痛类药物。

(七)药物治疗

1.抗菌药物治疗

目前已明确普通感冒无须使用抗菌药物。除非有白细胞计数升高、咽部脓苔、咯黄痰和流鼻涕等细菌感染证据,根据当地流行病学史和经验用药,可选口服青霉素、第一代头孢菌素、大环内酯类或喹诺酮类。

2.抗病毒药物治疗

由于目前有滥用造成流感病毒耐药现象,所以如无发热,免疫功能正常,发病超过 2 天一般无须应用。对于免疫缺陷患者,可早期常规使用。利巴韦林和奥司他韦有较广的抗病毒谱,对流感病毒、副流感病毒和呼吸道合胞病毒等有较强的抑制作用,可缩短病程。

二、护理评估

(一)病因评估

主要评估患者健康史和发病史,是否有受凉感冒史。对流行性感冒者,应详细询问患者及家属的流行病史,以有效控制疾病进展。

(二)一般评估

1.生命体征

患者体温可正常或发热,有无呼吸频率加快或节律异常。

2.患者主诉

有无鼻塞、流涕、咽干、咽痒、咽痛、畏寒、发热、咳嗽、咳痰、声嘶、畏光、流泪、眼痛等症状。

3.相关记录

体温,痰液颜色、性状和量等记录结果。

(三)身体评估

1.视诊

咽喉部有无充血;鼻腔黏膜有无充血、水肿及分泌物情况;扁桃体有无充血、肿大(肿大扁桃体的分度),有无黄色脓性分泌物;眼结膜有无充血等情况。

2.触诊

有无颌下、耳后等头颈部部位浅表淋巴结肿大,肿大淋巴结有无触痛。

3.听诊

有无异常呼吸音,双肺有无干、湿性啰音。

(四)心理-社会评估

患者在疾病治疗过程中的心理反应与需求,家庭及社会支持情况,引导患者正确配合疾病的治疗与护理。

(五)辅助检查结果评估

1.血常规检查

有无白细胞计数降低或升高,有无淋巴细胞比值升高,有无中性粒细胞增多及核左移等。

2.胸部 X 线检查

有无肺纹理增粗、炎性浸润影等。

3.痰培养

有无细菌生长,药敏试验结果如何。

(六)治疗常用药效果的评估

对于呼吸道病毒感染,尚无特异的治疗药物。本病一般以对症处理为主,辅以中医治疗,并防治继发细菌感染。

三、主要护理诊断/问题

(一)舒适受损

鼻塞、流涕、咽痛、头痛与病毒、细菌感染有关。

(二)体温过高

体温过高与病毒、细菌感染有关。

四、护理措施

(一)病情观察

观察生命体征及主要症状,尤其是体温、咽痛、咳嗽等的变化。高热者联合使用物理降温与药物降温,并及时更换汗湿衣物。

(二)环境与休息

保持室内温、湿度适宜和空气流通,症状轻者应适当休息,病情重者或年老者卧床休息为主。

(三)饮食

选择清淡、富含维生素、易消化的食物,并保证足够热量。发热者应适当增加饮水量。

(四)口腔护理

进食后漱口或按时给予口腔护理,防止口腔感染。

(五)防止交叉感染

注意隔离患者,减少探视,以避免交叉感染。指导患者咳嗽时应避免对着他人。患者使用过的餐具、痰盂等用品应按规定及时消毒。

(六)用药护理

遵医嘱用药且注意观察药物的不良反应。为减轻马来酸氯苯那敏或苯海拉明等抗过敏药的头晕、嗜睡等不良反应,宜指导患者在临睡前服用,并告知驾驶员和高空作业者应避免使用。

(七)健康教育

1.疾病预防指导

生活规律、劳逸结合、坚持规律且适当的体育运动,以增强体质,提高抗寒能力和机体的抵抗力。保持室内空气流通,避免受凉、过度疲劳等感染的诱发因素。在高发季节少去人群密集的公共场所。

2.疾病知识指导

指导患者采取适当的措施避免疾病传播,防止交叉感染。患病期间注意休息,多饮水并遵医嘱用药。

3.预防感染的措施

注意保暖,防止受凉,尤其是要避免呼吸道感染。

4.就诊的指标

告诉患者如果出现下列情况应及时到医院就诊。

(1)经药物治疗症状不缓解。

(2)出现耳鸣、耳痛、外耳道流脓等中耳炎症状。

(3)恢复期出现胸闷、心悸、眼睑水肿、腰酸或关节疼痛。

五、护理效果评估

(1)患者自觉症状好转(鼻塞、流涕、咽部不适感、发热、咳嗽、咳痰等症状减轻)。

(2)患者体温恢复正常。

(3)身体评估。①视诊:患者咽喉部充血减轻;鼻腔黏膜充血、水肿减轻情况;扁桃体无充血,肿大程度减轻,无脓性分泌物;眼结膜无充血等情况。②听诊:患者无异常呼吸音;双肺无干、湿性啰音。

(陈 婕)

第二节 急性气管-支气管炎

一、概述

(一)疾病概述

急性气管-支气管炎是由生物、物理、化学刺激或过敏等因素引起的急性气管-支气管黏膜炎症,多为散发,无流行倾向,年老体弱者易感。本病临床症状主要为咳嗽和咳痰,常发生于寒冷季节或气候突变时,也可由急性上呼吸道感染迁延不愈所致。

(二)相关病理生理

由病原体、吸入冷空气、粉尘、刺激性气体或因吸入致敏原引起气管-支气管急性炎症反应。其共同的病理表现为气管、支气管黏膜充血水肿,淋巴细胞和中性粒细胞浸润;同时可伴纤毛上皮细胞损伤,脱落;黏液腺体肥大增生。合并细菌感染时,分泌物呈脓性。

(三)急性气管-支气管炎的病因与诱因

病原体导致的感染是最主要病因,过度劳累、受凉、年老体弱是常见诱因。

1.病原体

病原体与上呼吸道感染类似。常见病毒为腺病毒、流感病毒(甲、乙)、冠状病毒、鼻病毒、单纯疱疹病毒、呼吸道合胞病毒和副流感病毒。常见细菌为流感嗜血杆菌、肺炎链球菌、卡他莫拉菌等,近年来衣原体和支原体感染明显增加,在病毒感染的基础上继发细菌感染亦较多见。

2.物理、化学因素

冷空气、粉尘、刺激性气体或烟雾(如二氧化硫、二氧化氮、氨气、氯气等)的吸入,均可刺激气管-支气管黏膜引起急性损伤和炎症反应。

3.变态反应

常见的吸入致敏原包括花粉、有机粉尘、真菌孢子、动物毛皮排泄物;或对细菌蛋白质的过敏,钩虫、蛔虫的幼虫在肺内的移行均可引起气管-支气管急性炎症反应。

(四)临床表现

临床主要表现为咳嗽咳痰。本病一般起病较急,通常全身症状较轻,可有发热。初为干咳或少量黏液痰，随后痰量增多，咳嗽加剧，偶伴血痰。咳嗽、咳痰可延续2～3周，如迁延不愈，可演变成慢性支气管炎。伴支气管痉挛时，可出现程度不等的胸闷气促。

(五)辅助检查

1.血液检查

病毒感染时，血常规检查白细胞计数多正常；细菌感染较重时，白细胞计数和中性粒细胞计数增高。血沉检查可有血沉快。

2.胸部X线检查

胸部X线检查多无异常或仅有肺纹理的增粗。

3.痰培养

细菌或支原体衣原体感染时，可明确病原体；药敏试验可指导临床用药。

(六)治疗要点

1.对症治疗

咳嗽无痰或少痰，可用右美沙芬、喷托维林(咳必清)镇咳。咳嗽有痰而不易咳出，可选用盐酸氨溴索、溴已新(必嗽平)，桃金娘油提取物化痰，也可雾化帮助祛痰。较为常用的为兼顾止咳和化痰的棕色合剂，也可选用中成药止咳祛痰。发生支气管痉挛时，可用平喘药如茶碱类、β_2受体激动剂等。发热可用解热镇痛药对症处理。

2.抗菌药物治疗

抗菌药物在有细菌感染证据时应及时使用，可以首选新大环内酯类、青霉素类，亦可选用头孢菌素类或喹诺酮类等药物。多数患者口服抗菌药物即可，症状较重者可经肌内注射或静脉滴注给药，少数患者需要根据病原体培养结果指导用药。

3.一般治疗

多休息，多饮水，避免劳累。

二、护理评估

(一)病因评估

主要评估患者健康史和发病史，近期是否有受凉、劳累，是否有粉尘过敏史，是否有吸入冷空气或刺激性气体史。

(二)一般评估

1.生命体征

患者体温可正常或发热，有无呼吸频率加快或节律异常。

2.患者主诉

有无发热、咳嗽、咳痰、喘息等症状。

3.相关记录

体温，痰液颜色、性状和量等情况。

(三)身体评估

听诊有无异常呼吸音；有无双肺呼吸音变粗，两肺可否闻及散在的干、湿性啰音，湿性啰音部位是否固定，咳嗽后湿性啰音是否减少或消失，有无闻及哮鸣音。

(四)心理-社会评估

患者在疾病治疗过程中的心理反应与需求，家庭及社会支持情况，引导患者正确配合疾病的

治疗与护理。

(五)辅助检查结果评估

1.血液检查

有无白细胞总数和中性粒细胞百分比升高,有无血沉加快。

2.胸部X线检查

有无肺纹理增粗。

3.痰培养

有无致病菌生长,药敏试验结果如何。

(六)治疗常用药效果的评估

1.应用抗生素的评估要点

(1)记录每次给药的时间与次数,评估有无按时、按量给药,是否足疗程。

(2)评估用药后患者发热、咳嗽、咳痰等症状有否缓解。

(3)评估用药后患者是否出现皮疹、呼吸困难等变态反应。

(4)评估用药后患者有无较明显的恶心、呕吐、腹泻等不良反应。

2.应用止咳祛痰剂效果的评估

(1)记录每次给药的时间与药量。

(2)评估用祛痰剂后患者痰液是否变稀,是否较易咳出。

(3)评估用止咳药后,患者咳嗽频繁是否减轻,夜间睡眠是否改善。

3.应用平喘药后效果的评估

(1)记录每次给药的时间与量。

(2)评估用药后,患者呼吸困难是否减轻,听诊哮鸣音有否消失。

(3)如应用氨茶碱时间较长,需评估有无茶碱中毒表现。

三、主要护理诊断/问题

(一)清理呼吸道无效

清理呼吸道无效与呼吸道感染、痰液黏稠有关。

(二)气体交换受损

气体交换受损与过敏、炎症引起支气管痉挛有关。

四、护理措施

(一)病情观察

观察生命体征及主要症状,尤其咳嗽,痰液的颜色、性质、量等的变化;有无呼吸困难与喘息等表现;监测体温情况。

(二)休息与保暖

急性期应减少活动,增加休息时间,室内空气新鲜,保持适宜的温度和湿度。

(三)保证充足的水分及营养

鼓励患者多饮水,必要时由静脉补充。给予易消化营养丰富的饮食,发热期间进食流质或半流质食物为宜。

(四)保持口腔清洁

由于患者发热、咳嗽、痰多且黏稠,咳嗽剧烈时可引起呕吐,故要保持口腔卫生,以增加舒适感,增进食欲,促进毒素的排泄。

(五)发热护理

热度不高不需特殊处理,高热时要采取物理降温或药物降温措施。

(六)保持呼吸道通畅

观察呼吸道分泌物的性质及能否有效地咳出痰液,指导并鼓励患者有效咳嗽;若为细菌感染所致,按医嘱使用敏感的抗生素。若痰液黏稠,可采用超声雾化吸入或蒸气吸入稀释分泌物;对于咳嗽无力的患者,宜经常更换体位,拍背,使呼吸道分泌物易于排出,促进炎症消散。

(七)给氧与解痉平喘

有咳喘症状者可给予氧气吸入或按医嘱雾化吸入平喘解痉剂,严重者可口服。

(八)健康教育

1.疾病预防指导

预防急性上呼吸道感染的诱发因素。增强体质,可选择合适的体育活动,如健康操、打太极拳、跑步等,可进行耐寒训练,如冷水洗脸、冬泳等。

2.疾病知识指导

患病期间增加休息时间,避免劳累;饮食宜清淡、富含营养;按医嘱用药。

3.就诊指标

2 周后症状仍持续应及时就诊。

五、护理效果评估

(1)患者自觉症状好转(咳嗽咳痰、喘息、发热等症状减轻)。

(2)患者体温恢复正常。

(3)患者听诊时双肺有无闻及干、湿性啰音。

(陈　婕)

第三节　慢性支气管炎

慢性支气管炎是由于感染或非感染因素引起气管、支气管黏膜及其周围组织的慢性非特异性炎症。本病临床以咳嗽、咳痰或伴有喘息反复发作为特征,每年持续 3 个月以上,且连续 2 年以上。

一、病因和发病机制

慢性支气管炎的病因极为复杂,迄今尚有许多因素还不够明确,往往是多种因素长期相互作用的综合结果。

(一)感染

病毒、支原体和细菌感染是本病急性发作的主要原因。病毒感染以流感病毒、鼻病毒、腺病毒和呼吸道合胞病毒常见，细菌感染以肺炎链球菌、流感嗜血杆菌和卡他莫拉菌及葡萄球菌常见。

(二)大气污染

化学气体如氯气、二氧化氮、二氧化硫等刺激性烟雾，空气中的粉尘等均可刺激支气管黏膜，使呼吸道清除功能受损，为细菌入侵创造条件。

(三)吸烟

吸烟为本病发病的主要因素。吸烟时间的长短与吸烟量决定发病率的高低，吸烟者的患病率较不吸烟者高 2～8 倍。

(四)过敏因素

喘息型支气管患者多有过敏史。患者痰中嗜酸性粒细胞和组胺的含量及血中 IgE 明显高于正常。此类患者实际上应属慢性支气管炎合并哮喘。

(五)其他因素

气候变化，特别是寒冷空气对慢性支气管炎的病情加重有密切关系。自主神经功能失调，副交感神经功能亢进，老年人肾上腺皮质功能减退，慢性支气管炎的发病率增加。维生素 C、维生素 A 缺乏易患慢性支气管炎。

二、临床表现

(一)症状

患者常在寒冷季节发病，出现咳嗽、咳痰，尤以晨起显著，白天多于夜间。病毒感染痰液为白色黏液泡沫状，继发细菌感染，痰液转为黄色或黄绿色黏液脓性，偶可带血。慢性支气管炎反复发作后，支气管黏膜的迷走神经感受器反应性增高，副交感神经功能亢进，可出现过敏现象而发生喘息。

(二)体征

早期多无体征。急性发作期可有肺底部闻及干、湿性啰音。喘息型支气管炎在咳嗽或深吸气后可闻及哮鸣音，发作时，有广泛哮鸣音。

(三)并发症

(1)阻塞性肺气肿为慢性支气管炎最常见的并发症。

(2)支气管肺炎：慢性支气管炎蔓延至支气管周围肺组织中，患者表现为寒战、发热、咳嗽加剧、痰量增多且呈脓性；白细胞总数及中性粒细胞数增多；X 线胸片显示双下肺野有斑点状或小片阴影。

(3)支气管扩张症。

三、诊断

(一)辅助检查

1.血常规

白细胞总数及中性粒细胞数可升高。

2.胸部 X 线

单纯型慢性支气管炎，X 线片检查阴性或仅见双下肺纹理增多、增粗、模糊，呈条索状或网状。继发感染时为支气管周围炎症改变，表现为不规则斑点状阴影，重叠于肺纹理之上。

3.肺功能检查

早期病变多在小气道,常规肺功能检查多无异常。

(二)诊断要点

凡咳嗽、咳痰或伴有喘息,每年发作持续 3 个月,连续 2 年或 2 年以上者,并排除其他心、肺疾病(如肺结核、肺尘埃沉着病、支气管哮喘、支气管扩张症、肺癌、肺脓肿、心脏病、心功能不全等)、慢性鼻咽疾病后,即可诊断。如每年发病不足 3 个月,但有明确的客观检查依据(如胸部 X 线片、肺功能等)亦可诊断。

(三)鉴别诊断

1.支气管扩张

支气管扩张多于儿童或青年期发病,常继发于麻疹、肺炎或百日咳后,并有咳嗽、咳痰反复发作的病史,合并感染时痰量增多,并呈脓性或伴有发热,病程中常反复咯血,在肺下部周围可闻及不易消散的湿性啰音,晚期重症患者可出现杵状指(趾)。胸部 X 线上可见双肺下野纹理粗乱或呈卷发状。薄层高分辨 CT(HRCT)检查有助于确诊。

2.肺结核

活动性肺结核患者多有午后低热、消瘦、乏力、盗汗等中毒症状,咳嗽痰量不多,常有咯血。老年肺结核的中毒症状多不明显,常被慢性支气管炎的症状所掩盖而误诊。胸部 X 线上可发现结核病灶,部分患者痰结核菌检查可获阳性。

3.支气管哮喘

支气管哮喘常为特质性患者或有过敏性疾病家族史,多于幼年发病,一般无慢性咳嗽、咳痰史。哮喘多突然发作,且有季节性,血和痰中嗜酸性粒细胞常增多,治疗后可迅速缓解。发作时双肺布满哮鸣音,呼气延长,缓解后可消失,且无症状,但气道反应性仍增高。慢性支气管炎合并哮喘的患者,病史中咳嗽、咳痰多发生在喘息之前,迁延不愈较长时间后伴有喘息,且咳嗽、咳痰的症状多较喘息更为突出,平喘药物疗效不如哮喘等可资鉴别。

4.肺癌

肺癌多发生于 40 岁以上男性,并有多年吸烟史的患者,刺激性咳嗽常伴痰中带血和胸痛。X 线胸片检查肺部常有块影或反复发作的阻塞性肺炎。痰脱落细胞及支气管镜等检查,可明确诊断。

5.慢性肺间质纤维化

慢性肺间质纤维化多表现为慢性咳嗽,咳少量黏液性非脓性痰,进行性呼吸困难,双肺底可闻及爆裂音(Velcro 啰音),严重者发绀并有杵状指。X 线胸片见中下肺野及肺周边部纹理增多紊乱呈网状结构,其间见弥漫性细小斑点阴影。肺功能检查呈限制性通气功能障碍,弥散功能减低,动脉血氧分压(PaO_2)下降。肺活检是确诊的手段。

四、治疗

(一)急性发作期及慢性迁延期的治疗

治疗以控制感染、祛痰、镇咳为主,同时解痉平喘。

1.抗感染药物

及时、有效、足量,感染控制后及时停用,以免产生细菌耐药或二重感染。一般患者可按常见致病菌用药。可选用青霉素 G 80×10^4 单位肌内注射;复方磺胺甲噁唑,每次 2 片,2 次/天;阿莫西林 2～4 g/d,3～4 次口服;氨苄西林 2～4 g/d,分 4 次口服;头孢氨苄 2～4 g/d 或头孢拉定 1～2 g/d,分 4 次口服;头孢呋辛 2 g/d 或头孢克洛 0.5～1 g/d,分 2～3 次口服。亦可选择新一代大环内酯类抗生素,如罗红霉素,0.3 g/d,2 次口服。抗菌治疗疗程一般 7～10 天,反复感染病例可适当延长。严重感染时,可选用氨苄西林、环丙沙星、氧氟沙星、阿米卡星、奈替米星或头孢菌素类联合静脉滴注给药。

2.祛痰镇咳药

刺激性干咳者不宜单用镇咳药物,否则痰液不易咳出。可给盐酸溴环己胺醇 30 mg 或羧甲基半胱氨酸 500 mg,3 次/天,口服。乙酰半胱氨酸(富露施)及氯化铵甘草合剂均有一定的疗效,α-糜蛋白酶雾化吸入亦有消炎祛痰的作用。

3.解痉平喘

解痉平喘主要为解除支气管痉挛,利于痰液排出。常用药物为氨茶碱 0.1～0.2 g,8 次/小时口服;丙卡特罗50 mg,2 次/天;特布他林 2.5 mg,2～3 次/天。慢性支气管炎有可逆性气道阻塞者应常规应用支气管舒张剂,如异丙托溴铵(异丙阿托品)气雾剂、特布他林等吸入治疗。阵发性咳嗽常伴不同程度的支气管痉挛,应用支气管扩张药后可改善症状,并有利于痰液的排出。

(二)缓解期的治疗

缓解期治疗应以增强体质,提高机体抗病能力和预防发作为主。

(三)中药治疗

中药治疗采取扶正固本原则,按肺、脾、肾的虚实辨证施治。

五、护理措施

(一)常规护理

1.环境

保持室内空气新鲜、流通,安静,舒适,温湿度适宜。

2.休息

急性发作期应卧床休息,取半卧位。

3.给氧

持续低流量吸氧。

4.饮食

给予高热量、高蛋白、高维生素易消化饮食。

(二)专科护理

(1)解除气道阻塞,改善肺泡通气。及时清除痰液,神志清醒患者应鼓励咳嗽,痰稠不易咯出时,给予雾化吸入或雾化泵药物喷入,减少局部淤血水肿,以利痰液排出。危重体弱患者,定时更换体位,叩击背部,使痰易于咯出,餐前应给予胸部叩击或胸壁震荡。方法:患者取侧卧位,护士两手手指并拢,手背隆起,指关节微屈,自肺底由下向上,由外向内叩拍胸壁,震动气管,边拍边鼓励患者咳嗽,以促进痰液的排出,每侧肺叶叩击 3～5 分钟。对神志不清者,可进行机械吸痰,需注意无菌操作,抽吸压力要适当,动作轻柔,每次抽吸时间不超过 15 秒,以免加重缺氧。

(2)合理用氧,减轻呼吸困难。根据缺氧和二氧化碳潴留的程度不同,合理用氧,一般给予低流量、低浓度、持续吸氧,如病情需要提高氧浓度,应辅以呼吸兴奋剂刺激通气或使用呼吸机改善通气,吸氧后如呼吸困难缓解、呼吸频率减慢、节律正常、血压上升、心率减慢、心律正常、发绀减轻、皮肤转暖、神志转清、尿量增加等，表示氧疗有效。若呼吸过缓，意识障碍加深，需考虑二氧化碳潴留加重，必要时采取增加通气量措施。

（陈　婕）

第四节　支气管扩张

一、疾病概述

（一）概念和特点

支气管扩张是由于急、慢性呼吸道感染和支气管阻塞后，反复发生支气管炎症，致使支气管组织结构病理性破坏，引起的支气管异常和持久性扩张。临床上以慢性咳嗽、大量脓痰和（或）反复咯血为特征，患者多有童年麻疹、百日咳或支气管肺炎等病史。

（二）相关病理生理

支气管扩张的主要病因是支气管-肺组织感染和支气管阻塞，两者相互影响，促使支气管扩张的发生和发展。支气管扩张发生于有软骨的支气管近端分支，主要分为柱状、囊状和不规则扩张 3 种类型，腔内含有多量分泌物并容易积存。呼吸道相关疾病损伤气道清除机制和防御功能，使其清除分泌物的能力下降，易发生感染和炎症；细菌反复感染使气道内因充满包含炎性介质和病原菌的黏稠液体而逐渐扩大、形成瘢痕和扭曲；炎症可导致支气管壁血管增生，并伴有支气管动脉和肺动脉终末支的扩张和吻合，形成小血管瘤而易导致咯血。病变支气管反复炎症，使周围结缔组织和肺组织纤维化，最终引起肺的通气和换气功能障碍。继发于支气管肺组织感染病变的支气管扩张多见于下肺，尤以左下肺多见。继发于肺结核则多见于上肺叶。

（三）病因与诱因

1.支气管-肺组织感染

支气管扩张与扁桃体炎、鼻窦炎、百日咳、麻疹、支气管肺炎、肺结核等呼吸道感染密切相关，引起感染的常见病原体为铜绿假单胞菌、流感嗜血杆菌、卡他莫拉菌、肺炎克雷伯菌、金黄色葡萄球菌、非结核分枝杆菌、腺病毒和流感病毒等。婴幼儿期支气管-肺组织感染是支气管扩张最常见的病因。

2.支气管阻塞

异物、肿瘤、外源性压迫等可使支气管阻塞导致肺不张，胸腔负压直接牵拉支气管管壁导致支气管扩张。

3.支气管先天性发育缺损与遗传因素

支气管先天性发育缺损与遗传因素也可形成支气管扩张，可能与软骨发育不全或弹性纤维不足导致局部管壁薄弱或弹性较差有关。部分遗传性 α-抗胰蛋白酶缺乏者也可伴有支气管扩张。

4.其他全身性疾病

支气管扩张可能与机体免疫功能失调有关，目前已发现类风湿关节炎、溃疡性结肠炎、克罗恩病、系统性红斑狼疮等疾病可同时伴有支气管扩张。

 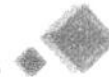

(四)临床表现

1.症状

(1)慢性咳嗽、大量脓痰:咳嗽多为阵发性,与体位改变有关,晨起及晚上临睡时咳嗽和咳痰尤多。严重程度可用痰量估计,轻度每天少于 10 mL,中度每天 10～150 mL,重度每天多于 150 mL。感染急性发作时,黄绿色脓痰量每天可达数百毫升,将痰液放置后可出现分层的特征,即上层为泡沫,下悬脓性成分;中层为混浊黏液;下层为坏死组织沉淀物。合并厌氧菌感染时,痰和呼气具有臭味。

(2)咯血:反复咯血为本病的特点,可为痰中带血或大量咯血。少量咯血为每天少于 100 mL,中量咯血为每天 100～500 mL,大量咯血为每天多于 500 mL 或一次咯血量多于 300 mL。咯血量有时与病情严重程度、病变范围不一致。部分病变发生在上叶的"干性支气管扩张"患者以反复咯血为唯一症状。

(3)反复肺部感染:由于扩张的支气管清除分泌物的功能丧失,引流差,易反复发生感染,其特点是同一肺段反复发生肺炎并迁延不愈。

(4)慢性感染中毒症状:可出现发热、乏力、食欲减退、消瘦、贫血等症状,儿童可影响发育。

2.体征

早期或病变轻者无异常肺部体征,病变严重或继发感染时,可在病变部位尤其下肺部闻及固定而持久的局限性粗湿性啰音,有时可闻及哮鸣音,部分患者伴有杵状指(趾)。

(五)辅助检查

1.影像学检查

(1)胸部 X 线检查:囊状支气管扩张的气道表现为显著的囊腔,腔内可存在气液平面,纵切面可显示"双轨征",横切面显示"环形阴影",并可见气道壁增厚。

(2)胸部 CT 检查:可在横断面上清楚地显示扩张的支气管。高分辨 CT 进一步提高了诊断敏感性,成为支气管扩张症的主要诊断方法。

2.纤维支气管镜检查

纤维支气管镜检查有助于发现患者的出血部位或阻塞原因。还可局部灌洗,取灌洗液做细菌学和细胞学检查。

(六)治疗原则

保持引流通畅,处理咯血,控制感染,必要时手术治疗。

1.保持引流通畅、改善气流受限

清除气道分泌物保持气道通畅能减少继发感染和减轻全身中毒症状,如应用祛痰药物(盐酸氨溴索、溴己新、α-糜蛋白酶等)稀释痰液,痰液黏稠时可加用雾化吸入。应用振动、拍背、体位引流等方法促进气道分泌物的清除。应用支气管舒张剂可改善气流受限,伴有气道高反应及可逆性气流受限的患者疗效明显。如体位引流排痰效果不理想,可用纤维支气管镜吸痰法以保持呼吸道通畅。

2.控制感染

控制感染是急性感染期的主要治疗措施。应根据症状、体征、痰液性状,必要时根据痰培养及药敏试验选择有效的抗生素。常用阿莫西林、头孢类抗生素、氨基糖苷类等药物,重症患者尤其是铜绿假单胞菌感染者,常需第三代头孢菌素加氨基糖苷类药联合静脉用药。如有厌氧菌混合感染,加用甲硝唑或替硝唑等。

3.外科治疗

保守治疗不能缓解的反复大咯血且病变局限者,可考虑手术治疗。经充分的内科治疗后仍反复发作且病变为局限性支气管扩张,可通过外科手术切除病变组织。

二、护理评估

(一)一般评估

1.患者的主诉

有无胸闷、气促、心悸、疲倦、乏力等症状。

2.生命体征

严密观察呼吸的频率、节律、深浅和音响,患者呼吸可正常或增快,感染严重时或合并咯血可伴随不同程度的呼吸困难和发绀。患者体温正常或偏高,感染严重时可为高热。

3.咳嗽咳痰情况

观察咳嗽咳痰的发作时间、频率、持续时间、伴随的症状和影响因素等,患者反复继发肺部感染,支气管引流不畅,痰不易咳出时可导致咳嗽加剧,大量脓痰咳出后,患者感觉轻松,体温下降,精神改善。重点观察痰液的量、颜色、性质、气味和与体位的关系,痰液静置后的分层现象,记录24小时痰液排出量。注意患者是否出现面色苍白、出冷汗、烦躁不安等出血的症状,观察咯血的颜色、性质及量。

4.其他

血气分析、血氧饱和度、体重、体位等记录结果。

(二)身体评估

1.头颈部

患者的意识状态,面部颜色(贫血),皮肤黏膜有无脱水、是否粗糙干燥,呼吸困难和缺氧的程度(有无气促、口唇有无发绀、血氧饱和度数值等)。

2.胸部

检查胸廓的弹性,有无胸廓的挤压痛,两肺呼吸运动是否一致。病变部位可闻及固定而持久的局限性粗湿性啰音或哮鸣音。

3.其他

患者有无杵状指(趾)。

(三)心理-社会评估

询问健康史、发病原因、病程进展时间以及以往所患疾病对支气管扩张的影响,评估患者对支气管扩张的认识;另外,患者常因慢性咳嗽、咳痰或痰量多、有异味等症状产生恐惧或焦虑的心理,并对疾病治疗缺乏治愈的自信。

(四)辅助检查阳性结果评估

血氧饱和度的数值,血气分析结果报告,胸部CT检查明确的病变部位。

(五)常用药物治疗效果的评估

抗生素使用后咳嗽咳痰症状有无减轻,原有增高的血白细胞计数有无回降至正常范围,核左移情况有无得到纠正。

三、主要护理诊断/问题

(一)清理呼吸道无效

清理呼吸道无效与大量脓痰滞留呼吸道有关。

(二)有窒息的危险

窒息与大咯血有关。

(三)营养失调

低于机体需要量与慢性感染导致机体消耗有关。

(四)焦虑

焦虑与疾病迁延、个体健康受到威胁有关。

(五)活动无耐力

活动无耐力与营养不良、贫血等有关。

四、护理措施

(一)环境

保持室内空气新鲜、无臭味,定期开窗换气使空气流通,维持适宜的温湿度,注意保暖。

(二)休息和活动

休息能减少肺活动度,避免因活动诱发咯血。小量咯血者以静卧休息为主,大量咯血患者应绝对卧床休息,尽量避免搬动。取患侧卧位,可减少患侧胸部的活动度,既防止病灶向健侧扩散,同时有利于健侧肺的通气功能。缓解期患者可适当进行户外活动,但要避免过度劳累。

(三)饮食护理

提供高热量、高蛋白质、富含维生素易消化的饮食,多进食含铁食物有利于纠正贫血,饮食中富含维生素 A、维生素 C、维生素 E 等(如新鲜蔬菜、水果),以提高支气管黏膜的抗病能力。大量咯血者应禁食,小量咯血者宜进少量温、凉流质饮食,避免冰冷食物诱发咳嗽或加重咯血,少食多餐。痰液稀释利于排痰,鼓励患者多饮水,每天 1 500～2 000 mL。指导患者在咳痰后及进食前后漱口,以祛除口臭,促进食欲。

(四)病情观察

严密观察病情,正确记录每天痰量及痰的性质,留好痰标本。有咯血者备好吸痰和吸氧设备。

(五)用药护理

遵医嘱使用抗生素、祛痰剂和支气管舒张剂,指导患者进行有效咳嗽,辅以叩背及时排出痰液。指导患者掌握药物的疗效、剂量、用法和不良反应。

(六)体位引流的护理

体位引流是利用重力作用促使呼吸道分泌物流入气管、支气管排出体外的方法,其效果与需引流部位所对应的体位有关。体位引流的护理措施如下。

(1)体位引流由康复科医师执行,引流前向患者说明体位引流的目的、操作过程和注意事项,消除顾虑取得合作。

(2)操作前测量生命体征,听诊肺部明确病变部位。引流前 15 分钟遵医嘱给予支气管舒张剂(有条件可使用雾化器或手按定量吸入器)。备好排痰用纸巾或一次性容器。

(3)根据病变部位、病情和患者经验选择合适体位(自觉有利于咳痰的体位)。引流体位的选择取决于分泌物潴留的部位和患者的耐受程度,原则上抬高病灶部位的位置,使引流支气管开口向下,有利于潴留的分泌物随重力作用流入支气管和气管排出。首先引流上叶,然后引流下叶后基底段。如果患者不能耐受,应及时调整姿势。头部外伤、胸部创伤、咯血、严重心血管疾病和病情状况不稳定者,不宜采用头低位进行体位引流。

(4)引流时鼓励患者做腹式深呼吸,辅以胸部叩击或震荡,指导患者进行有效咳嗽等措施,以提高引流效果。

(5)引流时间视病变部位、病情和患者身体状况而定,一般每天 1～3 次,每次 15～20 分钟。在空腹或饭前一个半小时前进行,早晨清醒后立即进行效果最好。咯血时不宜进行体位引流。

(6)引流过程应有护士或家人协助,注意观察患者反应,如出现咯血、面色苍白出冷汗、头晕、发绀、脉搏细弱、呼吸困难等情况,应立即停止引流。

(7)体位引流结束后,协助患者采取舒适体位休息,给予清水或漱口液漱口。记录痰液的性质、量及颜色,复查生命体征和肺部呼吸音及啰音的变化,评价体位引流的效果。

(七)窒息的抢救配合

(1)对大咯血及意识不清的患者,应在病床旁备好急救器械。

(2)一旦患者出现窒息征象,应立即取头低脚高 45°俯卧位,面向一侧,轻拍背部,迅速排出气道和口咽部的血块,或直接刺激咽部以咳出血块。嘱患者不要屏气,以免诱发喉头痉挛。必要时用吸痰管进行负压吸引,以解除呼吸道阻塞。

(3)给予高浓度吸氧,做好气管插管或气管切开的准备与配合工作。

(4)咯血后为患者漱口,擦净血迹,防止因口咽部异物刺激引起剧烈咳嗽而再次诱发咯血,及时清理患者咯出的血块及污染的衣物、被褥,安慰患者,以助于稳定情绪,增加安全感,避免因精神过度紧张而加重病情。对精神极度紧张、咳嗽剧烈的患者,可按医嘱给予小剂量镇静剂或镇咳剂。

(5)密切观察咯血的量、颜色、性质及出血的速度,观察生命体征及意识状态的变化,有无胸闷、气促、呼吸困难、发绀、面色苍白、出冷汗、烦躁不安等窒息征象,有无阻塞性肺不张、肺部感染及休克等并发症的表现。

(6)用药护理:①垂体后叶素可收缩小动脉,减少肺血流量,从而减轻咯血。但也能引起子宫、肠道平滑肌收缩和冠状动脉收缩,故冠心病、高血压患者及孕妇忌用。静脉滴注时速度勿过快,以免引起恶心、便意、心悸、面色苍白等不良反应。②年老体弱、肺功能不全者在应用镇静剂和镇咳药后,应注意观察呼吸中枢和咳嗽反射受抑制情况,以早期发现因呼吸抑制导致的呼吸衰竭和不能咯出血块而发生窒息。

(八)心理护理

护士应以亲切的态度多与患者交谈,讲明支气管扩张反复发作的原因和治疗进展,帮助患者树立战胜疾病的信心,解除焦虑不安心理。呼吸困难患者应根据其病情采用恰当的沟通方式,及时了解病情,安慰患者。

(九)健康教育

(1)预防感冒等呼吸道感染,吸烟患者戒烟。不要滥用抗生素和止咳药。

(2)疾病知识指导:帮助患者和家属正确认识和对待疾病,了解疾病的发生、发展与治疗、护理过程,与患者及家属共同制订长期防治计划。

(3)保健知识的宣教:学会自我监测病情,一旦发现症状加重,应及时就诊。指导掌握有效咳嗽、胸部叩击、雾化吸入及体位引流的排痰方法,长期坚持,以控制病情的发展。

(4)生活指导:讲明加强营养对机体康复的作用,使患者能主动摄取必需的营养素,以增加机体抗病能力。鼓励患者参加体育锻炼,建立良好的生活习惯,劳逸结合,消除紧张心理,防止病情进一步恶化。

(5)及时到医院就诊的指标:体温过高,痰量明显增加;出现胸闷、气促、呼吸困难、发绀、面色苍白、出冷汗、烦躁不安等症状;咯血。

五、护理效果评估

(1)呼吸道保持通畅,痰易咳出,痰量减少或消失,血氧饱和度、动脉血气分析值在正常范围。

(2)肺部湿性啰音或哮鸣音减轻或消失。

(3)患者体重增加,无并发症(咯血等)发生。

(陈　婕)

第五节　支气管哮喘

支气管哮喘是由多种细胞(如嗜酸性粒细胞、肥大细胞、T淋巴细胞、中性粒细胞等)和细胞组分参与的气道慢性炎症性疾病,这种慢性炎症与气道高反应性相关,通常出现广泛而多变的可逆性气流受限,并引起反复发作的喘息、气急、胸闷或咳嗽等症状,多数患者可自行缓解或经治疗缓解。

本病典型表现为发作性呼气性呼吸困难或发作性胸闷和咳嗽,伴哮鸣音,症状可在数分钟内发生,并持续数小时至数天,夜间及凌晨发作或加重是哮喘的重要临床特征。目前尚无特效的根治办法,糖皮质激素可以有效控制气道炎症,β_2肾上腺素受体激动剂是控制哮喘急性发作的首选药物。经过长期规范化治疗和管理,80%以上的患者可以达到哮喘的临床控制。

一、一般护理

(1)执行内科一般护理常规。

(2)室内环境舒适、安静、冷暖适宜。保持室内空气流通,避免患者接触变应原,如花草、尘螨、花露水、香水等,扫地和整理床单位时可请患者室外等候,或采取湿式清洁方法,避免尘埃飞扬。病室避免使用皮毛、羽绒或蚕丝织物等。

(3)卧位与休息:急性发作时协助患者取坐位或半卧位,以增加舒适度,利于膈肌的运动,缓解呼气性呼吸困难。端坐呼吸的患者为其提供床旁桌支撑,以减少体力消耗。

二、饮食护理

大约20%的成年患者和50%的患儿是因不适当饮食而诱发或加重哮喘,因此应给予患者营养丰富、清淡、易消化、无刺激的食物。若能找出与哮喘发作有关的食物,如鱼、虾、蟹、蛋类、牛奶等应避免食用。某些食物添加剂如酒石黄和亚硝酸盐可诱发哮喘发作,应引起注意。

三、用药护理

治疗哮喘的药物分为控制性药物和缓解性药物。控制性药物是指需要长期每天规律使用，主要用于治疗气道慢性炎症，达到哮喘临床控制目的；缓解性药物指按需使用的药物，能迅速解除支气管痉挛，从而缓解哮喘症状。哮喘发作时禁用吗啡和大量镇静剂，以免抑制呼吸。

（一）糖皮质激素

糖皮质激素简称激素，是目前控制哮喘最有效的药物。激素给药途径包括吸入、口服、静脉应用等。吸入性糖皮质激素由于其局部抗感染作用强、起效快、全身不良反应少（黏膜吸收、少量进入血液），是目前哮喘长期治疗的首选药物。常用药物有布地奈德、倍氯米松等，通常需规律吸入1～2周方能控制，吸药后嘱患者清水含漱口咽部，可减少不良反应的发生。长期吸入较大剂量激素者，应注意预防全身性不良反应。布地奈德雾化用混悬液制剂，经压缩空气泵雾化吸入，起效快，适用于轻、中度哮喘急性发作的治疗。吸入激素无效或需要短期加强治疗的患者可采用泼尼松和泼尼松龙等口服制剂，症状缓解后逐渐减量，然后停用或改用吸入剂。不主张长期口服激素用于维持哮喘控制的治疗。口服用药宜在饭后服用，以减少对胃肠道黏膜的刺激。重度或严重哮喘发作时应及早静脉给予激素，可选择琥珀酸氢化可的松或甲泼尼龙。无激素依赖倾向者，可在3～5天停药；有激素依赖倾向者应适当延长给药时间，症状缓解后逐渐减量，然后改口服或吸入剂维持。

（二）β_2肾上腺素受体激动剂

短效β_2肾上腺素受体激动剂为治疗哮喘急性发作的首选药物，有吸入、口服和静脉三种制剂，首选吸入给药。常用药物有沙丁胺醇和特布他林。吸入剂包括定量气雾剂、干粉剂和雾化溶液。短效β_2肾上腺素受体激动剂应按需间歇使用，不宜长期、单一大剂量使用，因为长期应用可引起β_2受体功能下降和气道反应性增高，出现耐药性。主要不良反应有心悸、骨骼肌震颤、低钾血症等。长效β_2肾上腺素受体激动剂与吸入性糖皮质激素（ICS）联合是目前最常用的哮喘控制性药物。常用的有布地奈德粉吸入剂、舒利迭（氟替卡松/沙美特罗干粉吸入剂）。

（三）茶碱类

茶碱类具有增强呼吸肌的力量及增强气道纤毛清除功能等，从而起到舒张支气管和气道抗感染作用，并具有强心、利尿、扩张冠状动脉、兴奋呼吸中枢等作用，是目前治疗哮喘的有效药物之一。氨茶碱和缓释茶碱是常用的口服制剂，尤其后者适用于夜间哮喘症状的控制。静脉给药主要用于重症和危重症哮喘。注射茶碱类药物应限制注射浓度，速度不超过0.25 mg/(kg·min)，以防不良反应发生。其主要不良反应包括恶心、呕吐、心律失常、血压下降及尿多，偶可兴奋呼吸中枢，严重者可引起抽搐乃至死亡。由于茶碱的“治疗窗”窄及茶碱代谢存在较大个体差异，有条件的应在用药期间监测其血药浓度。发热、妊娠、小儿或老年，患有肝、心、肾功能障碍及甲状腺功能亢进者尤须慎用。合用西咪替丁、喹诺酮类、大环内酯类药物等可影响茶碱代谢而使其排泄减慢，尤应观察其不良反应的发生。

（四）胆碱M受体拮抗剂

胆碱M受体拮抗剂分为短效（维持4～6小时）和长效（维持24小时）两种制剂。异丙托溴铵是常用的短效制剂，常与β_2受体激动剂联合雾化应用，代表药可比特（异丙托溴铵/沙丁胺醇），少数患者可有口苦或口干等不良反应。噻托溴铵是长效选择性M_1、M_2受体拮抗剂，目前主要用于哮喘合并慢性阻塞性肺疾病及慢性阻塞性肺疾病患者的长期治疗。

(五)白三烯拮抗剂

通过调节白三烯的生物活性而发挥抗感染作用,同时舒张支气管平滑肌,是目前除吸入性糖皮质激素外唯一可单独应用的哮喘控制性药物,尤其适用于阿司匹林哮喘、运动性哮喘和伴有过敏性鼻炎哮喘患者的治疗。常用药物为孟鲁司特和扎鲁司特,不良反应通常较轻微,主要是胃肠道症状,少数有皮疹、血管性水肿、转氨酶升高,停药后可恢复正常。

四、病情观察

(1)哮喘发作时,协助取舒适卧位,监测生命体征、呼吸频率、血氧饱和度等指标,观察患者喘息、气急、胸闷或咳嗽等症状,是否出现三凹征,辅助呼吸肌参与呼吸运动,语言沟通困难,大汗淋漓等中重度哮喘的表现。当患者不能讲话,嗜睡或意识模糊,胸腹矛盾运动,哮鸣音减弱甚至消失,脉率变慢或不规则,严重低氧血症和高碳酸血症时,需转入重症加强护理病房(重症监护室,ICU)行机械通气治疗。

(2)注意患者有无鼻咽痒、咳嗽、打喷嚏、流涕、胸闷等哮喘早期发作症状,对于夜间或凌晨反复发作的哮喘患者,应注意是否存在睡眠低氧表现,睡眠低氧可以诱发喘息、胸闷等症状。

五、健康指导

(1)对哮喘患者进行哮喘知识教育,寻找变应原,有效改变环境,避免诱发因素,要贯穿整个哮喘治疗全过程。

(2)指导患者定期复诊、检测肺功能,做好病情自我监测,掌握峰流速仪的使用方法,记哮喘日记。与医师、护士共同制订防止复发、保持长期稳定的方案。

(3)掌握正确吸入技术,如沙丁胺醇气雾剂、信必可都保(布地奈德/福莫特罗粉吸入剂)、舒利迭的使用方法,知晓药物的作用和不良反应的预防。

(4)帮助患者养成规律生活习惯,保持乐观情绪,避免精神紧张、剧烈运动、持续的喊叫等过度换气动作。

(5)熟悉哮喘发作的先兆表现,如打喷嚏、咳嗽、胸闷、喉结发痒等,学会在家中自行监测病情变化并进行评定,以及哮喘急性发作时进行简单的紧急自我处理方法,如吸入沙丁胺醇气雾剂1～2喷、布地奈德1～2吸,缓解喘憋症状,尽快到医院就诊。

(陈　婕)

第六节　肺　　炎

一、概述

(一)疾病概述

肺炎是指终末气道、肺泡和肺间质的炎症,可由病原微生物、理化因素、免疫损伤、过敏及药物所致。细菌性肺炎是最常见的肺炎,也是最常见的感染性疾病之一。在抗菌药物应用以前,细菌性肺炎对儿童及老年人的健康威胁极大,抗菌药物的出现及发展曾一度使肺炎病死率明显下降。但近年来，尽管应用强力的抗菌药物和有效的疫苗，肺炎总的病死率却不再降低，甚至有所上升。

(二)肺炎分类

肺炎可按解剖、病因或患病环境加以分类。

1.解剖分类

(1)大叶性(肺泡性)：肺炎病原体先在肺泡引起炎症，经肺泡间孔(Cohn 孔)向其他肺泡扩散，致使部分肺段或整个肺段、肺叶发生炎症改变。典型者表现为肺实质炎症，通常并不累及支气管。致病菌多为肺炎链球菌。X 线胸片显示肺叶或肺段的实变阴影。

(2)小叶性(支气管性)：肺炎病原体经支气管入侵，引起细支气管、终末细支气管及肺泡的炎症，常继发于其他疾病，如支气管炎、支气管扩张、上呼吸道病毒感染及长期卧床的危重患者。其病原体有肺炎链球菌、葡萄球菌、病毒、肺炎支原体及军团菌等。支气管腔内有分泌物，故常可闻及湿性啰音，无实变的体征。X 线显示为沿肺纹理分布的不规则斑片状阴影，边缘密度浅而模糊，无实变征象，肺下叶常受累。

(3)间质性肺炎：以肺间质为主的炎症，可由细菌、支原体、衣原体、病毒或肺孢子菌等引起。累及支气管壁及支气管周围，有肺泡壁增生及间质水肿，因病变仅在肺间质，故呼吸道症状较轻，异常体征较少。X 线通常表现为一侧或双侧肺下部的不规则条索状阴影，从肺门向外伸展，可呈网状，其间可有小片肺不张阴影。

2.病因分类

(1)细菌性肺炎：如肺炎链球菌、金黄色葡萄球菌、甲型溶血性链球菌、肺炎克雷伯菌、流感嗜血杆菌、铜绿假单胞菌肺炎等。

(2)非典型病原体所致肺炎：如军团菌、支原体和衣原体肺炎等。

(3)病毒性肺炎：如冠状病毒、腺病毒、呼吸道合胞病毒、流感病毒、麻疹病毒、巨细胞病毒、单纯疱疹病毒肺炎等。

(4)肺真菌病：如白念珠菌、曲霉菌、隐球菌、肺孢子菌肺炎等。

(5)其他病原体所致肺炎：如立克次体(如 Q 热立克次体)、弓形虫(如鼠弓形虫)、寄生虫(如肺包虫、肺吸虫、肺血吸虫)肺炎等。

(6)理化因素所致的肺炎：如放射性损伤引起的放射性肺炎，胃酸吸入引起的化学性肺炎，或对吸入或内源性脂类物质产生炎症反应的类脂性肺炎等。

3.患病环境分类

由于细菌学检查阳性率低，培养结果滞后，病因分类在临床上应用较为困难，目前多按肺炎的获得环境分成两类，有利于指导经验治疗。

(1)社区获得性肺炎是指在医院外罹患的感染性肺实质炎症，包括具有明确潜伏期的病原体感染而在入院后平均潜伏期内发病的肺炎。其临床诊断依据：①新近出现的咳嗽、咳痰或原有呼吸道疾病症状加重，并出现脓性痰，伴或不伴胸痛。②发热。③肺实变体征和(或)闻及湿性啰音。④白细胞$>10\times10^9$/L 或$<4\times10^9$/L，伴或不伴中性粒细胞核左移。⑤胸部 X 线检查显示片状、斑片状浸润性阴影或间质性改变，伴或不伴胸腔积液。以上①～④项中任何 1 项加第⑤项，除外非感染性疾病可做出诊断。CAP 常见病原体为肺炎链球菌、支原体、衣原体、流感嗜血杆菌和呼吸道病毒(甲、乙型流感病毒，腺病毒、呼吸合胞病毒和副流感病毒)等。

(2)医院获得性肺炎亦称医院内肺炎，是指患者入院时不存在，也不处于潜伏期，而于入院

48 小时后在医院(包括老年护理院、康复院等)内发生的肺炎。HAP 还包括呼吸机相关性肺炎和卫生保健相关性肺炎。其临床诊断依据是 X 线检查出现新的或进展的肺部浸润影加上下列三个临床征候中的两个或以上即可诊断为肺炎:①发热超过 38 ℃。②血白细胞计数增多或减少。③脓性气道分泌物。但 HAP 的临床表现、实验室和影像学检查特异性低,应注意与肺不张、心力衰竭和肺水肿、基础疾病肺侵犯、药物性肺损伤、肺栓塞和急性呼吸窘迫综合征等相鉴别。无感染高危因素患者的常见病原体依次为肺炎链球菌、流感嗜血杆菌、金黄色葡萄球菌、大肠埃希菌、肺炎克雷伯菌、不动杆菌属等;有感染高危因素患者为铜绿假单胞菌、肠杆菌属、肺炎克雷伯菌等,金黄色葡萄球菌的感染有明显增加的趋势。

(三)肺炎发病机制

正常的呼吸道免疫防御机制(支气管内黏液-纤毛运载系统、肺泡巨噬细胞等细胞防御的完整性)使气管隆凸以下的呼吸道保持无菌。是否发生肺炎取决于两个因素:病原体和宿主因素。如果病原体数量多,毒力强和(或)宿主呼吸道局部和全身免疫防御系统损害,即可发生肺炎。病原体可通过下列途径引起肺炎:①空气吸入;②血行播散;③邻近感染部位蔓延;④上呼吸道定植菌的误吸。肺炎还可通过误吸胃肠道的定植菌(胃食管反流)和通过人工气道吸入环境中的致病菌引起。病原体直接抵达下呼吸道后,滋生繁殖,引起肺泡毛细血管充血、水肿,肺泡内纤维蛋白渗出及细胞浸润。除了金黄色葡萄球菌、铜绿假单胞菌和肺炎克雷伯菌等可引起肺组织的坏死性病变易形成空洞外,肺炎治愈后多不遗留瘢痕,肺的结构与功能均可恢复。

二、几种常见病原体所致肺炎

不同病原体所致肺炎在临床表现、辅助检查及治疗要点等方面均有差异。

(一)肺炎链球菌肺炎

肺炎链球菌肺炎是由肺炎链球菌或称肺炎球菌所引起的肺炎,约占社区获得性肺炎的半数。

1.临床表现

(1)症状:发病前常有受凉、淋雨、疲劳、醉酒、病毒感染史,多有上呼吸道感染的前驱症状。起病多急骤,高热、寒战,全身肌肉酸痛,体温通常在数小时内升至 39～40 ℃,高峰在下午或傍晚,或呈稽留热,脉率随之增速。患者可有患侧胸部疼痛,放射到肩部或腹部,咳嗽或深呼吸时加剧。痰少,可带血或呈铁锈色,胃纳锐减,偶有恶心、呕吐、腹痛或腹泻,易被误诊为急腹症。

(2)体征:患者呈急性热病容,面颊绯红,鼻翼翕动,皮肤灼热、干燥,口角及鼻周有单纯疱疹;病变广泛时可出现发绀。有败血症者,可出现皮肤、黏膜出血点,巩膜黄染。早期肺部体征无明显异常,仅有胸廓呼吸运动幅度减小,叩诊稍浊,听诊可有呼吸音减低及胸膜摩擦音。肺实变时叩诊浊音、触觉语颤增强并可闻及支气管呼吸音,消散期可闻及湿性啰音。心率增快,有时心律不齐。重症患者有肠胀气,上腹部压痛多与炎症累及膈胸膜有关。重症感染时可伴休克、急性呼吸窘迫综合征及神经精神症状,表现为神志模糊、烦躁、呼吸困难、嗜睡、谵妄、昏迷等。累及脑膜时,有颈抵抗及出现病理性反射。

本病自然病程为 1～2 周。发病 5～10 天,体温可自行骤降或逐渐消退;使用有效的抗菌药物后可使体温在 1～3 天恢复正常。患者的其他症状与体征亦随之逐渐消失。

(3)并发症:肺炎链球菌肺炎的并发症近年来已很少见。严重败血症或毒血症患者易发生感染性休克,尤其是老年人,表现为血压降低、四肢厥冷、多汗、发热、心动过速、心律失常等,而高热、胸痛、咳嗽等症状并不突出。其他并发症有胸膜炎、脓胸、心包炎、脑膜炎和关节炎等。

2.辅助检查

(1)血液检查：血白细胞计数(10～20)×10^9/L，中性粒细胞多在80%以上，并有核左移，细胞内可见中毒颗粒。年老体弱、酗酒、免疫功能低下者的白细胞计数可不增高，但中性粒细胞的百分比仍增高。

(2)细菌学检查：痰直接涂片做革兰氏染色及荚膜染色镜检，如发现典型的革兰氏染色阳性、带荚膜的双球菌或链球菌，即可初步做出病原诊断。痰培养24～48小时可以确定病原体。聚合酶链反应检测及荧光标记抗体检测可提高病原学诊断率。痰标本送检应注意器皿洁净无菌，在抗菌药物应用之前漱口后采集，取深部咳出的脓性或铁锈色痰。10%～20%患者合并菌血症，故重症肺炎应做血培养。

(3)X线检查：早期仅见肺纹理增粗，或受累的肺段、肺叶稍模糊。随着病情进展，肺泡内充满炎性渗出物，表现为大片炎症浸润阴影或实变影，在实变阴影中可见支气管充气征，肋膈角可有少量胸腔积液。在消散期，X线显示炎性浸润逐渐吸收，可有片状区域吸收较快，呈现"假空洞"征，多数病例在起病3周后才完全消散。老年患者肺炎病灶消散较慢，容易出现吸收不完全而成为机化性肺炎。

3.治疗要点

(1)抗菌药物治疗：一经诊断应立即给予抗菌药物治疗，不必等待细菌培养结果。首选青霉素G，用药途径及剂量视病情轻重及有无并发症而定：对于成年轻症患者，可用24×10^5 U/d，分3次肌内注射，或用普鲁卡因青霉素每12小时肌内注射60×10^4 U。病情稍重者，宜用青霉素G(24～48)×10^5 U/d，分次静脉滴注，每6～8小时1次；重症及并发脑膜炎者，可增至(10～30)×10^6 U/d，分4次静脉滴注。对青霉素过敏者，或耐青霉素或多重耐药菌株感染者，可用呼吸氟喹诺酮类、头孢噻肟或头孢曲松等药物，多重耐药菌株感染者可用万古霉素、替考拉宁等。

(2)支持疗法：患者应卧床休息，注意补充足够蛋白质、热量及维生素。密切监测病情变化，注意防止休克。剧烈胸痛者，可酌用少量镇痛药，如可卡因15 mg。不用阿司匹林或其他解热药，以免过度出汗、脱水及干扰真实热型，导致临床判断错误。鼓励饮水每天1～2 L，轻症患者不需常规静脉输液，确有失水者可输液，保持尿比重在1.020以下，血清钠保持在145 mmol/L以下。中等或重症患者[PaO_2<8.0 kPa(60 mmHg)或有发绀]应给氧。若有明显麻痹性肠梗阻或胃扩张，应暂时禁食、禁饮和胃肠减压，直至肠蠕动恢复。烦躁不安、谵妄、失眠者酌用地西泮5 mg或水合氯醛1～1.5 g，禁用抑制呼吸的镇静药。

(3)并发症的处理：经抗菌药物治疗后，高热常在24小时内消退，或数天内逐渐下降。若体温降而复升或3天后仍不降者，应考虑肺炎链球菌的肺外感染，如脓胸、心包炎或关节炎等。持续发热的其他原因尚有耐青霉素的肺炎链球菌(PRSP)或混合细菌感染、药物热或并存其他疾病。肿瘤或异物阻塞支气管时，经治疗后肺炎虽可消散，但阻塞因素未除，肺炎可再次出现。10%～20%肺炎链球菌肺炎伴发胸腔积液者，应酌情取胸液检查及培养以确定其性质。若治疗不当，约5%并发脓胸，应积极排脓引流。

(二)葡萄球菌肺炎

葡萄球菌肺炎是由葡萄球菌引起的急性肺化脓性炎症，常发生于有基础疾病如糖尿病、血液病、艾滋病、肝病、营养不良、酒精中毒、静脉吸毒或原有支气管肺疾病者。儿童患流感或麻疹时也易罹患。多急骤起病，高热、寒战、胸痛，痰脓性，可早期出现循环衰竭。X线表现为坏死性肺炎，如肺脓肿、肺气囊肿和脓胸。若治疗不及时或不当，病死率甚高。

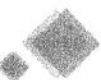

1.临床表现

(1)症状:本病起病多急骤,寒战、高热,体温多高达39~40 ℃,胸痛,痰脓性,量多,带血丝或呈脓血状。毒血症状明显,全身肌肉、关节酸痛,体质衰弱,精神萎靡,病情严重者可早期出现周围循环衰竭。院内感染者通常起病较隐袭,体温逐渐上升。老年人症状可不典型。血源性葡萄球菌肺炎常有皮肤伤口、疖痈和中心静脉导管置入等,或静脉吸毒史,咳脓性痰较少见。

(2)体征:早期可无体征,常与严重的中毒症状和呼吸道症状不平行,其后可出现两肺散在性湿性啰音。病变较大或融合时可有肺实变体征,气胸或脓气胸则有相应体征。血源性葡萄球菌肺炎应注意肺外病灶,静脉吸毒者多有皮肤针口和三尖瓣赘生物,可闻及心脏杂音。

2.辅助检查

(1)血液检查:外周血白细胞计数明显升高,中性粒细胞比例增加,核左移。

(2)X线检查:胸部X线显示肺段或肺叶实变,可形成空洞,或呈小叶状浸润,其中有单个或多发的液气囊腔。另一特征是X线阴影的易变性,表现为一处炎性浸润消失而在另一处出现新的病灶,或很小的单一病灶发展为大片阴影。治疗有效时,病变消散,阴影密度逐渐减低,2~4周病变完全消失,偶可遗留少许条索状阴影或肺纹理增多等。

3.治疗要点

强调应早期清除引流原发病灶,选用敏感的抗菌药物。近年来,金黄色葡萄球菌对青霉素G的耐药率已高达90%,因此可选用耐青霉素酶的半合成青霉素或头孢菌素,如苯唑西林钠、氯唑西林、头孢呋辛钠等,联合氨基糖苷类如阿米卡星等,亦有较好疗效。阿莫西林、氨苄西林与酶抑制剂组成的复方制剂对产酶金黄色葡萄球菌有效,亦可选用。对于抗甲氧西林金黄色葡萄球菌,则应选用万古霉素、替考拉宁等,近年国外还应用链阳霉素和噁唑烷酮类药物(如利奈唑胺)。万古霉素1~2 g/d静脉滴注,或替考拉宁首日0.8 g静脉滴注,以后0.4 g/d,偶有药物热、皮疹、静脉炎等不良反应。临床选择抗菌药物时可参考细菌培养的药敏试验。

(三)肺炎支原体肺炎

肺炎支原体肺炎是由肺炎支原体引起的呼吸道和肺部的急性炎症改变,常同时有咽炎、支气管炎和肺炎。支原体肺炎占非细菌性肺炎的1/3以上,或各种原因引起的肺炎的10%。秋冬季节发病较多,但季节性差异并不显著。

1.临床表现

本病潜伏期2~3周,通常起病较缓慢。症状主要为乏力、咽痛、头痛、咳嗽、发热、食欲缺乏、腹泻、肌痛、耳痛等。咳嗽多为阵发性刺激性呛咳,咳少量黏液。发热可持续2~3周,体温恢复正常后可能仍有咳嗽。偶伴有胸骨后疼痛。肺外表现更为常见,如皮炎(斑丘疹和多形红斑)等。体格检查可见咽部充血,儿童偶可并发鼓膜炎或中耳炎,颈淋巴结肿大。胸部体格检查与肺部病变程度常不相称,可无明显体征。

2.辅助检查

(1)X线检查:X线显示肺部多种形态的浸润影,呈节段性分布,以肺下野多见,有的从肺门附近向外伸展。病变常经3~4周自行消散。部分患者出现少量胸腔积液。

(2)血常规检查:血白细胞总数正常或略增高,以中性粒细胞为主。

(3)病原体检查:起病2周后,约2/3的患者冷凝集试验阳性,滴度>1∶32,如果滴度逐步升高,更有诊断价值。约半数患者对链球菌MG凝集试验阳性。凝集试验为诊断肺炎支原体感染的传统实验方法,但其敏感性与特异性均不理想。血清支原体IgM抗体的测定(酶联免疫吸附试验最敏感，免疫荧光法特异性强，间接血凝法较实用）可进一步确诊。直接检测标本中肺炎支原体抗原，可用于临床早期快速诊断。单克隆抗体免疫印迹法、核酸杂交技术及聚合酶链反应技术等具有高效、特异而敏感等优点，易于推广，对诊断肺炎支原体感染有重要价值。

3.治疗要点

早期使用适当抗菌药物可减轻症状及缩短病程。本病有自限性，多数病例不经治疗可自愈。大环内酯类抗菌药物为首选，如红霉素、罗红霉素和阿奇霉素。氟喹诺酮类如左氧氟沙星、加替沙星和莫西沙星等，四环素类也用于肺炎支原体肺炎的治疗。疗程一般为 2～3 周。因肺炎支原体无细胞壁，青霉素或头孢菌素类等抗菌药物无效。对剧烈呛咳者，应适当给予镇咳药。若继发细菌感染，可根据痰病原学检查，选用针对性的抗菌药物治疗。

（四）肺炎衣原体肺炎

肺炎衣原体肺炎是由肺炎衣原体引起的急性肺部炎症，常累及上下呼吸道，可引起咽炎、喉炎、扁桃体炎，鼻窦炎、支气管炎和肺炎。其常在聚居场所的人群中流行，如军队、学校、家庭，通常感染所有的家庭成员，但 3 岁以下的儿童患病较少。

1.临床表现

本病起病多隐袭，早期表现为上呼吸道感染症状，临床上与支原体肺炎颇为相似。通常症状较轻，发热、寒战、肌痛、干咳，非胸膜炎性胸痛，头痛、不适和乏力。少有咯血。发生咽喉炎者表现为咽喉痛、声音嘶哑，有些患者可表现为双阶段病程：开始表现为咽炎，经对症处理好转，1～3 周又发生肺炎或支气管炎，咳嗽加重。少数患者可无症状。肺炎衣原体感染时也可伴有肺外表现，如中耳炎，关节炎，甲状腺炎，脑炎，吉兰-巴雷综合征等。体格检查肺部偶闻湿性啰音，随肺炎病变加重湿性啰音可变得明显。

2.辅助检查

（1）血常规检查：血白细胞计数正常或稍高，血沉加快。

（2）病原体检查：可从痰、咽拭子、咽喉分泌物、支气管肺泡灌洗液中直接分离肺炎衣原体。也可用聚合酶链反应方法对呼吸道标本进行 DNA 扩增。原发感染者，早期可检测血清 IgM，急性期血清标本如 IgM 抗体滴度多 1∶16 或急性期和恢复期的双份血清 IgM 或 IgG 抗体有 4 倍以上的升高。再感染者 IgG 滴度 1∶512 或 4 倍增高，或恢复期 IgM 有较大的升高。咽拭子分离出肺炎衣原体是诊断的金标准。

（3）X 线检查：X 线胸片表现以单侧、下叶肺泡渗出为主。可有少到中量的胸腔积液，多在疾病的早期出现。肺炎衣原体肺炎常可发展成双侧，表现为肺间质和肺泡渗出混合存在，病变可持续几周。原发感染的患者胸片表现多为肺泡渗出，再感染者则为肺泡渗出和间质病变混合型。

3.治疗要点

肺炎衣原体肺炎首选红霉素，亦可选用多西环素或克拉霉素，疗程均为 14～21 天。阿奇霉素0.5 g/d，连用 5 天。也可选用氟喹诺酮类。对发热、干咳、头痛等可对症治疗。

（五）病毒性肺炎

病毒性肺炎是由上呼吸道病毒感染，向下蔓延所致的肺部炎症，可发生在免疫功能正常或抑制的儿童和成人。本病大多发生于冬春季节，暴发或散发流行，密切接触的人群或有心肺疾病者容易罹患。社区获得性肺炎住院患者约 8%为病毒性肺炎。婴幼儿、老人、原有慢性心肺疾病者或妊娠妇女，病情较重，甚至导致死亡。

1.临床表现

好发于病毒疾病流行季节，临床症状通常较轻，与支原体肺炎的症状相似，但起病较急，发热、头痛、全身酸痛、倦怠等较突出，常在急性流感症状尚未消退时，即出现咳嗽、少痰或白色黏液痰、咽痛等呼吸道症状。小儿或老年人易发生重症病毒性肺炎，表现为呼吸困难、发绀、嗜睡、精神萎靡，甚至发生休克、心力衰竭和呼吸衰竭等并发症，也可发生急性呼吸窘迫综合征。本病常无显著的胸部体征，病情严重者有呼吸浅速，心率增快，发绀，肺部干、湿性啰音。

2.辅助检查

(1)血常规检查：白细胞计数正常、稍高或偏低，血沉通常在正常范围。

(2)病原体检查：痰涂片所见的白细胞以单核细胞居多，痰培养常无致病细菌生长。

(3)X线检查：胸部X线检查可见肺纹理增多，小片状浸润或广泛浸润，病情严重者显示双肺弥漫性结节性浸润，但大叶实变及胸腔积液者均不多见。病毒性肺炎的致病源不同，其X线征象亦有不同的特征。

3.治疗要点

治疗以对症为主，卧床休息，居室保持空气流通，注意隔离消毒，预防交叉感染。给予足量维生素及蛋白质，多饮水及少量多次进软食，酌情静脉输液及吸氧。保持呼吸道通畅，及时消除上呼吸道分泌物等。

原则上不宜应用抗菌药物预防继发性细菌感染，一旦明确已合并细菌感染，应及时选用敏感的抗菌药物。

目前已证实较有效的病毒抑制药物：①利巴韦林具有广谱抗病毒活性，包括呼吸道合胞病毒、腺病毒、副流感病毒和流感病毒。0.8～1.0 g/d，分3或4次服用；静脉滴注或肌内注射每天10～15 mg/kg，分2次；亦可用雾化吸入，每次10～30 mg，加蒸馏水30 mL，每天2次，连续5～7天。②阿昔洛韦具有广谱、强效和起效快的特点，临床用于疱疹病毒、水痘病毒感染，尤其对免疫缺陷或应用免疫抑制剂者应尽早应用。每次5 mg/kg，静脉滴注，一天3次，连续给药7天。③更昔洛韦可抑制DNA合成。主要用于巨细胞病毒感染，7.5～15 mg/(kg·d)，连用10～15天。④奥司他韦为神经氨酸酶抑制剂，对甲、乙型流感病毒均有很好作用，耐药发生率低，75 mg，每天2次，连用5天。⑤阿糖腺苷具有广泛的抗病毒作用，多用于治疗免疫缺陷患者的疱疹病毒与水痘病毒感染，5～15 mg/(kg·d)，静脉滴注，每10～14天为1个疗程。⑥金刚烷胺有阻止某些病毒进入人体细胞及退热作用，临床用于流感病毒等感染。成人量每次100 mg，晨晚各1次，连用3～5天。

(六)肺真菌病

肺真菌病是最常见的深部真菌病。近年来由于广谱抗菌药物、糖皮质激素、细胞毒药物及免疫抑制剂的广泛使用，器官移植的开展，以及免疫缺陷病如艾滋病增多，肺真菌病有增多的趋势。真菌多在土壤中生长，孢子飞扬于空气中，被吸入到肺部引起肺真菌病(外源性)。有些真菌为寄生菌，当机体免疫力下降时可引起感染。体内其他部位真菌感染也可循淋巴或血液到肺部，为继发性肺真菌病。

1.临床表现

临床上表现为持续发热、咳嗽、咳痰(黏液痰或乳白色、棕黄色痰，也可有血痰)、胸痛、消瘦、乏力等症状。肺部体征无特异性改变。

2.辅助检查

肺真菌病的病理改变可有过敏、化脓性炎症反应或形成慢性肉芽肿。X线表现无特征性可为支气管肺炎、大叶性肺炎、单发或多发结节，乃至肿块状阴影和空洞。病理学诊断仍是肺真菌病的金标准。

3.治疗要点

轻症患者经去除诱因后病情常能逐渐好转，念珠菌感染常使用氟康唑、氟胞嘧啶治疗，肺曲霉素病首选两性霉素B。肺真菌病重在预防，合理使用抗生素、糖皮质激素，改善营养状况加强口鼻腔的清洁护理，是减少肺真菌病的主要措施。

三、护理评估

（一）病因评估

主要评估患者发病史与健康史，询问与本病发生相关的因素，如有无受凉、淋雨、劳累等诱因，有无上呼吸道感染史了，有无性阻塞性肺疾病、糖尿病等慢性基础疾病，是否吸烟及吸烟量，是否长期使用激素、免疫抑制剂等。

（二）一般评估

1.生命体征

有无心率加快、脉搏细速、血压下降、脉压变小、体温不升、高热、呼吸困难等。

2.患者主诉

有无畏寒、发热、咳嗽、咳痰、胸痛、呼吸困难等症状。

3.精神和意识状态

有无精神萎靡、表情淡漠、烦躁不安、神志模糊等。

4.皮肤黏膜

有无发绀、肢端湿冷。

5.尿量

疑有休克者，测每小时尿量。

6.相关记录

体温、呼吸、血压、心率、意识、尿量（必要时记录出入量），痰液颜色、性状和量等情况。

（三）身体评估

1.视诊

观察患者有无急性面容和鼻翼翕动等表现；有无面颊绯红、口唇发绀、有无唇周疱疹、有无皮肤黏膜出血判断患者意识是否清楚，有无烦躁、嗜睡、惊厥和表情淡漠等意识障碍；患者呼吸时双侧呼吸运动是否对称，有无一侧胸式呼吸运动的增强或减弱；有无三凹征，有无呼吸频率加快或节律异常。

2.触诊

有无头颈部浅表淋巴结肿大与压痛，气管是否居中，双肺触觉语颤是否对称；有无胸膜摩擦感。

3.听诊

有无闻及肺泡呼吸音减弱或消失，异常支气管呼吸音，胸膜摩擦音和干、湿性啰音等。

(四)心理-社会评估

患者在疾病治疗过程中的心理反应与需求,家庭及社会支持情况,引导患者正确配合疾病的治疗与护理。

(五)辅助检查结果评估

1.血常规检查

有无白细胞计数和中性粒细胞比例增高及核左移、淋巴细胞增多。

2.胸部X线检查

有无肺纹理增粗、炎性浸润影等。

3.痰培养

有无致病菌生长,药敏试验结果如何。

4.血气分析

是否有 PaO_2减低和(或)动脉血二氧化碳分压($PaCO_2$)升高。

(六)治疗常用药效果的评估

(1)应用抗生素的评估要点:①记录每次给药的时间与次数,评估有无按时、按量给药,是否足疗程。②评估用药后患者症状有否缓解。③评估用药后患者是否出现皮疹、呼吸困难等变态反应。④评估用药后患者有无胃肠道不适,使用氨基糖苷类抗生素注意有无肾、耳等不良反应,老年人或肾功能减退者应特别注意有无耳鸣、头晕、唇舌发麻不良反应。⑤使用抗真菌药后,评估患者有无肝功能受损。

(2)使用血管活性药时,需密切监测与评估患者血压、心率情况及外周循环改善情况。评估药液有无外渗等。

四、主要护理诊断/问题

(一)体温过高

体温过高与肺部感染有关。

(二)清理呼吸道无效

清理呼吸道无效与气道分泌物多、痰液黏稠、胸痛、咳嗽无力等有关。

(三)潜在并发症

感染性休克。

五、护理措施

(一)体温过高

1.休息和环境

患者应卧床休息。环境应保持安静、阳光充足、空气清新,室温为18～20 ℃,相对湿度为55%～60%。

2.饮食

提供足够热量、蛋白质和维生素的流质或半流质饮食,以补充高热引起的营养物质消耗。鼓励患者足量饮水(2～3 L/d)。

3.口腔护理

做好口腔护理,鼓励患者经常漱口,口唇疱疹者局部涂液体石蜡或抗病毒软膏。

4.病情观察

监测患者神志、体温、呼吸、脉搏、血压和尿量，做好记录，观察热型。重症肺炎不一定有高热，应重点观察儿童、老年人、久病体弱者的病情变化。

5.高热护理

寒战时注意保暖，及时添加被褥，给予热水袋时防止烫伤。高热时采用温水擦浴、冰袋、冰帽等物理降温措施，以逐渐降温为宜，防止虚脱。患者大汗时，及时协助擦汗和更换衣物，避免受凉。必要时遵医嘱使用退烧药。遵医嘱静脉补液，补充因发热丢失的水分和盐，加快毒素排泄的热量散发。心脏病或老年人应注意补液速度，避免过快导致急性肺水肿。

6.用药护理

遵医嘱及时使用抗生素，观察疗效和不良反应。如头孢唑啉钠(先锋 V)可有发热、皮疹、胃肠道不适，偶见白细胞减少和丙氨酸氨基转移酶增高。喹诺酮类药(氧氟沙星、环丙沙星)偶见皮疹、恶心等。注意氨基糖苷类抗生素有肾、耳毒性的不良反应，老年人或肾功能减退者应慎用或适当减量。

(二)清理呼吸道无效

1.痰液观察

观察痰液颜色、性质、气味和量，如肺炎球菌肺炎呈铁锈色痰，克雷伯菌肺炎典型痰液为砖红色胶冻状，厌氧菌感染者痰液多有恶臭味等。最好应在用抗生素前留取痰标本，痰液采集后应在10 分钟内接种培养。

2.鼓励患者有效咳嗽，清除呼吸道分泌物

痰液黏稠不易咳出、年老体弱者，可给予翻身、拍背、雾化吸入、机械吸痰等协助排痰。

(三)潜在并发症(感染性休克)

1.密切观察病情

一旦出现休克先兆，应及时通知医师，准备药品，配合抢救。

2.体位

将患者安置在监护室，仰卧中凹位，抬高头胸部 20°、抬高下肢约 30°，有利于呼吸和静脉血回流，尽量减少搬动。

3.吸氧

迅速给予高流量吸氧。

4.尽快建立两条静脉通道

遵医嘱补液，以维持有效血容量，输液速度个体化，以中心静脉压作为调整补液速度的指标，中心静脉压＜0.5 kPa(5 cmH_2O)可适当加快输液速度，中心静脉压≥1.0 kPa(10 cmH_2O)时，输液速度则不宜过快，以免诱发急性左心衰。

5.纠正水、电解质和酸碱失衡

监测和纠正钾、钠、氯和酸碱失衡。纠正酸中毒常用 5%的碳酸氢钠静脉滴注，但输液不宜过多过快。

6.血管活性药物

在输入多巴胺、间羟胺(阿拉明)等血管活性药物时，应根据血压随时调整滴速，维持收缩压在 12.0～13.3 kPa(90～100 mmHg)，保证重要器官的血液供应，改善微循环。注意防止液体溢出血管外引起局部组织坏死。

7.糖皮质激素应用

激素有抗炎抗休克，增强人体对有害刺激耐受力的作用，有利于缓解症状，改善病情，及时回升血压，可在有效抗生素使用的情况下短期应用，如氢化可的松100～200 mg或地塞米松5～10 mg静脉滴注，重症休克可加大剂量。

8.控制感染

联合使用广谱抗生素时，注意观察药物疗效和不良反应。

9.健康指导

(1)疾病预防指导：避免上呼吸道感染、受凉、淋雨、吸烟、酗酒，防止过度疲劳。尤其是免疫功能低下者(糖尿病、血液病、艾滋病、肝病、营养不良等)和慢性支气管炎、支气管扩张者。易感染人群如年老体弱者，慢性病患者可接种流感疫苗、肺炎疫苗等，以预防发病。

(2)疾病知识指导：对患者与家属进行有关肺炎知识的教育，使其了解肺炎的病因和诱因。指导患者遵医嘱按疗程用药，出院后定期随访。慢性病、长期卧床、年老体弱者，应注意经常改变体位、翻身、拍背，咳出气道痰液。

(3)就诊指标：出现高热、心率增快、咳嗽、咳痰、胸痛等症状及时就诊。

(陈 婕)

第八章

内分泌科护理

第一节 糖 尿 病

一、概述

糖尿病是由遗传因素和环境因素相互作用而引起的一组代谢异常综合征。因胰岛素分泌或作用的缺陷,或者两者同时存在而引起碳水化合物、蛋白质、脂肪、水和电解质等代谢紊乱。久病可引起多系统损害,导致心脏、血管、眼、肾、神经等器官组织发生慢性进行性病变,引起功能障碍及衰竭。典型临床表现为多尿、多饮、多食和体重减轻。糖尿病目前尚无根治的方法,在治疗上强调早期、长期、综合治疗及治疗方法个体化的原则,包括糖尿病教育、自我监测、饮食治疗、运动锻炼和药物治疗 5 个方面。

二、护理

(一)一般护理

执行内科一般护理常规。

(二)饮食护理

1.控制总热量

根据身高、体重和活动量计算每天总热量。标准体重与实际体重的计算法:标准体重(kg)=身高(cm)-105;肥胖度(或消瘦度)=(实际体重-标准体重)/标准体重×100%;超过标准体重的10%为超重,超过 20%为肥胖,超过 40%为重度肥胖;实际体重低于标准体重的 10%为体重不足,低于 20%为消瘦。

成人热量计算(按标准体重计算):休息时为 104.6~125.6 kJ(kg·d),轻体力劳动(脑力劳动)为 125.6~146.5 kJ/(kg·d),中体力劳动为 146.5~167.4 kJ/(kg·d),重体力劳动为 167.4 kJ/(kg·d)以上。

2.平衡膳食

合理分配食物中碳水化合物、脂肪、蛋白质的摄入量。总热量的营养分配:碳水化合物摄入量占总热量的50%~60%;蛋白质的摄入量占总热量的(无肝脏损害时)10%~15%;脂肪的摄入量不超过总热量的30%,饱和脂肪酸的摄入量不超过总热量的7%,食物中胆固醇摄入量应<300 mg/d。建议早、中、晚三餐的摄入量分别占总摄入量的比例为1/5、2/5、2/5或各占1/3。

3.控制餐量

少食多餐,定时定量进餐。

(三)运动护理

1.运动方式

最好做有氧运动,如散步、慢跑、骑自行车、做广播体操、打太极拳、玩球类活动等。

2.运动时间与强度

运动时间最好在饭后1小时之后。避免剧烈活动,一般运动使患者达到的心率不超过:(200-年龄)×(50%~70%)(即相同年龄正常人最大心率的50%~70%)。

3.避免低血糖反应

餐前注射胰岛素宜在患者腹壁皮下进行,使运动时不会过多增加胰岛素吸收速度,避免低血糖反应。运动时不宜空腹,必要时可随身携带糖果等,当出现饥饿感、心慌、出冷汗、头晕及四肢无力或颤抖等低血糖症状时及时食用。

4.血糖

血糖>16 mmol/L、明显的低血糖症或者血糖波动较大、有糖尿病急性并发症和严重心、脑、眼、肾等慢性并发症者暂不适宜运动。

(四)用药护理

糖尿病药物治疗包括口服降糖药物及注射制剂。口服降糖药物主要有磺酰脲类、格列奈类、双胍类、噻唑烷二酮类、α-葡萄糖苷酶抑制剂和二肽基肽酶-Ⅳ抑制剂(DPP-Ⅳ抑制剂)。注射制剂有胰岛素及胰岛素类似物和胰高血糖素样肽-1受体激动剂(GLP-1受体激动剂)。在饮食和运动不能使血糖控制达标时应及时应用降糖药物治疗。

1.口服降糖用药

告知患者各类降糖药的作用、剂量、用法、不良反应和注意事项,指导患者正确服药及按时进餐,及时发现不良反应。

(1)磺酰脲类:属于促胰岛素分泌剂。磺酰脲类主要作用为刺激β细胞分泌胰岛素,其促胰岛素分泌作用不依赖于血糖浓度。磺酰脲类降血糖作用的前提条件是机体尚保存相当数量(30%以上)有功能的胰岛β细胞。磺酰脲类可以使HbA1c降低1%~2%。不良反应有低血糖反应,最常见而重要,常发生于老年患者(60岁及以上)、肝肾功能不全或营养不良者,常见诱因为药物剂量过大、体力活动过度、进食不规则或减少、饮含酒精饮料等;体重增加;皮肤变态反应可出现皮疹、皮肤瘙痒等症状;消化系统表现为上腹不适、食欲减退等,偶见肝功能损害、胆汁淤滞性黄疸;心血管系统,某些磺酰脲类可减弱心肌缺血的预处理能力,可能会对心血管系统带来不利影响。临床上建议从小剂量开始,早餐前0.5小时一次服用,根据血糖逐渐增加剂量,剂量较大时改为早、晚餐前两次服药,直到血糖达到良好控制。格列吡嗪和格列齐特的控释药片,可以每天服药一次。一般来说,格列本脲作用强、价廉,目前应用仍较广泛,但容易引起低血糖,老年人及肝、肾、心、脑功能不好者慎用。格列吡嗪、格列齐特和格列喹酮作用温和,较适用于老年人;轻度肾功能减退时几种药物均仍可使用,中度肾功能减退时宜使用格列喹酮,重度肾功能减退时格列喹酮也不宜使用。应强调不宜同时使用两种磺酰脲类,也不宜与其他胰岛素促分泌剂

(如格列奈类)合用。

(2)格列奈类:非磺酰脲类促胰岛素分泌剂,是一类快速作用的胰岛素促分泌剂,通过刺激胰岛素的早时相分泌而降低餐后血糖,具有吸收快、起效快和作用时间短的特点,主要用于控制餐后高血糖,也有一定降低空腹血糖的作用。于餐前或进餐时口服。可降低 HbA1c 0.3%~1.5%。不良反应常见有低血糖和体重增加。临床应用有瑞格列奈、那格列奈、米格列奈等。

(3)双胍类:目前广泛应用的是二甲双胍。主要药理作用是通过抑制肝葡萄糖输出,改善外周组织对胰岛素的敏感性,增加对葡萄糖地摄取和利用而降低血糖。二甲双胍可以使 HbA1c 下降 1%~2%。二甲双胍不增加体重,并可改善血脂谱、增加纤溶系统活性、降低血小板聚集性、使动脉壁平滑肌细胞和成纤维细胞生长受抑制等,被认为可能有助于延缓或改善糖尿病血管并发症。不良反应有消化道反应,进餐时服药、从小剂量开始、逐渐增加剂量,可减少消化道不良反应;皮肤变态反应;乳酸性酸中毒,为最严重的不良反应,但罕见,须注意严格按照推荐用药;单独用药极少引起低血糖,但与胰岛素或促胰岛素分泌剂联合使用时可增加低血糖发生的危险。临床上年老患者慎用,药量酌减,并监测肾功能。行静脉注射碘造影剂检查的术前、后暂停服用至少 48 小时。二甲双胍常用剂量 500~1 500 mg/d,分 2~3 次口服,最大剂量一般不超过 2 g/d。

(4)噻唑烷二酮类:格列酮类,主要通过激活过氧化物酶体增殖物活化受体 γ 起作用,增加靶组织对胰岛素作用的敏感性而降低血糖;还有改善血脂谱、提高纤溶系统活性、改善血管内皮细胞功能、使 C 反应蛋白下降等作用,对心血管系统有保护作用。噻唑烷二酮类可以使 HbA1c 下降 1.0%~1.5%。不良反应有单独使用时不导致低血糖,但与胰岛素或促胰岛素分泌剂联合使用时可增加低血糖发生的风险。体重增加和水肿是噻唑烷二酮类的常见不良反应,在与胰岛素合用时更加明显。噻唑烷二酮类还与骨折和心力衰竭风险增加相关。临床应用有罗格列酮、吡格列酮等。α 葡萄糖苷酶抑制剂食物中淀粉、糊精和双糖(如蔗糖)的吸收需要小肠黏膜刷状缘的 α 葡萄糖苷酶,α 葡萄糖苷酶抑制剂抑制这一类酶从而延迟碳水化合物吸收,降低餐后高血糖。α 葡萄糖苷酶抑制剂可使 HbA1c 降低 0.5%~0.8%,不增加体重。不良反应常见为胃肠道反应,如腹胀、排气增多或腹泻。从小剂量开始,逐渐加量是减少不良反应的有效方法。单用本药不引起低血糖,但如与磺酰脲类或胰岛素合用,仍可发生低血糖,且一旦发生,应直接给予葡萄糖口服或静脉注射,进食双糖或淀粉类食物无效。临床常用的有阿卡波糖、伏格列波糖、米格列醇,α 葡萄糖苷酶抑制剂应在进食第一口食物后立即服用。

(5)DPP-Ⅳ抑制剂:抑制 DPP-Ⅳ活性而减少 GLP-1 地失活,提高内源性 GLP-1 水平。此药可降低 HbA1c 0.5%~1.0%。单独使用不增加低血糖发生的风险,也不增加体重。不良反应:可能出现头痛、超敏反应、肝酶升高、上呼吸道感染、胰腺炎等不良反应,多可耐受。目前在国内上市的有西格列汀、沙格列汀、维格列汀等。在肾功能不全的患者中使用时,应遵医嘱减少药物剂量。

2.注射制剂

(1)胰岛素:胰岛素是控制高血糖的重要和有效手段。胰岛素和胰岛素类似物的分类:据来源和化学结构的不同,可分为动物胰岛素、人胰岛素和胰岛素类似物。按作用起效快慢和维持时间,胰岛素(包括人和动物)又可分为短效、中效、长效和预混胰岛素。胰岛素类似物分为速效、长效和预混胰岛素类似物。胰岛素的抗药性和不良反应:各种胰岛素制剂因本身来源、结构、成分特点及含有一定量的杂质,故有抗原性和致敏性。胰岛素的主要不良反应是低血糖,与剂量过大和(或)饮食失调有关。胰岛素治疗初期可因钠潴留而发生轻度水肿,可自行缓解;部分患者出现视力模糊，为晶状体屈光改变，常于数周内自然恢复。胰岛素变态反应通常表现为注射部位瘙痒或荨麻疹样皮疹，罕见严重变态反应。处理措施包括更换胰岛素制剂，使用抗组胺药和糖皮质激素以及脱敏疗法等。严重者需停止或暂时中断胰岛素治疗。脂肪营养不良为注射部位皮下脂肪萎缩或增生，停止在该部位注射后可缓慢自然恢复，应经常更换注射部位以防止其发生。

(2)GLP-1 受体激动剂：通过激动 GLP-1 受体而发挥降糖作用，均需皮下注射。目前国内上市的制剂有艾塞那肽和利拉鲁肽，艾塞那肽约可降低 HbA1c 1%，利拉鲁肽可使 HbA1c 降低 1.0%～1.5%，且有显著的降低体重作用。常见胃肠道不良反应（如恶心、呕吐等）多为轻到中度，主要见于初始治疗时，多随治疗时间延长逐渐减轻。此类药物的长期安全性有待进一步观察。临床应用：艾塞那肽起始剂量为 5 mg，每天 2 次，于早餐和晚餐前 60 分钟内给药。治疗1 个月后，可根据临床反应将剂量增至 10 mg，每天 2 次。利拉鲁肽的起始剂量为每天0.6 mg。至少 1 周后，剂量应增加至每天 1.2 mg，部分患者可能需要增加至每天 1.8 mg。每天注射 1 次，可在任意时间注射，推荐每天同一时间使用，无须根据进餐时间给药。

（五）并发症护理

糖尿病酮症酸中毒是糖尿病最常见的严重的急性并发症之一。主要是因为糖尿病患者体内的胰岛素严重缺乏，而应激激素特别是胰高血糖素、肾上腺素和皮质醇激素急剧增加致使原有的糖、蛋白质和脂肪代谢紊乱进一步加重，产生严重的以高血糖、脱水、高酮血症及代谢性酸中毒为主的临床表现，严重会导致患者昏迷，甚至死亡。任何年龄均可发病。急救配合与护理的内容如下。

(1)立即建立静脉通路，遵医嘱给予生理盐水 1 000～2 000 mL 及小剂量胰岛素静脉输入。补液时根据血压、心率、尿量、末梢循环等情况决定输液量和速度。如在治疗前已有低血压或休克，快速输液不能有效升高血压，应输入胶体溶液并采取抗休克措施。由于治疗初期血糖浓度已很高，不能给葡萄糖液，当血糖降至 13.9 mmol/L 时改输 5%葡萄糖液并加入速效胰岛素。

(2)患者绝对卧床休息，注意保暖，预防压疮和继发感染，昏迷者按昏迷护理常规。

(3)严密观察和记录患者意识变化、瞳孔大小和对光反射、呼吸、血压、脉搏、心率及 24 小时液体出入量等变化。

(4)监测并记录血糖、尿糖、尿酮、血酮、电解质及动脉血气分析变化等。

（六）病情观察

(1)随时准备好抢救物品及药品，注意糖尿病急性并发症发生。

(2)患者出现心悸、出汗、饥饿感、软弱无力等低血糖症状时，应立即监测血糖。一旦确定患者发生低血糖，应尽快根据血糖情况，经口服或静脉补充葡萄糖。15 分钟后复测血糖，如未纠正，继续补充糖分。

(3)出现酮症酸中毒时，有谵妄、烦躁不安者，应设床挡，专人护理，按时留尿，查酮体及电解质，严密观察生命体征及病情变化，并做好记录。

(4)注意观察患者体温、脉搏、皮肤等变化，注意有无感染发生。

(5)每天检查双足一次，了解足部感觉、颜色、温度、足背动脉搏动情况，防止糖尿病足的发生。

（七）健康指导

(1)进行健康教育，对患者进行饮食、运动、药物及并发症防治指导。

(2)指导患者保持规律生活，适当运动。根据年龄、病情和身体承受能力选择适宜的运动时间、频率、强度和时机。

(3)指导患者熟练掌握血糖测定及低血糖反应地处理,告知患者随身携带含糖食物。

(4)胰岛素应用指导:①准确执行医嘱,做到剂型种类正确,剂量准确,按时注射;②胰岛素多采用皮下注射方法,一般在上臂三角肌、臀部、腹壁、大腿外侧等处,注射部位应交替进行以免形成局部硬结及皮下脂肪萎缩,影响药物吸收及疗效,原则上一周内不要在同一部位注射 2 次以上;③注射胰岛素的时间,速效胰岛素在餐前即时皮下注射,短效胰岛素在餐前 15～30 分钟皮下注射,低精蛋白锌胰岛素或精蛋白锌胰岛素一般在餐前 30～60 分钟注射;④应用混合胰岛素时,应充分混匀药液,先抽吸短效胰岛素后再抽吸长效胰岛素,切不可逆行操作,以免将长效胰岛素混入短效内,影响其速效性;⑤未开封的胰岛素放于冰箱冷藏保存(2～8 ℃),正在使用的胰岛素应室温下保存,避免过冷、过热、太阳直晒,否则因蛋白质凝固变性而失效;⑥注射后观察有无低血糖症状,一旦发生,应立即给予糖分补充,解除脑细胞缺糖症状。

(5)做好心理护理,减少情绪波动对病情的影响。

(6)定期复查眼底、糖化血红蛋白、心血管及神经系统功能状态等,以了解病情控制情况,及时调整用药剂量。每年定期全身检查,以便尽早防治慢性并发症。患者外出时随身携带病情卡片,以便发生紧急情况时能获得及时处理。

(李　娜)

第二节　肥　胖　症

肥胖症指体内脂肪堆积过多和(或)分布异常、体重增加,是包括遗传和环境因素在内的多种因素相互作用所引起的慢性代谢性疾病。肥胖症分单纯性肥胖症和继发性肥胖症两大类。临床上无明显内分泌及代谢性病因所致的肥胖症,称单纯性肥胖症。若作为某些疾病的临床表现之一,称为继发性肥胖症,约占肥胖症的 1%。据估计,在西方国家成年人中,约有半数人超重和肥胖。我国肥胖症患病率也迅速上升,肥胖症已成为重要的世界性健康问题之一。

一、病因与发病机制

病因未明,被认为是包括遗传和环境因素在内的多种因素相互作用的结果。总的来说,脂肪的积聚是由于摄入的能量超过消耗的能量。

(一)遗传因素

肥胖症有家族聚集倾向,但遗传基础未明,也不能排除共同饮食、活动习惯的影响。

(二)中枢神经系统

体重受神经系统和内分泌系统双重调节,最终影响能量摄取和消耗的效应器官而发挥作用。

(三)内分泌系统

肥胖症患者均存在血中胰岛素升高,高胰岛素血症可引起多食和肥胖。

(四)环境因素

通过饮食习惯和生活方式的改变,如体育运动少、体力活动不足使能量消耗减少、进食多、喜甜食或油腻食物，使摄入能量增多。

(五)其他因素

1.与棕色脂肪组织(BAT)功能异常有关

可能由于棕色脂肪组织产热代谢功能低下，使能量消耗减少。

2.肥胖症与生长因素有关

幼年起病者多为增生型或增生肥大型，肥胖程度较重，且不易控制；成年起病者多为肥大型。

3.调定点说

肥胖者的调定点较高，具体机制仍未明了。

二、临床表现

肥胖症可见于任何年龄，女性较多见。多有进食过多和(或)运动不足，肥胖家族史。引起肥胖症的病因不同，其临床表现也不相同。

(一)体型变化

脂肪堆积是肥胖的基本表现。脂肪组织分布存在性别差异，通常男性型主要分布在腰部以上，以颈项部、躯干部为主，称为苹果型。女性型主要分布在腰部以下，以下腹部、臀部、大腿部为主，称为梨型。

(二)心血管疾病

肥胖患者血容量、心排血量均较非肥胖者增加而加重心脏负担，引起左心室肥厚、扩大；心肌脂肪沉积导致心肌劳损，易发生心力衰竭。由于静脉回流障碍，患者易发生下肢静脉曲张、栓塞性静脉炎和静脉血栓形成。

(三)内分泌与代谢紊乱

常有高胰岛素血症、动脉粥样硬化、冠心病等，且糖尿病发生率明显高于非肥胖者。

(四)消化系统疾病

胆石症、胆囊炎发病率高，慢性消化不良、脂肪肝、轻至中度肝功能异常较常见。

(五)呼吸系统疾病

由于胸壁肥厚，腹部脂肪堆积，使腹内压增高、横膈升高而降低肺活量，引起呼吸困难。严重者导致缺氧、发绀、高碳酸血症，可发生肺动脉高压和心力衰竭。还可引起睡眠呼吸暂停综合征及睡眠窒息。

(六)其他

恶性肿瘤发生率升高，如女性子宫内膜癌、乳腺癌；男性结肠癌、直肠癌、前列腺癌发生率均升高。因长期负重易发生腰背及关节疼痛。皮肤皱褶易发生皮炎、擦烂、并发化脓性或真菌感染。

三、医学检查

肥胖症的评估包括测量身体肥胖程度、体脂总量和脂肪分布，其中后者对预测心血管疾病危险性更为准确。常用测量方法如下。

(一)体重指数(BMI)

测量身体肥胖程度，BMI＝体重(kg)/身长$(m)^2$，是诊断肥胖症最重要的指标。我国成年人

BMI 值≥24为超重，≥28 为肥胖。

(二)腰围(WC)

目前认为测定腰围更为简单可靠，是诊断腹部脂肪积聚最重要的临床指标。WHO 建议男性WC>94 cm、女性 WC>80 cm 为肥胖。中国肥胖问题工作组建议，我国成年男性 WC ≥85 cm、女性 WC≥80 cm 为腹部脂肪积蓄的诊断界限。

(三)腰臀比(WHR)

反映脂肪分布。腰围测量髂前上棘和第 12 肋下缘连线的中点水平，臀围测量环绕臀部的骨盆最突出点的周径。正常成人 WHR 男性<0.90，女性<0.85，超过此值为中央性(又称腹内型或内脏型)肥胖。

(四)CT 或 MRI

计算皮下脂肪厚度或内脏脂肪量。

(五)其他

身体密度测量法、生物电阻抗测定法、双能 X 线(DEXA)吸收法测定体脂总量等。

四、诊断要点

目前国内外尚未统一。根据病史、临床表现和判断指标即可诊断。在确定肥胖后，应鉴别单纯性或继发性肥胖症，并注意肥胖症并非单纯体重增加。

五、治疗

治疗要点：减少热量摄取、增加热量消耗。

(一)行为治疗

教育患者采取健康的生活方式，改变饮食和运动习惯，并自觉地长期坚持。

(二)营养治疗

控制总进食量，采用低热卡、低脂肪饮食。对肥胖患者应制订能为之接受、长期坚持下去的个体化饮食方案，使体重逐渐减轻到适当水平，再继续维持。

(三)体力活动和体育运动

体力活动和体育运动与医学营养治疗相结合，并长期坚持，尽量创造多活动的机会、减少静坐时间，鼓励多步行。运动方式和运动量应适合患者具体情况，注意循序渐进，有心血管并发症和肺功能不好的患者必须更为慎重。

(四)药物治疗

长期用药可能产生药物不良反应及耐药性，因而选择药物必须十分慎重，减重药物应根据患者个体情况在医师指导下应用。

(五)外科治疗

外科治疗仅用于重度肥胖、减重失败、又有能通过体重减轻而改善的严重并发症者。对伴有糖尿病、高血压和心肺功能疾病的患者应给予相应监测和处理。可选择使用吸脂术、切脂术和各种减少食物吸收的手术，如空肠回肠分流术、胃气囊术、小胃手术或垂直结扎胃成形术等。

(六)继发性肥胖

应针对病因进行治疗。

六、护理诊断/问题

(一)营养失调

高于机体需要量与能量摄入和消耗失衡有关。

(二)身体形像紊乱

身体形像紊乱与肥胖对身体外形的影响有关。

(三)有感染的危险

有感染的危险与机体抵抗力下降有关。

七、护理措施

(一)安全与舒适管理

肥胖症患者的体育锻炼应长期坚持,并提倡进行有氧运动,包括散步、慢跑、游泳、跳舞、太极拳、球类活动等,运动方式根据年龄、性别、体力、病情及有无并发症等情况确定。

1.评估患者的运动能力和喜好

帮助患者制定每天活动计划并鼓励实施,避免运动过度和过猛。

2.指导患者固定每天运动的时间

每次运动30～60分钟,包括前后10分钟的热身及整理运动,持续运动20分钟左右。如出现头昏、眩晕、胸闷或胸痛、呼吸困难、恶心、丧失肌肉控制能力等应停止活动。

(二)饮食护理

1.评估

评估患者肥胖症的发病原因,仔细询问患者单位时间内体重增加的情况,饮食习惯,了解患者每天进餐量及次数,进食后感觉和消化吸收情况,排便习惯。有无气急、行动困难、腰痛、便秘、怕热、多汗、头晕、心悸等伴随症状及其程度。是否存在影响摄食行为的精神心理因素。

2.制定饮食计划和目标

与患者共同制定适宜的饮食计划和减轻体重的具体目标,饮食计划应为患者能接受并长期坚持的个体化方案,护士应监督和检查计划执行情况,使体重逐渐减轻(每周降低0.5～1 kg)直到理想水平并保持。

(1)热量的摄入:采用低热量、低脂肪饮食,控制每天总热量的摄入。

(2)采用混合的平衡饮食,合理分配营养比例,进食平衡饮食:饮食中蛋白质占总热量的15%～20%,碳水化合物占50%～55%,脂肪占30%以下。

(3)合理搭配饮食:饮食包含适量优质蛋白质、复合糖类(如谷类)、足量的新鲜蔬菜(400～500 g/d)和水果(100～200 g/d)、适量维生素及微量营养素。

(4)养成良好的饮食习惯:少食多餐、细嚼慢咽、蒸煮替代煎炸、粗细搭配、少脂肪多蔬菜、多饮水、停止夜食及饮酒、控制情绪化饮食。

(三)疾病监测

定期评估患者营养状况和体重的控制情况,观察生命体征、睡眠、皮肤状况,动态观察实验室有关检查的变化。注意热量摄入过低可引起衰弱、脱发、抑郁,甚至心律失常,应严密观察并及时按医嘱处理。对于焦虑的患者,应观察焦虑感减轻的程度,有无焦虑的行为和语言表现;对于活动无耐力的患者,应观察活动耐力是否逐渐增加,能否耐受日常活动和一般性运动。

(四)用药护理

对使用药物辅助减肥者,应指导患者正确服用,并观察和处理药物的不良反应。①服用西布曲明患者可出现头痛、口干、畏食、失眠、便秘、心率加快,血压轻度升高等不良反应,故禁用于冠心病、充血性心力衰竭、心律失常和脑卒中的患者。②奥利司他主要不良反应为胃肠胀气、大便次数增多和脂肪便。由于粪便中含有脂肪多而呈烂便、脂肪泻、恶臭,肛门常有脂滴溢出而容易污染内裤,应指导患者及时更换,并注意肛周皮肤护理。

(五)心理护理

鼓励患者表达自己的感受;与患者讨论疾病的治疗及预后,增加战胜疾病的信心;鼓励患者自身修饰;加强自身修养,提高自身的内在气质;及时发现患者情绪问题,及时疏导,严重者建议心理专科治疗。

八、健康指导

(一)预防疾病

加强患者的健康教育,特别是有肥胖家族史的儿童,妇女产后及绝经期,男性中年以上或病后恢复期尤应注意。说明肥胖对健康的危害,使其了解肥胖症与心血管疾病、高血压、糖尿病、血脂异常等密切相关。告知肥胖患者体重减轻 5%～10%,就能明显改善以上与肥胖相关的心血管病危险因素以及并发症。

(二)管理疾病

向患者宣讲饮食、运动对减轻体重及健康的重要性,指导患者坚持运动,并养成良好的进食习惯。

(三)康复指导

运动要循序渐进并持之以恒,避免运动过度或过猛,避免单独运动;患者运动期间,不要过于严格控制饮食;运动时注意安全,运动时有家属陪伴。

(杨秀和)

第九章

神经外科护理

第一节 脑 脓 肿

一、疾病的基本概论

脑脓肿为颅内严重感染性疾病，是以化脓性细菌侵入颅内引起。常见的致病菌包括金黄色葡萄球菌、溶血性链球菌及厌氧链球菌，有时也可由产气荚膜杆菌的感染引起。外伤性脑脓肿早期表现为头疼、发热、颅内压增高及局限性神经功能障碍等症状，脓肿形成之后，临床表现为颅内高压，头痛、嗜睡等症状，或伴有癫痫发作外。如果脓肿位于重要脑功能区，则常伴有局部神经缺损体征，有助于脓肿位置定位。

脑脓肿是一种严重的颅内感染，会造成头痛、嗜睡、颅内高压等症状，同时伴有颅内压增高。

(一)发病机制

(1)外伤后，伤口处理不当，头皮污垢引起感染，通过导血管侵入颅内，引起脑脓肿发生。头皮缺损，颅骨外漏、骨膜下血肿感染等，若感染没有及时控制也会通过导血管侵入颅内或者直接侵入颅内造成感染。

(2)开放性损伤或火器性外伤后，清创不及时、不彻底，有异物或碎骨片存留于脑内，一段时间(多数为数周内，少数可达到几年甚至更长)后形成脓肿。

(3)颅腔与感染区或污染区(如鼻窦、中耳)沟通。

(4)脑膨出直接感染引起。

(二)临床病理生理

脑脓肿形成主要分为 3 个阶段。

1.急性脑膜炎阶段

细菌侵入脑实质后发生急性局限性炎症，病灶可存在炎性细胞浸润，局部脑组织产生液化坏死，引起大范围水肿等病理变化。持续 1 周左右。

2.化脓阶段

脑实质坏死灶液化形成脓液，继而扩大形成脓腔。根据病灶个数分为单发脓腔和多发脓腔。

3.脓肿包裹形成阶段

脓液周围纤维组织，网状内皮细胞，以及星形细胞构成脓肿包膜，包膜开始于感染后2～3周，包膜形成时间与细菌种类、对抗生素敏感程度、机体抵抗力等有关。一般包膜形成时间越长，包膜越厚。完整包膜分为三层，内层为化脓性渗出物、肉芽组织和增生的胶质细胞等，中层为纤维结缔组织，外层为病灶周围脑组织反应区。

（三）危险因素

脓肿侵犯脑组织，出现头痛、呕吐、颅内压增高等症状，常伴有局部神经缺损体征，严重时甚至出现脑疝及脓肿破裂。

二、临床表现

（一）全身感染症状

患者多有全身不适、发热、头痛、呕吐等急性脑炎或脑膜炎表现。表现一般在2～3周内症状减轻，少数可持续2～3月。当脓肿包膜形成后，患者体温大多正常或低热，但患者颅内压增高或脑功能缺损症状逐渐加重。脑脓肿进入局限阶段。临床上可出现一个潜伏期，潜伏期长短可由数天到数月甚至数年。在潜伏期内患者可有头痛、消瘦等症状。由于大剂量抗生素的使用，潜伏期往往比较长。

（二）颅内压增高症状

症状贯穿脑脓肿始终，患者常伴有不同程度的头痛，疼痛可为持续性并阵发性加剧，多清晨较重或用力时加重，可出现呕吐，尤其是小脑脓肿患者多呈喷射性呕吐。患者可伴有不同程度的精神和意识障碍，烦躁、嗜睡甚至昏迷，昏迷多见于危重患者。多数患者出现视盘水肿。颅内压增高常引起生命体征的改变，呈库欣反应。

（三）脑局灶定位症状和体征

常在外伤所致的脑功能障碍的基础上，使已有的症状逐渐加重或出现新的症状和体征。若为额叶脓肿时变现为精神症状和人格改变。幕上脓肿可表现为不同形式的癫痫发作。颞叶脓肿表现为中枢性面瘫，同向偏盲。左侧表现为感觉性失语，顶叶脓肿可有深浅感觉等。顶枕区和左颞顶脓肿可出现命令性失语。颅后窝脓肿可出现眼球震颤、吞咽困难等。

（四）脑疝形成或脓肿破溃

脑疝形成或脓肿破溃是脑脓肿患者两大严重危象。颅压增高导致脑疝形成，与其他颅内占位性病变（如颅内血肿）所致的脑疝相似，脓肿溃破为脓肿内压力骤然升高导致，脓液流入蛛网膜下腔或脑室内引起急性化脓性脑膜炎或脑室炎，患者突然出现高热、昏迷、抽搐、外周血白细胞剧增，脑脊液常呈脓汁样，若抢救不及时，会常致患者死亡。

三、相关检查

（一）实验室检查

1.腰椎穿刺与脑脊液检查

脓肿时腰椎穿刺表现为脑脊液压力增高。脑脓肿早期的颅内压常稍高，脑脊液中白细胞数增多，一般在$(5\sim10)\times10^{8}$/L范围。脑脊液蛋白含量大多增加至2～4 g/L或更高。糖和氯化物含量大致正常。腰椎穿刺术一般认为，腰椎穿刺对脑脓肿的诊断价值不大，同时腰椎穿刺可能诱发脑疝和脑脓肿破裂的危险，因此必要进行腰椎穿刺鉴别诊断时才可使用，但必须谨慎进行。

2.脓液检查和细菌培养

脓液的检查和培养可以了解感染的类型,药敏试验对选择抗生素有指导作用。

3.外周血象

70%～90%脑脓肿患者红细胞沉降率加快。C反应蛋白增加,可凭此与脑肿瘤相鉴别。

(二)影像学检查

1.X线检查

急性颅骨改变不明显,慢性脑脓肿可显示颅内压增高的骨质改变或松果体向对侧移位。X线检查可显示颅内是否存在碎骨片和金属异物。

2.颅脑CT扫描

脑脓肿的CT表现依脓肿发展阶段而异。急性脑膜脑炎阶段病灶表现为低密度区或混合密度区。脓肿形成后初期仍表现为低密度或混合密度占位性病灶,但增强扫描在低密度周围可呈轻度强化,表现为完整的不规则的浅淡环状强化。脓肿壁形成后,其低密度边缘密度较高,少数可显示脓肿壁,增强扫描可见完整、厚度均一的环状强化,周围有明显不规则的脑水肿和占位效应,低密度区为坏死脑组织和脓液,如产气杆菌感染,可呈现气体与液平面,如为多房性,低密度区内可呈现一个或多个间隔。CT不仅可以确定脓肿的存在、位置、大小、数目、形状和周围脑组织水肿情况而且可帮助确定治疗手段。

3.头颅MRI检查

急性脑炎期,T_1加权像上表现信号不清的低信号区,T_2加权像上为片状高信号影,有占位征,此期须与胶质瘤和转移瘤相鉴别。增强扫描比CT扫描更能早期显示脑炎期。当包膜形成完整后,T_1显示高信号影,有时尚可见到圆形点状血管流空影。通常注射Gd-DTPA后5～15分钟即可出现异常对比增强。延迟扫描增强度可向外进一步扩大,为脓肿周围血-脑脊液屏障的破坏。头颅MRI比CT对脑组织水含量变化更敏感,因此对坏死、液化和水肿的分辨率更强,能够更好地诊断脑脓肿。

四、基本诊断

(一)诊断

根据患者病史及体征结合CT、MRI、X线等检查手段,通过比对检查结果做出判断。

(二)鉴别诊断

1.化脓性脑膜炎

化脓性脑膜炎多起病急剧,神经系统的局灶定位体征不明显,颅脑CT扫描有助于鉴别。

2.硬膜外和硬膜下脓肿

二者多合并发生,通过CT或MRI可鉴别。

3.脑肿瘤

需仔细询问病史,结合各种化验及影像学手段才能进一步鉴别。

五、治疗

(一)药物治疗

1.抗生素

主要根据抗生素对细菌的敏感程度,以及血-脑屏障通透性选择。首选对细菌的敏感程度高、血-脑屏障通透性强的药物。未能确定细菌时选择血-脑屏障通透性强的广谱性抗菌药物。常用药物包括青霉素、链霉素、庆大霉素、磺胺嘧啶及头孢菌素等。一般采用静脉给药，根据病情必要时亦可采用鞘内、脑室和脓腔内注射。

2.降颅压药物

脑脓肿伴有颅内高压症状，根据颅压选择方案降低颅内压，缓解颅内压增高的症状，预防发生脑疝，常用脱水药物有高渗性脱水剂如甘露醇、甘油溶液，利尿药物如呋塞米、依他尼酸等。用药同时应注意肾功能、酸碱和水及电解质平衡的检查。

(二)手术治疗

1.脑脓肿穿刺术

该法简单、安全，对脑组织损伤小，适用于老人、小孩等不能耐受开颅手术者；脑深部和重要功能区脓肿患者；多房性脑脓肿或有异物者不适用。

2.快速钻颅脑脓肿穿刺术

单房性脓肿常用方法，有时为了抢救或在紧急情况下，在床边即可操作，做好定位后，直接快速钻颅，钻颅完成后，穿刺针穿刺脓肿。吸出脓液后其他步骤同上。

3.脓肿切开导管引流术

脓肿切开导管引流术适用于脓肿位置过浅，并且与周围组织粘连紧密或者靠近功能区的患者；不适用于脓肿切除的患者、通过穿刺又无法取出异物的患者。

4.颅脑脓肿切除术

颅脑脓肿切除术适用于脑脓肿和多房性脓肿，以及含有异物的脓肿和多次穿刺无效的脓肿。也可用于时间较长，包膜较厚的脓肿。同时发生破溃或者脑疝的情况下应行急症手术。脓肿切除术需要注意避免损伤重要功能区。

(三)术后处理

(1)术后继续抗感染治疗，防止脓肿复发及感染扩散。

(2)注意纠正水、电解质和酸碱平衡。

(3)防治并发症。

六、术前护理常规

(1)执行外科术前护理常规。

(2)病情观察：观察体温、脉搏、呼吸、血压、意识的变化。早期感染侵入颅内，呈持续性高热，遵医嘱给予抗生素，体温过高者给予药物或物理降温。颅内压增高者出现脉搏、血压、意识的改变，应及时观察并记录，预防脑疝。

(3)颅内压增高者，执行颅内压增高护理常规。

(4)饮食护理：给予高维生素、高蛋白、易消化的饮食。

七、术后护理常规

(1)执行外科术后护理常规。

(2)执行全身麻醉后护理常规。

(3)执行术后疼痛护理常规。

(4)病情观察：密切观察患者意识、瞳孔、生命体征、肢体活动变化及有无展神经麻痹、脑病灶

症状等，并记录。必要时通知医师，对症处理。

(5)遵医嘱给予抗生素，若出现高热，以及时给予药物或物理降温。

(6)脓腔引流护理：①根据切开部位取合理卧位，抬高床头15°～30°，引流瓶(袋)应至少低于脓腔30 cm。②术后24小时、创口周围初步形成粘连后可进行囊内冲洗，先用生理盐水缓慢注入腔内，再轻轻抽出，注意不可过分加压，冲洗后注入抗菌药物，然后夹闭引流管2～4小时。③脓腔闭合时拔管。继续用脱水剂降低颅内压。患者长期高热，消耗热量明显，应注意加强营养，必要时给予支持疗法。

(陈丽伟)

第二节 脑 出 血

脑出血是指原发于脑实质内的出血，主要发生于高血压和动脉硬化的患者。脑出血多发生于55岁以上的老年人，多数患者有高血压史。常在情绪激动或活动用力时突然发病，出现头痛、呕吐、偏瘫及不同程度昏迷等。

一、护理措施

(一)术前护理

(1)密切监测病情变化，包括意识、瞳孔、生命体征变化及肢体活动情况，定时监测呼吸、体温、脉搏、血压等，发现异常(瞳孔不等大、呼吸不规则、血压高、脉搏缓慢)，以及时报告医师立即抢救。

(2)绝对卧床休息，取头高位，15°～30°，头置冰袋可控制脑水肿，降低颅内压，利于静脉回流。吸氧可改善脑缺氧，减轻脑水肿。翻身时动作要轻，尽量减少搬动，加床档以防坠床。

(3)神志清楚的患者谢绝探视，以免情绪激动。

(4)脑出血昏迷的患者24～48小时禁食，以防止呕吐物反流至气管造成窒息或吸入性肺炎，以后按医嘱进行鼻饲。

(5)加强排泄护理：若患者有尿潴留或不能自行排尿，应进行导尿，并留置尿管，定时更换尿袋，注意无菌操作，每天会阴冲洗1～2次，便秘时定期给予通便药或食用一些粗纤维的食物，嘱患者排便时勿用力过猛，以防再出血。

(6)遵医嘱静脉快速输注脱水药物，降低颅内压，适当使用降压药，使血压保持在正常水平，防止高血压引起再出血。

(7)预防并发症：①加强皮肤护理，每天擦澡1～2次，定时翻身，每2小时翻身1次，床铺干净平整，对骨隆突处的皮肤要经常检查和按摩，防止发生压力性损伤。②加强呼吸道管理，保持口腔清洁，口腔护理每天1～2次；患者有咳痰困难，要勤吸痰，保持呼吸道通畅；若患者呕吐，应使其头偏向一侧，以防发生误吸。③急性期应保持偏瘫肢体的生理功能位。恢复期应鼓励患者早期进行被动活动和按摩，每天2～3次，防止瘫痪肢体的挛缩畸形和关节的强直疼痛，以促进神经功能的恢复，对失语的患者应进行语言方面的锻炼。

(二)术后护理

1.卧位

患者清醒后抬高床头 15°～30°,以利于静脉回流,减轻脑水肿,降低颅内压。

2.病情观察

严密监测生命体征,特别是意识及瞳孔的变化。术后 24 小时内易再次脑出血,如患者意识障碍继续加重、同时脉搏缓慢、血压升高,要考虑再次脑出血可能,应及时通知医师。

3.应用脱水剂的注意事项

临床常用的脱水剂一般是 20%甘露醇,滴注时注意速度,一般 20%甘露醇 250 mL 应在 20～30 分钟输完,防止药液渗漏于血管外,以免造成皮下组织坏死;不可与其他药液混用;血压过低时禁止使用。

4.血肿腔引流的护理

注意引流液量的变化,若引流量突然增多,应考虑再次脑出血。

5.保持出入量平衡

术后注意补液速度不宜过快,根据出量补充入量,以免入量过多,加重脑水肿。

6.功能锻炼

术后患者常出现偏瘫和失语,加强患者的肢体功能锻炼和语言训练。协助患者进行肢体的被动活动,进行肌肉按摩,防止肌肉萎缩。

(三)健康指导

1.清醒患者

(1)应避免情绪激动,去除不安、恐惧、愤怒、忧虑等不利因素,保持心情舒畅。

(2)饮食清淡,多吃含水分、含纤维素多的食物;多食蔬菜、水果。忌烟、酒及辛辣、刺激性强的食物。

(3)定期测量血压,复查病情,以及时治疗可能并存的动脉粥样硬化、高脂血症、冠心病等。

(4)康复活动。

应规律生活,避免劳累、熬夜、暴饮暴食等不利因素,保持心情舒畅,注意劳逸结合。

坚持适当锻炼。康复训练过程艰苦而漫长(一般为 1～3 年,长者需终身训练),需要信心、耐心、恒心,在康复医师指导下,循序渐进、持之以恒。

2.昏迷患者

(1)昏迷患者注意保持皮肤清洁、干燥,每天床上擦浴,定时翻身,防止压力性损伤形成。

(2)每天坚持被动活动,保持肢体功能位置。

(3)防止气管切开患者出现呼吸道感染。

(4)不能经口进食者,应注意营养液的温度、保质期及每天的出入量是否平衡。

(5)保持大小便通畅。

(6)定期高压氧治疗。

二、主要护理问题

(1)疼痛:与颅内血肿压迫有关。

(2)生活自理能力缺陷:与长期卧床有关。

(3)脑组织灌注异常:与术后脑水肿有关。

(4)有皮肤完整性受损的危险:与昏迷、术后长期卧床有关。

(5)躯体移动障碍:与出血所致脑损伤有关。

(6)清理呼吸道无效:与长期卧床所致的机体抵抗力下降有关。

(7)有受伤的危险:与术后癫痫发作有关。

(陈丽伟)

第三节 脑 疝

当颅腔内某分腔有占位性病变时,该分腔的压力大于邻近分腔,脑组织由高压力区向低压力区移位,致脑组织、血管及脑神经等结构受压或移位,出现相应的临床表现,称为脑疝。脑疝是颅内压增高的危象和死亡的主要原因。治疗脑疝的关键在于及时发现和处理。处理原则包括快速降低颅内压和手术去除病因。

一、脑疝的解剖学基础

颅腔内部空间被硬脑膜形成的大脑镰及小脑幕分隔成幕上左右两个腔及幕下一个腔;幕上左右两个腔容纳左右大脑半球,幕下的腔容纳脑桥、延髓及小脑。大脑镰下的镰下孔容纳着联结左右大脑的胼胝体等结构,左右大脑半球活动度较大;中脑在小脑幕切迹裂孔中通过,外侧面有颞叶的钩回、海马回紧邻包绕环抱。发自大脑脚内侧的动眼神经环绕着大脑脚外侧向后沿着小脑幕切迹走行进入海绵窦的外侧壁经眶上裂出颅。颅腔与脊髓腔经后颅窝的枕骨大孔相通,延髓下端通过枕骨大孔与椎管中的脊髓相连。小脑蚓椎体下部两侧的小脑扁桃体位于延髓下端的背面,下缘与枕骨大孔后缘紧密相邻。

二、脑疝的名词解释

颅内病变所致的颅内压增高达到一定程度时,可使一部分脑组织移位,通过颅内硬脑膜结构或颅腔骨性结构形成的结构间隙,如大脑镰下缘、小脑幕切迹边缘、枕骨大孔,移位的脑组织被挤压到压力较低的位置,即为脑疝。脑疝是颅脑损伤、颅内占位性病变或脑积水等伤、病发展过程中的一种紧急而严重的情况,疝出的脑组织压迫脑干等重要结构或生命中枢,如发现不及时或救治不力,往往导致严重后果,临床必须给予足够重视。

根据脑疝发生的部位及所疝出的脑组织部位不同,脑疝可分为小脑幕切迹疝(又名颞叶钩回疝)、枕骨大孔疝(又名小脑扁桃体疝)、大脑镰(下)疝(又名扣带回疝)、小脑幕切迹上疝(小脑蚓疝)。上述脑疝可以单独发生,也可以同时或相继发生。

三、小脑幕切迹疝

(一)病因及发病机制

当幕上一侧占位性病变不断增长引起颅内压增高时,脑干和患侧大脑半球向对侧移位;半球上部由于有大脑镰限制导致其移位较轻,而半球底部近中线结构如颞叶的海马沟回等则移位较明显,可疝入脚间池,形成小脑幕切迹疝,使患侧的动眼神经、脑干、后交通动脉及大脑后动脉受到挤压和牵拉。

(二)病理

1.动眼神经损害

(1)颞叶钩回疝入脚间池内,直接压迫动眼神经及其营养血管。

(2)颞叶钩回先压迫位于动眼神经上方的大脑后动脉,再使夹在大脑后动脉与小脑上动脉之间的动眼神经受压。

(3)脑干受压下移时,动眼神经受牵拉。

(4)脑干受压,动眼神经核和邻近部位发生缺血、水肿或出血。

2.脑干变化

小脑幕切迹疝使中脑直接受压,脑干下移引起供血障碍,向上累积下丘脑,向下影响脑桥乃至延髓。

(1)中脑受颞叶钩回疝挤压时,前后径变长,横径变短,疝出的脑组织首先挤压同侧大脑脚,导致临床症状和体征发生在同侧(患侧)。继续发展则可累及整个中脑。脑干下移时使脑干纵行变形,严重时发生扭曲。如果是脑内出血性疾病,因为出血的速度快、出血量大则可导致疝出的脑组织首先挤压对侧大脑脚,导致临床症状和体征发生在对侧(健侧)。

(2)小脑幕切迹疝引起脑干缺血或出血的原因可能有 2 种:①脑干受压,静脉回流不畅、瘀滞,以致破裂出血。②因基底动脉受大脑后动脉、后交通动脉和颈内动脉牵拉固定作用,导致脑干下移程度远较基底动脉下移为甚,造成中脑和脑桥上部旁中区的动脉受到牵拉,引起血管痉挛或脑干内的小动脉破裂出血,导致脑干出血,并继发水肿和软化。

3.脑脊液循环障碍

中脑周围的脑池是脑脊液循环的必经之路,小脑幕切迹疝可以使该部位脑池阻塞,导致脑脊液向幕上回流障碍。脑干受压、变形、扭曲时,可引起中脑导水管梗阻,使被阻塞导水管以上的脑室系统扩大,形成脑积水,颅内压进一步增高。

4.疝出的脑组织的改变

疝出的脑组织如不能及时还纳,可因血液回流障碍而发生充血、水肿甚至嵌顿,跟严重的压迫脑干。

5.枕叶梗死

后交通动脉或大脑后动脉直接受压、牵张,可引起枕叶脑梗死。

(三)临床表现

1.颅内压增高

表现为头痛剧烈并逐渐加重,与进食无关频繁喷射性呕吐,随着头痛进行性加重伴有躁动不安,提示病情加重;急性脑疝患者视盘水肿可有可无。

2.意识障碍

随着病情进展,患者逐渐出现意识障碍,由嗜睡、朦胧到浅昏迷、昏迷,对外界的刺激反应迟钝或消失,系脑干网状结构上行激活系统受累的结果。

3.瞳孔变化

最初由于动眼神经受刺激可有时间短暂的患侧瞳孔变小,对光反应迟钝,但多不易被发现。以后随着动眼神经麻痹,该侧瞳孔逐渐散大,对光反射迟钝、消失,并有患侧上睑下垂,眼球斜视,说明动眼神经背侧部的副交感神经纤维已经受损。晚期如果脑疝进行性恶化,影响脑干血供时,由于脑干内动眼神经核功能丧失，则双侧瞳孔散大，直接和间接对光反应均消失，眼球固定不动，此时患者多处于濒死状态。

4.锥体束征

由于患侧大脑脚受压，出现对侧肢体力弱或瘫痪，肌张力增高，腱反射亢进，病理反射阳性。有时患侧快速出血性疾病导致脑干被推向对侧，在患侧脑干尚未受压前导致健侧大脑脚与小脑幕切迹游离缘相挤压，造成脑疝同侧的锥体束征，需引起注意，避免导致病变定侧定位错误。脑疝进展时可致双侧肢体自主活动消失，严重时可出现去脑强直发作，这是脑干严重受损的信号。

5.生命体征改变

患者表现为血压升高，脉搏有力，呼吸深慢，体温上升。到晚期，由于脑干受压，生命中枢功能紊乱而逐渐衰竭，呼吸不规则，出现潮式或叹息样病理呼吸，脉弱，血压忽高忽低，大汗淋漓或汗闭，面色潮红或苍白；体温可高达 41 ℃以上，体温不升或体温下降；最后呼吸循环衰竭致呼吸停止，血压下降，继而心跳也停止，患者临床死亡。

(四)辅助检查

1.CT 检查

头部 CT 扫描在小脑幕切迹疝诊断上中线移位程度及小脑幕切迹附近结构改变有助于病情判断。

2.MRI 检查

对神经组织结构显像优于 CT，有助于病情判断。

(五)诊断及鉴别诊断

根据临床表现及 CT 或 MRI 影像资料进行定位及定性诊断和鉴别诊断。

(六)治疗及预后

根据典型的临床表现，小脑幕切迹疝的诊断较容易，但临床上因发现不及时或处理不当而酿成严重后果甚至死亡的病例并不鲜见，尤其是瞳孔变化初期不易被发现，医护人员应该予以关注。

脑疝的紧急处理措施：维持呼吸道通畅；立即经静脉推注 20%甘露醇 250～500 mL；病变性质和部位明确者，立即手术切除病变；尚不明确者，尽快检查头部 CT 确诊后手术或做姑息性减压术，如颞肌下减压术，单侧或双侧去大骨瓣减压术，部分脑叶切除内减压术等；对有脑积水的患者，立即穿刺侧脑室做脑脊液外引流，待病情缓解后再开颅切除病变或做脑室-腹腔分流术。

经上述处理后，疝出的脑组织多可自行还纳，表现为散大的瞳孔逐渐回缩，患者意识好转。但也有少数患者症状不改善，估计疝出的脑组织已经嵌顿，术中可用脑压板将颞叶底面轻轻上抬或切开小脑幕，使嵌顿的脑组织得到解放，并解除其对脑干的压迫。

脑疝早期如经及时抢救大多数预后良好，晚期预后较差形成植物生存状态甚或死亡。

四、枕骨大孔疝

(一)病因及发病机制

颅内压增高时，因后颅窝出现压力梯度，颅内脑脊液经枕骨大孔向椎管内移动，颅内蛛网膜下腔和脑池体积逐渐缩小，导致两侧小脑扁桃体及邻近小脑组织也逐步下移，随脑脊液的移动经枕骨大孔疝入到颈椎椎管内，称为枕骨大孔疝或小脑扁桃体疝。多发生于后颅窝占位性病变，也见于小脑幕切迹疝晚期。

枕骨大孔疝又可分为慢性和急性疝出两种:前者见于长期颅内压增高或后颅窝占位病变的患者,症状较轻;后者多突然发生,或在慢性疝出的基础上因某些诱因,如腰穿、排便用力使疝出程度加重,延髓生命中枢遭受急性压迫而功能衰竭,患者常迅速死亡。

(二)病理

枕骨大孔疝的病理改变:①慢性延髓受压,患者可无明显症状或症状轻微;急性延髓受压常很快引起生命中枢衰竭,危及生命。②脑脊液循环障碍,由于第四脑室正中孔梗阻引起脑积水和小脑延髓池阻塞所致的脑脊液循环障碍,均可使颅内压进一步升高,脑疝程度加重。③疝出的脑组织,即小脑扁桃体发生充血、水肿或出血,使延髓和颈髓上端受压加重。④慢性疝出的扁桃体可与周围结构粘连。

(三)临床表现

1.枕下疼痛、项强或强迫头位

疝出的脑组织压迫牵拉颈上部神经根,或因枕骨大孔区脑膜或血管壁的敏感神经末梢受牵拉,可引起枕下部疼痛,颈硬及局部压痛。为避免延髓受压加重,机体发生保护性或反射性颈肌痉挛,患者保持头部固定维持在适当位置而呈强迫头位。

2.颅内压增高

表现为剧烈头痛、频繁呕吐、慢性脑疝患者多有视盘水肿。

3.后组颅神经受累

由于脑干下移,后组颅神经受牵拉,或因脑干受压,出现眩晕、听力减退、轻度吞咽困难、饮食呛咳等症状。

4.生命体征改变

慢性脑疝者生命体征变化不明显;急性脑疝者生命体征改变显著,迅速出现呼吸和循环功能障碍,先呼吸减慢、脉搏细速、血压下降,很快出现潮式呼吸和呼吸停止,如不采取措施,不久心跳也停止。与小脑幕切迹疝相比,枕骨大孔疝的特点是:生命体征变化出现较早,瞳孔改变和意识障碍出现较晚,患者常可突然呼吸停止,昏迷而死亡。

5.其他

部分病例可出现眼震及小脑体征;锥体束征多数阳性;意识保持不变,很少有瞳孔变化。

(四)辅助检查

同小脑幕切迹疝。

(五)诊断及鉴别诊断

同小脑幕切迹疝。

(六)治疗及预后

枕骨大孔疝治疗原则与小脑幕切迹疝基本相同。凡有枕骨大孔疝症状而诊断已经明确者,应尽早手术切除责任病变;症状明显且有脑积水的应及时做脑室穿刺并给予脱水剂,然后手术切除病变;对呼吸骤停的患者,立即做气管插管呼吸机辅助呼吸,同时行脑室穿刺外引流脑脊液,静脉推注脱水剂,并紧急开颅清除原发责任病灶;术中将枕骨大孔后缘和寰椎后弓切除,硬脑膜敞开或扩大修补,以解除小脑扁桃体疝的压迫。若扁桃体与周围结构粘连,可试行粘连松解;必要时可在软膜下切除水肿、出血的小脑扁桃体,亦可电凝烧灼小脑扁桃体软膜下极使之向上段收缩,以减轻对延髓和颈髓上段的压迫及疏通脑脊液循环通路。

五、常见护理诊断/问题

(一)有脑组织灌注无效的危险

脑组织灌注无效与颅内压增高、脑疝有关。

(二)潜在并发症

呼吸、心搏骤停。

六、护理措施

脑疝确诊后应立即采取降低颅内压的措施,为紧急手术争取时间。

(一)快速降低颅内压

一旦出现脑疝,应立即给予脱水治疗,以缓解病情,争取时间。遵医嘱快速静脉输注甘露醇、甘油果糖、呋塞米、地塞米松等药物,并观察脱水治疗的效果。

(二)保持呼吸道通畅

立即给予氧气吸入,并保持呼吸道通畅。对呼吸功能障碍者,配合医师行气管插管和人工气囊辅助呼吸。

(三)观察病情

密切观察意识、生命体征、瞳孔及肢体活动等变化。

(四)紧急术前准备

协助医师尽快完善有关术前检查,做好急诊手术准备,尽快手术去除原发病。

(1)若难以确诊或虽确诊但病变无法切除,可通过脑脊液分流术、侧脑室外引流术或病变侧颞肌下、枕肌下减压术等降低颅内压,挽救生命。

(2)对于呼吸骤停的枕骨大孔疝,应立即做好钻颅术准备,进行脑室穿刺,缓慢放出脑脊液,使颅内压慢慢降低,然后行脑室引流,同时静脉滴注高渗脱水剂,以达到迅速降低颅内压的目的。

(五)心搏骤停的急救

若病情恶化并出现心搏骤停时,应即刻心肺复苏。

其他护理措施见本章其他相关内容。

七、健康教育

指导患者避免颅内压增高的因素,如情绪剧烈波动、便秘、剧烈咳嗽、发热、呼吸道梗阻及癫痫发作。

八、关键点

(1)密切观察患者的生命体征、瞳孔、意识状态、神经系统症状和体征是早期发现脑疝的关键护理措施。

(2)颅内压增高者禁忌高压灌肠,避免诱发脑疝。

(3)有明显颅内压增高者,禁做腰椎穿刺,避免引发脑疝。

(陈丽伟)

第四节　脑动静脉畸形

脑动静脉畸形是指脑血管发育障碍引起的脑局部血管数量和结构异常，并对正常脑血流产生影响。动静脉畸形是一团异常的畸形血管，其间无毛细血管，常有一支或数支增粗的供血动脉，引流动脉明显增粗曲张，管壁增厚，内为鲜红动脉血，似动脉，故称为静脉的动脉化。动静脉畸形引起的继发性病变有出血、盗血。手术为治疗脑动静脉畸形的根本方法，目的在于减少或消除脑动静脉畸形再出血的机会，减轻盗血现象。手术方法包括血肿清除术、畸形血管切除术、供应动脉结扎术、介入栓塞术。

一、护理措施

(一)术前护理

(1)患者要绝对卧床，并避免情绪激动，防止畸形血管破裂出血。

(2)监测生命体征，注意瞳孔变化，若双侧瞳孔不等大，表明有血管破裂出血的可能。

(3)排泄的管理：向患者宣教合理饮食，嘱其多食富含纤维素的食物，如水果、蔬菜等，以防止便秘。观察患者每天粪便情况，必要时给予开塞露或缓泻剂。

(4)注意冷暖变化，以防感冒后用力打喷嚏或咳嗽诱发畸形血管破裂出血。

(5)注意安全，防止患者癫痫发作时受伤。

(6)危重患者应做好术前准备，如剃头。若有出血，应进行急诊手术。

(二)术后护理

(1)严密监测患者生命体征，尤其注意血压变化，如有异常立即通知医师。

(2)给予患者持续低流量氧气吸入，并观察肢体活动及感觉情况。

(3)按时予以脱水及抗癫痫药物，防止患者颅内压增高或癫痫发作。

(4)如有引流，应保持引流通畅，并观察引流量、颜色及性质变化。短时间内若引流出大量血性物质，应及时通知医师。

(5)如果患者癫痫发作，应保持呼吸道通畅，并予以吸痰、氧气吸入，防止坠床等意外伤害，用床档保护并约束四肢，口腔内置口咽通气导管，配合医师给予镇静及抗癫痫药物。

(6)长期卧床、活动量较少的患者，应注意其肺部情况，以及时给予拍背，促进有效咳痰，防止发生肺部感染，还须定期拍 X 线胸片，根据胸片有重点有选择性地进行拍背。

(7)术后应鼓励患者进食高蛋白食物，以增加组织的修复能力，保证机体的营养供给。

(8)清醒患者保持头高位(床头抬高 30°)，以利血液回流，减轻脑水肿。

(9)准确记录出入量，保证出入量平衡。

(10)对有精神症状的患者，适当给予镇静剂，并注意患者有无自伤或伤害他人的行为。

(11)给予患者心理上的支持，使其对疾病的痊愈有信心，从而减轻患者的心理负担。

(三)健康指导

(1)定期测量血压，复查病情，以及时治疗可能并存的血管病变。

(2)保持大小便通畅。

二、主要护理问题

(1)脑出血:与手术伤口有关。
(2)脑组织灌注异常:与脑水肿有关。
(3)有受伤的危险:与癫痫发作有关。
(4)疼痛:与手术创伤有关。
(5)睡眠形态紊乱:与疾病产生的不适有关。
(6)便秘:与术后长期卧床有关。
(7)活动无耐力:与术后长期卧床有关。

(陈丽伟)

第十章

胸外科护理

第一节 气道异物阻塞

一、概述

气道异物阻塞(FBAO)是导致窒息的紧急情况,如不及时解除,数分钟内即可死亡。FBAO造成心脏停搏并不常见,但有意识障碍或吞咽困难的老人和儿童发生人数相对较多。FBAO是可以预防从而避免发生的。

二、原因及预防

任何人突然的呼吸骤停都应考虑到FBAO。成人通常在进食时易发生,肉类食物是造成FBAO最常见的原因。FBAO的诱因有:吞食大块难咽食物、饮酒、老年人戴义齿或吞咽困难、儿童口含小颗粒状食物及物品。注意以下事项有助于预防FBAO,如①进食切碎的食物,细嚼慢咽,尤其是戴义齿者;②咀嚼和吞咽食物时,避免大笑或交谈;③避免酗酒;④阻止儿童口含食物行走、跑或玩耍;⑤将易误吸入的异物放在婴幼儿拿不到处;⑥不宜给小儿需要仔细咀嚼或质韧而滑的食物(如花生、坚果、玉米花及果冻等)。

三、临床表现

异物可造成呼吸道部分或完全阻塞,识别气道异物阻塞是及时抢救的关键。

(一)气道部分阻塞

患者有通气,能用力咳嗽,但咳嗽停止时,出现喘息声。这时救助者不宜妨碍患者自行排出异物,应鼓励患者用力咳嗽,并自主呼吸。但救助者应守护在患者身旁,并监视患者的情况,如不能解除,即求救紧急医疗服务(EMS)系统。

FBAO患者可能一开始表现为通气不良,或一开始通气好,但逐渐恶化,表现乏力、无效咳嗽、吸气时高调噪音、呼吸困难加重、发绀。对待这类患者要同对待气道完全阻塞患者一样,须争分夺秒的救助。

(二)气道完全阻塞

患者已不能讲话,呼吸或咳嗽时,双手抓住颈部,无法通气。对此征象必须能够立即明确识别。救助者应马上询问患者是否被异物噎住,如果患者点头确认,必须立即救助,帮助解除异物。由于气体无法进入肺脏,如不能迅速解除气道阻塞,患者很快就会意识丧失,甚至死亡。如果患者已意识丧失、猝然倒地,则应立即实施心肺复苏。

四、治疗

(一)解除气道异物阻塞

对气道完全阻塞的患者,必须争分夺秒地解除气道异物。通过压迫使气道内压力骤然升高,产生人为咳嗽,把异物从体内排除。具体可采用以下方法。

1.腹部冲击法(Heimlish 法)

此法可用于有意识的站立或坐位患者。急救者站在患者身后,双臂环抱患者腰部,一手握拳,握拳手的拇指侧抵住患者腹部,位于剑突下与脐上的腹中线部位,再用另一手握紧拳头,快速向内向上用拳头冲击腹部,反复冲击腹部直到把异物排出。如患者意识丧失,立即开始心肺复苏术(CPR)。采用此法后,应注意检查有无危及生命的并发症,如胃内容物反流造成误吸、腹部或胸腔脏器破裂。除必要时,不宜随便使用。

2.自行腹部冲击法

气道阻塞患者本人可一手握拳,用拇指抵住腹部,部位同上,再用另一只手握紧拳头,用力快速向内、向上使拳头冲击腹部。如果不成功,患者应快速将上腹部抵压在一硬质物体上,如椅背、桌缘、护栏,用力冲击腹部,直到把异物排出。

3.胸部冲击法

患者是妊娠末期或过度肥胖者时,救助者双臂无法环抱患者腰部,可用胸部冲击法代替Heimlish法。救助者站在患者身后,把上肢放在患者腋下,将胸部环抱住。一只手握拳,拇指侧放在胸骨中线,避开剑突和肋骨下缘,另一只手握住拳头,向后冲压,直至把异物排出。

(二)对意识丧失者的解除方法

1.解除 FBAO 中意识丧失

救助者立即开始 CPR。在 CPR 期间,经反复通气后,患者仍无反应,急救人员应继续 CPR,严格按30∶2的按压/通气比例。

2.发现患者时已无反应

急救人员初始可能不知道患者发生了 FBAO,在反复通气数次后,若患者仍无反应,应考虑到 FBAO。可采用以下方法。

(1)在 CPR 过程中,如果有第二名急救人员在场,一名实施救助,另一名启动急救医疗服务体系(EMSS),患者保持平卧。

(2)用舌-上颌上提法开放气道,并试用手指清除口咽部异物。

(3)如果通气时患者胸廓无起伏,应重新摆正头部位置,注意开放气道,再尝试通气。

(4)异物清除前,如果通气后仍未见胸廓起伏,应考虑进一步抢救措施[如凯利钳(Kelly Forceps),马吉拉镊(Magilla Forceps),环甲膜穿刺/切开术]来开通气道。

(5)如异物取出,气道开通后仍无呼吸,需继续缓慢人工通气,再检查脉搏、呼吸、反应。如无脉搏,即行胸外按压。

五、急救护理

急性呼吸道异物短时间内可危及生命，护士必须有强烈的风险意识，争分夺秒地协助抢救治疗工作。

(一)做好抢救准备

备氧气、吸引器、电动负压吸引器、纤维支气管镜、直接喉镜、气管插管及气管切开包等急救物品。使用静脉留置针建立静脉通道。完善术前准备，与手术室联系，做好气管、支气管镜检查的准备。询问过敏史。一旦出现极度呼吸困难，立即协助医师抢救，给予氧气吸入。

(二)病情观察

密切观察患者的呼吸情况，判断异物所在部位及运动情况。异物进入喉部及声门下时，患者有剧烈呛咳、喉喘鸣、声嘶、面色发绀、吸气性呼吸困难等症状，可在数分钟内引起窒息。发现上述情况立即报告医师抢救。观察双肺呼吸动度是否相同、两侧呼吸音是否一致，吸气时胸骨上窝、锁骨上窝、肋间隙有无凹陷，有无喘鸣、口唇发绀，咳嗽及咳嗽的性质，有无颈静脉怒张及颈胸部皮下气肿。持续监护生命体征和血氧饱和度，记录各项目的基础数据。观察有无颅内压增高或颅内出血的征象，注意瞳孔大小、神经反射，有无惊厥、四肢震颤及肌张力增高或松弛等。

(三)尽量保持患者安静

安排在单人间，保持环境安静。使患者卧床，安定其情绪，避免其紧张，集中进行检查和治疗，尽量避免刺激。减少患儿哭闹，避免因大哭导致异物突然移位阻塞对侧支气管或卡在声门后引起窒息或增加耗氧量。禁饮食。

(四)向患者及家属介绍手术过程及注意事项

确定实施经气管镜取异物者，遵医嘱给予阿托品等术前用药。向患者及家属介绍手术的过程，术中、术后可能发生的并发症，配合治疗及护理的注意事项等。检查手术知情同意书是否签字。

(五)术后护理

(1)全麻术后麻醉尚未清醒前，设专人护理，取平卧位，头偏向一侧，防止误吸分泌物，及时吸净患者口腔及呼吸道分泌物，保持呼吸道通畅，持续吸氧。

(2)严密观察呼吸的节率、频率及形态，保持呼吸道通畅，血氧饱和度应保持在95%～100%。观察有无口唇发绀、烦躁不安、鼻翼翕动，注意呼吸有无喉鸣或喘鸣音，监测心电和血氧饱和度。检查口腔中有无分泌物和血液，观察双侧胸部呼吸动度是否对称一致。触诊患者颈部、胸部有无皮下气肿，如有应及时通知医师处理，并标记气肿的范围，以便动态观察。检查患者牙齿有无松动或脱落，并详细记录。

(3)了解术中情况和处理结果，包括异物是否取出、异物的种类、有无异物残留，术中是否发生呼吸暂停、出血、心力衰竭、气胸等并发症，便于进行有预见性和针对性的护理。

(4)并发症的观察与护理。①喉头水肿：婴幼儿患者，施行支气管镜取出异物术后，可发生喉头水肿。如患儿出现声音嘶哑、烦躁不安、吸气性呼吸困难等症状，应考虑有喉头水肿。此时应密切观察呼吸，有无口唇、面色发绀等窒息的前驱症状。遵医嘱给予吸氧，应用足量抗生素及激素，定时雾化吸入。若患者症状经上述处理仍无缓解，并呈进行性加重，应及时告知医师，必要时行气管切开术解除梗阻。②气胸和纵隔气肿：术后患者出现咳嗽、胸闷、不同程度的呼吸困难时，应考虑可能并发气胸。立即听诊双肺呼吸音，密切观察呼吸情况、血氧饱和度等，及时通知医师。做好紧急胸腔穿刺放气和胸腔闭式引流的准备，并做好相应护理。③支气管炎、肺炎：注意呼吸道感染的早期征象。反复出现体温升高、咳嗽、气促、多痰等，在确定无异物残留的情况下应考虑并发支气管炎、肺炎等感染。应鼓励患者咳嗽，帮助其每小时翻身 1 次，定时拍背，促进呼吸道分泌物排出，必要时超声雾化吸入，湿化气道、稀释痰液，使其便于咳出。根据医嘱给予抗生素治疗。

(六)健康指导

呼吸道异物是最常见的儿童意外危害之一，但可以预防。应加强宣传教育，使人们认识到呼吸道异物的危险性，掌握预防知识。

(1)避免给幼儿吃花生、瓜子、豆类等带硬壳的食物，避免给孩子玩能够进入口、鼻孔的细小玩具。

(2)教育儿童进食应保持安静，避免其间逗笑、哭闹、嬉戏或受惊吓，以免深吸气时将食物误吸入气道。

(3)教育儿童不要口中含物玩耍。成人要纠正口中含物作业的不良习惯。

(4)加强对昏迷及全麻患者的护理，防止呕吐物被吸入下呼吸道，活动义齿应取下。

(周翠玲)

第二节 食管异物

食管异物是临床常见急诊之一，常发生于幼童及缺牙老人。食管自上而下有 4 个生理狭窄，食管入口为第一狭窄，异物最常停留在食管入口。

一、食管异物的常见原因

(1)进食匆忙，食物未经仔细咀嚼而咽下，发生食管异物。

(2)进餐时注意力不集中，大口吞吃混有碎骨的汤饭。

(3)松动的牙齿或义齿脱落或使用义齿咀嚼功能差，口内感觉欠灵敏，易误吞。

(4)小儿磨牙发育不全，食物未充分咀嚼或将物件放在口中玩耍误咽等。

(5)食管本身的疾病如食管狭窄或食管癌，引起管腔变细。

二、食管异物的临床分级

(1)Ⅰ级：食管壁非穿透性损伤(食管损伤达黏膜、黏膜下层或食管肌层，未穿破食管壁全层)，伴少量出血或食管损伤局部感染。

(2)Ⅱ级：食管壁穿透性损伤，伴局限性食管周围炎或纵隔炎，炎症局限且较轻。

(3)Ⅲ级：食管壁穿透性损伤并发严重的胸内感染(如纵隔脓肿、脓胸)，累及邻近器官(如气管)或伴脓毒症。

(4)Ⅳ级：濒危出血型，食管穿孔损伤，感染累及主动脉，形成食管-主动脉瘘，发生致命性大出血。

三、食管异物的临床表现

(一)吞咽困难

异物较小时虽有吞咽困难,但仍能进流质食;异物较大时,会并发感染,可完全不能进食,重者饮水也困难。小儿患者常有流涎症状。

(二)疼痛

异物较小或较圆钝时,常仅有梗阻感。尖锐、棱角异物刺入食管壁时,疼痛明显,吞咽时疼痛更甚,患者常能指出疼痛部位。

(三)呼吸道症状

异物较大,向前压迫气管后壁时,或异物位置较高,未完全进入食管内,且压迫喉部时,可有呼吸困难。

(四)其他

食管异物致食管穿破而引起感染的患者发生食管周围脓肿或脓胸,可有胸痛、吐脓。损伤血管表现为呕血、黑便、休克甚至死亡。

四、治疗原则

食管镜下取出异物;有食管穿孔者应禁经口进食、水,采用鼻饲及静脉给予营养;颈深部或纵隔脓肿形成者切开引流;给足量有效抗生素治疗;对症、支持治疗。

五、急救护理

(一)护理目标

(1)密切观察病情变化,使患者迅速接受治疗,提高救治成功率。

(2)协助患者迅速进入诊疗程序,完善围术期护理。

(3)预防各种并发症,提高救治成功率。

(4)保持呼吸道通畅,增加患者舒适感。

(5)帮助患者及家庭了解食管异物的有关知识。

(二)护理措施

1.密切观察病情变化

Ⅲ级、Ⅳ级食管异物患者病情危重、多变,胸腔、纵隔受累多见,而大血管损伤出血病死率最高。

(1)给予持续心电、血压监护,密切监视心率和心律的变化。必要时需监测中心静脉压和血氧饱和度,随时观察患者的意识、神志变化。

(2)观察患者疼痛的部位、性质和持续时间,胸段食管异物痛常在胸骨后或背;异物位于食管上段时,疼痛部位常在颈根部或胸骨上窝处,为诊断提供依据。

(3)观察有无呕血,估计出血量。观察大便次数、性质和量。注意肢体温度和湿度,睑结膜、皮肤与甲床色泽,如有异常及时通知医师。

(4)记录 24 小时出入量,病情危重者应记录每小时尿量。

(5)监测体温变化。食管穿孔后伴有局部严重感染,体温是观察、判断治疗效果的重要指标之一,每2 小时测量 1 次。如体温过高应给予物理降温,防止高热惊厥,如出现体温不升,伴血压下降、脉搏细速、面色苍白应警惕有大出血的发生，要及时报告医师。

(6)随时监测电解质，患者有不明原因的腹胀和肌无力时，要警惕低血钾，结合检查结果及时补钾。

(7)注意全身基础疾病的护理。既往有糖尿病、肝硬化等全身基础疾病者，预后极差。合并糖尿病者，需监测血糖。合并高血压者，加强血压监测。

2.食管异物取出术的围术期护理

(1)患者入院后，详细询问病史，包括时间、吞入异物的种类、异物是否有尖、吞咽困难及疼痛部位、有无呛咳史等，以便与气管异物鉴别。及时进行胸片检查，确定异物存留部位，并通知患者禁食，备好手术器械，配合医师及早手术。

(2)注意患者有无疼痛加剧、发热及食管穿孔等并发症的症状。

(3)患者因异物卡入食管，急需手术治疗，常表现出精神紧张、恐惧，应耐心做好解释工作，说明手术的目的、过程，消除患者不良心理，并指导其进行术中配合，避免手术中患者挣扎，使异物不能取出或引起食管黏膜损伤等并发症。

(4)对异物嵌顿时间过长、合并感染、水与电解质紊乱者，首先应用有效的抗菌药物，静脉补液，给予鼻饲，补充足够的水分与营养，待炎症控制，纠正酸碱平衡紊乱后，及时进行食管镜检查加异物取出术。

(5)术前 30 分钟注射阿托品，减少唾液分泌，以利手术。将患者送入手术室，应将术前拍摄的胸片送入手术室，为手术医师提供异物存留部位的相关资料，避免盲目性手术。

(6)术后及时向术者了解手术过程是否顺利，异物是否取出，有无残留异物，并注意体温、脉搏、呼吸的变化，严密观察有无颈部皮下气肿、疼痛加剧、进食后呛咳、胸闷等症状。术后若出现颈部皮下气肿，局部疼痛明显或放射至肩背部，X 线检查见纵隔气肿等，提示有食管穿孔可能。

(7)术后禁食 6 小时，如病情稳定，可恢复软质饮食。如有食管黏膜损伤或炎症者，勿过早进食，应禁食48 小时以上，以防引起食管穿孔。对发生穿孔者，应给予鼻饲，同时注意观察钾、钠、氯及非蛋白氮的变化，防止发生或加重水与电解质紊乱，从而加重病情。

3.并发症的护理

(1)食管周围炎：食管周围脓肿是较常见的并发症，常表现为局部疼痛加重，吞咽困难和发热。应严密观察病情，注意局部疼痛是否加剧，颈部是否肿胀，有无吞咽困难及呼吸困难等，定时测量体温、脉搏、呼吸，体温超过 39 ℃者，在给予药物降温的同时，进行物理降温，按时、按量应用抗菌药物，积极控制炎症，给予鼻饲，加强口腔护理。

(2)食管气管瘘的护理：卧床休息，严密观察病情变化，应用大量有效的抗生素、静脉补液、鼻饲饮食，控制病情发展，避免发生气胸。对发生气胸者，进行胸腔闭式引流术，并严格按胸腔闭式引流术常规护理。

(3)食管主动脉瘘的护理：食管主动脉瘘是食管异物最严重的致死性并发症，重点应在预防。一旦疑为此并发症，应严密观察出血先兆，从主动脉损伤到引起先兆性出血，潜伏期一般为 5 天至3 周，此期间应注意观察患者有无胸骨后疼痛、不规则低热等症状，同时做好抢救的各种准备工作，根据患者情况，配合医师进行手术治疗。

4.保持呼吸道通畅

食管异物严重并发症多有气道压迫和肺部感染，通气功能往往受到影响，应加强气道管理。

(1)给予半卧位,减轻压迫症状和肺淤血,以利于呼吸。

(2)吸氧。对呼吸困难、低氧血症患者应给予鼻导管或面罩吸氧,并监测血氧饱和度,定时行血气分析。

(3)及时清除气道分泌物:协助患者变换体位,轻拍其背部,鼓励咳嗽,促进呼吸道分泌物排除。对痰液黏稠者,应给予雾化吸入以稀释痰液,利于咳出,必要时可予以吸痰。

(4)有呼吸困难者,应做好气管插管和气管切开的准备。气管切开后做好气管切开护理,及时有效地吸痰。

5.维持营养和水、电解质平衡

(1)密切观察病情,严格记录出入量,判断有无营养缺乏、失水等表现。

(2)做好胃管护理。对于食管穿孔患者,最好在食管镜下安置胃管,避免盲法反复下插,加重食管损伤。留置胃管者,要保持通畅、固定,防止脱出。管饲饮食要合理配搭,保证足够的热量和蛋白质,适当的微量元素和维生素,以促进伤口愈合。管饲的量应满足个体需要,一般每天1 500～3 000 mL,具体应结合输入液量、丢失液量和患者饮食量来确定。

(3)维持静脉通畅。外周静脉穿刺困难者,应给予中心静脉置管,保证液体按计划输入。低位食管穿孔要禁止胃管管饲,可给予静脉高营养或胃造瘘。

(4)若有其他严重的基础疾病,应注意相应的特殊饮食要求,如糖尿病要控制糖的摄入,心脏病和肾脏病需限制钠盐及水分,以免顾此失彼。

6.做好心理护理,适时开展健康教育

由于病情重,病程长,患者往往有不良情绪反应,应关心、爱护患者,多与其交谈,建立良好的护患关系。应介绍有关疾病的知识、治疗方法及效果,将检查结果及时告知患者,提高遵医率,消除患者不良情绪。

(三)健康教育

食管异物虽不及气管异物危险,但仍是事故性死亡的一个原因,在护理上应予重视。加强卫生宣教,可减少食管异物发生,食管异物发生后应尽早取出异物,可减少或避免食管异物所致的并发症。健康教育的具体内容如下。

(1)教育人们进食不宜太快,提倡细嚼慢咽,进食时勿高声喧哗、大笑。

(2)教育儿童不要把小玩具放在口中玩耍,小儿口内有食物时不宜哭闹、嬉笑及奔跑等。工作时不要将钉子之类的物品含在口中,以免误吞。

(3)照顾好年岁已高的老人,松动义齿应及时修复,戴义齿者尤应注意睡前将义齿取出,团块食物宜切成小块等。昏迷患者或做食管、气管镜检查者,应取下义齿。

(4)强酸、强碱等腐蚀性物品要标记清楚,严格管理,放在小孩拿不到的地方。

(5)误吞异物后要及时到医院就诊,不要强行自吞。切忌自己吞入饭团、韭菜等食物,以免加重损伤或将异物推入深部,增加取出难度。

(周翠玲)

第三节 贲门失弛缓症

一、概述

(一)定义

贲门失弛缓症是指由于食管贲门部的神经肌肉功能障碍所致的食管功能性疾病。

(二)病因

贲门失弛缓症的病因至今尚未明确,可能与患者情绪激动、不良饮食习惯、进食刺激性食物等多种因素有关。

(三)临床表现及并发症

1.临床表现

阵发性无痛性吞咽困难是本病最典型症状。可有胸骨后疼痛、食物反流和呕吐、体重减轻等。

2.并发症

反流性食管炎、吸入性肺炎。

(四)主要辅助检查

(1)食管钡餐 X 线造影:可见食管扩张、食管末端狭窄呈鸟嘴状。

(2)食管镜检查:食管镜检查可排除器质性狭窄或肿瘤。

(3)食管动力学检测。

(五)诊断和鉴别诊断

(1)诊断:贲门失弛缓症的诊断可依据病史、临床表现及辅助检查。

(2)鉴别诊断:①食管癌;②食管炎;③食管良性肿瘤。

(六)治疗原则

对症状较轻者可采取保守治疗,如缓解紧张情绪,服用抑制胃酸分泌药物等,对中、重度应行手术治疗。

二、常见护理诊断

(一)营养失调

营养低于机体需要量与吞咽困难、手术后禁食有关。

(二)焦虑、恐惧

焦虑、恐惧与对手术的危险及担心疾病预后有关。

(三)潜在并发症

胃液反流。

三、护理措施

(一)术前护理

1.饮食护理

能进食者给予高蛋白、高热量、富含维生素的流质或半流质饮食。不能进食者静脉补充液体,纠正水、电解质紊乱。

2.口腔护理

指导患者正确刷牙,餐后或呕吐后,立即给予温开水或漱口液漱口,保持口腔清洁。

3.术前准备

(1)呼吸道准备:术前2周戒烟,训练患者深呼吸、有效咳痰的动作。

(2)胃肠道准备:术前3天给流质饮食,在餐后饮温开水漱口,以冲洗食管,以减轻食管黏膜的炎症和水肿。术前一天晚给予开塞露或辉力纳肛,术前6～8小时禁饮食。

(3)术前2～3天训练患者床上排尿、排便的适应能力。

(4)皮肤准备。术前清洁皮肤,常规备皮(备皮范围:上过肩,下过脐,前后过正中线,包括手术侧腋窝)。

(5)术前一天晚按医嘱给安眠药。

(6)手术日早晨穿病员服,戴手腕带,摘除眼镜、活动性义齿及饰物等。备好水封瓶、胸带、X线片、病历等。

4.心理护理

解说手术治疗的意义;解释术后禁食的目的,并严格遵照医嘱恢复饮食。

(二)术后护理

(1)按全麻术后护理常规,麻醉未清醒前去枕平卧位,头偏向一侧,以防误吸而窒息,意识恢复血压平稳后取半卧位。

(2)病情观察:术后加强对生命体征的监测,防止出现血容量不足或心功能不全。

(3)呼吸道护理:①观察呼吸频率、幅度、节律及双肺呼吸音变化。②氧气吸入5 L/min,必要时面罩吸氧。③鼓励患者深呼吸及有效咳嗽,必要时吸痰。④稀释痰液,用雾化稀释痰液、解痉平喘、抗感染。⑤疼痛显著影响咳嗽者可应用止痛剂。

(4)胸腔闭式引流管护理:按胸腔闭式引流护理常规护理。

(5)胃肠减压护理:①严密观察引流量、性状、气味并记录;②妥善固定胃管,防止脱出,持续减压;③经常挤压胃管,保持通畅。引流不畅时,可用少量生理盐水低压冲洗;④术后3～4天待肛门排气、胃肠减压引流量减少后,拔出胃管。

(6)饮食护理。①食管黏膜破损者:按食管癌术后饮食护理;②食管黏膜未破损者:术后48小时左右拔除胃管,术后第3天胃肠功能恢复后进流食,少食多餐。术后第5天过渡到半流食。术后第7天可进普食,以易消化、少纤维的软食为宜,细嚼慢咽。避免吃过冷或刺激性食物。

(7)并发症的观察与处理。①胃液反流:是手术后常见的并发症,表现为嗳气、反酸、胸骨后烧灼样痛、呕吐等。应准确执行医嘱给予制酸药和胃动力药。②肺不张、肺内感染:术后应保持呼吸道通畅、鼓励患者深呼吸和有效咳嗽、及时使用止痛剂、保持引流管通畅,以预防肺部并发症的发生。

四、健康教育

(一)休息与运动

术后尽早下床活动,活动量逐渐增加,劳逸结合。

(二)饮食指导

指导患者进高蛋白、高热量、富含维生素饮食,少食多餐。

(三)用药指导

按医嘱准确用药。

(四)心理护理

与患者交流,增强战胜疾病的信心。

(五)康复指导

告知患者保持口腔卫生,出院后继续进行手术侧肩关节和手臂的锻炼,以恢复正常的活动功能。

(六)复诊须知

告知患者术后需要定期门诊随访。若出现发热、胸痛、咽下困难等表现应及时与医师联系。

(周翠玲)

第四节 心脏损伤

心脏损伤是暴力作为一种能量作用于机体,直接或间接转移到心脏所造成的心肌及其结构的损伤,甚至心脏破裂。心脏损伤又分为闭合性损伤和穿透性损伤。

一、闭合性心脏损伤

闭合性心脏损伤又称非穿透性心脏损伤或钝性心脏损伤。实际发病率远比临床统计的要高。许多外力作用都可以造成心脏损伤,包括:①暴力直接打击胸骨,传递到心脏。②车轮碾压过胸廓,心脏被挤压于胸骨椎之间。③腹部或下肢突然受到暴力打击,通过血管内液压作用传至心脏。④爆炸时高击的气浪冲击。

(一)心包损伤

心包损伤指暴力导致的心外膜和(或)壁层破裂和出血。

1.分类

心包是一个闭合纤维浆膜,分为脏层、壁层。心包损伤分为胸膜-心包撕裂伤和膈-心包撕裂伤。

2.临床表现

单纯心包裂伤或伴少量血心包时,大多数无症状,但如果出现烦躁不安、气急、胸痛,特别是循环功能不佳、低血压和休克等症状时,应想到急性心脏压塞的临床征象。

3.诊断

(1)心电图(ECG):低电压、ST 段和 T 波的缺血性改变。

(2)二维心动图(UCG):心包腔有液平段,心排幅度减弱,心包腔内有纤维样物沉积。

4.治疗

心包穿刺术(图 10-1)、心包开窗探查术(图 10-2)、开胸探查术。

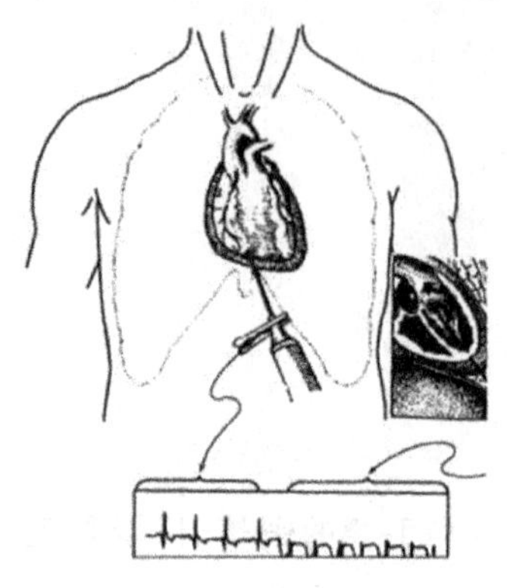

图 10-1 心包穿刺示意图

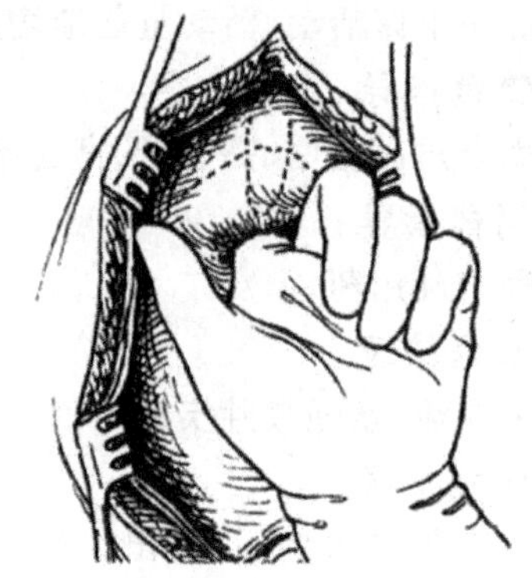

图 10-2 心包探查示意图

(二)心肌损伤

所有因钝性暴力所致的心脏创伤,如果无原发性心脏破裂或心内结构(包括间隔、瓣膜、腱束或乳头肌)损伤,统称心肌损伤。

1.原因

一般是由于心脏与胸骨直接撞击,心脏被压缩所造成的,最常见的原因是汽车突然减速时方向盘的撞击。

2.临床表现

主要症状取决于创伤造成心肌损伤的程度和范围。轻度损伤可无明显症状;中度损伤出现心悸、气短或一过性胸骨后疼痛;重度可出现类似心绞痛症状。

3.检查方法

轻度 ECG 无改变,异常 ECG 分两类:①心律失常和传导阻滞;②复极紊乱。X 线检查一般无明显变化。UCG 可直接观测心脏结构和功能变化,在诊断心肌挫伤以评估损伤程度的应用上最简便、快捷、实用。

4.治疗

主要采用非手术治疗。①一般心肌挫伤的处理:观察 24 小时,充分休息,检查 ECG 和激肌酸激酶同工酶(CPK-MD)。②有冠状动脉粥样硬化性心脏病(CDA)者:在 ICU 监测病情变化,可进行血清酶测定除外 CAD。③临床上有低心排血量或低血压者:常规给予正性肌力药,必须监测中心静脉压(CVP),适当纠正血容量,避免输液过量。

(三)心脏破裂

闭合性胸部损伤导致心室或心房全层撕裂,心腔内血液进入心包腔,经心包裂口流进胸膜腔。患者可因急性心脏压塞或失血性休克而死亡。

1.原因

一般认为外力作用于心脏后,心腔易发生变形并吸收能量,当外力超过心脏耐受程度时,即出现原发性心脏破裂。

2.临床表现

血压下降、中心静脉压高、心动过速、颈静脉扩张、发绀、对外界无反应，伴胸部损伤，胸片显示心影增宽。

3.诊断

(1)ECG：观察ST段和T段的缺血性改变或有无心梗图形。

(2)X线和UCG：可提示有无心包积血和大量血胸的存在。

4.治疗

紧急开胸以解除急性心脏压塞和修补心脏损伤是抢救心脏破裂唯一有效的治疗措施。

二、穿透性心脏损伤

该损伤以战时多见，按致伤物质不同可分为火器伤和刃器伤两大类。

(一)心脏穿透伤

1.临床表现

主要表现为失血性休克和急性心脏压塞。前者早期有口渴、呼吸浅、脉搏细、血压下降、烦躁不安和出冷汗，后者有呼吸急促、面唇发绀、血压下降、脉搏细速、颈静脉怒张并伴奇脉。

2.诊断

(1)ECG：血压下降，ST段和T波改变。

(2)UCG：诊断价值较大。

(3)心包穿刺：对急性心脏压塞的诊断和治疗都有价值。

3.治疗

快速纠正血容量，并迅速进行心包穿刺或同时在急诊室紧急气管内插管进行开胸探查。

(二)冠状动脉穿透伤

冠状动脉穿透伤是心脏损伤的一种特殊类型，即任何枪弹或锐器在损伤心脏的同时也刺伤冠状动脉，主要表现为心外膜下的冠状动脉分支损伤，造成损伤远侧冠状动脉供血不足。

1.临床表现

单纯冠脉损伤，可出现急性心脏压塞或内出血征象。冠状动脉瘘者心前区可闻及连续性心脏杂音。

2.诊断

较小分支损伤很难诊断；较大冠脉损伤，ECG主要表现为创伤相应部位出现心肌缺血和心肌梗死图形。若心前区出现均匀连续性心脏杂音，则提示有外伤性冠状动脉瘘存在。

3.治疗

冠脉小分支损伤可以结扎；主干或主要分支损伤可予以缝线修复；如已断裂则应紧急行心脏复苏(CPR)术。

三、护理问题

(一)疼痛

疼痛与心肌缺血有关。

(二)有休克的危险

休克与大量出血有关。

四、护理措施

(一)维持循环功能,配合手术治疗

(1)迅速建立静脉通路。

(2)在中心静脉压及肺动脉楔压监测下,快速补充血容量,积极抗休克治疗并做好紧急手术准备。

(二)维持有效的呼吸

(1)选择合适的体位。半卧位吸氧,休克者取平卧位或中凹卧位。

(2)清除呼吸道分泌物,保持呼吸道通畅。

(三)急救处理

(1)心脏压塞的急救,一旦发生,应迅速进行心包穿刺减压术。

(2)凡确诊为心脏破裂者,应做好急症手术准备,充分备血。

(3)出现心脏停搏时,立即进行心肺复苏术。

(4)备好急救设备及物品。

(四)心理护理

严重心脏损伤者常出现极度窘迫感,应为其提供安静舒适的环境,采取积极果断的抢救措施,向患者解释治疗的过程和治疗计划,使患者情绪稳定。

(周翠玲)

第五节　血胸与气胸

一、血胸

(一)概述

胸部穿透性或非穿透性创伤,由于损伤了肋间或乳内血管、肺实质、心脏或大血管而形成血胸。成人胸腔内积血输出在 0.5 L 以下,称为少量血胸;积血 0.5～1 L 为中量血胸;胸积血 1 L 以上,称为大量血胸。内出血的速度和量取决于出血伤口的部位及大小。肺实质的出血常常能自行停止,但心脏或其他动脉出血需要外科修补。根据出血的量分为少量血胸、中量血胸、大量血胸(见图 10-3)。

(二)护理评估

1.临床症状的评估与观察

患者多因失血过多处于休克状态,胸膜腔内积血压迫肺及纵隔,导致呼吸系统循环障碍,患者严重缺氧。血胸还可能继发感染引起中毒性休克,如合并气胸,则伤胸部叩诊鼓音,下胸部叩诊浊音,呼吸音下降或消失。

2.辅助检查

根据病史体征可做胸腔穿刺,如抽出血液即可确诊,行 X 线胸片检查可进一步证实。

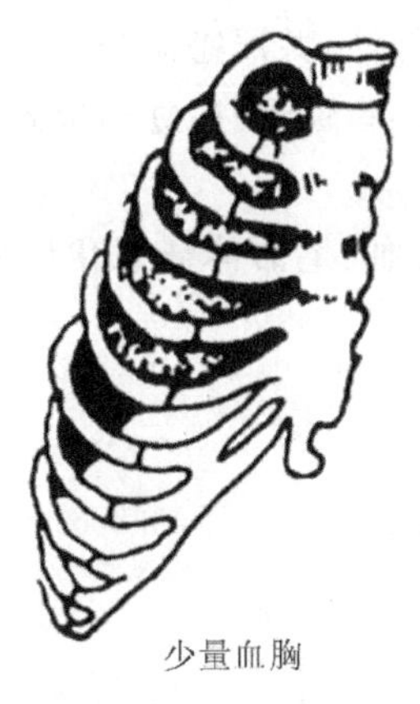

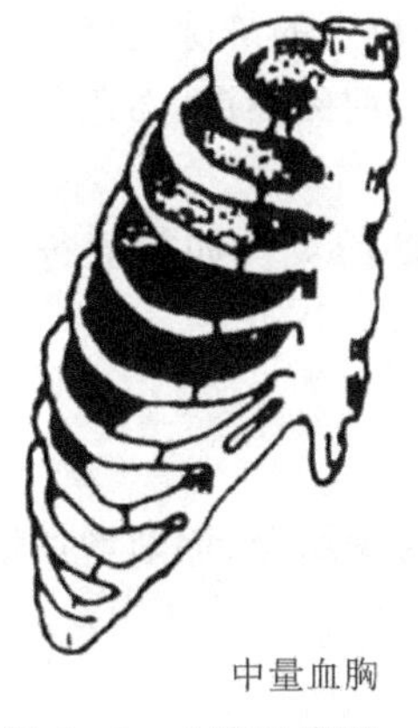

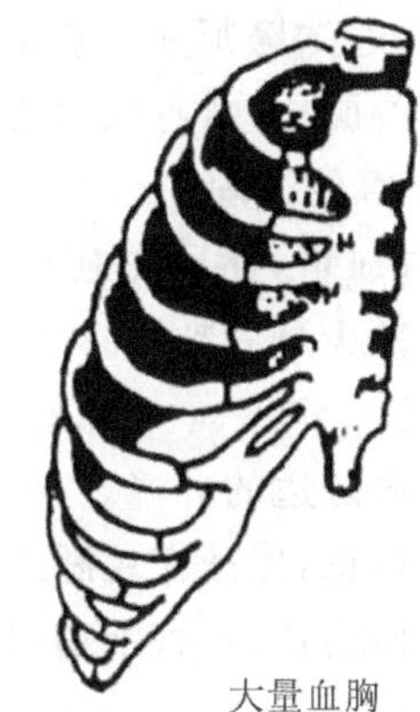

图 10-3 血胸示意图

(三)护理问题

1.低效型呼吸形态

低效型呼吸形态与胸壁完全受损及可能合并肺实质损伤有关。

2.气体交换障碍

气体交换障碍与肺实质损伤及有关。

3.恐惧

恐惧与呼吸窘迫有关。

4.有感染的危险

有感染的危险与污染伤口有关。

5.有休克的危险

休克与有效循环输出缺失及其他应激生理反应有关。

(四)护理措施

1.维持有效呼吸

(1)半卧位,卧床休息。膈肌下降利于肺复张,减轻疼痛及非必要的氧气需要量。如有休克应采取中凹卧位。

(2)吸氧:根据缺氧状态给予鼻导管及面罩吸氧,并及时发现患者有无胸闷、气短、烦躁、发绀等缺氧症状以及皮肤、黏膜的情况。

(3)协助患者翻身,鼓励深呼吸及咳痰。为及时排出痰液可给予雾化吸入及化痰药,必要时吸痰以排出呼吸道分泌物,预防肺不张及肺炎的发生。

2.维持正常心排血量

(1)迅速建立静脉通路,保证通畅。

(2)在监测中心静脉压的前提下,遵医嘱快速输液、输血、给予血管活性药物等综合抗休克治疗。

(3)严密观察有无胸腔内出血征象:脉搏增快,血压下降;补液后血压虽短暂上升,又迅速下降;胸腔闭式引流量＞200 mL/h,并持续 3 小时以上。必要时开胸止血。

3.病情观察

(1)严密监测生命体征,注意神志、瞳孔、呼吸的变化。

(2)抗休克:观察是否有休克的征象及症状,如皮肤苍白、湿冷、不安、血压过低、脉搏浅快等情形。若有立即通知医师并安置1条以上的静脉通路输血、补液，并严密监测病情变化。

(3)如出现心脏压塞(呼吸困难、心前区疼痛、面色苍白、心音遥远)应立即抢救。

4.胸腔引流管的护理

严密观察失血量，补足失血及预防感染。如有进行性失血、生命体征恶化应做开胸止血手术，清除血块以减少日后粘连。

5.心理护理

(1)提供安静舒适的环境。

(2)活动与休息：保证充足睡眠，劳逸结合，逐渐增加活动量。

(3)保持排便通畅，不宜下蹲过久。

二、气胸

(一)概述

胸膜腔内积气称为气胸(见图10-4)。气胸是由于利器或肋骨断端刺破胸膜、肺、支气管或食管后，空气进入胸腔所造成。气胸分3种。

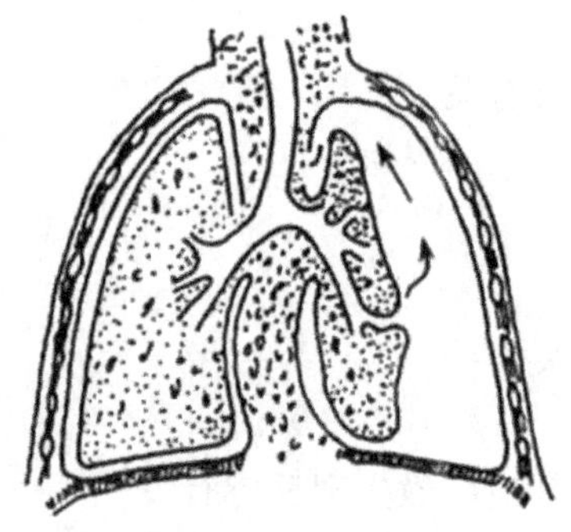

图10-4　气胸示意图

1.闭合性气胸

闭合性气胸即伤口伤道已闭，胸膜腔与大气不相通。

2.开放性气胸

开放性气胸即胸膜腔与大气相通。可造成纵隔扑动：吸气时，健侧胸膜腔负压升高，与伤侧压力差增大，纵隔向健侧移位；呼气时，两侧胸膜腔压力差减少，纵隔移向正常位置。这样纵隔随呼吸来回摆动的现象，称为纵隔扑动。

3.张力性气胸

张力性气胸即有受伤的组织起活瓣作用，空气只能入不能出，胸膜腔内压不断增高如抢救不及时，可因急性呼吸衰竭而死亡。

(二)护理评估

1.临床症状评估与观察

(1)闭合性气胸：小的气胸多无症状。超过30%的气胸，可有胸闷及呼吸困难；气管及心脏向健侧偏移；伤侧叩诊呈鼓音，呼吸渐弱，严重者有皮下气肿及纵隔气肿。

(2)开放性气胸：患者有明显的呼吸困难及发绀，空气进入伤口发出“嘶嘶”的响声。

(3)张力性气胸：重度呼吸困难，发绀常有休克，颈部及纵隔皮下气肿明显。

2.辅助检查

根据上述指征，结合X线胸片即可确诊，必要时做患侧第2肋间穿刺，常能确诊。

(三)护理问题

1.低效性呼吸形态

低效性呼吸形态与胸壁完全受损及可能合并肺实质损伤有关。

2.疼痛

疼痛与胸部伤口及胸腔引流管刺激有关。

3.恐惧

恐惧与呼吸窘迫有关。

4.有感染的危险

有感染的危险与污染伤口有关。

(四)护理措施

1.维持或恢复正常的呼吸功能

(1)半卧位，卧床休息。膈肌下降利于肺复张、疼痛减轻及减少非必要的氧气需要量。

(2)吸氧：根据缺氧状态给予鼻导管及面罩吸氧，并及时发现患者有无胸闷、气短、烦躁、发绀等缺氧症状以及皮肤、黏膜的情况。

(3)协助患者翻身，鼓励其深呼吸及咳痰，及时排出痰液，可给予雾化吸入及化痰药，必要时吸痰，排出呼吸道分泌物，预防肺不张及肺炎的发生。

2.皮下气肿的护理

皮下气肿在胸腔闭式引流(图10-5)第3～7天可自行吸收，也可用粗针头做局部皮下穿刺，挤压放气。纵隔气肿加重时，要在胸骨柄切迹上做一2 cm的横行小切口。

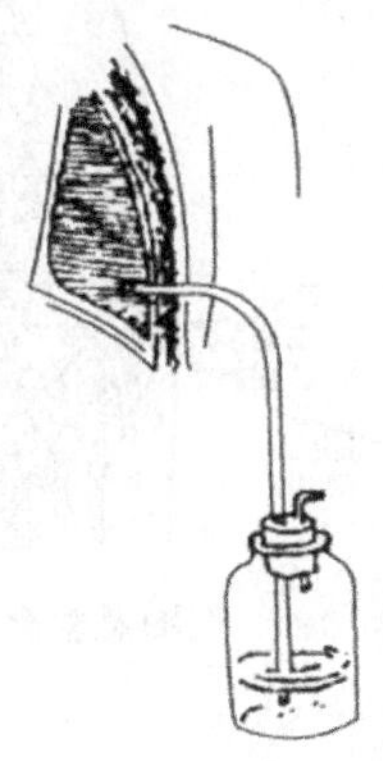

图10-5　胸腔闭式引流

3.胸腔引流管的护理

(1)体位：半卧位，利于呼吸和引流。鼓励患者进行有效的咳嗽和深呼吸运动，利于积液排出，恢复胸膜腔负压，使肺复张。

(2)妥善固定：下床活动时，引流瓶位置应低于膝关节，运送患者时双钳夹管。引流管末端应在水平线下2～3 cm，保持密封。

(3)保持引流通畅：闭式引流主要靠重力引流，水封瓶液面应低于引流管胸腔出口平面60 cm，任何情况下不得高于胸腔，以免引流液逆流造成感染。高于胸腔时，引流管要夹闭。定时挤压引流管以免阻塞。水柱波动反应残腔的大小与胸腔内负压的大小。其正常时上下可波动4～6 cm。如无波动，患者出现胸闷气促，气管向健侧移位等肺受压的症状，应疑为引流管被血块堵塞，应挤捏或用负压间断抽吸引流瓶短玻璃管，促使其通畅，并通知医师。

(4)观察记录：观察引流液的量、性状、颜色、水柱波动范围，并准确记录。若引流量多≥200 m/h，并持续3小时以上，颜色为鲜红色或红色，性质较黏稠、易凝血则疑为胸腔内有活动性出血，应立即报告医师，必要时开胸止血。每天更换水封瓶并记录引流量。

(5)保持管道的密闭和无菌：使用前注意引流装置是否密封，胸壁伤口、管口周围用油纱布包裹严密，更换引流瓶时双钳夹管，严格执行无菌操作。

(6)脱管处理：如引流管从胸腔滑脱，立即用手捏闭伤口处皮肤，消毒后油纱封闭伤口，协助医师做进一步处理。

(7)拔管护理：24小时引流液＜50 mL，脓液＜10 mL，X线胸片检查示肺膨胀良好、无漏气，患者无呼吸困难即可拔管。拔管后严密观察患者有无胸闷、憋气、呼吸困难、切口漏气、渗液、出血、皮下气肿等症状。

4.急救处理

(1)积气较多的闭合性气胸：经锁骨中线第2肋间行胸膜腔穿刺，或行胸膜腔闭式引流术，迅速抽尽积气，同时应用抗生素预防感染。

(2)开放性气胸：用无菌凡士林纱布加厚敷料封闭伤口，再用宽胶布或胸带包扎固定，使其转变成闭合性气胸，然后穿刺胸膜腔抽气减压，解除呼吸困难。

(3)张力性气胸：立即减压排气。在危急情况下可用一粗针头在伤侧第2肋间锁骨中线处刺入胸膜腔，尾部扎一橡胶手指套，将指套顶端剪一约1 cm开口起活瓣作用(见图10-6)。

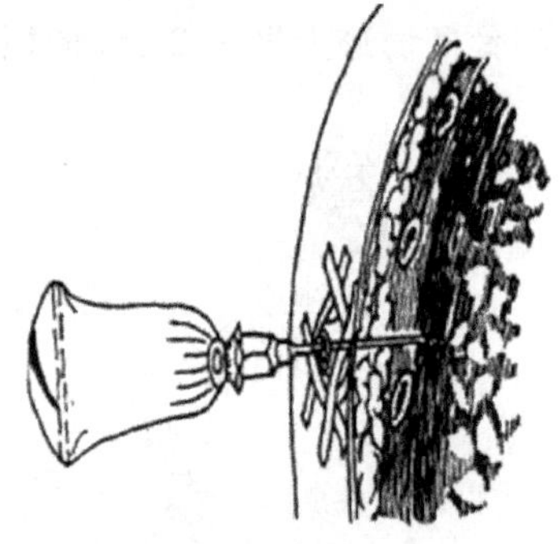

图10-6 气胸急救处理

5.预防感染

(1)密切观察体温变化，每4小时测体温一次。

(2)有开放性气胸者，应配合医师及时清创缝合。更换伤口及引流瓶应严格无菌操作。

(3)遵医嘱合理应用化痰药及抗生素。

6.健康指导

(1)教会或指导患者腹式呼吸及有效排痰。

(2)加强体育锻炼，增加肺活量和机体抵抗力。

(周翠玲)

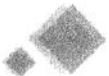

第六节 肺大疱

一、概述

(一)定义

肺大疱是指发生在肺实质内的直径超过 1 cm 的气肿性肺泡。一般继发于细小支气管的炎性病变,如肺炎、肺气肿和肺结核,临床最常见与肺气肿并存。

(二)病因

肺大疱一般继发于细小支气管的炎性病变,如肺炎、肺气肿和肺结核,临床上最常与肺气肿并存。

(三)临床表现及并发症

1.临床表现

小的肺大疱可无任何症状,巨大肺大疱可使患者感到胸闷、气短。当肺大疱破裂,产生自发性气胸,可引起呼吸困难、胸痛。

2.并发症

自发性气胸、自发性血气胸。

(四)主要辅助检查

1.胸片 X 线检查

胸片 X 线检查是诊断肺大疱的主要方法。

2.CT 检查

能显示大疱的大小,有助于与气胸的鉴别诊断。

(五)诊断和鉴别诊断

1.诊断

根据临床表现及辅助检查可诊断。

2.鉴别诊断

局限性气胸、肺结核空洞、膈疝。

(六)治疗原则

(1)体积小的肺大疱多采用非手术治疗,如戒烟、抗感染治疗等。

(2)体积大的肺大疱,合并自发性气胸或感染等,应采取手术治疗。

二、常见护理诊断

(一)气体交换受损

气体交换受损与疼痛、胸部损伤、胸廓活动受限或肺萎陷有关。

(二)疼痛

疼痛与组织损伤有关。

(三)潜在并发症

肺部或胸腔感染。

三、护理措施

(一)术前护理

1.戒烟

术前戒烟 2 周,减少气管分泌物,预防肺部并发症。

2.营养

提供高蛋白、高热量、高维生素饮食,鼓励患者摄取足够的水分。

3.呼吸功能锻炼

练习腹式呼吸与有效咳嗽。

4.用药护理

遵医嘱准确用药。

5.心理护理

与患者交流,减轻焦虑情绪和对手术的担心。

6.术前准备

(1)术前 2～3 天训练患者床上排尿、排便的适应能力。

(2)术前清洁皮肤,常规备皮(备皮范围:上过肩,下过脐,前后过正中线,包括手术侧腋窝),做药物过敏试验。

(3)术前一天晚给予开塞露或辉力纳肛,按医嘱给安眠药,术前 6～8 小时禁饮食。

(4)手术日早晨穿病员服,戴手腕带,摘除眼镜、活动性义齿及饰物等。备好水封瓶、胸带、X 线片、病历等。

(二)术后护理

1.全麻术后护理常规

麻醉未清醒前去枕平卧位,头偏向一侧,以防误吸而窒息,意识恢复血压平稳后取半卧位。

2.生命体征监测

术后密切监测生命体征变化,特别是呼吸、血氧饱和度的变化,注意有无血容量不足和心功能不全的发生。

3.呼吸道护理

(1)鼓励并协助深呼吸及咳嗽,协助叩背咳痰。

(2)雾化吸入疗法。

(3)必要时用鼻导管或支气管镜吸痰。

4.胸腔闭式引流的护理

按胸腔闭式引流常规进行护理。

5.上肢功能康复训练

早期手臂和肩关节的运动训练可防止患侧肩关节僵硬及手臂挛缩。

6.疼痛的护理

给予心理护理,分散患者的注意力;给予安置舒适体位;咳嗽时协助患者按压手术切口减轻疼痛,必要时遵医嘱应用止痛药物。

四、健康教育

(一)休息与运动

适当活动,避免剧烈运动,防止并发症发生。

(二)饮食指导

加强营养,多食水果、蔬菜、忌食辛辣油腻,防止便秘。

(三)用药指导

遵医嘱准确用药。

(四)心理指导

了解患者思想状况,解除顾虑,增强战胜疾病信心。

(五)康复指导

戒烟,注意口腔卫生,继续进行手术侧肩关节和手臂的锻炼。

(六)复诊须知

告知患者术后定期门诊随访。若出现胸痛、呼吸困难等症状应及时与医师联系。

(周翠玲)

第七节 胸主动脉瘤

胸主动脉瘤指的是从主动脉窦、升主动脉、主动脉弓、降主动脉至膈水平的主动脉瘤,是各种原因造成的主动脉局部或多处向外扩张或膨出而形成的包块,如不及时诊断、治疗,病死率极高。

由于先天性发育异常或后天性疾病,引起动脉壁正常结构的损害,主动脉在血流压力的作用下逐渐膨大扩张形成动脉瘤。胸主动脉瘤可发生在升主动脉、主动脉弓、降主动脉各部位。

胸主动脉瘤常见发病原因:①动脉粥样硬化;②主动脉囊性中层坏死,可为先天性病变;③创伤性动脉瘤;④细菌感染;⑤梅毒。

胸主动脉瘤在形态学上可分为囊性、梭形和夹层动脉瘤 3 种病理类型。

一、临床表现

胸主动脉瘤仅在压迫或侵犯邻近器官和组织后才出现临床症状。常见症状为胸痛,肋骨、胸骨、脊椎等受侵蚀以及脊神经受压迫的患者症状尤为明显。气管、支气管受压时可引起刺激性咳嗽和上呼吸道部分梗阻,致呼吸困难,喉返神经受压可出现声音嘶哑,交感神经受压可出现颈交感神经麻痹综合征(Horner综合征),左无名静脉受压可出现左上肢静脉压高于右上肢静脉压。升主动脉瘤体长大后可导致主动脉瓣关闭不全。

急性主动脉夹层动脉瘤多发生在高血压动脉硬化和主动脉壁中层囊性坏死的患者。症状为突发,剧烈的胸背部撕裂样疼痛,随着壁间血肿的扩大,继之出现相应的压迫症状,如昏迷、偏瘫、急性腹痛、无尿、肢体疼痛等。若动脉瘤破裂,则患者很快死亡。

二、评估要点

(一)一般情况

观察生命体征有无异常,询问患者有无过敏史、家族史、高血压病史。

(二)专科情况

(1)评估并严密观察疼痛性质和部位。

(2)评估、监测血压变化。

(3)评估外周动脉搏动情况。

(4)评估呼吸系统受损的情况。

(5)评估有无排便异常。

三、护理诊断

(一)心排血量减少

心排血量减少与瘤体扩大、瘤体破裂有关。

(二)疼痛

疼痛与疾病有关。

(三)活动无耐力

活动无耐力与手术创伤、体质虚弱、伤口疼痛有关。

(四)知识缺乏

缺乏术前准备及术后康复知识。

(五)焦虑

焦虑与疾病突然发作、即将手术、恐惧死亡有关。

四、诊断

通过胸部CT、MRI、超速螺旋CT及三维成像、胸主动脉造影、数字减影造影等影像学检查可明确胸主动脉瘤的诊断,可清楚了解主动脉瘤的部位、范围、大小、与周围器官的关系,不仅为胸主动脉瘤的治疗提供可靠的信息,并且可以与其他纵隔肿瘤或其他疾病进行鉴别诊断。对于主动脉夹层动脉瘤的诊断,关键在于医师对其有清晰的概念和高度的警惕性,对青壮年高血压患者突然出现胸背部撕裂样疼痛,以及出现上述症状者应考虑该病,并选择相应的检查以确定诊断。

五、治疗

(一)手术治疗

手术切除动脉瘤是最有效的外科治疗方法。

1.切线切除或补片修补

对于较小的囊性动脉瘤患者,若主动脉壁病变比较局限,可游离主动脉瘤后,于其颈部放置钳夹,切除动脉瘤,根据情况直接缝合或用补片修补缝合切口。

2.胸主动脉瘤切除与人工血管移植术

对于梭形胸主动脉瘤或夹层动脉瘤患者,若病变较局限,可在体外循环下切除病变胸主动脉，用人工血管重建血流通道。

3.升主动脉瘤切除与血管重建术

对于升主动脉瘤或升主动脉瘤合并主动脉瓣关闭不全的患者，应在体外循环下进行升主动脉瘤切除人工血管重建术，或应用带人工瓣膜的复合人工血管替换升主动脉，并进行冠状动脉口移植[带主动脉瓣人工血管升主动脉替换术(Bentall 手术)]。

4.主动脉弓部动脉瘤或多段胸主动脉瘤的手术方法

主要在体外循环合并深低温停循环状态下经颈动脉或锁骨下动脉进行脑灌注，做主动脉弓部切除(图 10-7)和人工血管置换术(图 10-8)。

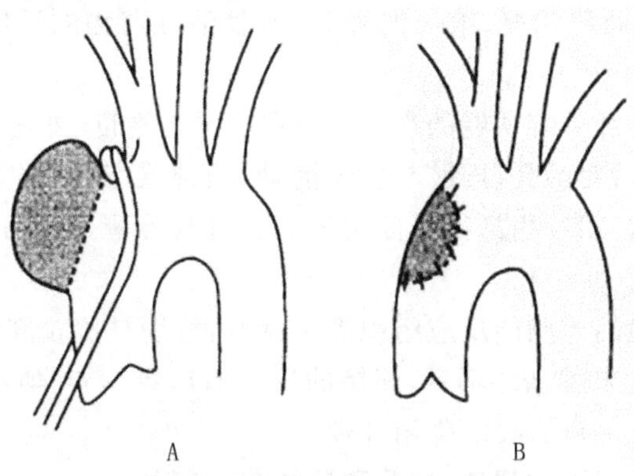

图 10-7 囊型主动脉瘤切除术

A.放置钳夹，切除动脉瘤；B.主动脉壁补片修补

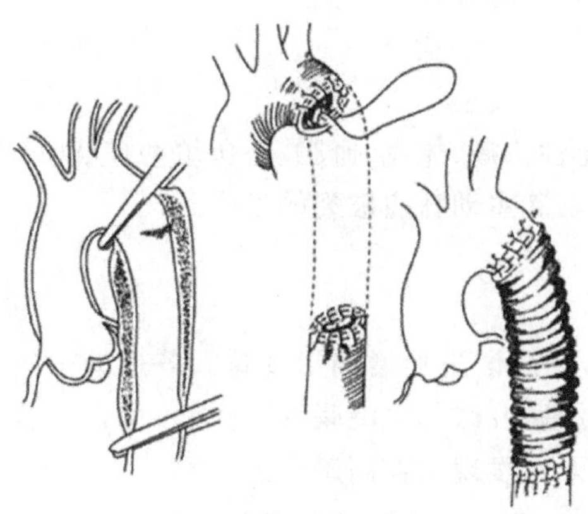

图 10-8 降主动脉瘤切除及人工血管置换术

(二)介入治疗

近年来，覆膜人工支架的问世，为胸主动脉瘤的治疗提供了新的治疗方法和手段。一大部分胸主动脉瘤均可通过置入覆膜人工支架而得到治疗，且手术成功率高，并发症相对手术明显减少。

六、护理措施

(一)术前准备

(1)给予心电监护，密切观察生命体征改变，做好急诊手术准备。

(2)卧床制动,情绪稳定,保持环境安静。

(3)充分镇静、止痛,用降压药控制血压在适当的水平。

(4)吸烟者易并发阻塞性呼吸道疾病,术前宜戒烟,给予呼吸道准备。

(二)术后护理

(1)持续监测心电图变化,密切观察心率改变、心律失常、心肌缺血等,备好急救器材。

(2)控制血压稳定,防止术后吻合口瘘,血压的监测以有创动脉压监测为主,术后需分别监测上下肢双路血压,目的是及时发现可能出现的分支血管阻塞及组织灌注不良。

(3)术后保持中心静脉导管通畅,便于快速输液、肠外营养和测定中心静脉压。

(4)监测尿量,以了解循环状况、液体的补充、血管活性药物的反应、肾功能状况、肾灌注情况等。

(5)一般情况和中枢神经系统功能的观察。皮肤色泽与温度、外周动脉搏动情况是反应全身循环灌注的可靠指标。术后对瞳孔、四肢与躯干活动、精神状态、定向力等的观察是了解中枢神经系统功能的最基本指标。术中用深低温停循环的患者常苏醒延迟,这时应注意区分是麻醉状态还是昏迷状态。

(6)体温的监测。体温的监测能反应组织灌注状况,特别是比较肛温与末梢温度差别更有意义。当温差大于 5 ℃时,为末梢循环不良,间接的反应血容量、心功能状况。同时应注意低温体外循环后体温反跳升高,要进行必要的降温处理。

(7)观察单位时间内引流液的颜色、性质和量并准确记录。

(8)及时纠正酸中毒和电解质紊乱。术后早期,每 4 小时做 1 次动脉血气分析和血电解质测定。根据血电解质测定和尿量,及时补钾。

七、应急措施

胸主动脉瘤破裂可出现急性胸痛、休克、血胸、心包填塞症状,患者可能很快死亡。所以重点应在于及时的诊断和治疗,预防胸主动脉瘤破裂的发生。

八、健康教育

(1)注意休息,适量活动,循序渐进地增加活动量。若运动中出现心率明显加快,心前区不适,应立即停止活动,需药物处理,及时与医院联系。

(2)注意冷暖,预防感冒,及时发现和控制感染。

(3)出院后按医嘱服用药物,在服用地高辛时要防止中毒。

(4)合理膳食,多食高蛋白、高维生素、营养价值高的食物,如瘦肉、鸡蛋、鱼类等食物,以增加机体营养、提高机体抵抗力,但不要暴饮暴食。

(5)遵医嘱定时复查。

(周翠玲)

第十一章

普外科护理

第一节　胃十二指肠损伤

一、概述

由于有肋弓保护且活动度较大，柔韧性较好，壁厚，钝挫伤时胃很少受累，只有胃膨胀时偶有发生。上腹或下胸部的穿透伤则常导致胃损伤，多伴有肝、脾、横膈及胰等损伤。胃镜检查及吞入锐利异物或吞入酸、碱等腐蚀性毒物也可引起穿孔，但很少见。十二指肠损害是由于上中腹部受到间接暴力或锐器的直接刺伤而引起的，缺乏典型的腹膜炎症状和体征，术前诊断困难，漏诊率高，多伴有腹部脏器合并伤，病死率高，术后并发症多，肠瘘发生率高。

二、护理评估

(一)健康史

详细询问患者、现场目击者或陪同人员，以了解受伤的时间、地点、环境，受伤的原因、外力的特点、大小和作用方向，坠跌高度；了解受伤前后饮食及排便情况，受伤时的体位，有无防御，伤后意识状态、症状、急救措施、运送方式，既往疾病及手术史。

(二)临床表现

(1)胃损伤若未波及胃壁全层，可无明显症状。若全层破裂，由于胃酸有很强的化学刺激性，可立即出现剧痛及腹膜刺激征。当破裂口接近贲门或食管时，可因空气进入纵隔而呈胸壁下气肿。较大的穿透性胃损伤时，可自腹壁流出食物残渣、胆汁和气体。

(2)十二指肠破裂后，因有胃液、胆汁及胰液进入腹腔，早期即可发生急性弥漫性腹膜炎，有剧烈的刀割样持续性腹痛伴恶心、呕吐，腹部检查可见有舟状腹、腹膜刺激征症状。

(三)辅助检查

(1)疑有胃损伤者，应置胃管，若自胃内吸出血性液或血性物者可确诊。

(2)腹腔穿刺术和腹腔灌洗术：腹腔穿刺抽出不凝血液、胆汁，灌洗吸出 10 mL 以上肉眼可辨的血性液体，即为阳性结果。

(3)X 线检查:腹部 X 线片可显示腹膜后组织积气、肾脏轮廓清晰、腰大肌阴影模糊不清等有助于腹膜后十二指肠损伤的诊断。

(4)CT 检查:可显示少量的腹膜后积气和渗至肠外的造影剂。

(四)治疗原则

抗休克和及时、正确的手术处理是治疗的两大关键。

(五)心理、社会因素

胃、十二指肠外伤性损伤多数在意外情况下发生,患者出现突发外伤后易出现紧张、痛苦、悲哀、恐惧等心理变化,担心手术成功及疾病预后。

三、护理问题

(一)疼痛

疼痛与胃肠破裂、腹腔内积液、腹膜刺激征有关。

(二)组织灌注量不足

组织灌注量不足与大量失血、失液,严重创伤,有效循环血量减少有关。

(三)焦虑或恐惧

焦虑或恐惧与经历意外及担心预后有关。

(四)潜在并发症

出血、感染、肠瘘、低血容量性休克。

四、护理目标

(1)患者疼痛减轻。

(2)患者血容量得以维持,各器官血供正常、功能完整。

(3)患者焦虑或恐惧减轻或消失。

(4)护士密切观察病情变化,如发现异常,及时报告医师,并配合处理。

五、护理措施

(一)一般护理

1.预防低血容量性休克

吸氧、保暖、建立静脉通道,遵医嘱输入温热生理盐水或乳酸盐林格液,抽血查全血细胞计数、血型和交叉配血。

2.密切观察病情变化

每 15～30 分钟应评估患者情况。评估内容包括意识状态、生命体征、肠鸣音、尿量、氧饱和度、有无呕吐、肌紧张和反跳痛等。观察胃管内引流物颜色、性质及量,若引流出血性液体,提示有胃、十二指肠破裂的可能。

3.术前准备

胃、十二指肠破裂大多需要手术处理,故患者入院后,在抢救休克的同时,尽快完成术前准备工作,如备皮、备血、插胃管及留置导尿管、做抗生素皮试等,一旦需要,可立即实施手术。

(二)心理护理

评估患者对损伤的情绪反应,鼓励他们说出自己内心的感受,帮助建立积极有效的应对措施。向患者介绍有关病情、损伤程度、手术方式及疾病预后，鼓励患者，告诉患者良好的心态、积极的配合有利于疾病早日康复。

(三)术后护理

1.体位

患者意识清楚、病情平稳，给予半坐卧位，有利于引流及呼吸。

2.禁食、胃肠减压

观察胃管内引流液颜色、性质及量，若引流出血性液体，提示有胃、十二指肠再出血的可能。十二指肠创口缝合后，胃肠减压管置于十二指肠腔内，使胃液、肠液、胰液得到充分引流，一定要妥善固定，避免脱出。一旦脱出，要在医师的指导下重新置管。

3.严密监测生命体征

术后15～30分钟监测生命体征直至患者病情平稳。注意肾功能的改变，胃十二指肠损伤后，特别有出血性休克时，肾脏会受到一定的损害，尤其是严重腹部外伤伴有重度休克者，有发生急性肾功能障碍的危险，所以术后应密切注意尿量，争取保持每小时尿量在50 mL以上。

4.补液和营养支持

根据医嘱，合理补充水、电解质和维生素，必要时输新鲜血、血浆，维持水、电解质、酸碱平衡。给予肠内、外营养支持，促进合成代谢，提高机体防御能力。继续应用有效抗生素，控制腹腔内感染。

5.术后并发症的观察和护理

(1)出血：如胃管内24小时内引流出新鲜血液大于200 mL，提示吻合口出血，要立即配合医师给予胃管内注入凝血酶粉、冰盐水洗胃等止血措施。

(2)肠瘘：患者术后持续低热或高热不退，腹腔引流管中引流出黄绿色或褐色渣样物，有恶臭或引流出大量气体，提示肠瘘发生，要配合医师进行腹腔双套管冲洗，并做好相应护理。

(四)健康教育

(1)讲解术后饮食注意事项，当患者胃肠功能恢复，一般3天后开始恢复饮食，由流质逐步恢复至半流质、普食，进食高蛋白、高能量、易消化饮食，增强抵抗力，促进愈合。

(2)行全胃切除或胃大部分切除术的患者，因胃肠吸收功能下降，要及时补充微量元素和维生素等营养素，预防贫血、腹泻等并发症。

(3)避免工作过于劳累，注意劳逸结合。讲明饮酒、抽烟对胃、十二指肠疾病的危害性。

(4)避免长期大量服用非甾体抗炎药，如布洛芬等，以免引起胃肠道黏膜损伤。

(刘　瑾)

第二节 肠梗阻

任何原因引起的肠内容物通过障碍统称肠梗阻，是常见的外科急腹症。以粘连性肠梗阻最为常见，多见于有腹部手术、损伤、炎症史及嵌顿性或绞窄性疝的患者。新生儿多因肠道先天性畸形所致，2岁以内小儿多为肠套叠，儿童可因蛔虫团所致，老年人则以肿瘤和粪块堵塞为常见原因。

一、临床表现

(一)症状

1.腹痛

机械性肠梗阻表现为阵发性腹部绞痛伴高调肠鸣音。当患者出现腹痛间歇期缩短,腹痛持续、剧烈时,应考虑为绞窄性肠梗阻。

2.呕吐

早期可出现反射性呕吐,呕吐物多为食物或胃液。

3.腹胀

腹胀一般出现较晚,程度与梗阻部位有关。高位梗阻腹胀不明显,低位梗阻腹胀明显,遍及全腹。

4.停止排气排便

完全性肠梗阻的患者不再有排气排便,但梗阻初期、不完全性肠梗阻可有少量的排气排便。绞窄性肠梗阻可排出血性黏液样便。

(二)体征

1.腹部

视诊时,机械性肠梗阻常可见胃型、肠型和异常蠕动波;扭转性肠梗阻腹部隆起多不均匀对称;麻痹性肠梗阻则呈均匀性全腹膨胀。触诊时,绞窄性肠梗阻可有固定压痛和腹膜刺激征;叩诊时,绞窄性肠梗阻腹腔内有渗液,移动性浊音可呈阳性。听诊时,机械性肠梗阻肠鸣音亢进,可闻及气过水声或金属音;麻痹性肠梗阻则肠鸣音减弱或消失。

2.全身

肠梗阻早期多无明显全身改变,晚期可有唇干舌燥、眼窝凹陷、皮肤弹性差、尿少脱水体征。绞窄性肠梗阻或脱水严重时可出现中毒和休克征象。

(三)治疗

尽快解除梗阻,纠正因梗阻引起的全身生理功能紊乱。无论是否手术,都需要基础治疗。包括:禁食、胃肠减压;纠正水、电解质紊乱及酸碱平衡失调;防治感染和中毒;及对症治疗,如明确诊断后应用镇静药、镇痛剂等。必要时手术治疗。

二、护理评估

(一)术前评估

1.健康史

(1)个人情况:患者年龄、发病前有无体位不当、饮食不当或饱餐后剧烈运动等诱因及个人卫生情况等。

(2)既往史:既往有无腹部手术、外伤史或炎症史,有无急慢性肠道疾病史。

2.身体状况

(1)腹痛、腹胀的程度、性质,有无进行性加重。

(2)肠鸣音情况。

(3)呕吐物、排泄物及胃肠减压液的量及性状。

(4)有无腹膜刺激征。

(5)有无水、电解质及酸碱失衡。

(6)X线片、血常规、血生化检查有无异常。

3.心理社会状况

(1)是否了解疾病相关知识。

(2)有无恐惧或焦虑等不良情绪反应。

(3)患者的家庭、社会支持情况。

(二)术后评估

(1)麻醉、手术方式,术中出血、补液、输血情况。

(2)生命体征是否稳定。

(3)有无切口疼痛、腹胀、恶心呕吐等。

(4)引流是否通畅有效,引流液的颜色、量及性状。

(5)有无肠粘连、腹腔感染、肠瘘等并发症发生。

三、常见护理问题

(一)疼痛

疼痛与肠壁缺血或肠蠕动增强有关。

(二)体液不足

体液不足与频繁呕吐、腹腔及肠腔积液和胃肠减压等有关。

(三)潜在并发症

术后肠粘连、腹腔感染、肠瘘。

四、护理措施

(一)非手术治疗的护理

1.缓解腹痛和腹胀

(1)胃肠减压:是治疗肠梗阻的主要措施之一,多采用鼻胃管置入并持续低负压吸引,将积聚于胃肠道内的气体和液体吸出,降低胃肠道内的压力和张力,改善胃肠壁血液循环,有利于局限炎症;并可改善因膈肌抬高所致的呼吸与循环障碍。胃肠减压期间应保持鼻胃管的通畅和减压装置的有效负压,观察并记录引流液的颜色、量及性质,以协助判断梗阻的部位、程度。

(2)体位:取半卧位,降低腹肌张力、减轻疼痛,以利呼吸。

(3)应用解痉剂:若无肠绞窄,可给予山莨菪碱、阿托品等抗胆碱类药物,以抑制胃肠道腺体分泌,解除胃肠道平滑肌痉挛,缓解腹痛。

(4)使用生长抑素,抑制胃肠道腺体分泌,减轻水肿,有利于肠功能恢复。

(5)低压灌肠:采用肥皂水灌肠,刺激肠道排出大便,使肠道减压。但应注意压力过大可引起肠穿孔。

2.腹痛的护理

遵医嘱使用解痉止痛药物,确定无肠绞窄或肠麻痹后,可使用阿托品类解痉药解除胃肠道平滑肌痉挛,以缓解腹痛。还可热敷腹部、针灸双侧足三里穴。

注意禁用吗啡类止痛药物,以免掩盖病情而延误治疗。

3.呕吐的护理

患者呕吐时应将头转向一侧或坐起，以防呕吐物吸入气管，导致窒息或吸入性肺炎。呕吐后及时清除呕吐物，协助其漱口，保持口腔清洁。观察并记录呕吐物的颜色、性状、量及呕吐的时间、次数等。

4.维持体液与营养平衡

(1)输液、维持水电解质酸碱平衡：根据病情、年龄及出量的多少、性状并结合血气分析和血清电解质的结果补充液体及电解质，以维持水、电解质及酸碱平衡。

(2)饮食：肠梗阻患者一般禁食、补液，待病情好转，梗阻缓解(患者恢复排气及排便，腹痛、腹胀消失)后方可试进少量流食，忌甜食和牛奶(以免引起肠胀气)，逐步过渡到半流食和恢复正常饮食。

5.防治感染

遵医嘱正确、按时使用抗菌药物以防治细菌感染，减少毒素吸收，减轻中毒症状。

6.观察病情，以及早发现绞窄性肠梗阻

(1)病情观察的内容：①严密观察患者的生命体征及腹痛、腹胀、呕吐等变化，是否存在口渴、尿少等脱水表现，以及有无呼吸急促、烦躁不安、面色苍白、脉率增快、脉压减小等休克前期症状；②密切观察并准确记录出入液量，包括胃肠减压量、呕吐物量、尿量及输液总量；③监测血常规、血清电解质及血气分析结果；④观察患者腹部体征变化。

(2)及早发现绞窄性肠梗阻。病情观察期间如出现以下情况，应考虑绞窄性肠梗阻可能：①腹痛发作急骤，开始即表现为持续性剧痛，或持续性疼痛伴阵发性加剧；②腹部有局限性隆起或触痛性肿块；③呕吐出现早、剧烈而频繁；④呕吐物、胃肠减压液、肛门排出液或腹腔穿刺均为血性液体；⑤有腹膜炎表现，肠鸣音可由亢进转弱甚至消失；⑥体温升高、脉率增快、白细胞计数升高；⑦病情发展迅速，早期即出现休克，抗休克治疗效果不明显；⑧经积极非手术治疗但症状体征无明显改善。

此类患者病情危重，应在抗休克、抗感染的同时，积极做好术前准备。

(二)手术治疗的护理

1.术前护理

(1)协助做好术前检查，行术前常规准备。慢性不完全性肠梗阻需行肠切除者，需遵医嘱做好肠道准备。肠道准备尽量不口服导泻剂，应予清洁灌肠。

(2)心理护理：加强护患沟通，关心、体贴患者，详细向患者和家属解释疾病发生、发展、治疗方法及预后等，消除其心理顾虑，树立战胜疾病的信心。

2.术后护理

(1)病情观察：监测生命体征，如有异常及时报告、处理。

(2)饮食：禁食期间予以静脉输液；肠蠕动恢复后可进少量流质饮食；进食后如无不适，逐渐过渡至半流质饮食。

(3)体位与活动：平卧位头偏向一侧；术后 6 小时后如血压、心率平稳，可取半卧位，如病情允许可鼓励早期下床活动。

(4)管道护理：妥善固定各引流管并保持通畅，防止管道受压、打折、扭曲或脱出；观察并记录引流液的颜色、性状及量；更换引流装置时注意无菌操作。

(三)术后并发症的观察与护理

1.肠梗阻

(1)观察:观察有无腹痛、腹胀、呕吐、停止排气排便等。

(2)护理:一旦发生,积极配合医师采取非手术治疗措施。鼓励患者术后早期活动,可有效促进胃肠蠕动和机体功能恢复,防止肠粘连。

2.切口和腹腔感染

(1)观察:监测生命体征和切口情况。如术后3～5天出现体温升高、切口红肿、剧痛应考虑切口感染。如术后出现腹膜炎表现,需警惕腹腔内感染可能。

(2)护理:根据医嘱进行积极的全身营养支持和抗感染治疗。

3.肠瘘

(1)观察:腹腔引流管周围流出液体有粪臭味时,应考虑肠瘘。

(2)护理:发生肠瘘后应温水擦净瘘口周围污物,涂氧化锌软膏保护局部皮肤,防止发生皮炎,并保持瘘口周围皮肤清洁干燥。遵医嘱进行全身营养支持和抗感染治疗,局部双套管负压冲洗引流,保持引流通畅。引流不畅或感染不能局限者需再次手术。

五、健康教育

(一)饮食指导

进食高蛋白、高维生素、易消化食物,少食辛辣食物;避免暴饮暴食;饱餐后勿剧烈活动,特别是弯腰、打滚、连续下蹲和起立等动作,防止发生肠扭转。

(二)保持大便通畅

老年便秘者可通过调整饮食、腹部按摩、适量活动等方法保持大便通畅,视情况适当给予缓泻剂;避免用力排便。

(三)自我观察

指导患者和家属监测病情,如出现腹痛、呕吐、腹胀及肛门停止排气排便等,应及时就诊。

(段倩倩)

第三节 肝 脓 肿

一、细菌性肝脓肿患者的护理

当全身性细菌感染,特别是腹腔内感染时,细菌侵入肝脏,如果患者抵抗力弱,可发生细菌性肝脓肿。细菌可以从下列途径进入肝脏。①胆道:细菌沿着胆管上行,是引起细菌性肝脓肿的主要原因。包括胆石、胆囊炎、胆道蛔虫、其他原因所致胆管狭窄与阻塞等。②肝动脉:体内任何部位的化脓性病变,细菌可经肝动脉进入肝脏。如败血症、化脓性骨髓炎、痈、疔等。③门静脉:已较少见,如坏疽性阑尾炎、细菌性痢疾等,细菌可经门静脉入肝。④肝开放性损伤:细菌可直接经伤口进入肝,引起感染而形成脓肿。细菌性肝脓肿的致病菌多为大肠埃希菌、金葡菌、厌氧链球菌等。肝脓肿可以是单个脓肿,也可以是多个小脓肿,数个小脓肿可以融合成为一个大脓肿。

(一)护理评估

1.健康史

注意询问有无胆道感染和胆道疾病、全身其他部位的化脓性感染特别是肠道的化脓性感染、肝脏外伤病史。是否有肝脓肿病史,是否进行过系统治疗。

2.身体状况

通常继发于某种感染性先驱疾病,起病急,主要症状为骤起寒战、高热、肝区疼痛和肝大。体温可达39～40 ℃,多表现为弛张热,伴有大汗、恶心、呕吐、食欲缺乏。肝区疼痛多为持续性钝痛或胀痛,有时可伴有右肩牵涉痛,右下胸及肝区叩击痛,增大的肝有压痛。肝前下缘比较表浅的脓肿,可有右上腹肌紧张和局部明显触痛。巨大的肝脓肿可使右季肋区呈饱满状态,甚至可见局限性隆起,局部皮肤可出现凹陷性水肿。严重时或并发胆道梗阻者,可出现黄疸。

3.心理-社会状况

细菌性肝脓肿起病急剧,症状重,如果治疗不彻底容易反复发作转为慢性,并且细菌性肝脓肿极易引起严重的全身性感染,导致感染性休克,患者产生焦虑。

4.辅助检查

(1)血液检查:化验检查白细胞计数及中性粒细胞增多,有时出现贫血。肝功能检查可出现不同程度的损害和低蛋白血症。

(2)X线胸腹部检查:右叶脓肿可见右膈肌升高,运动受限;肝影增大或局限性隆起;有时伴有反应性胸膜炎或胸腔积液。

(3)B超:在肝内可显示液平段,可明确其部位和大小,阳性诊断率在96%以上,为首选的检查方法。必要时可作CT检查。

(4)诊断性穿刺:抽出脓液即可证实本病。

(5)细菌培养:脓液细菌培养有助于明确致病菌,选择敏感的抗生素,并与阿米巴性肝脓肿相鉴别。

5.治疗要点

(1)全身支持疗法:给予充分营养,纠正水和电解质及酸碱平衡失调,必要时少量多次输血和血浆以纠正低蛋白血症,增强机体抵抗力。

(2)抗生素治疗:应使用大剂量抗生素。由于肝脓肿的致病菌以大肠埃希菌、金葡菌和厌氧性细菌最为常见,在未确定病原菌之前,可首选对此类细菌有效的抗生素,然后根据细菌培养和抗生素敏感试验结果选用有效的抗生素。

(3)经皮肝穿刺脓肿置管引流术:适用于单个较大的脓肿。在B超引导下进行穿刺。

(4)手术治疗:对于较大的单个脓肿,估计有穿破可能,或已经穿破胸腹腔;胆源性肝脓肿;位于肝左外叶脓肿,穿刺易污染腹腔;慢性肝脓肿,应施行经腹切开引流。病程长的慢性局限性厚壁脓肿,也可行肝叶切除或部分肝切除术。多发性小脓肿不宜行手术治疗,但对其中较大的脓肿,也可行切开引流。

(二)护理诊断及合作性问题

1.营养失调

低于机体需要量与高代谢消耗或慢性消耗病程有关。

2.体温过高

其与感染有关。

3.急性疼痛

其与感染及脓肿内压力过高有关。

4.潜在并发症

急性腹膜炎、上消化道出血、感染性休克。

(三)护理目标

患者能维持适当营养,维持体温正常,疼痛减轻;无急性腹膜炎休克等并发症发生。

(四)护理措施

1.术前护理

(1)病情观察,配合抢救中毒性休克。

(2)高热护理:保持病室空气新鲜、通风、温湿度合适,物理降温。衣着适量,及时更换汗湿衣。

(3)维持适当营养:对于非手术治疗和术前的患者,给予高蛋白、高热量饮食,纠正水、电解质平衡失调和低蛋白血症。

(4)遵医嘱正确应用抗生素。

2.术后护理

(1)经皮肝穿刺脓肿置管引流术术后护理:术前做术区皮肤准备,协助医师进行穿刺部位的准确定位。术后向医师询问术中情况及术后有无特殊观察和护理要求。患者返回病房后,观察引流管固定是否牢固,引流液性状,引流管道是否密闭。术后第 2 天或数天开始进行脓腔冲洗,冲洗液选用等渗盐水(或遵医嘱加用抗生素)。冲洗时速度缓慢,压力不宜过高,估算注入液与引出液的量。每次冲洗结束后,可遵医嘱向脓腔内注入抗生素。待到引流出或冲洗出的液体变清澈,B 超检查脓腔直径小于2 cm即可拔管。

(2)切开引流术术后护理:切开引流术术后护理遵循腹部手术术后护理的一般要求。除此之外,每天用生理盐水冲洗脓腔,记录引流液量,少于 10 mL 或脓腔容积小于 15 mL,即考虑拔除引流管,改凡士林纱布引流,致脓腔闭合。

3.健康指导

为了预防肝脓肿疾病的发生,应教育人们积极预防和治疗胆道疾病,及时处理身体其他部位的化脓性感染。告知患者应用抗生素和放置引流管的目的和注意事项,取得患者的信任和配合。术后患者应加强营养和提高抵抗力,定期复查。

(五)护理评价

患者是否能维持适当营养,体温是否正常;疼痛是否减轻,有无急性腹膜炎、上消化道出血、感染性休克等并发症发生。

二、阿米巴性肝脓肿患者的护理

阿米巴性肝脓肿是阿米巴肠病的并发症,阿米巴原虫从结肠溃疡处经门静脉血液或淋巴管侵入肝内并发脓肿。常见于肝右叶顶部,多数为单发性。原虫产生溶组织酶,导致肝细胞坏死、液化组织和血液、渗液组成脓肿。

(一)护理评估

1.健康史

注意询问有无阿米巴痢疾病史。

2.身体状况

阿米巴性肝脓肿有着跟细菌性肝脓肿相似的表现，两者的区别详见表 11-1。

表 11-1 细菌性肝脓肿与阿米巴性肝脓肿的鉴别

鉴别要点	细菌性肝脓肿	阿米巴性肝脓肿
病史	继发于胆道感染或其他化脓性疾病	继发于阿米巴痢疾后
症状	病情急骤严重，全身中毒症状明显，有寒战、高热	起病较缓慢，病程较长，可有高热，或不规则发热、盗汗
血液化验	白细胞计数及中性粒细胞可明显增加。血液细菌培养可阳性	白细胞计数可增加，如无继发细菌感染液细菌培养阴性。血清学阿米巴抗体检查阳性
粪便检查	无特殊表现	部分患者可找到阿米巴滋养体或结肠溃面（乙状结肠镜检）黏液或刮取涂片可找阿米巴滋养体或包囊
脓液	多为黄白色脓液，涂片和培养可发现细菌	大多为棕褐色脓液，无臭味，镜检有时可到阿米巴滋养体。若无混合感染，涂片和培养无细菌
诊断性治疗	抗阿米巴药物治疗无效	抗阿米巴药物治疗有好转
脓肿	较小，常为多发性	较大，多为单发，多见于肝右叶

3.心理-社会状况

由于病程长，忍受较重的痛苦，担忧预后或经济拮据等原因，患者常有焦虑、悲伤或恐惧反应。

4.辅助检查

基本同细菌性肝脓肿。

5.治疗要点

阿米巴性肝脓肿以非手术治疗为主。应用抗阿米巴药物，加强支持疗法纠正低蛋白、贫血等，无效者穿刺置管闭式引流或手术切开引流，多可获得良好的疗效。

（二）护理诊断及合作性问题

（1）营养失调：低于机体需要量与高代谢消耗或慢性消耗病程有关。

（2）急性疼痛：与脓肿内压力过高有关。

（3）潜在并发症：合并细菌感染。

（三）护理措施

1.非手术疗法和术前护理

（1）加强支持疗法：给予高蛋白、高热量和高维生素饮食必要时少量多次输新鲜血、补充丙种球蛋白，增强抵抗力。

（2）正确使用抗阿米巴药物，注意观察药物的不良反应。

2.术后护理

除继续做好非手术疗法护理外，重点做好引流的护理。宜用无菌水封瓶闭式引流，每天更换消毒瓶，接口处保持无菌，防止继发细菌感染。如继发细菌感染需使用抗生素。

（王泳梅）

第四节 胆道感染

胆道感染是临床上常见的疾病，按发生部位分为胆囊炎和胆管炎。按发病急缓和病程经过分为急性、亚急性和慢性炎症。胆道感染与胆石症互为因果关系。胆石症引起胆道梗阻胆汁淤积，细菌繁殖致胆道感染，胆道感染的发作又是胆石形成的重要的致病因素和促发因素。

急性胆囊炎是胆囊发生的急性化学性或细菌性炎症。约95%的患者合并胆囊结石，称结石性胆囊炎，发病原因为结石导致胆囊管梗阻及继发细菌感染所致。致病菌可通过胆道逆行侵入胆囊，或经血液循环或淋巴途径进入胆囊，致病菌主要为革兰氏阴性杆菌，以大肠埃希菌最常见，其次有肠球菌、铜绿假单胞菌、厌氧菌等。5%的患者未合并胆囊结石，称非结石性胆囊炎，发病原因尚不十分清楚，易发生在严重创伤、烧伤、手术后及危重患者中，可能是这些患者都有不同程度的低血压和组织低血流灌注，胆囊也受到低血流灌注损害，导致黏膜糜烂，胆囊壁受损。急性胆囊炎病理过程分为急性单纯性胆囊炎、急性化脓性胆囊炎和急性坏疽性胆囊炎3个阶段。

慢性胆囊炎是急性胆囊炎反复发作的结果，70%～95%的患者合并胆囊结石。

急性梗阻性化脓性胆管炎又名急性重症胆管炎，是急性胆管炎和胆道梗阻未解除，感染未控制，病情进一步发展的结果。由于胆管内压力持续升高，管腔内充满脓性胆汁，高压脓性胆汁逆流入肝，大量细菌和毒素经肝窦入血，导致脓毒症和感染性休克。

一、护理评估

(一)健康史

注意询问患者饮食习惯和饮食种类，发病是否有与饱食和高脂饮食有关，既往有无胆囊结石、胆囊炎、胆管结石、胆管炎及黄疸病史。

(二)身体状况

1.急性胆囊炎

(1)腹痛：急性发作典型表现是突发右上腹阵发性绞痛，常在饱餐、进油腻食物后，或在夜间发作。疼痛常放散到右肩部、肩胛部和背部。病变发展可出现持续性疼痛并阵发性加重。

(2)发热：患者常有轻度发热，通常无寒战。如果胆囊积脓、穿孔或合并急性胆管炎，可出现明显的寒战高热。

(3)消化道症状：疼痛时常伴有恶心、呕吐、厌食等消化道症状。

(4)体格检查：右上腹部可有不同程度和范围的压痛、反跳痛及肌紧张，墨菲征(Murphy)阳性，可扪及肿大的胆囊。

(5)并发症：胆囊积脓、胆囊穿孔、弥漫性腹膜炎、急性化脓性胆管炎、急性坏死性胰腺炎。

2.慢性胆囊炎

临床症状常不典型，多数患者有胆绞痛病史，伴厌油腻、腹胀、嗳气等消化道症状，右上腹部和肩背部隐痛，一般无畏寒、高热和黄疸。体格检查右上腹胆囊区轻压痛或不适感，Murphy征可呈阳性。

3.急性梗阻性化脓性胆管炎

发病急骤、病情发展迅速、并发症凶险。除一般胆道感染的夏柯三联征(腹痛、寒战高热、黄疸)外,患者迅速出现休克、中枢神经系统受抑制表现,即雷诺(Reynolds)五联征,如果患者不及时治疗,可迅速死亡。查体可有不同程度的上腹部压痛和腹膜刺激征。

(三)心理-社会状况

患者因即将面临手术、担心预后、疾病反复发作等因素引起患者及其亲属的焦虑与恐惧。急性梗阻性化脓性胆管炎患者,因病情危重,患者及其亲属常难以应对。

(四)辅助检查

1.实验室检查

胆囊炎患者白细胞计数和中性粒细胞比例增高;急性梗阻性化脓性胆管炎患者,白细胞计数$>10\times10^9/L$,中性粒细胞比例增高,胞质可出现中毒颗粒。血小板计数降低,凝血酶原时间延长。

2.B超检查

急性胆囊炎可见胆囊肿大、壁厚、囊内有结石。慢性胆囊炎囊壁厚或萎缩,其内有结石或胆固醇沉着。急性梗阻性化脓性胆管炎患者可在床旁检查,能及时了解胆道梗阻的部位合病变性质,以及肝内外胆管扩张情况。

(五)治疗要点

1.非手术治疗

保守治疗包括禁食、输液、纠正水、电解质及酸碱失衡,全身支持疗法,选用有效的抗生素控制感染,解痉止痛等处理。大多数急性胆囊炎患者病情能控制,待以后行择期手术。而急性梗阻性化脓性胆管炎患者,如病情较轻,可在6小时内试行非手术治疗,若无明显好转,应紧急手术治疗。

2.手术治疗

(1)急性胆囊炎发病在72小时内、经非手术治疗无效且病情恶化或有胆囊穿孔、弥漫性腹膜炎、急性化脓性胆管炎、急性坏死性胰腺炎等并发症者,均应急诊手术。争取行胆囊切除术,但高危患者,或局部炎症水肿、粘连重,解剖关系不清者,应选用胆囊造口术,3个月后再行胆囊切除术。

(2)其他胆囊炎患者均应在患者情况处于最佳状态时择期行胆囊切除术。

(3)急性梗阻性化脓性胆管炎手术的目的是抢救生命,应力求简单有效,常采用胆总管切开减压、T形管引流。其他方法还有经内镜鼻胆管引流术等。

二、护理诊断及合作性问题

(一)焦虑与恐惧

焦虑与恐惧与疼痛、病情反复发作、手术有关。

(二)急性疼痛

急性疼痛与疾病本身和手术伤口有关。

(三)体温升高

体温升高与术前感染、术后炎症反应有关。

(四)营养失调

低于机体需要量与胆道功能失调,胆汁排出受阻,或手术后胆汁引流至体外导致消化不良、食欲不佳、肝功能受损有关。

(五)体液不足

体液不足与T形管引流、呕吐、感染性休克有关。

(六)潜在并发症

胆囊穿孔、弥漫性腹膜炎、急性化脓性胆管炎、急性坏死性胰腺炎、感染性休克等。

三、护理目标

患者情绪平稳,积极配合治疗,疼痛缓解,体温正常,营养得到改善,能维持体液平衡,无胆囊穿孔、弥漫性腹膜炎、急性化脓性胆管炎、急性坏死性胰腺炎、感染性休克等并发症发生。

四、护理措施

(一)非手术疗法及术前护理

(1)心理护理:加强与患者的沟通,介绍胆囊炎的有关知识,解释术前准备的目的和必要性,使之配合。急性梗阻性化脓性胆管炎患者应将其病情的严重性告知患者亲属,使其理解配合。

(2)病情观察:应密切观察体温、脉搏、血压、黄疸、神志、腹痛程度及腹部体征,发现异常,及时通知医师。

(3)禁食、输液:急性胆囊炎需禁食,补充水、电解质和纠正酸碱紊乱。凝血酶原低者,补充维生素K,若紧急手术者,可输全血供给凝血酶原。

(4)营养支持:向慢性胆囊炎患者解释进食低脂饮食的意义,提供低脂、高热量饮食。

(5)抗感染与对症处理:遵医嘱应用解痉、镇痛及抗感染药物,高热者用物理或药物降温。

(6)急性梗阻性化脓性胆管炎患者应及时完成手术前各项准备工作,如扩容、广谱、足量、联合使用抗生素,视病情使用激素、血管活性药物等抗休克措施,争取尽快手术。

(二)术后护理

急性梗阻性化脓性胆管炎患者仍需严密观察病情变化,继续积极抗休克治疗。

(三)健康指导

指导患者宜进低脂、高热量、高维生素易消化饮食,如出现发热、腹痛、黄疸等情况,及时来医院就诊。

五、护理评价

患者是否情绪平稳,是否积极配合治疗,疼痛是否缓解,体温是否恢复正常;营养是否得到改善,能否维持体液平衡,有无胆囊穿孔、弥漫性腹膜炎、急性化脓性胆管炎、急性坏死性胰腺炎、感染性休克等并发症发生。

(高丽娟)

第十二章

妇产科护理

第一节　外阴及阴道创伤

外阴、阴道部位置虽较隐蔽，但损伤并不少见。此处组织薄弱、神经敏感、血管丰富，受伤后损害重，较疼痛。解剖上前为尿道口，后为肛门，易继发感染，使病情复杂化。

一、护理评估

(一)病因评估

(1)分娩：分娩是导致外阴、阴道创伤的主要原因。

(2)外伤：如骑跨在自行车架上或自高处跌落骑跨于硬物上，外阴骤然触于锐器上，创伤有时可伤及阴道，甚至穿过阴道损伤尿道、膀胱或直肠。

(3)幼女受到强暴所致软组织受损。

(4)初次性交可使处女膜破裂：绝大多数可自行愈合，偶可见裂口延至小阴唇、阴道或伤及穹隆，引起大量阴道流血。

(二)身心状况

1.症状

疼痛为主要症状，程度可轻可重，患者常坐卧不安，行走困难，随着局部肿块的逐渐增大，疼痛也越来越严重，甚至出现疼痛性休克；水肿或血肿导致局部肿胀，也是常见症状；少量或大量血液自阴道或外阴创伤处流出。

2.体征

患者出血多，可出现脉搏快、血压低等出血性休克或贫血的体征。妇科检查外阴肿胀出血，形成外阴血肿时，可见外阴部有紫蓝色肿块突起，有明显压痛。

(三)心理-社会状况

由于是意外事件，且创伤又涉及女性最隐蔽部位，患者及家属常表现出明显的忧虑和担心。

二、辅助检查

出血多者红细胞计数及血红蛋白值下降，合并感染者，可见白细胞增高。

三、护理诊断

(一)疼痛

疼痛与外阴、阴道的创伤有关。

(二)恐惧

恐惧与突发创伤事件,担心预后对自身的影响有关。

(三)感染

感染与伤口受到污染,未得到及时治疗有关。

四、护理目标

(1)患者疼痛缓解,舒适感增加。

(2)患者无感染发生或感染被及时发现和控制,体温、血象正常。

五、护理措施

(一)一般护理

患者平卧、给氧。做好血常规检查,建立静脉通道,配血,必要时输血。

(二)心理护理

对患者及家属表示理解,护士应使用亲切温和的语言给予安慰,鼓励他们面对现实,积极配合治疗。

(三)病情监测

密切观察患者生命体征及尿量变化,并准确记录;严密观察患者血肿的大小及其变化,有无活动性出血;术后观察患者阴道及外阴伤口有无出血,有无进行性疼痛加剧或阴道、肛门坠胀等再次血肿的症状。

(四)治疗护理

1.治疗原则

根据不同情况,给予相应处理,原则是止痛、止血、抗休克和抗感染。

2.治疗配合

(1)预防和纠正休克:立即建立静脉通道,做好输血、输液准备,遵医嘱及时给予患者止血药、镇静药、镇痛药;做好手术准备。

(2)配合护理:对损伤程度轻,血肿小于 5 cm 的患者,采取正确的体位,避免血肿受压;及时给予患者止血、止痛药;24 小时内可冷敷,降低局部神经敏感性和血流速度,有利于减轻患者的疼痛和不适;还可以用丁字带、棉垫加压包扎,预防血肿扩散。24 小时后热敷或外阴部烤灯,促进血肿或水肿的吸收。保持外阴清洁,每天外阴冲洗 3 次,大小便后立即擦洗。血肿较大者,需手术切开血肿行血管结扎术后消炎抗感染。

(3)术前准备:需要急诊手术的应进行皮肤、肠道的准备。

(4)术后护理:术后常需外阴加压包扎或阴道填塞纱条,患者疼痛较重,应积极止痛。外阴包扎松解或阴道纱条取出后,注意观察患者阴道及外阴伤口有无再次血肿的症状。保持外阴清洁,遵医嘱给予抗生素预防感染。

（五）健康指导

减少会阴部剧烈活动，避免疼痛；合理膳食；保持心情平静。保持局部清洁、干燥；遵医嘱用药；发现异常，及时就诊。

（六）护理效果评价

评价护理目标是否达到，护理措施的实施情况，健康指导是否落实到位，有无新的护理问题出现。

（陈丽伟）

第二节　外阴及阴道炎

一、外阴炎

外阴炎是妇科常见病，是外阴部的皮肤与黏膜的炎症，可发生于任何年龄，以生育期及绝经后妇女多见。

（一）护理评估

1.健康史

（1）病因评估：外阴炎主要指外阴部的皮肤与黏膜的炎症，以大、小阴唇为多见。由于外阴与尿道、肛门、阴道邻近且暴露，同时，阴道分泌物、月经血、产后的恶露、尿液、粪便的刺激、糖尿病患者的糖尿的长期浸渍，均可引起外阴不同程度的炎症，此外，穿化纤内裤、紧身内裤、使用卫生巾使局部透气性差等，均可诱发外阴部的炎症。

（2）病史评估：评估有无外阴炎的因素存在，有无糖尿病、阴道炎病史。

2.身心状况

（1）症状：外阴瘙痒、疼痛、红、肿、灼热，性交及排尿时加重。

（2）体征：局部充血、肿胀、糜烂，常有抓痕，严重者形成溃疡或湿疹。慢性炎症者，外阴局部皮肤或黏膜增厚、粗糙、皲裂等。

（3）心理-社会状况：了解病程，了解患者对症状的反应，有无烦躁、不安等心理。

（二）护理诊断

（1）皮肤或黏膜完整性受损：与皮肤黏膜炎症有关。

（2）舒适改变：与外阴瘙痒、疼痛、分泌物增多有关。

（3）焦虑：与性交障碍、行动不便有关。

（三）护理目标

（1）患者皮肤与黏膜完整。

（2）患者病情缓解或好转，舒适感增加。

（3）患者情绪稳定，积极配合治疗与护理。

（四）护理措施

1.一般护理

炎症期间宜进食清淡且富含营养的食物，禁食辛辣、刺激性食物。

2.心理护理

患者常出现烦躁不安、焦虑紧张,应帮助患者树立信心,减轻心理负担,坚持治疗,讲究患者常出现烦躁不安、焦虑紧张,应帮助患者树立信心,减轻心理负担,坚持治疗,讲究卫生。

3.病情监护

积极寻找病因,消除刺激原。

4.治疗护理

(1)治疗原则:去除病因,积极治疗原发病,如阴道炎、尿瘘、粪瘘、糖尿病等。

(2)治疗配合:保持外阴清洁干燥,局部使用约 40 ℃的 1∶5 000 高锰酸钾溶液坐浴,每天 2 次,每次15～30分钟,5～10 次为 1 个疗程。如有破溃,可涂抗生素软膏或紫草油,急性期可用物理治疗。

(五)健康指导

(1)卫生宣教,指导妇女穿棉质内裤,减少分泌物刺激,对公共场所,如游泳池、公共浴室等谨慎出入,注意经期、孕期、产期及流产后的生殖道清洁,防止感染。

(2)定期妇科检查,积极参与普查与普治。

(3)指导用药方法及注意事项。

(4)加强性道德教育,纠正不良性行为。

(六)护理效果评价

(1)患者诉说外阴瘙痒症状减轻,舒适感增加。

(2)患者焦虑缓解或消失,掌握了卫生保健常识,能养成良好卫生习惯。

二、前庭大腺炎

细菌侵入前庭大腺腺管内致腺管充血、水肿称为前庭大腺炎。

(一)护理评估

1.健康史

(1)病因评估:前庭大腺腺管开口位于小阴唇与处女膜之间,在性交、流产、分娩或其他情况污染外阴部时,病原体易侵入引起炎症,因此,以育龄妇女多见,主要病原体为葡萄球菌、链球菌、大肠埃希菌、淋病奈瑟菌及沙眼衣原体等。急性炎症发作时,细菌先侵犯腺管,腺管口因炎症肿胀阻塞,渗出物不能排出,积存而形成脓肿,称为前庭大腺脓肿(又称巴氏腺脓肿),多发于一侧。如急性炎症消退,腺管口粘连阻塞,分泌物不能外流,脓液转清,则形成前庭大腺囊肿,多为单侧,大小不等,可持续数年不增大。患者往往无自觉症状。

(2)病史评估:了解患者有无反复的外阴感染史及卫生习惯。

2.身心状况

(1)症状:初起时局部肿胀、疼痛、烧灼感,行走不便,可伴有大小便困难等。有时可出现发热等全身症状(表 12-1)。

(2)体征:外阴部皮肤红肿、压痛明显。当脓肿形成时,疼痛加剧,并可触及波动感,脓肿直径可达5～6 cm。

(3)心理-社会状况:了解病程,了解患者对症状的反应,有无烦躁、不安等心理,患者常有因害羞或怕痛而未及时诊治的心理障碍。

表 12-1 前庭大腺炎临床类型及身体状况

临床类型	身体状况
急性期	(1)大阴唇下 1/3 处疼痛、肿胀,严重时行走受限。检查局部可见皮肤红、肿、热、压痛。 (2)脓肿形成时,可触及波动感,脓肿直径可达 5～6 cm,可自行破溃。如破口大,引流通畅,脓液流出后炎症消退;如破口小,引流欠佳,炎症持续不退或反复发作。 (3)可出现全身不适、发热等全身症状
慢性期	慢性期囊肿形成,患者感到外阴部有坠胀感或性交不适。检查时局部可触及囊性肿物,大小不一,有时可反复急性发作

(二)辅助检查

取前庭大腺开口处分泌物作细菌培养,确定病原体。

(三)护理诊断

1.皮肤完整性受损

皮肤完整性受损与脓肿自行破溃或手术切开引流有关。

2.疼痛

疼痛与局部炎症刺激有关。

(四)护理目标

(1)患者皮肤保持完整。

(2)疼痛缓解或好转。

(五)护理措施

1.一般护理

急性期患者应卧床休息,饮食易消化,富含营养。

2.心理护理

患者常常烦躁不安、焦虑紧张,应尊重患者,为患者保密,以解除其忧虑,使其积极治疗,帮助其建立治愈疾病的信心和生活的勇气。

3.病情监护

观察患者的生命体征,重点观察体温变化,观察伤口愈合情况。

4.治病护理

(1)治疗原则:急性期局部热敷或坐浴,抗生素消炎治疗;脓肿形成或囊肿较大时,切开引流或行囊肿造口术,保持腺体功能,防止复发。

(2)治疗配合:急性炎症发作时,取前庭大腺开口处分泌物做细菌培养,确定病原体。根据细菌培养结果和药物敏感试验选用抗生素口服或肌内注射。脓肿形成或囊肿较大时,切开引流或行囊肿造口术,并放置引流条。术后保持局部清洁,引流条每天更换 1 次,外阴用 1∶5 000 氯己定棉球擦拭,每天擦洗外阴2 次,也可用清热解毒中药热敷或坐浴,每天 2 次。

(六)健康指导

(1)向患者及家属讲解此病的病因及预防措施,指导患者注意外阴清洁卫生。

(2)告知患者及家属月经期、产褥期禁止性交;月经期应使用消毒卫生巾预防感染;术后注意事项及正确用药。告知患者相关卫生保健常识,养成良好卫生习惯。

(七)护理效果评价

(1)患者诉说外阴不适症状减轻,舒适感增加。

(2)患者接受医护人员指导,焦虑缓解或消失。

三、滴虫性阴道炎

滴虫性阴道炎是由阴道毛滴虫引起的最常见的阴道炎。阴道毛滴虫主要寄生于女性阴道,也可存在于尿道、尿道旁腺及膀胱。男性可存在于包皮皱襞、尿道及前列腺内。滴虫适宜生长在温度为 25～40 ℃,pH 为 5.2～6.6 的潮湿环境。月经前后,阴道内酸性减弱,接近中性,隐藏在腺体及阴道皱襞中的滴虫常得以繁殖,而发生滴虫性阴道炎。此病的传播途径有经性交的直接传播及经游泳池、浴盆、厕所、衣物、器械等途径的间接传播。

(一)护理评估

1.健康史

(1)病因评估:阴道毛滴虫呈梨形,体积为多核白细胞的 2～3 倍。滴虫顶端有 4 根鞭毛,体部有波动膜,后端尖并有轴柱凸出。活的滴虫透明无色,如水滴,鞭毛随波动膜的波动而活动(图 12-1)。阴道毛滴虫极易传播,pH 在 4.5 以下时便受到抑制甚至致死。pH 上升至 7.5 时,其繁殖可完全被抑制。在妊娠期和月经来潮前后,阴道 pH 升高,可使阴道毛滴虫的感染率和发病率升高。

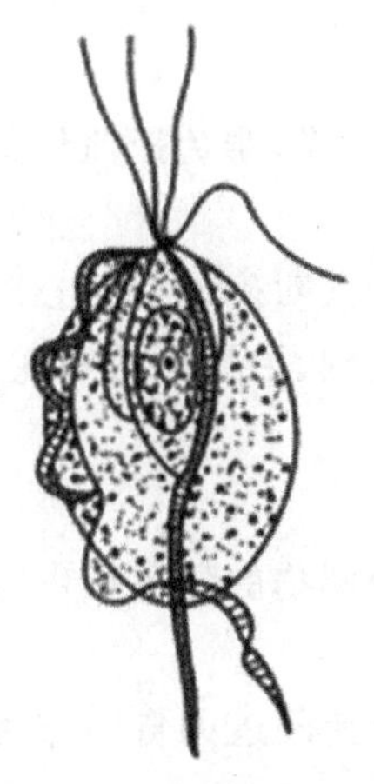

图 12-1 滴虫模式图

(2)病史评估:评估发作与月经周期的关系,既往阴道炎病史,个人卫生情况;分析感染经过;了解治疗经过。

2.身心状况

(1)症状:主要症状为白带呈稀薄泡沫状,量多及伴有外阴、阴道口瘙痒。如有其他细菌混合感染,白带可呈黄绿色、血性、脓性且有臭味。局部可有灼热、疼痛、性交痛。合并尿路感染,可有尿频、尿痛、血尿。阴道毛滴虫能吞噬精子,阻碍乳酸生成,影响精子在阴道内存活,可致不孕。

(2)体征:妇科检查时可见阴道黏膜充血,严重时有散在的出血点。有时可见阴道后穹隆处有液性或脓性泡沫状分泌物。

(3)心理-社会状况:患者常因炎症反复发作而烦恼,出现无助感。

(二)辅助检查

1.悬滴法

在玻片上加 1 滴温生理盐水,自阴道后穹隆处取少许分泌物混于生理盐水中,用低倍镜检查,如有滴虫,可见其活动。阳性率可达 80%～90%。取分泌物检查前 24～48 小时,避免性交、阴道灌洗及阴道上药。

2.培养法

适用于症状典型而悬滴法未见滴虫者,可用培养基培养,其准确率可达 98%。

(三)护理诊断

1.知识缺乏

缺乏对疾病传染途径的认识及缺乏阴道炎治疗的知识。

2.舒适改变

舒适改变与外阴瘙痒、分泌物增多有关。

3.组织完整性受损

组织完整性受损与分泌物增多、外阴瘙痒、搔抓有关。

(四)护理目标

(1)患者能说出疾病传染的途径、阴道炎的治疗与日常防护知识。

(2)患者分泌物减少.舒适度提高。保持组织完整性,无破损。

(五)护理措施

1.一般护理

注意个人卫生,保持外阴部清洁、干燥,避免搔抓外阴导致皮肤破损。

2.心理护理

解除患者因疾病带来的烦恼,减轻其对确诊后的心理压力,增强治疗疾病的信心。告知患者夫妇滴虫性阴道炎的传播途径、临床表现、治疗方法和注意事项,减轻他们的焦虑心理,同时鼓励他们积极配合治疗。

3.病情观察

观察患者的外阴瘙痒症状、阴道分泌物的量及颜色等。

4.治疗护理

(1)治疗原则:杀灭阴道毛滴虫,保持阴道的自净作用,防止复发,夫妻双方要同时治疗,切断直接传染途径。

(2)治疗配合:①局部治疗,增强阴道酸性环境,用 1%乳酸溶液、0.5%醋酸溶液或 1∶5 000 高锰酸钾溶液冲洗阴道后,每晚睡前用甲硝唑 200 mg,置于阴道后穹隆,每天 1 次,10 天为 1 个疗程。②全身治疗,甲硝唑(灭滴灵)每次 200～400 mg,每天 3 次口服,10 天为 1 个疗程。③指导患者正确用药,按疗程坚持用药,注意冲洗液的浓度、温度。④观察用药后反应,甲硝唑口服后偶见胃肠道反应,如食欲缺乏、恶心、呕吐及白细胞减少、皮疹等,一旦发现,应报告医师并停药。妊娠期、哺乳期妇女应慎用,因为药能通过胎盘进入胎儿体内,并可由乳汁排泄。

(六)健康指导

(1)做好卫生宣教,积极开展普查普治,消灭传染源,严格禁止滴虫阴道炎或带虫者进入游泳池。医疗单位做好消毒隔离,防止交叉感染。治疗期间勤换内裤,内裤、坐浴及洗涤用物应煮沸消毒 5～10 分钟以消灭病原体,禁止性生活,避免交叉或重复感染的机会。哺乳期妇女在用药期间或用药后24小时内不宜哺乳。经期暂停坐浴、阴道冲洗及阴道用药。

(2)夫妻应双双检查,男方若查出毛滴虫,夫妻应同治,有助于提高疗效,治疗期间应禁止性生活。

(3)治愈标准:治疗后应在每次月经干净后复查1次,连续3次均为阴性,方为治愈。

(七)护理效果评价

(1)患者自诉外阴不适症状减轻,舒适感增加,悬滴法试验连续3个周期复查为阴性。

(2)患者正确复述预防及治疗此疾病的相关知识。

四、外阴阴道假丝酵母菌病

外阴阴道假丝酵母菌病也称外阴阴道念珠菌病,是一种常见的外阴、阴道炎,80%~90%的病原体为白假丝酵母菌,其发病率仅次于滴虫阴道炎。白假丝酵母菌是真菌,不耐热,加热至60 ℃,持续1小时,即可死亡;但对干燥、日光、紫外线及化学制剂的抵抗力较强。

(一)护理评估

1.健康史

(1)病因评估:念珠菌为条件致病菌,可存在口腔、肠道和阴道而不引起症状。当阴道内糖原增多、酸度增加、局部细胞免疫力下降时,念珠菌可繁殖并引起炎症,故外阴阴道假丝酵母菌病多见于孕妇、糖尿病患者及接受大量雌激素治疗者。此外,长期应用抗生素、服用类固醇皮质激素等,可以改变阴道内微生物之间的相互制约关系,易发此症;紧身化纤内裤、肥胖可使会阴局部的温度及湿度增加,也易使念珠菌得以繁殖而引起感染。

(2)传播途径评估:①内源性感染为主要感染,假丝酵母菌除寄生阴道外,还可寄生于人的口腔、肠道,这些部位的假丝酵母菌可互相传染。②通过性交直接传染。③通过接触感染的衣物等间接传染。

(3)病史评估:了解有无糖尿病及长期使用抗生素、雌激素、类固醇皮质激素病史,了解个人卫生习惯及有无不洁性生活史。

2.身心状况

(1)症状:外阴、阴道奇痒,坐卧不安,痛苦异常,可伴有尿痛、尿频、性交痛。阴道分泌物为干酪样或豆渣样。

(2)体征:妇科检查见小阴唇内侧、阴道黏膜红肿并附着白色块状薄膜,容易剥离,下面为糜烂及溃疡。

(3)心理-社会状况:患者常因外阴瘙痒痛苦不堪,由于影响休息与睡眠,产生忧虑与烦躁,评估患者心理障碍及影响疾病治疗的原因。

3.辅助检查

(1)悬滴法:在玻片上加1滴温生理盐水,自阴道后穹隆处取少许分泌物混于生理盐水中,用低倍镜检查,若找到白假丝酵母菌的芽孢和假菌丝即可确诊。

(2)培养法:适用于症状典型而悬滴法未见白假丝酵母菌者,可用培养基培养。

(二)护理诊断

1.焦虑

焦虑与易复发,影响休息与睡眠有关。

2.组织完整性受损

组织完整性受损与分泌物增多、外阴瘙痒、搔抓有关。

(三)护理目标

(1)患者情绪稳定,积极配合治疗与护理。

(2)患者病情改善,舒适度提高。

(3)保持组织完整性,组织无破损。

(四)护理措施

1.一般护理

注意个人卫生,保持外阴部清洁、干燥,避免搔抓外阴以免皮肤破损。

2.心理护理

向患者讲解外阴阴道假丝酵母菌病的病因、治疗方法和注意事项等,消除患者的顾虑和焦虑心理,使其积极配合治疗。

3.病情观察

观察患者的外阴瘙痒症状、阴道分泌物的量及颜色等。

4.治疗护理

(1)治疗原则:消除诱因,改变阴道酸碱度,根据患者情况选择局部或全身应用抗真菌药杀灭致病菌。

(2)用药护理:①局部治疗,用2%～4%碳酸氢钠溶液冲洗阴道或坐浴,再选用制霉菌素栓剂、克霉唑栓剂、咪康唑栓剂等置于阴道内,一般7～10天为1个疗程。②全身用药,若局部用药效果较差或病情顽固者,可选用伊曲康唑、氟康唑、酮康唑等口服。③用药注意,孕妇要积极治疗,否则阴道分娩时新生儿易感染发生鹅口疮。妊娠期坚持局部治疗,禁用口服唑类药物。勤换内裤,内裤、坐浴及洗涤用物应煮沸消毒5～10分钟以消灭病原体,避免交叉和重复感染的机会。④用药护理,嘱阴道灌洗或坐浴应注意药液浓度和治疗时间,灌洗药物要充分溶化,温度一般为40 ℃,切忌过烫,以免烫伤皮肤。

(五)健康指导

(1)做好卫生宣教,养成良好的卫生习惯,每天洗外阴、换内裤。切忌搔抓。

(2)约15%男性与女性患者接触后患有龟头炎,对有症状男性也应进行检查与治疗。

(3)鼓励患者坚持用药,不随意中断疗程。

(4)嘱积极治疗糖尿病等疾病,正确使用抗生素、雌激素,以免诱发外阴阴道假丝酵母菌病。

(六)护理效果评价

(1)患者分泌物减少,性状转为正常,舒适感增加。

(2)患者正确复述预防及治疗此疾病的相关知识,做到积极配合并坚持治疗。

五、萎缩性阴道炎

萎缩性阴道炎属非特异性阴道炎,常见于绝经后及卵巢切除后或盆腔放疗者。绝经后的萎缩性阴道炎又称老年性阴道炎。

(一)护理评估

1.健康史

(1)病因评估:①妇女绝经后;②手术切除卵巢;③产后闭经;④药物假绝经治疗;⑤盆腔放疗

后等。由于雌激素水平降低,阴道上皮萎缩变薄,上皮细胞内糖原减少,阴道内 pH 增高,阴道自净作用减弱,局部抵抗力降低,致病菌入侵后易繁殖引起炎症。

(2)病史评估:了解有无糖尿病及长期使用抗生素、雌激素、类固醇皮质激素病史;了解个人卫生习惯及有无不洁性生活史;了解有无进行盆腔放疗等。

2.身心状况

(1)症状:白带增多,多为黄水状,严重感染时可呈脓性,有臭味。黏膜有浅表溃疡时,分泌物可为血性,有的患者可有点滴出血,可伴有外阴瘙痒、灼热、尿频、尿痛、尿失禁等症状。

(2)体征:妇科检查可见阴道皱襞消失,上皮菲薄,黏膜出血,表面可有小出血点或片状出血点;严重时可形成浅表溃疡,阴道弹性消失、狭窄,慢性炎症、溃疡还可引起阴道粘连,导致阴道闭锁。

(3)心理-社会状况:老年人常因思想比较保守,不愿就医而出现无助感。其他患者常因知识缺乏而病急乱投医,因此,应注意评估影响患者不愿就医的因素及家庭支持系统。

3.辅助检查

取分泌物检查,悬滴法排除滴虫性阴道炎和外阴阴道假丝酵母菌病;有血性分泌物时,常需做宫颈刮片或分段诊刮排除宫颈癌和子宫内膜癌。

(二)护理诊断

1.舒适改变

舒适改变与外阴瘙痒、疼痛、分泌物增多有关。

2.知识缺乏

知识缺乏与缺乏绝经后妇女预防保健知识有关。

3.有感染的危险

有感染的危险与局部分泌物增多、破溃有关。

(三)护理目标

(1)患者分泌物减少,性状转为正常,舒适感增加。

(2)患者正确复述预防及治疗此疾病的相关知识,做到积极配合并坚持治疗。

(3)患者无感染发生或感染被及时发现和控制,体温、血象正常。

(4)患者无感染发生或感染被及时发现和控制,体温、血象正常。

(四)护理措施

1.一般护理

嘱患者保持外阴清洁,勤换内裤。穿棉织内裤,减少刺激等。

2.心理护理

使患者了解老年性阴道炎的病因和治疗方法,减轻其焦虑;对卵巢切除、放疗者给予心理安慰与相关医学知识解释,增强其治疗疾病的信心;解释雌激素替代疗法可缓解症状,帮助其建立治愈疾病的信心。

3.病情观察

观察白带性状、量、气味,有无外阴瘙痒、灼热及膀胱刺激症状等。

4.治疗护理

(1)治疗原则:增强阴道黏膜的抵抗力,抑制细菌生长繁殖。

(2)治疗配合:①增加阴道酸度,用 0.5%醋酸或 1%乳酸溶液冲洗阴道,每天 1 次。阴道冲洗后,将甲硝唑 200 mg 或氧氟沙星 200 mg,放入阴道深部,每天 1 次,7~10 天为 1 个疗程。

②增加阴道抵抗力，针对病因给予雌激素制剂，可局部用药，也可全身用药。将己烯雌酚0.125～0.25 mg，每晚放入阴道深部，7天为1个疗程。③全身用药，可口服尼尔雌醇，首次4 mg，以后每2～4周1次，每晚2 mg，维持2～3个月。

（五）健康指导

（1）对围绝经期、老年妇女进行健康教育，使其掌握预防老年性阴道炎的措施及技巧。

（2）指导患者及其家属阴道灌洗、上药的方法和注意事项。用药前洗净双手及会阴，减少感染的机会。自己用药有困难者，指导其家属协助用药或由医务人员帮助使用。

（3）告知使用雌激素治疗可出现的症状，嘱乳癌或子宫内膜癌患者慎用雌激素制剂。

（六）护理效果评价

（1）患者分泌物减少，性状转为正常，舒适感增加。

（2）患者正确复述预防及治疗此疾病的相关知识，做到积极配合并坚持治疗。

（陈丽伟）

第三节　子宫脱垂

子宫脱垂是指子宫从正常位置沿阴道下降，子宫颈外口达到坐骨棘水平以下，甚至子宫部分或全部脱出阴道口外，常伴有阴道前后壁膨出。

一、护理评估

（一）健康史

1.病因与发病机制

（1）分娩损伤：分娩损伤是最主要的原因。在分娩过程中，产妇过早屏气，第二产程延长或经阴道手术助产，盆底肌肉、筋膜以及子宫韧带过度伸展，甚至撕裂，分娩后未及时修补或修补不佳。产褥期产妇过早体力劳动，过高的腹压会压迫子宫向下移位发生脱垂。

（2）长期腹压增加：如长期慢性咳嗽、习惯性便秘、久站、久蹲等使腹内压增高，迫使子宫向下移位，导致脱出，产褥期腹压增加更容易导致子宫脱垂。

（3）盆底组织发育不良或退行性变：子宫脱垂偶见于未产妇女，主要为先天性盆底组织发育不良所致。老年妇女盆底组织萎缩退化或支持组织削弱，也可发生子宫脱垂。

2.病史评估

了解患者分娩史，评估其有无第二产程延长、阴道助产等难产史，产后恢复情况；了解患者有无慢性病病史，如长期慢性咳嗽等；是否存在先天性盆底组织发育不良。

（二）身心状况

1.症状

子宫脱垂轻度时（Ⅰ度）可无自觉症状，加重后（Ⅱ、Ⅲ度）出现以下症状。

（1）下坠感及腰背酸痛：常在久站、走路与重体力劳动时加重，卧床休息后症状减轻。

（2）肿物自阴道脱出：走路、蹲或排便等腹压增加时，阴道口有一肿物脱出。轻者平卧休息后可自行恢复，重者不能自行恢复，需用手还纳，甚至用手也难以还纳，行走不便。

(3)阴道分泌物增多:脱出的子宫及阴道壁由于反复摩擦而发生感染,有脓血性分泌物渗出。

(4)大小便异常:由于膀胱、尿道膨出,患者常伴有尿频、尿急甚至尿潴留或压力性尿失禁。直肠膨出的患者可伴有便秘和排便困难等。

2.体征

患者取膀胱截石位,根据患者向下用力屏气时子宫下降的程度,将子宫脱垂分为三度。

Ⅰ度:轻型为子宫颈外口距处女膜处小于 4 cm,但未达处女膜缘;重型为宫颈外口已达处女膜缘,检查时在阴道口可见子宫颈。

Ⅱ度:轻型为宫颈已脱出阴道口,但宫体仍在阴道内;重型为宫颈或部分宫体脱出阴道口外。

Ⅲ度:子宫颈及宫体全部脱出至阴道口外。脱出的子宫及阴道壁由于长期暴露摩擦,导致宫颈及阴道壁可见溃疡,有少量阴道出血或脓性分泌物。

3.心理-社会状况

由于长期的子宫脱垂使患者行动不便,不能从事体力劳动,使工作和生活受到影响,患者感到烦恼、痛苦;严重会影响性生活,患者常出现烦躁、焦虑、情绪低落等。

二、辅助检查

注意检查血象,注意张力性尿失禁及妇科检查情况。

三、护理诊断

(一)焦虑

焦虑与长期的子宫脱出影响日常生活和工作有关。

(二)舒适的改变

舒适的改变与子宫脱出影响行动有关。

(三)组织完整性受损

组织完整性受损与外露子宫、阴道前后壁长期摩擦有关。

四、护理目标

(1)患者情绪稳定,能配合治疗、护理活动。

(2)患者病情缓解,舒适感增加。

(3)患者组织完整,无受损。

五、护理措施

(一)一般护理

(1)指导患者保持外阴干燥、清洁,每天用流水冲洗外阴,禁止使用刺激性强的药液。有溃疡者每天用 0.02%高锰酸钾液坐浴 1~2 次,每次 20~30 分钟,勤换内衣裤。

(2)有肿块脱出者及早就医,及时回纳脱出物并教会患者正确的回纳手法,病情重不能回纳者,应卧床休息,减少下地活动次数和时间。

(3)教给患者做盆底肌肉锻炼,如做提肛运动;指导患者避免增加腹压的因素,如咳嗽、久站及久蹲等;保持大便通畅,每天进食蔬菜应保持 500 g。

(4)每天为患者提供酸性果汁,可保持尿液呈酸性,不利于细菌生长;指导患者练习卧床排尿；若有肿块脱出影响排尿，指导患者排尿前先将脱出物还纳；尿潴留留置尿管者，应间歇放尿以训练膀胱功能。排尿功能恢复正常后，鼓励患者每天饮水 2 000 mL 以上。

(5)嘱患者加强营养，进食高蛋白、高维生素食物，增强体质。

(二)心理护理

帮助患者树立战胜疾病的信心，耐心讲解子宫脱垂的知识和预后，鼓励病友间交流沟通，促进积极因素。

(三)病情监护

观察患者有无外阴异物感，子宫脱垂的程度；注意阴道分泌物的颜色、气味、性状。

(四)治疗护理

1.治疗原则

治疗以安全、简单、有效为原则。

(1)非手术治疗：用于Ⅰ度轻型子宫脱垂，年老不能耐受手术或需要生育者。①支持疗法：注意休息，增加营养，保持大便通畅，避免重体力劳动，治疗增加腹压的疾病，加强盆底肌的锻炼。②子宫托：子宫托是一种支持子宫和阴道壁使其维持在阴道内不脱出的工具，适用于各度子宫脱垂及阴道前后壁膨出的患者。重度子宫脱垂伴盆底肌明显萎缩以及宫颈或阴道壁有炎症或有溃疡者均不宜使用，经期和妊娠期停用。

(2)手术治疗：适用于非手术治疗无效或Ⅱ度、Ⅲ度子宫脱垂者。手术方式主要包括阴道前后壁修补术；阴道前后壁修补加主韧带缩短及宫颈部分切除术，也叫曼彻斯特(Manchester)手术；经阴道子宫全切除及阴道前后壁修补术；阴道纵隔成形术等。

2.治疗配合及特殊专科护理

(1)支持治疗的护理：教会患者做盆底肌肉锻炼增强盆底肌肉张力。做缩肛运动，用力收缩 3～10 秒，放松 5～10 秒，每次连续 5～10 分钟，每天 3～4 次，持续 3 个月。

(2)教会患者使用子宫托(图 12-2)。①放托：患者排空直肠、膀胱，洗净双手，取半卧位或蹲位，双腿分开，一手持子宫托盘呈倾斜位进入阴道内，将托柄向内、向上旋转，直至托盘达子宫颈，向下屏气，使托盘吸附于宫颈，托柄弯曲度朝前，对正耻骨弓后面。②取托：手指捏住托柄轻轻摇晃，待负压消失后向后外方牵拉取出。③注意事项：放置子宫托之前阴道应有一定水平的雌激素作用，绝经后的妇女可用阴道雌激素霜剂，4 周后再使用子宫托；经期和妊娠期停用；选择大小合适的子宫托，以放置后不脱出又无不适为宜；每晚取出洗净，次晨放入，切忌久置不取，以免过久压迫导致生殖道糜烂、溃疡甚至瘘；放托后，分别于第 1、3、6 个月时到医院检查 1 次，以后每 3～6 个月到医院复查。

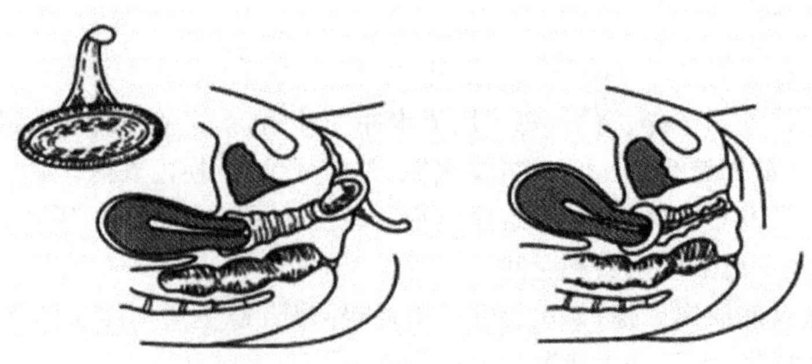

图 12-2 喇叭形子宫托及放置

(3)做好术前、术后护理。术前护理同外阴、阴道手术护理。术后除按外阴、阴道手术患者的护理外,应卧床休息 7~10 天,留尿管 10~14 天。避免增加腹压,坚持肛提肌锻炼。

六、健康指导

休息 3 个月,3 个月内禁止性生活、盆浴,半年内避免重体力劳动;术后 2 个月、3 个月分别门诊复查;宣传产后护理保健知识,进行产后体操锻炼和盆底肌锻炼,增强体质;积极治疗便秘、慢性咳嗽等长期性疾病;实行计划生育。

七、护理效果评价

评价护理目标是否达到,护理措施的实施情况,健康指导是否落实到位,有无新的护理问题出现。

(陈丽伟)

第四节 异位妊娠

受精卵在于子宫体腔以外着床称为异位妊娠,习称宫外孕。异位妊娠依受精卵在子宫体腔外种植部位不同分为输卵管妊娠、卵巢妊娠、腹腔妊娠、阔韧带妊娠和宫颈妊娠(图 12-3)。

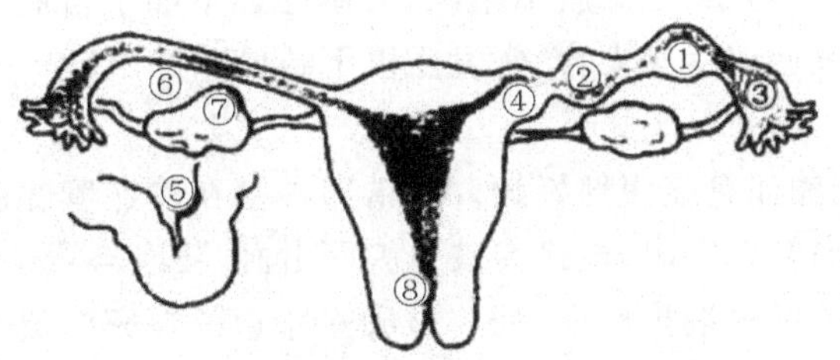

①输卵管壶腹部妊娠;②输卵管峡部妊娠;③输卵管伞部妊娠;④输卵管间质部妊娠;⑤腹腔妊娠;⑥阔韧带妊娠;⑦卵巢妊娠;⑧宫颈妊娠

图 12-3 异位妊娠的发生部位

异位妊娠是妇产科常见的急腹症,发病率约 1%,是孕产妇的主要死亡原因之一。以输卵管妊娠最常见。输卵管妊娠占异位妊娠 95%左右,其中壶腹部妊娠最多见,约占 78%,其次为峡部、伞部、间质部妊娠较少见。

一、病因

(一)输卵管炎症

输卵管炎症是异位妊娠的主要病因。可分为输卵管黏膜炎和输卵管周围炎。输卵管黏膜炎轻者可发生黏膜皱褶粘连、管腔变窄。或使纤毛功能受损,从而导致受精卵在输卵管内运行受阻并于该处着床;输卵管周围炎病变主要在输卵管浆膜层或浆肌层,常造成输卵管周围粘连、输卵管扭曲、管腔狭窄、蠕动减弱而影响受精卵运行。

(二)输卵管手术史输卵管绝育史及手术史者

输卵管妊娠的发生率为10%～20%。尤其是腹腔镜下电凝输卵管及硅胶环套术绝育,可因输卵管瘘或再通而导致输卵管妊娠。曾经接受输卵管粘连分离术、输卵管成形术(输卵管吻合术或输卵管造口术)者,在再次妊娠时输卵管妊娠的可能性亦增加。

(三)输卵管发育不良或功能异常

输卵管过长、肌层发育差、黏膜纤毛缺乏、双输卵管、输卵管憩室或有输卵管副伞等,均可造成输卵管妊娠。输卵管功能(包括蠕动、纤毛活动以及上皮细胞分泌)受雌、孕激素调节。若调节失败,可影响受精卵正常运行。

(四)辅助生殖技术

近年来,由于辅助生育技术的应用,使输卵管妊娠发生率增加,既往少见的异位妊娠,如卵巢妊娠、宫颈妊娠、腹腔妊娠的发生率增加。

(五)避孕失败

宫内节育器避孕失败,发生异位妊娠的机会较大。

(六)其他

子宫肌瘤或卵巢肿瘤压迫输卵管,影响输卵管管腔通畅,使受精卵运行受阻。输卵管子宫内膜异位可增加受精卵着床于输卵管的可能性。

二、病理

(一)输卵管妊娠的特点

输卵管管腔狭小,管壁薄且缺乏黏膜下组织,其肌层远不如子宫肌壁厚与坚韧,妊娠时不能形成完好的蜕膜,不利于胚胎的生长发育,常发生以下结局。

1.输卵管妊娠流产

多见于妊娠8～12周输卵管壶腹部妊娠。受精卵种植在输卵管黏膜皱襞内,由于蜕膜形成不完整,发育中的胚泡常向管腔突出,最终突破包膜而出血,胚泡与管壁分离,若整个胚泡剥离落入管腔,刺激输卵管逆蠕动经伞端排出到腹腔,形成输卵管妊娠完全流产,出血一般不多。若胚泡剥离不完整,妊娠产物部分排出到腹腔,部分尚附着于输卵管壁,形成输卵管妊娠不全流产,滋养细胞继续侵蚀输卵管壁,导致反复出血,形成输卵管血肿或输卵管周围血肿,血液不断流出并积聚在直肠子宫陷窝形成盆腔血肿,量多时甚至流入腹腔。

2.输卵管妊娠破裂

多见于妊娠6周左右输卵管峡部妊娠。受精卵着床于输卵管黏膜皱襞间,胚泡生长发育时绒毛向管壁方向侵蚀肌层及浆膜,最终穿破浆膜,形成输卵管妊娠破裂。输卵管肌层血管丰富。短期内可发生大量腹腔内出血,使患者出现休克。其出血量远较输卵管妊娠流产多,腹痛剧烈;也可反复出血,在盆腔与腹腔内形成血肿。孕囊可自破裂口排出,种植于任何部位。若胚泡较小则可被吸收;若过大则可在直肠子宫陷凹内形成包块或钙化为石胎。

输卵管间质部妊娠虽少见,但后果严重,其结局几乎均为输卵管妊娠破裂。由于输卵管间质部管腔周围肌层较厚、血运丰富,因此破裂常发生于孕12～16周。其破裂犹如子宫破裂,症状较严重,往往在短时间内出现低血容量休克症状。

3.陈旧性宫外孕

输卵管妊娠流产或破裂,若长期反复内出血形成的盆腔血肿不消散,血肿机化变硬并与周围组织粘连，临床上称为陈旧性宫外孕。

4.继发性腹腔妊娠

无论输卵管妊娠流产或破裂，胚胎从输卵管排入腹腔内或阔韧带内，多数死亡，偶尔也有存活者。若存活胚胎的绒毛组织附着于原位或排至腹腔后重新种植而获得营养，可继续生长发育，形成继发性腹腔妊娠。

（二）子宫的变化

输卵管妊娠和正常妊娠一样，合体滋养细胞产生 HCG 维持黄体生长，使类固醇激素分泌增加，致使月经停止来潮、子宫增大变软、子宫内膜出现蜕膜反应。若胚胎受损或死亡，滋养细胞活力消失，蜕膜自宫壁剥离而发生阴道流血。有时蜕膜可完整剥离，随阴道流血排出三角形蜕膜管型；有时呈碎片排出。排出的组织见不到绒毛，组织学检查无滋养细胞，此时血β-HCG下降。子宫内膜形态学改变呈多样性，若胚胎死亡已久，内膜可呈增生期改变，有时可见 Arias-Stella（A-S）反应，镜检见内膜腺体上皮细胞增生、增大，细胞边界不清，腺细胞排列成团突入腺腔，细胞极性消失，细胞核肥大、深染，细胞质有空泡。这种子宫内膜过度增生和分泌反应，可能为类固醇激素过度刺激所引起；若胚胎死亡后部分深入肌层的绒毛仍存活，黄体退化迟缓，内膜仍可呈分泌反应。

三、临床表现

输卵管妊娠的临床表现与受精卵着床部位、有无流产或破裂，以及出血量多少与时间长短等有关。

（一）症状

典型症状为停经后腹痛与阴道流血。

1.停经

除输卵管间质部妊娠停经时间较长外，多有 6～8 周停经史。有 20%～30%患者无停经史，将异位妊娠时出现的不规则阴道流血误认为月经。或由于月经过期仅数天而不认为是停经。

2.腹痛

腹痛是输卵管妊娠患者的主要症状。在输卵管妊娠发生流产或破裂之前，由于胚胎在输卵管内逐渐增大，常表现为一侧下腹部隐痛或酸胀感。当发生输卵管妊娠流产或破裂时，突感一侧下腹部撕裂样疼痛，常伴有恶心、呕吐。若血液局限于病变区，主要表现为下腹部疼痛，当血液积聚于直肠子宫陷凹时，可出现肛门坠胀感。随着血液由下腹部流向全腹，疼痛可由下腹部向全腹部扩散，血液刺激膈肌，可引起肩胛部放射性疼痛及胸部疼痛。

3.阴道流血

胚胎死亡后。常有不规则阴道流血，色暗红或深褐，量少呈点滴状，一般不超过月经量，少数患者阴道流血量较多，类似月经。阴道流血可伴有蜕膜管型或蜕膜碎片排出，由子宫蜕膜剥离所致。阴道流血一般常在病灶去除后方能停止。

4.晕厥与休克

由于腹腔内出血及剧烈腹痛，轻者出现晕厥，严重者出现失血性休克。出血量越多越快，症状出现越迅速越严重，但与阴道流血量不成正比。

5.腹部包块

输卵管妊娠流产或破裂时所形成的血肿时间较久者，由于血液凝同并与周围组织或器官（如子宫、输卵管、卵巢、肠管或大网膜等）发生粘连形成包块，包块较大或位置较高者，腹部可扪及。

（二）体征

根据患者内出血的情况，患者可呈贫血貌。腹部检查：下腹压痛、反跳痛明显，出血多时，叩诊有移动性浊音。

四、处理原则

处理原则以手术治疗为主，其次是药物治疗。

（一）手术治疗

手术治疗分为保守手术和根治手术。保守手术为保留患侧输卵管，根治手术为切除患侧输卵管。手术治疗适用于：①生命体征不稳定或有腹腔内出血征象者；②诊断不明确者；③异位妊娠有进展者（如血β-HCG处于高水平，附件区大包块等）；④随诊不可靠者；⑤药物治疗禁忌证者或无效者。

1.保守手术

此适用于有生育要求的年轻妇女，特别是对侧输卵管已切除或有明显病变者。

2.根治手术

此适用于无生育要求的输卵管妊娠内出血并发休克的急症患者。

3.腹腔镜手术

这是近年治疗异位妊娠的主要方法。

（二）药物治疗

主要适用于早期输卵管妊娠、要求保存生育能力的年轻患者。符合下列条件可采用此法：①无药物治疗的禁忌证；②输卵管妊娠未发生破裂或流产；③输卵管妊娠包块直径≤4 cm；④血β-HCG＜2 000 U/L；⑤无明显内出血，常用甲氨蝶呤（MTX），治疗机制是抑制滋养细胞增生，破坏绒毛，使胚胎组织坏死、脱落、吸收。但在治疗中若病情无改善，甚至发生急性腹痛或输卵管破裂症状，则应立即进行手术治疗。

五、护理

（一）护理评估

1.病史

应仔细询问月经史，以准确推断停经时间。注意不要将不规则阴道流血误认为末次月经，或由于月经仅过期几天，不认为是停经。此外，对不孕、放置宫内节育器、绝育术、输卵管复通术、盆腔炎等与发病相关的高危因素应予高度重视。

2.身心状况

输卵管妊娠发生流产或破裂前，症状及体征不明显。当患者腹腔内出血较多时呈贫血貌，严重者可出现面色苍白，四肢湿冷，脉快、弱、细，血压下降等休克症状。体温一般正常，出现休克时体温略低，腹腔内血液吸收时体温略升高，但不超过 38 ℃。下腹有明显压痛、反跳痛，尤以患侧为重，肌紧张不明显，叩诊有移动性浊音。血凝后下腹可触及包块。

由于输卵管妊娠流产或破裂后，腹腔内急性大量出血及剧烈腹痛，以及妊娠终止的现实都将是孕妇出现较为激烈的情绪反应。可表现为哭泣、自责、无助、抑郁和恐惧等行为。

3.诊断检查

(1)腹部检查:输卵管妊娠流产或破裂者,下腹部有明显压痛或反跳痛,尤以患侧为甚,轻度腹肌紧张;出血多时,叩诊有移动性浊音;如出血时间较长,形成血凝块,在下腹可触及软性肿块。

(2)盆腔检查:输卵管妊娠未发生流产或破裂者,除子宫略大较软外,仔细检查可能触及胀大的输卵管并有轻度压痛。输卵管妊娠流产或破裂者,阴道后穹隆饱满,有触痛。将宫颈轻轻上抬或左右摇动时引起剧烈疼痛,称为宫颈抬举痛或摇摆痛,是输卵管妊娠的主要体征之一。子宫稍大而软,腹腔内出血多时子宫检查呈漂浮感。

(3)阴道后穹隆穿刺:一种简单、可靠的诊断方法,适用于疑有腹腔内出血的患者。由于腹腔内血液易积聚于子宫直肠陷凹,抽出暗红色不凝血为阳性,说明存在血腹症。无内出血、内出血量少、血肿位置较高或子宫直肠陷凹有粘连者,可能抽不出血液,因而穿刺阴性不能排除输卵管妊娠存在。如有移动性浊音,可做腹腔穿刺。

(4)妊娠试验:放射免疫法测血中 HCG,尤其是 β-HCG 阳性有助诊断。虽然此方法灵敏度高,异位妊娠的阳性率一般可达 80%~90%,但 β-HCG 阴性者仍不能完全排除异位妊娠。

(5)血清孕酮测定:对判断正常妊娠胚胎的发育情况有帮助,血清孕酮值<5 ng/mL 应考虑宫内妊娠流产或异位妊娠。

(6)超声检查:B 超显像有助于诊断异位妊娠。阴道 B 超检查较腹部 B 超检查准确性高。诊断早期异位妊娠。单凭 B 超现象有时可能会误诊。若能结合临床表现及β-HCG测定等,对诊断的帮助很大。

(7)腹腔镜检查:适用于输卵管妊娠尚未流产或破裂的早期患者和诊断有困难的患者,腹腔内有大量出血或伴有休克者,禁做腹腔镜检查。在早期异位妊娠患者,腹腔镜可见一侧输卵管肿大,表面紫蓝色,腹腔内无出血或有少量出血。

(8)子宫内膜病理检查:诊刮仅适用于阴道流血量较多的患者,目的在于排除宫内妊娠流产。将宫腔排出物或刮出物做病理检查,切片中见到绒毛,可诊断为宫内妊娠,仅见蜕膜未见绒毛者有助于诊断异位妊娠。现已经很少依靠诊断性刮宫协助诊断。

(二)护理诊断

1.潜在并发症

出血性休克。

2.恐惧

恐惧与担心手术失败有关。

(三)预期目标

(1)患者休克症状得以及时发现并缓解。

(2)患者能以正常心态接受此次妊娠失败的事实。

(四)护理措施

1.接受手术治疗患者的护理

(1)护士在严密监测患者生命体征的同时,配合医师积极纠正患者休克症状,做好术前准备。手术治疗是输卵管异位妊娠的主要处理原则。对于严重内出血并发休克的患者,护士应立即开放静脉,交叉配血,做好输血输液的准备。以便配合医师积极纠正休克,补充血容量,并按急症手术要求迅速做好手术准备。

(2)加强心理护理:护士于术前简洁明了地向患者及家属讲明手术的必要性,并以亲切的态度和切实的行动赢得患者及家属的信任,保持周围环境的安静、有序,减少和消除患者的紧张、恐惧心理,协助患者接受手术治疗方案。术后,护士应帮助患者以正常的心态接受此次妊娠失败的现实,向她们讲述异位妊娠的有关知识,一方面可以减少因害怕再次发生移位妊娠而抵触妊娠的不良情绪,另一方面也可以增加和提高患者的自我保健意识。

2.接受非手术治疗患者的护理

对于接受非手术治疗方案的患者,护士应从以下几方面加强护理。

(1)护士需密切观察患者的一般情况、生命体征,并重视患者的主诉,尤应注意阴道流血量与腹腔内出血量不成比例,当阴道流血量不多时,不要误认为腹腔内出血量亦很少。

(2)护士应告诉患者病情发展的一些指征,如出血增多、腹痛加剧、肛门坠胀感明显等,以便当患者病情发展时,医患均能及时发现,给予相应处理。

(3)患者应卧床休息,避免腹部压力增大,从而减少异位妊娠破裂的机会。在患者卧床期间,护士需提供相应的生活护理。

(4)护士应协助正确留取血标本,以检测治疗效果。

(5)护士应指导患者摄取足够的营养物质,尤其是富含铁蛋白的食物,如动物肝脏、肉类、豆类、绿叶蔬菜以及黑木耳等,以促进血红蛋白的增加,增强患者的抵抗力。

3.出院指导

输卵管妊娠的预后在于防治输卵管的损伤和感染,因此护士应做好妇女的健康保健工作,防止发生盆腔感染。教育患者保持良好的卫生习惯,勤洗浴、勤换衣,性伴侣稳定。发生盆腔炎后须立即彻底治疗,以免延误病情。另外,由于输卵管妊娠者中约有10%的再发生率和50%～60%的不孕率。因此,护士需告诫患者,下次妊娠时要及时就医,并且不宜轻易终止妊娠。

(五)护理评价

(1)患者的休克症状得以及时发现并纠正。

(2)患者消除了恐惧心理.愿意接受手术治疗。

(陈丽伟)

第五节　过期妊娠

平时月经周期规则,妊娠达到或超过42周(>294天)尚未分娩者,称为过期妊娠。其发生率占妊娠总数的3%～15%。过期妊娠使胎儿窘迫、胎粪吸入综合征、过熟综合征、新生儿窒息、围生儿死亡、巨大儿,以及难产等不良结局发生率增高,并随妊娠期延长而增加。

一、病因

过期妊娠可能与下列因素有关。

(一)雌、孕激素比例失调

内源性前列腺素和雌二醇分泌不足而孕酮水平增高,导致孕激素优势.抑制前列腺素和缩宫素的作用,延迟分娩发动。导致过期妊娠。

（二）头盆不称

部分过期妊娠胎儿较大，导致头盆不称和胎位异常，使胎先露部不能紧贴子宫下段及宫颈内口，反射性子宫收缩减少，容易发生过期妊娠。

（三）胎儿畸形

如无脑儿，由于无下丘脑，垂体肾上腺轴发育不良或缺如，促肾上腺皮质激素产生不足，胎儿肾上腺皮质萎缩，使雌激素的前身物质16α-羟基硫酸脱氢表雄酮不足，从而雌激素分泌减少；小而不规则的胎儿不能紧贴子宫下段及宫颈内口诱发宫缩，导致过期妊娠。

（四）遗传因素

某家族、某个体常反复发生过期妊娠，提示过期妊娠可能与遗传因素有关。胎盘硫酸酯酶缺乏症是一种罕见的伴性隐性遗传病，可导致过期妊娠。其发生机制是因胎盘缺乏硫酸酯酶，胎儿肾上腺与肝脏产生的16α-羟基硫酸脱氢表雄酮不能脱去硫酸根转变为雌二醇及雌三醇，从而使血雌二醇及雌三醇明显减少，降低子宫对缩宫素的敏感性，使分娩难以启动。

二、临床表现

（一）胎盘

过期妊娠的胎盘病理有两种类型：一种是胎盘功能正常，除重量略有增加外。胎盘外观和镜检均与妊娠足月胎盘相似；另一种是胎盘功能减退，肉眼观察胎盘母体面呈片状或多灶性梗死及钙化，胎儿面及胎膜常被胎粪污染，呈黄绿色。

（二）羊水

正常妊娠38周后，羊水量随妊娠推延逐渐减少，妊娠42周后羊水减少迅速，约30%减至300 mL以下；羊水粪染率明显增高，是足月妊娠的2～3倍，若同时伴有羊水过少，羊水粪染率达71%。

（三）胎儿

过期妊娠胎儿生长模式与胎盘功能有关，可分以下3种。

1.正常生长及巨大儿

胎盘功能正常者，能维持胎儿继续生长，约25%成为巨大儿，其中1.4%胎儿出生体重＞4 500 g。

2.胎儿成熟障碍

10%～20%过期妊娠并发胎儿成熟障碍。胎盘功能减退与胎盘血流灌注不足、胎儿缺氧及营养缺乏等有关。由于胎盘合成、代谢、运输及交换等功能障碍，胎儿不易再继续生长发育。临床分为3期：第Ⅰ期为过度成熟期，表现为胎脂消失、皮下脂肪减少、皮肤干燥松弛多皱褶，头发浓密，指(趾)甲长，身体瘦长，容貌似“小老人”。第Ⅱ期为胎儿缺氧期，肛门括约肌松弛，有胎粪排出，羊水及胎儿皮肤黄染，羊膜和脐带绿染，同胎儿患病率及围生儿死亡率最高。第Ⅲ期为胎儿全身因粪染历时较长广泛黄染，指(趾)甲和皮肤呈黄色，脐带和胎膜呈黄绿色，此期胎儿已经历和渡过第Ⅱ期危险阶段，其预后反较第Ⅱ期好。

3.胎儿生长受限

小样儿可与过期妊娠共存，后者更增加胎儿的危险性，约1/3过期妊娠死产儿为生长受限小样儿。

三、处理原则

应根据胎盘功能、胎儿大小、宫颈成熟度综合分析，以确诊过期妊娠，并选择恰当的分娩方式终止妊娠，在产程中密切观察羊水情况、胎心监护，出现胎儿窘迫征象，行剖宫产尽快结束分娩。

四、护理

(一)护理评估

1.病史

准确核实孕周，确定胎盘功能是否正常是关键。诊断过期妊娠之前必须准确核实孕周。

2.身心诊断

平时月经周期规则，妊娠达到或超过 42 周(＞294 天)未分娩者，可诊断为过期妊娠。由于孕妇结果的不可预知、恐惧、焦虑、猜测是过期妊娠孕妇常见的情绪反应。

3.诊断检查

实验室检查：①根据 B 超检查确定孕周，妊娠 20 周内，B 超检查对确定孕周有重要意义。妊娠 5～12 周内以胎儿顶臀径推算孕周较准确，妊娠 12～20 周以胎儿双顶径、股骨长度推算预产期较好。②根据妊娠初期血、尿 HCG 增高的时间推算孕周。

(二)护理诊断

1.有新生儿受伤的危险

有新生儿受伤的危险与过期胎儿生长受限有关。

2.焦虑

焦虑与担心分娩方式、过期胎儿预后有关。

(三)预期目标

(1)新生儿不存在因护理不当而产生的并发症。

(2)患者能平静地面对事实，接受治疗和护理。

(四)护理措施

1.预防过期妊娠

(1)加强孕期宣教，使孕妇及家属认识过期妊娠的危害性。

(2)定期进行产前检查，适时结束妊娠。

2.加强监测，判断胎儿在宫内情况

(1)教会孕妇进行胎动计数：妊娠超过 40 周的孕妇，通过计数胎动进行自我监测尤为重要。胎动计数＞30 次/12 小时为正常，＜10 次/12 小时或逐日下降，超过 50%，应视为胎盘功能减退，提示胎儿宫内缺氧。

(2)胎儿电子监护仪检测：无应激试验(NST)每周 2 次，胎动减少时应增加检测次数；住院后需每天1 次监测胎心变化。NST 无反应型需进一步做缩宫素激惹试验(OCT)，若多次反复相互现胎心晚期减速，提示胎盘功能减退、胎儿明显缺氧。因 NST 存在较高假阳性率，需结合 B 超检查，估计胎儿安危。

3.终止妊娠应根据胎盘功能、胎儿大小、宫颈成熟度综合分析，选择恰当的分娩方式

(1)终止妊娠的指征：已确诊过期妊娠，严格掌握终止妊娠的指征有：①宫颈条件成熟；②胎儿体重＞4 000 g或胎儿生长受限；③12 小时内胎动＜10 次或 NST 为无反应型，OCT 可疑；

④尿E/C比值持续低值；⑤羊水过少(羊水暗区<3 cm)和(或)羊水粪染；⑥并发重度子痫前期或子痫。终止妊娠的方法应酌情而定。

(2)引产：宫颈条件成熟、Bishop评分>7分者，应予引产；胎头已衔接者，通常采用人工破膜，破膜时羊水多而清者，可静脉滴注缩宫素。在严密监视下经阴道分娩。对羊水Ⅱ度污染者，若阴道分娩，要求在胎肩娩出前用负压吸管或吸痰管吸净胎儿鼻咽部黏液。

(3)剖宫产：出现胎盘功能减退或胎儿窘迫征象，不论宫颈条件成熟与否，均应行剖宫产尽快结束分娩。过期妊娠时，胎儿虽有足够储备力，但临产后宫缩应激力的显著增加超过其储备力，出现隐性胎儿窘迫，对此应有足够认识。最好应用胎儿监护仪，及时发现问题，采取应急措施，适时选择剖宫产挽救胎儿。进入产程后。应鼓励产妇左侧卧位、吸氧。产程中最好连续监测胎心，注意羊水性状，必要时取胎儿头皮血测pH，及早发现胎儿窘迫，并及时处理。过期妊娠时，常伴有胎儿窘迫、羊水粪染，分娩时应做相应准备。胎儿娩出后立即在直接喉镜指引下行气管插管吸出气管内容物，以减少胎粪吸入综合征的发生。过期儿患病率和死亡率均增高，应及时发现和处理新生儿窒息、脱水、低血容量及代谢性酸中毒等并发症。

(五)护理效果评价

(1)患者能积极配合医护措施。

(2)新生儿未发生窒息。

(陈丽伟)

第六节 胎膜早破

胎膜早破是指在临产前胎膜自然破裂。它是常见的分娩期并发症，妊娠满37周的发生率为10%，妊娠不满37周的发生率为2%～3.5%。胎膜早破可引起早产及围生儿死亡率增加，亦可导致孕产妇宫内感染率和产褥期感染率增加。

一、病因

一般认为胎膜早破与以下因素有关，常为多因素所致。

(一)上行感染

可由生殖道病原微生物上行感染，引起胎膜炎，使胎膜局部张力下降而破裂。

(二)羊膜腔压力增高

常见于多胎妊娠、羊水过多等。

(三)胎膜受力不均

胎先露高浮、头盆不称、胎位异常可使胎膜受压不均导致破裂。

(四)营养因素

缺乏维生素C、锌及铜，可使胎膜张力下降而破裂。

(五)宫颈内口松弛

常因手术创伤或先天性宫颈组织薄弱，宫颈内口松弛，胎膜进入扩张的宫颈或阴道内，导致感染或受力不均，而使胎膜破裂。

(六)细胞因子

IL-1、IL-6、IL-8、TNF-α 升高,可激活溶酶体酶,破坏羊膜组织,导致胎膜早破。

(七)机械性刺激

创伤或妊娠后期性交也可导致胎膜早破。

二、临床表现

(一)症状

孕妇突感有较多液体自阴道流出,有时可混有胎脂及胎粪,无腹痛等其他产兆,当咳嗽、打喷嚏等腹压增加时,羊水可少量间断性排出。

(二)体征

肛诊或阴检时,触不到羊膜囊,上推胎儿先露部可见到羊水流出。如伴羊膜腔感染时,可有臭味,并伴有发热、母儿心率增快、子宫压痛,以及白细胞计数增多、C 反应蛋白升高。

三、对母儿的影响

(一)对母亲的影响

胎膜早破后,生殖道病原微生物易上行感染,通常感染程度与破膜时间有关。羊膜腔感染易发生产后出血。

(二)对胎儿的影响

胎膜早破经常诱发早产,早产儿易发生呼吸窘迫综合征。羊膜腔感染时,可引起新生儿吸入性肺炎,严重者发生败血症、颅内感染等。脐带受压、脐带脱垂时可致胎儿窘迫。胎膜早破发生的孕周越小,胎肺发育不良发生率越高,围生儿死亡率越高。

四、处理原则

预防感染和脐带脱垂,如有感染、胎窘征象,及时行剖宫产终止妊娠。

五、护理

(一)护理评估

1.病史

询问病史,了解是否有发生胎膜早破的病因,确定具体的胎膜早破的时间、妊娠周数,是否有宫缩、见红等产兆,是否出现感染征象,是否出现胎窘现象。

2.身心状况

观察孕妇阴道流液的色、质、量,是否有气味。孕妇常可能因为不了解胎膜早破的原因,而对不可自控的阴道流液形成恐慌,可能担心自身与胎儿的安危。

3.辅助检查

(1)阴道流液的 pH 测定:正常阴道液 pH 为 4.5～5.5,羊水 pH 为 7.0～7.5。若 pH>6.5,提示胎膜早破,准确率 90%。

(2)肛查或阴道窥阴器检查:肛查时未触到羊膜囊,上推胎儿先露部,有羊水流出。阴道窥阴器检查时见液体自宫口流出或可见阴道后穹隆有较多混有胎脂和胎粪的液体。

(3)阴道液涂片检查:阴道液置于载玻片上,干燥后镜检可见羊齿植物叶状结晶为羊水,准确率95%。

(4)羊膜镜检查:可直视胎先露部,看不到前羊膜囊,即可诊断。

(5)胎儿纤维结合蛋白(fetal fibronectin,fFN)测定:fFN是胎膜分泌的细胞外基质蛋白。当宫颈及阴道分泌物内fFN含量>0.05 mg/L时,胎膜抗张能力下降,易发生胎膜早破。

(6)超声检查:羊水量减少可协助诊断,但不可确诊。

(二)护理诊断

1.有感染的危险

有感染的危险与胎膜破裂后,生殖道病原微生物上行感染有关。

2.知识缺乏

缺乏预防和处理胎膜早破的知识。

3.有胎儿受伤的危险

有胎儿受伤的危险与脐带脱垂、早产儿肺部发育不成熟有关。

(三)护理目标

(1)孕妇无感染征象发生。

(2)孕妇了解胎膜早破的知识如突然发生胎膜早破,能够及时进行初步应对。

(3)胎儿无并发症发生。

(四)护理措施

1.预防脐带脱垂的护理

胎膜早破并胎先露未衔接的孕妇绝对卧床休息,多采用左侧卧位,注意抬高臀部防止脐带脱垂造成胎儿宫内窘迫。注意监测胎心变化,进行肛查或阴检时,确定有无隐性脐带脱垂,一旦发生,立即通知医师,并于数分钟内结束分娩。

2.预防感染

保持床单位清洁。使用无菌的会阴垫于外阴处,勤于更换,保持清洁干燥,防止上行感染。更换会阴垫时观察羊水的色、质、量、气味等。嘱孕妇保持外阴清洁,每天对其会阴擦洗2次。同时观察产妇的生命体征,血生化指标,了解是否存在感染征象。按医嘱一般破膜,大于12小时给了抗生素防止感染。

3.监测胎儿宫内情况

密切观察胎心率的变化,嘱孕妇自测胎动。如有混有胎粪的羊水流出,即为胎儿宫内缺氧的表现,应及时予以吸氧,左侧卧位,并根据医嘱做好相应的护理。

若胎膜早破孕周小于35周者。根据医嘱予地塞米松促进胎肺成熟。若孕周小于37周并已临产,或孕周大于37周。胎膜早破大于18小时后仍未临产者,可根据医嘱尽快结束分娩。

4.健康教育

孕期时为孕妇讲解胎膜早破的定义与原因,并强调孕期卫生保健的重要性。指导孕妇,如出现胎膜早破现象,无须恐慌,应立即平卧,及时就诊。孕晚期禁止性交,避免腹部碰撞或增加腹压。指导孕期补充足量的维生素和锌、铜等微量元素。如宫颈内口松弛者,应多卧床休息,并遵医嘱根据需要于孕14~16周时行宫颈环扎术。

(陈丽伟)

第七节　前置胎盘

妊娠 28 周后，胎盘附着于子宫下段，甚至胎盘下缘达到或覆盖宫颈内口，其位置低于胎先露部，称为前置胎盘。前置胎盘是妊娠晚期严重并发症，也是妊娠晚期阴道流血最常见的原因。其发病率国外报道 0.5%，国内报道 0.24%～1.57%。

一、病因

目前尚不清楚，高龄初产妇(年龄>35 岁)、经产妇及多产妇、吸烟或吸毒妇女为高危人群。其病因可能与下述因素有关。

(一)子宫内膜病变或损伤

多次刮宫、分娩、子宫手术史等是前置胎盘的高危因素。上述情况可损伤子宫内膜，引起子宫内膜炎或萎缩性病变，再次受孕时子宫蜕膜血管形成不良、胎盘血供不足，刺激胎盘面积增大延伸到子宫下段。前次剖宫产手术瘢痕可妨碍胎盘在妊娠晚期向上迁移。增加前置胎盘的可能性。据统计发生前置胎盘的孕妇，85%～95%为经产妇。

(二)胎盘异常

双胎妊娠时胎盘面积过大，前置胎盘发生率较单胎妊娠高 1 倍；胎盘位置正常而副胎盘位于子宫下段接近宫颈内口；膜状胎盘大而薄，扩展到子宫下段，均可发生前置胎盘。

(三)受精卵滋养层发育迟缓

受精卵到达子宫腔后，滋养层尚未发育到可以着床的阶段，继续向下游走到达子宫下段，并在该处着床而发育成前置胎盘。

二、分类

根据胎盘下缘与宫颈内口的关系，将前置胎盘分为 3 类(图 12-4)。

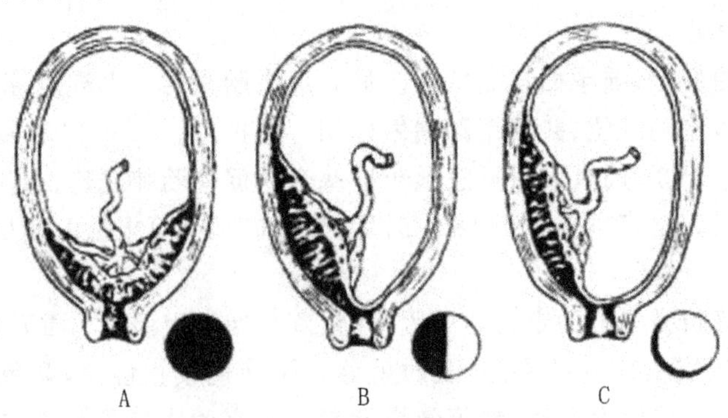

图 12-4　**前置胎盘的类型**

A.完全性前置胎盘；B.部分性前置胎盘；C.边缘性前置胎盘

(1)完全性前置胎盘又称中央性前置胎盘，胎盘组织完全覆盖宫颈内口。

(2)部分性前置胎盘宫颈内口部分为胎盘组织所覆盖。

(3)边缘性前置胎盘胎盘附着于子宫下段,胎盘边缘到达宫颈内口,未覆盖宫颈内口。

胎盘位于子宫下段,与胎盘边缘极为接近,但未达到宫颈内口,称为低置胎盘。胎盘下缘与宫颈内口的关系可因宫颈管消失、宫口扩张而改变。前置胎盘类型可因诊断时期不同而改变,如临产前为完全性前置胎盘,临产后因口扩张而成为部分性前置胎盘。目前临床上均依据处理前最后一次检查结果来决定其分类。

三、临床表现

(一)症状

前置胎盘的典型症状是妊娠晚期或临产时,发生无诱因、无痛性反复阴道流血。妊娠晚期子宫下段逐渐伸展,牵拉宫颈内口,宫颈管缩短;临产后规律宫缩使宫颈管消失成为软产道的一部分。宫颈外口扩张,附着于子宫下段及宫颈内口的胎盘前置部分不能相应伸展而与其附着处分离,血窦破裂出血。前置胎盘出血前无明显诱因,初次出血量一般不多,剥离处血液凝固后,出血自然停止;也有初次即发生致命性大出血而导致休克的。由于子宫下段不断伸展,前置胎盘出血常反复发生,出血量也越来越多。阴道流血发生的迟早、反复发生次数、出血量多少与前置胎盘类型有关。完全性前置胎盘初次出血时间早,多在妊娠28周左右,称为“警戒性出血”。边缘性前置胎盘出血多发生于妊娠晚期或临产后,出血量较少。部分性前置胎盘的初次出血时间、出血量及反复出血次数,介于两者之间。

(二)体征

患者一般情况与出血量有关,大量出血呈现面色苍白、脉搏增快微弱、血压下降等休克表现。腹部检查:子宫软,无压痛,大小与妊娠周数相符。由于子宫下段有胎盘占据,影响胎先露部入盆,故胎先露高浮,易并发胎位异常。反复出血或一次出血量过多,使胎儿宫内缺氧,严重者胎死宫内。当前置胎盘附着于子宫前壁时,可在耻骨联合上方听到胎盘杂音。临产时检查见宫缩为阵发性,间歇期子宫完全松弛。

四、处理原则

处理原则是抑制宫缩、止血、纠正贫血和预防感染。根据阴道流血量、有无休克、妊娠周数、胎位、胎儿是否存活、是否临产及前置胎盘类型等综合作出决定。

(一)期待疗法

应在保证孕妇安全的前提下尽可能延长孕周,以提高围生儿存活率。适用于妊娠<34周、胎儿体重<2 000 g、胎儿存活、阴道流血量不多、一般情况良好的孕妇。

尽管国外有资料证明,前置胎盘孕妇的妊娠结局住院与门诊治疗并无明显差异,但我国仍应强调住院治疗。住院期间密切观察病情变化,为孕妇提供全面优质护理是期待疗法的关键措施。

(二)终止妊娠

1.终止妊娠指征

孕妇反复发生多量出血甚至休克者,无论胎儿成熟与否,为了母亲安全应终止妊娠;期待疗法中发生大出血或出血量虽少,但胎龄达孕36周以上,胎儿成熟度检查提示胎儿肺成熟者;胎龄未达孕36周,出现胎儿窘迫征象,或胎儿电子监护发现胎心异常者;出血量多。危及胎儿;胎儿已死亡或出现难以存活的畸形,如无脑儿。

2.剖宫产

剖宫产可在短时间内娩出胎儿，迅速结束分娩，对母儿相对安全，是处理前置胎盘的主要手段。剖宫产指征应包括完全性前置胎盘，持续大量阴道流血；部分性和边缘性前置胎盘出血量较多，先露高浮，短时间内不能结束分娩；胎心异常。术前应积极纠正贫血、预防感染等，备血，做好处理产后出血和抢救新生的准备。

3.阴道分娩

边缘性前置胎盘、枕先露、阴道流血不多、无头盆不称和胎位异常，估计在短时间内能结束分娩者，可予试产。

五、护理

(一)护理评估

1.病史

除个人健康史外，在孕产史中尤其注意识别有无剖宫产术、人工流产术及子宫内膜炎等前置胎盘的易发因素。此外妊娠中特别是孕 28 周后，是否出现无痛性、无诱因、反复阴道流血症状，并详细记录具体经过及医疗处理情况。

2.身心状况

患者的一般情况与出血量的多少密切相关。大量出血时可见面色苍白、脉搏细速、血压下降等休克症状。孕妇及其家属可因突然阴道流血而感到恐惧或焦虑，既担心孕妇的健康，更担心胎儿的安危，可能显得恐慌、紧张、手足无措。

3.诊断检查

(1)产科检查：子宫大小与停经月份一致，胎儿方位清楚，先露高浮，胎心可以正常，也可因孕妇失血过多致胎心异常或消失。前置胎盘位于子宫下段前壁时，可于耻骨联合上方听见胎盘山管杂音。临产后检查，宫缩为阵发性，间歇期子宫肌肉可以完全放松。

(2)超声波检查：B 超断层相可清楚看到子宫壁、胎头、宫颈和胎盘的位置，胎盘定位准确率达 95%以上，可反复检查，是目前最安全、有效的首选检查方法。

(3)阴道检查：目前一般不主张应用。只有在近临产期出血不多时，终止妊娠前为除外其他出血原因或明确诊断决定分娩方式前考虑采用。要求阴道检查操作必须在输血、输液和做好手术准备的情况下方可进行。怀疑前置胎盘的个案，切忌肛查。

(4)术后检查胎盘及胎膜：胎盘的前置部分可见陈旧血块附着呈黑紫色或暗红色，如这些改变位于胎盘的边缘，而且胎膜破口处距胎盘边缘<7 cm，则为部分性前置胎盘。如行剖宫产术，术中可直接了解胎盘附着的部分并确立诊断。

(二)护理诊断

1.潜在并发症

出血性休克。

2.有感染的危险

有感染的危险与前置胎盘剥离面靠近子宫颈口、细菌易经阴道上行感染有关。

(三)预期目标

(1)接受期待疗法的孕妇血红蛋白不再继续下降，胎龄可达或更接近足月。

(2)产妇产后未发生产后出血或产后感染。

（四）护理措施

根据病情须立即接受终止妊娠的孕妇，立即安排孕妇去枕侧卧位，开放静脉，配血，做好输血准备。在抢救休克的同时，按腹部手术患者的护理进行术前准备，并做好母儿生命体征监护及抢救准备工作。接受期待疗法的孕妇的护理措施如下。

1.保证休息

减少刺激孕妇需住院观察，绝对卧床休息，尤以左侧卧位为佳，并定时间断吸氧，每天 3 次，每次 1 小时，以提高胎儿血氧供应。此外，还需避免各种刺激，以减少出血可能。医护人员进行腹部检查时动作要轻柔，禁做阴道检查和肛查。

2.纠正贫血

除采取口服硫酸亚铁、输血等措施外，还应加强饮食营养指导，建议孕妇多食高蛋白及含铁丰富的食物，如动物肝脏、绿叶蔬菜和豆类等，一方面有助于纠正贫血，另一方面还可以增强机体抵抗力，同时也促进胎儿发育。

3.监测生命体征

及时发现病情变化严密观察并记录孕妇生命体征，阴道流血的量、色，流血事件及一般状况，检测胎儿宫内状态。按医嘱及时完成实验室检查项目，并交叉配血备用。发现异常及时报告医师并配合处理。

4.预防产后出血和感染

(1)产妇回病房休息时严密观察产妇的生命体征及阴道流血情况，发现异常及时报告医师处理，以防止或减少产后出血。

(2)及时更换会阴垫，以保持会阴部清洁、干燥。

(3)胎儿分娩后，及早使用宫缩剂，以预防产后大出血；对新生儿严格按照高危儿处理。

5.健康教育

护士应加强对孕妇的管理和宣教。指导围孕期妇女避免吸烟、酗酒等不良行为，避免多次刮宫、引产或宫内感染，防止多产，减少子宫内膜损伤或子宫内膜炎。对妊娠期出血，无论量多少均应就医，做到及时诊断、正确处理。

（五）护理效果评价

(1)接受期待疗法的孕妇胎龄接近(或达到)足月时终止妊娠。

(2)产妇产后未出现产后出血和感染。

（陈丽伟）

第十三章 精神科护理

第一节 暴力行为的防范与护理

暴力行为是指故意造成财务或他人身心伤害的行为，攻击对象可以是自己、他人或物体。暴力行为是精神科最常见的危急事件，精神病患者攻击行为的反复出现对患者自身、医护人员和患者家属均造成一定的经济损失和身心创伤。因此，有效地识别攻击行为的危险因素，及时进行准确评估，对高危患者进行强化干预以减少和预防攻击行为的临床护理实践是精神科临床护理工作的重要内容。

一、暴力行为发生的征兆评估

当精神病患者出现下列情况时，应视为暴力行为的先兆，护理人员应高度警惕以下方面。

(一)行为方面

患者表现为活动量增加，下颚紧绷，呼吸增快，突然停止动作，敌视医护人员，拒绝治疗护理及不遵守规定、制度等。

(二)语言方面

患者表现为威胁真实或想象的对象，强迫他人注意，大声喧哗及妄想性言语等。

(三)情感方面

患者表现为愤怒、敌意，易激惹，异常焦虑，情感不稳定等。

(四)认知方面

患者表现为思维混乱，精神状态突然改变，定向力缺乏，记忆力损害，幻觉、妄想加重等。

二、暴力行为的预防

(1)对住院患者进行暴力行为风险评估，熟记高风险患者的床号、姓名、病情，加强病情观察，全面准确地评估是防范冲动攻击行为的基础。

(2)提供安静、舒适的修养环境，避免病床过分拥挤，及时去除噪声和强光刺激，减少环境的不良刺激作用，做好分级护理及病房危险品的管理工作。安全、舒适的住院环境，能使患者减轻陌生感，消除紧张焦虑情绪。

(3)了解患者的心理需求，及时满足患者的合理需求，避免与患者发生正面冲突，减少诱发因素。建立良好的护患关系是预防医患冲突、避免患者发生暴力行为的有效措施。

(4)鼓励患者以适当的方式表达和宣泄情感，如拍打枕头、撕纸等。对有暴力倾向的患者应明确告知行为造成的后果及患者觉得无法自控时如何求助等。

(5)加强病房的巡视工作，对有冲动倾向的患者应全面掌握其动态表现，严格限制其在视线范围内，力争将暴力行为控制在萌芽状态。

(6)对情绪不稳、激惹性的患者，应及时与医师联系处理，有效控制其精神症状。

三、暴力行为发生时的处理

(一)寻求帮助，言语安抚，控制局面

当患者有攻击他人或破坏物品等暴力行为发生时，首先要呼叫其他工作人员，疏散其他围观患者离开现场。用直接、简单、清楚的语言安抚稳住患者，提醒患者暴力行为的后果，尽快控制紊乱局面。与患者保持1米左右的安全距离，切勿直接正面接触。

(二)巧夺危险品

语言制止无效时，一组人员转移患者注意力，另一组人员乘其不备快速夺下危险物品，行动应果断迅速，步调一致。不可用强制方法，以免激惹患者。

(三)约束保护

对患者身体约束的目的是保护患者和其他人的安全，不能作为对患者的惩罚工具。在约束保护患者的同时，应持续与患者对话，以温和的口气告知患者对其身体约束的目的。约束期间加强巡视，注意保护松紧，观察四肢血液循环情况，定时松解，落实好基础护理、饮食护理，鼓励患者配合治疗护理，病情稳定后根据医嘱及时解除保护。

(四)其他

遵医嘱药物控制情绪，正确及时做好记录。

四、暴力行为发生后的护理措施

暴力行为控制后，要重建患者的心理行为方式，这是对患者暴力行为的长期治疗的处理原则，目前采用较多的是行为重建。

(1)评估暴力行为与激发情境的关系，以及行为发生的时间、地点、原因和表现等。

(2)寻找暴力行为与激发情境间的联系突破点，使两者最终脱钩。

(3)建立新的行为反应方式，包括各种行为治疗及生活技能训练。

(4)药物控制，根据病情调整药物剂量及治疗方案。

(5)根据患者个体文化背景及特长爱好，编排患者日间活动程序，安排其参加娱疗互动，建立良好的人际交流和应对处理技巧。

(李维红)

第二节　自杀行为的防范与护理

一、自杀行为发生的征兆评估

(一)有自伤或自杀未遂史

自杀未遂是最强烈也是最普遍的评估要素。一般来说，自杀未遂后第1年风险高，护理人员应加强防范。

(二)流露死亡意愿

有研究表明，自杀死亡者中约80%在行动之前以各种形式流露过自杀念头。

(三)行为异常

收集自杀工具，将自己与他人隔离，特别是将自己关在隐蔽的地方或反锁于室中。

(四)情绪不稳定

患者对现实生活想象中的事物有负罪感，觉得自己不配生活在世界上，情绪低落，时常哭泣。

(五)饮食、睡眠改变

患者表现为失眠、体重减轻以及害怕夜晚的来临。

二、自杀行为的预防

(1)对住院患者进行自杀行为风险评估，熟记高风险患者的床号、姓名、病情，密切观察患者动态变化，防止意外发生。

(2)做好心理护理，鼓励患者参加娱乐活动，以转移、分散患者的消极自杀意念，改善情绪。与患者建立良好的护患关系，提供支持性心理护理。鼓励患者表达不良心境、自杀的冲动和想法，使内心活动外在化，可产生疏导效应。训练患者学习新的应对方式，教会患者在无能力应对时如何求助，而不是采取自杀行动。同时，也要向患者表明，医护人员随时准备帮助他，早日治疗好他(她)的疾病，帮助其树立战胜疾病的信心。

(3)加强危险品管理和患者及家属的安全宣教工作，做好安全检查，尤其是外出返室和会客结束后都应仔细检查有无危险品。

(4)夜间加强消极患者的巡视，做好睡眠护理，对入睡困难、早醒的消极患者应密切观察，必要时通知医师及时处理。

(5)严重消极患者应24小时在工作人员的视野内监护，必要时遵医嘱约束保护，或请家属协助陪护。

三、消极行为发生时的处理

自缢是精神科常见的自杀手段，发生时间多为夜晚或凌晨，一旦发生应迅速采取急救措施。

(1)即刻从背部向上托起并抱住自缢者，解松或割断套绳，然后将其平卧，快速判断有无呼吸、心跳。如果心跳、呼吸已停止则应果断地将自缢者的下颌用力向上向后托起，打开气道，进行人工呼吸和胸外心脏按压。

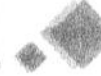

(2)医师到达后，遵医嘱协同做好抢救及护理工作。

(3)抢救同时应及时通知患者家属来院。

(4)当班护士应对发现患者自缢的时间、情况、抢救时间、过程、用药等做好及时、正确的护理记录。

(孙慧贤)

第三节 出走行为的防范与护理

对精神病患者而言，出走行为是指患者在住院期间未经医师批准，擅自离开医院的行为。出走也是精神科的危急事件之一，因此精神科护士必须了解如何对精神病患者的出走行为进行防范和护理。

一、出走的征兆评估

下列项目可以帮助护士评估精神疾病患者出走的危险性，及时发现患者的出走意图。

(1)患者病史中有出走史。

(2)患者有明显的幻觉、妄想。

(3)患者对疾病缺乏认识，不愿住院或被强迫住院。

(4)患者强烈思念亲人，急于回家。

(5)患者有寻找出走机会的表现，如经常在病室门口徘徊、东张西望等。

(6)患者对住院及治疗感到恐惧，不能适应住院环境。

二、出走的预防

(1)对住院患者进行出走行为风险评估，熟记高风险患者的床号、姓名、病情，及时发现出走征兆，采取措施，谨防患者出走。

(2)平时要鼓励患者多参加集体活动，以分散患者的出走意念。

(3)对出走意念严重的患者不宜安排出病室活动，应安置在重病室由专人监护或遵医嘱暂时约束保护。

(4)交接班时，必须清点患者人数，做到班班交接清楚。

(5)患者进出病房，或户外活动时，密切注意患者动向，经常清点患者人数。

三、出走发生后的处理

(一)发现患者出走

当班者应立即告知门卫关好大门防范患者走出院外，同时报告所在病区护士长，并组织人员在院内寻找。

(二)若判断患者已离开医院

(1)立即报告上级部门，逢节假日报告值班护士长及行政总值班，同时通知患者可能前往的家属及亲戚朋友，请他们及时留人。

(2)组织病区工作人员在市内有关车站及轮渡处寻找。

(3)若 24 小时后没有出走患者的信息,则上报当地派出所:若有出走患者的信息,则组织人员派车接回。

(张双燕)

第四节 噎食及吞食异物的防范与护理

噎食是指食物堵塞咽喉部或卡在食管的第一狭窄部,甚至误入气管,引起窒息。易堵塞的食物有肉类、地瓜、年糕、汤圆、粽子、包子、蛋黄、香蕉、糖果、豆子、花生等。发生噎食时情况危急,及时发现及抢救非常重要。精神病患者发生噎食较正常人多见,原因主要是服用抗精神病药物发生锥体外系不良反应时,出现吞咽肌肉运动的不协调所致。

一、噎食的防范与护理

(一)噎食的防范

对噎食的护理应以预防为主,以下措施可以有效防止噎食的发生。

(1)患者就餐时,严密观察并劝导患者细嚼慢咽,酌情协助,防止噎食,或力争对噎食者早发现、早急救。

(2)对暴食或抢食患者,安排单独进餐,劝其放慢进食速度,禁止患者将馒头等易致噎食的食物带回病室。

(3)对年老或药物反应严重、吞咽动作迟缓的患者给予软食或无牙软食,必要时予以每口少量喂食,专人照顾。

(二)噎食发生后的护理

(1)发现噎食者,应就地急救,分秒必争,立即有效清除口咽部食物,疏通呼吸道,同时通知医师。具体采取一抠二置的方法:"一抠"是用中指、食指从患者口腔中抠出异物:"二置"是将患者倒置,用掌拍其后背,借助于震动,使食物松动,向喉部移动而掏之。或将患者腹部俯于凳子上,让其上半身悬空,猛压其腹部迫使膈肌上移,压迫肺部,使肺内气体外冲,借助气流将气管内的食物冲出。

(2)上述操作如重复 5~6 次无效,应立即用一粗针头在环状软骨上沿正中部插入气管或行紧急气管切开,暂时恢复通气。

(3)经上述处理后,呼吸困难可暂时缓解。对食物仍滞留在气管内部者,需请五官科医师会诊处理。

(4)如心跳、呼吸停止,立即做应急抢救处理,行心肺复苏术。

二、吞食异物的防范与护理

(一)吞食异物的防范

(1)对有吞食异物倾向的患者要了解原因,不要斥责患者,要耐心地向其说明吞食异物会导致的不良后果,并帮助患者改变行为方式。

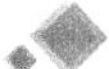

(2)加强对各类物品尤其是危险物品的管理，患者如果使用剪刀、针线、指甲剪等应该在护士的视野内。

(二)吞食异物后的护理

(1)吞食液体异物需立即用温水洗胃，防止异物吸收。

(2)若异物较小，但有锐利的刀口或尖峰，可让患者卧床休息，并进食含较多纤维的食物如韭菜，以及给予缓泻剂，以利异物排出：同时进行严密的观察，尤其需注意患者腹部情况和血压。当发现患者出现急腹症或内出血时，立即手术取出异物。

(3)若异物较大，不可能从肠道排出，应采用外科手术取出异物。

(4)若患者咬碎了体温表并吞食了水银，应让患者立即吞食蛋清或牛奶，使蛋白质与汞结合，延缓汞的吸收。

(5)在不能确认是否吞食异物时，应及时行 X 线检查确定。如 X 线检查结果阴性，仍需密切观察患者的生命体征和病情变化，防患于未然。

(6)在等待异物自行排出的过程中，要知道患者日常饮食，观察粪便以发现排出的异物。

(唐　艳)

第十四章

口腔科护理

第一节　牙拔除术

牙拔除术是口腔的最基本的小手术。一般比较简单，但也有复杂的情况，所用时间长短不一，基本等同于常规外科手术，存在局部组织受损的可能，表现常见于疼痛、肿胀、出血等，严重的甚至可能造成全身性反应，如体温、脉搏、血压的波动等。所以不能轻视它，且应按照无菌原则实施拔牙。

一、解剖学

（一）口腔与咽峡

口腔中的前壁属于上、下唇，后壁属于咽峡，上壁属于腭，下壁属于口腔底，侧壁则属于颊；参考上下牙弓界限，可将口腔划分为前庭、固有口腔；前三分之二处的腭基于骨腭形成，属于硬腭；余下部位由黏膜、骨骼肌组成，属于软腭；软腭斜后下处属于腭帆，腭帆后缘游离正中部下垂的乳头状组织为腭垂；软腭双侧均分布着黏膜皱襞，前方的属于腭舌弓，连接舌根两侧；后方的属于腭咽弓，向下移行于咽侧壁；而腭舌弓、腭垂、舌根间部属于咽峡，是划分咽部、口腔的界限（图 14-1）。

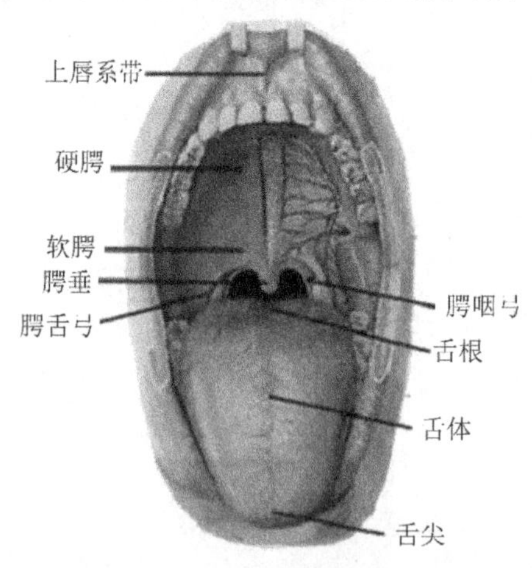

图 14-1　口腔与咽峡解剖示意图

(二)牙的构造

就人体各个器官而言，牙是最坚硬的，其共有三个组分：牙冠、牙根、牙颈；其中牙冠在口腔内暴露，牙根则在牙槽内嵌存；二者之间的部位即牙颈。牙的成分包含牙骨质、牙质、牙髓与釉质，其中牙质的占比最大。牙冠处的牙质表面有釉质覆盖，而牙根、牙颈处的牙质表面则有牙骨质覆盖；牙中间存在空腔，即牙髓腔(牙腔)，内部有牙髓存在；牙髓的成分包含血管、结缔组织、淋巴管与神经；牙根中分布的小管属于牙根管；牙根尖端可见一尖孔，为牙根尖孔，以牙根管、牙根尖孔为通道，牙腔与牙槽彼此连通(图 14-2)。从年龄阶段来说，牙齿又分为乳牙和恒牙(图 14-3、图 14-4)。

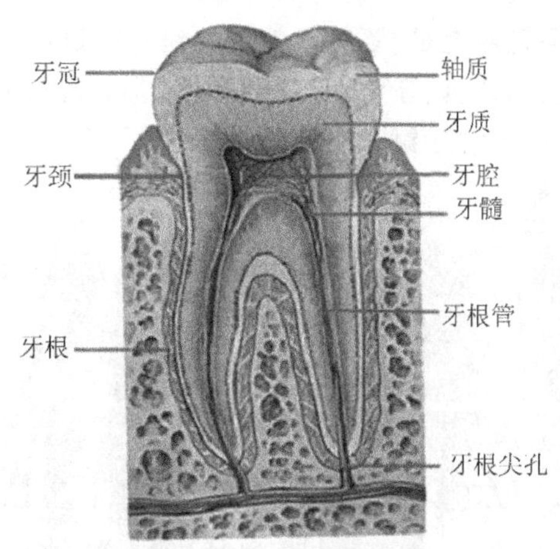

图 14-2 牙的构造示意图

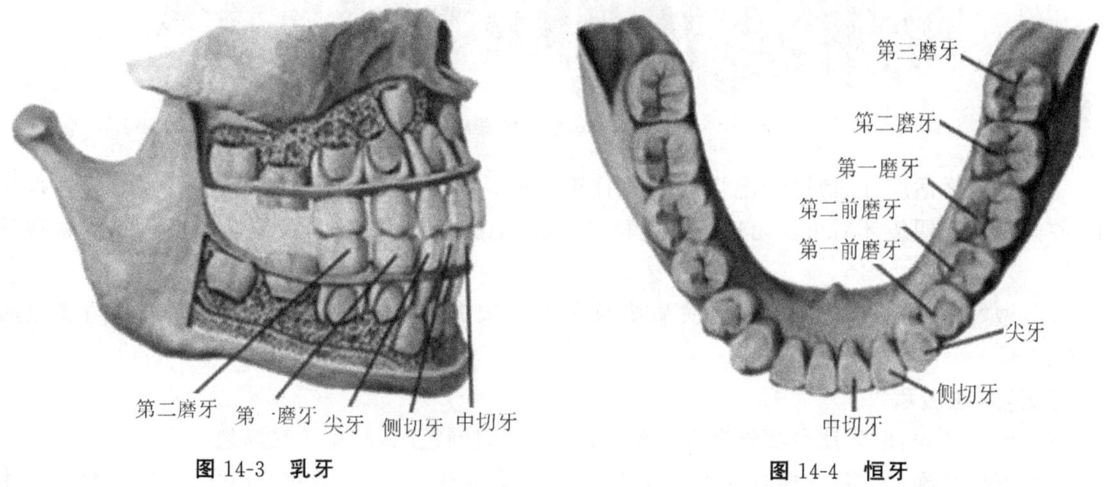

图 14-3 乳牙

图 14-4 恒牙

二、用物

治疗盘内置：无菌治疗巾一块，弯盘，消毒棉球、消毒液(0.5%碘伏)，拔牙器械(口镜、牙钳、牙挺、刮匙、牙龈分离器、微创拔牙器械等)。

三、方法及步骤

(一)局部麻醉

(1)麻醉药:1%～2%盐酸普鲁卡因、盐酸利多卡因、丁卡因。

(2)麻醉方法:口内浸润麻醉、阻滞麻醉(传导麻醉)。

(二)术前准备

(1)核对基础信息:①患牙是哪颗;②拔牙原因;③是否现在可以拔牙等。并就相关问题对患者进行耐心讲解,以提高患者的认知水平,避免产生过度心理负担。

(2)对椅位进行调整,确保光源充足、姿势自然,术野良好,以保证操作的正确性。

(3)器械准备:准备好无菌的牙挺、牙钳、牙龈分离器、刮匙等(图 14-5)。注意需结合患者患牙的部位、形态等选择适宜类型的拔牙钳。

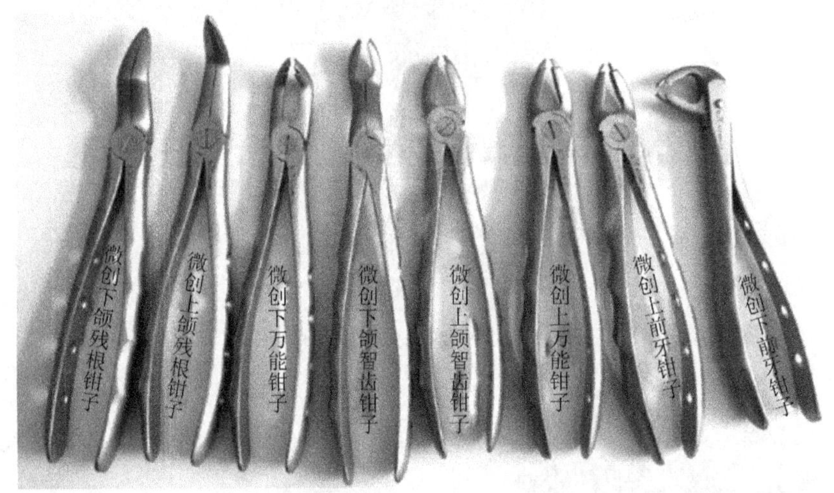

图 14-5 拔牙的器械

(4)对拔牙适应证、禁忌情况形成全面且正确的认知。根据不同的病情采用相应的医疗措施,并向患者说明拔牙后可能出现的不适和并发症,消除其恐惧心理,以最佳心理状态配合拔牙手术。

(5)做好术前检查,仔细询问有关病史及药物过敏史,必要时做过敏试验,嘱患者避免空腹拔牙。

(三)方法流程

(1)分离牙龈:取牙龈分离器置入龈沟,分离牙颈周围组织,避免牙龈撕裂。

(2)挺松牙根:牙根、牙槽骨间置入牙挺,凹槽面向牙根,左手负责对旁边牙齿进行保护,右手持牙挺,牙槽骨做支点进行转动,以此逐渐挺松患者的牙齿。

(3)拔除患牙(图 14-6):牙钳喙需置于颊舌侧或是唇舌侧,钳喙以牙齿长轴为方向摇动,注意保证动作缓慢,牙齿松动之后需用力牵引、拔出。若患牙为单根,且为锥形,可轻度用力旋转拔出(图 14-7);若为扁平状或是多根牙,则禁止旋转用力,应以牙根弯曲方向牵引、拔出,避免牙根折断。

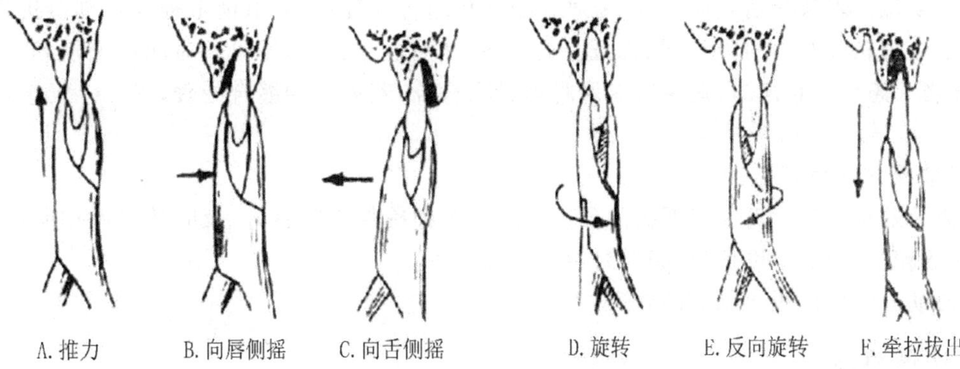

图 14-6 拔牙操作示意图

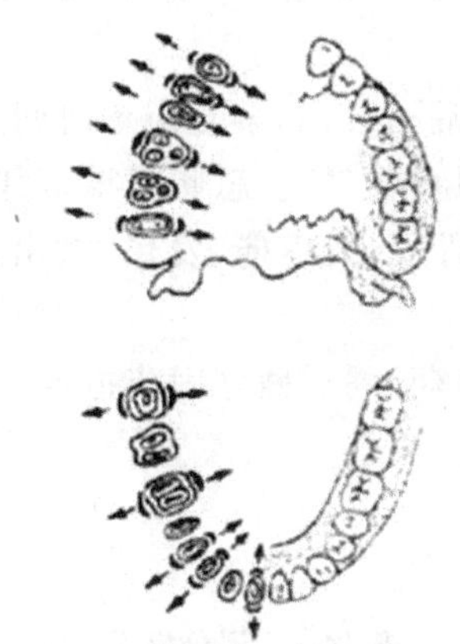

图 14-7 拔牙时的摇动方向示意图

(4)断根拔除(图 14-8):明确患牙牙根与分布相关信息,断根拔出过程中需结合具体情况选择适宜方式。例如,牙槽骨间可见断根边缘,需挺出牙根;若断根在牙槽窝内,或存在于深处,需借助骨凿将局部根周骨壁凿除,在缝隙中置入根尖挺或根挺,挺出断根;若患牙为多根牙,且断根聚集,需借助骨凿劈开连接处,分成多个单根,然后分别参考上述方式取出;若如上方式均无法将断根取出,需将患者颊侧黏膜骨膜瓣切开、外翻,将局部颊侧骨质凿除,以促使牙根暴露,再取出,然后将黏膜骨膜瓣、牙龈缝合即可。

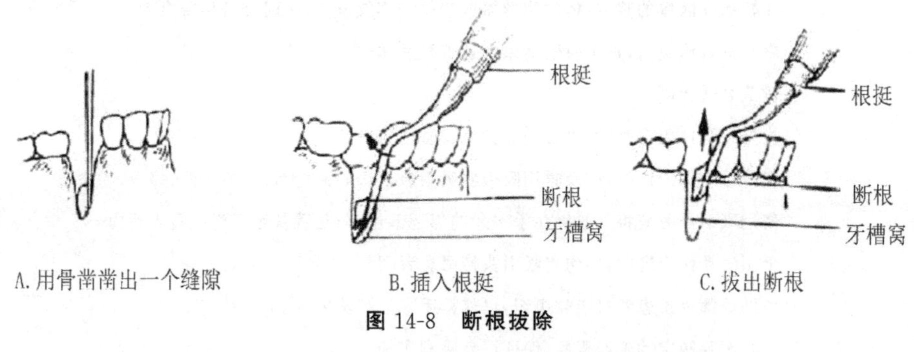

图 14-8 断根拔除

(5)伤口处理与注意事项:拔除患牙之后,需借助刮匙将患者牙槽窝中的异物、肉芽组织清理干净,同时对创面进行搔刮处理,牙槽窝渗血充盈后以手指通过对患者颊舌侧,或是唇舌侧牙龈进行按压、复位。若拔牙后创面较大，需对牙龈进行缝合处理；最后取消毒棉卷对创口进行覆盖处理，叮嘱患者轻咬 0.5～1.0 小时，保证止血彻底，然后吐出棉卷，不可长时间留置棉卷，以防感染。拔牙当天患者禁止漱口，避免凝血块脱落影响愈合；若创口为缝合处理，术后 4 天患者需复诊、拆线。

（四）拔牙术中的配合

(1)拔牙前再次和患者核对要拔的牙齿并配合医师确保术野良好，及时传递操作所需器械；若拔牙流程较复杂，需协助劈牙，必要时做好缝合准备。

(2)协助医师做好拔牙创面的处理。

四、注意事项

(1)嘱拔牙当天禁止漱口，避免凝血块脱落影响愈合；24 小时内口腔唾液尚有少许淡红色血水属正常现象。

(2)嘱患者咬纱卷 0.5～1.0 小时后可吐出，禁止留置时间过长引发感染。

(3)禁止舔吸创口，禁止摄入过热食物，禁止患侧咀嚼，预防再出血。

(4)若拔牙后存在以下症状需立即复诊：疼痛、发热、大出血、张口受限、肿胀等；若创口为缝线处理，术后 4～5 天可复诊拆线。

(5)若病情需要服用消炎药、止痛药，同时做好用药指导。

五、评分标准

评分标准如表 14-1 所示。

表 14-1　评分标准

评分内容	实施要点	分值
评估与准备(15 分)	核对，评估患者，了解病情	3
	洗手，仪表端庄，着装整洁	2
	向患者解释四手操作的目的，取得患者的配合	3
	保持环境安静，光线充足，减少人员走动	3
	洗手、戴口罩，准备并检查物品	4
操作过程(70 分)	核对患者床号、住院号、姓名、腕带，评估患者病情	5
	保持治疗区域的整洁，将常用的器械按规定摆放整齐，随时准备接待患者	3
	患者进入诊室后，护士应辅助患者处于舒适体位	4
	调节合适光源	3
	指导患者口腔含漱，为患者围好胸巾，戴好护目镜	4
	保持诊疗部位清晰，应及时用吸引器吸去患者口腔内的唾液、冲洗液、碎屑、粉末等	5
	使用吸引器时应将其放置在手术牙的邻近部位，防止舌及舌下组织吸入管内	6
	吸引时动作应轻柔，切勿将吸引头接触患者咽部，以免引起患者不适	6
	协助医师牵拉患者口腔软组织，以保持手术区域清晰、视野清楚	6
	了解医师制定的工作程序，保证治疗顺利实施	5

续表

评分内容	实施要点	分值
	治疗过程中,医师护士始终以轻松自然不扭曲的体位进行操作,即以人类正常的生理活动为基础的操作位	5
	正确传递器械	5
	向患者交代口腔护理注意事项,预约下次复诊时间	5
	评估患者病情,询问其有无不适	4
	整理用物,洗手记录	4
总体评价(10分)	态度认真、严谨,沟通良好	2
	操作熟练、稳重,有条理、不慌乱,有无菌观念	3
	操作中注意保护患者的隐私并保暖	3
	正确处理用物	2
提问(5分)	针对思考题中提出的问题,能正确回答1～2个	5
总分		100

(钟令凤)

第二节 口腔种植术

一、种植材料

(一)种植材料性能的要求

(1)材料对口腔组织有较好的耐受性,不引起支持骨的吸收。

(2)材料与骨组织应有较好的生物力学适应性。

(3)对体液有抗腐蚀性,能长期保持所需的物理与机械性能。

(4)必须无毒,有良好的生物相容性。

(二)种植材料的种类

1.金属材料

金属合金材料,如钴铬、钛及其合金等。

2.陶瓷材料

如氧化锆、氧化铝、羟基磷灰石和玻璃陶瓷等。

3.复合材料

利用涂层技术,将生物活性材料复合于金属材料表面。

4.其他材料

碳素材料和高分子聚合体种植材料。

二、适应证

患者是否可以进行种植手术，应根据全身和局部状况而定。

(1)上、下颌个别牙缺失，不宜以邻牙为基牙做修复者。

(2)对义齿要求较高，既不习惯戴用可摘局部义齿，又不愿磨邻牙做固定义齿，其咬合关系尚正常。

(3)多数牙缺失的肯氏(Kennedy)第三、四类患者。

(4)游离端缺失的肯氏(Kennedy)第一、二类患者。

(5)全口牙列缺失的患者，牙槽嵴严重吸收者、颌骨缺损者，常规全口义齿常难于获得足够的支持、固位及稳定者。

(6)颌骨缺损后不宜采用常规方法修复者，可采用种植方法增加修复体的固位力。

(7)对正畸治疗需种植支抗的患者。

三、禁忌证

(1)身体状况较差或因严重系统性疾病不能接受手术者。

(2)冠状动脉硬化性心脏病、风湿性心脏病、先天性心脏病等心血管疾病。

(3)血友病、贫血、再生障碍性贫血、白血病等血液疾病。

(4)甲状腺功能亢进症、糖尿病、类风湿关节炎等内分泌疾病。

(5)对钛金属过敏者、精神紧张不能与医师合作或精神障碍者。

(6)扁平苔藓、复发性口炎、口腔白斑等口腔黏膜疾病。

(7)若患者存在牙周变性、萎缩的问题，颌骨质量较差，不具备义齿种植条件。

(8)若患者存在骨质疏松问题，骨极度吸收残留的骨不具备种植条件。

(9)若患者存在血管瘤、颌骨肿瘤、骨髓炎、囊肿、鼻窦炎等问题，将严重影响种植手术的成功，不宜进行种植义齿修复。

(10)若患者缺失牙的近远中间距值较小，颌间距较小，也不具备义齿种植条件。

(11)若存在夜磨牙症、过度紧咬、过度错咬、偏侧咀嚼等问题的患者，也不适于选择种植义齿修复。

四、器械

常规手术器械、种植外科动力系统、特殊手术器械和种植体植入工具等。

例如纯钛两段式螺旋型牙种植体的不同手术分期所需如下。

(一)第一期，在手术器械中植入种植体

(1)种植机：有三大组分，即机头、主机、马达，可保证高低两种输出功率，高速 2 000 r/min，低速20 r/min。

(2)钛质种植工具：包含钛镊、钛钳、连接器、长度测量尺以及方向指示器等，负责对种植体进行抓取与连接，种植窝长度测量，种植窝方向标注等需要接触种植体的工作。

(3)钻头：包括球钻、一号裂钻、定向钻、二号裂钻、肩台钻、丝锥。

(4)其他器械：例如不锈钢制备的旋入器、旋入扳手、固定扳手、螺丝扳手等。

(二)第二期,手术器械连接种植体基桩

主要是通过手术器械连接种植体基桩实现种植体与骨的结合。

工具:骨旋刀、环切刀、小骨凿、小骨膜剥离器、螺丝扳手、测量尺等。

五、准备

(一)患者准备

1.基础病历

问询患者既往病史、用药史,是否存在药物禁忌情况,或是种植手术禁忌情况等,此外还要详细询问患者是否存在口腔疾病史;掌握患者义齿种植理由、义齿要求以及期望标准等。对患者进行实验室检查、尿常规检查、血常规检查、便常规检查,凝血三项检查、血清学检查、血糖检测、心电图检查以及血压检测等;虽然吸烟患者具备义齿种植条件,但相对有较高的失败风险,因此术前需叮嘱患者禁烟;若患者存在较大的心理压力,需科学评估并对症给予心理护理。

2.口腔检查

检查患者口腔颌面部过程中,需要对上唇笑线、邻近牙齿状况、倾斜状况、余留牙牙周状况、颞下颌关节状况、口腔炎症、肿瘤及开口度等多加注意,在检查种植区时,需要通过触诊明确牙槽嵴的高宽、牙槽骨面凹陷状况、缺牙间隙等。

3.制取研究模型

若患者黏膜较厚,或是无法准确判断,需通过针刺法进行测量,即取滑动套管连接注射器针头,于黏膜上穿刺,同时滑动套管,对刺入深度值进行标记,以此为参考制作骨地图。取全口印模,常规翻制两幅石膏模,其一作工作模,其二作手术导板;对患者的咬合关系进行明确并记录。

4.X线检查

明确骨量、骨密度及相关结构位置,例如下颌管、上颌窦、鼻底及颏孔等。

5.常规检查

血糖、血常规、乙型肝炎标志物及凝血酶原时间等。

6.制作外科模板

明确并记录上下颌咬合情况,并制作适宜的外科模板,以作种植导板。

7.预约手术时间

完成上述工作后,且确定患者具备义齿种植条件,需预约具体手术时间。

(二)环境准备

常规进行空气消毒。

(三)种植体的准备

(1)以检查结果、患者具体咬合情况为参考,对种植区软组织、骨组织情况进行评估,并制定科学的种植方案。

(2)参考患者个体情况与要求,对种植系统进行选择。

(3)对种植体部位、方向、数量、类型以及长度、直径等进行明确。

(4)若患者牙槽骨骨量较少,需结合具体情况选择是否需要对患者进行骨移植、下牙槽血管神经移位、上颌窦底提升、GRB等手术。

(5)若患者的软组织较少,需选择是否开展软组织移植、处理手术。

(6)为患者详细讲解手术方案,包括种植体系统、治疗流程、治疗时间、可能存在的并发症、注

意事项、经济成本、长期维护要求等；一般埋入式种植体需在第 1 次术后 2～6 个月接受第 2 次手术。

(四)其他物品准备

基础准备：手套、治疗巾、手术衣、辅料盒以及注射器等。

手术包准备：种植体配套器械、检查盘、牙用镊子、孔斤、组织剪、骨膜分离器、刀柄、拉钩、组织镊、小止血钳、骨锉、骨锤、传力器、不锈钢长度尺、2 个小量杯、持针器、咬骨钳、外科模板、吸引器头、口镜、线剪、缝线、棉签、纱布等。

种植机准备：分类消毒种植机各部分，例如微型电动马达、手机头需要高温加压消毒处理，冷却水道需要注入 75%浓度的酒精消毒处理，使用前再以生理盐水冲洗，确保无酒精残留，然后取生理盐水注入以备种植窝冷却使用。完成消毒工作后，需要准确连接种植机各部分，连接电源，观察机头运转、喷水是否正常。

(五)药物准备

正确选择局麻药物、1∶5 000 氯己定液、75%酒精、1%碘酊、生理盐水等。

六、护理

(一)手术期护理

1.护理评估

(1)健康史：了解患者全身状况，评估有无种植手术的禁忌证。

(2)身体状况：评估缺失牙部位的情况及有无口腔黏膜疾病等。

(3)辅助检查：通过 X 线检查，了解牙槽骨的密度、骨量、邻近结构的解剖情况以及相邻牙的情况。

(4)社会-心理因素：患者因不了解牙种植手术的方法和步骤，对手术往往存在紧张、恐惧心理和过高的期望值。其次应评估患者经济情况，有无足够承受能力。

2.一期种植术前护理

(1)心理护理：在安排患者就诊时，以关心、理解、和蔼的态度接待患者，使患者感受到医务人员的关心，减轻焦虑及恐惧心理。向患者讲清手术的步骤、手术时间和术中需要配合的事项，告知患者有问题可举手示意，并做好患者的解释工作，取得患者的信任，使其积极配合手术。

(2)术中护理。①患者躺在治疗椅上，调节椅位及光源。②观片灯上放置患者的 X 线片、种植体模板，便于医师观察与操作。③取 1∶5 000 浓度的氯己定液给予患者含漱，持续 1 分钟吐出，共计 3 次；取 75%浓度的酒精、氯己定液对患者口周、颌面进行消毒处理。④将手术包中的吸唾管、口镜以及定位模板等浸泡在无菌生理盐水内，洗净后置于保内无菌区中。⑤洗手，佩戴无菌手套，常规铺巾、放置器械、安装种植机、连接冷却水道，并对专科器械运作情况进行检查。⑥取 1%浓度的碘酊、麻醉注射器传递给医师，协助医师对患者种植区黏膜消毒处理，并注射麻药。⑦在术中及时传递手术器械，及时吸引，协助清晰手术野。⑧种植窝以生理盐水冲洗，完成制备工作后，协助医师在其中妥善放置种植体，并推压复位，或是借助骨锤对传力器进行轻轻叩击，帮助种植体复位。⑨术后帮助患者清理口周血迹，并撤除使用器械、用品等。

(3)术后护理。①指导患者接受 X 线检查，明确种植体复位是否准确。②叮嘱患者遵医嘱使用类固醇刺激素、抗生素，以预防水肿、感染；日常以漱口剂漱口，做好口腔护理工作。③术后当天需叮嘱患者禁止摄入过烫、过硬食物；禁止剧烈运动；术后 2 天可对创口进行局部冷敷处理，

缓解水肿症状。④术后患者需在1天后、3天后、7天后复诊，帮助医师及时了解创口愈合情况、反应情况等，一般术后1周可拆线。⑤记录患者有效的联系方式，包括电话、住址等，此外还要明确患者的性别、年龄、X线检查结果、种植体类型、种植体部位等，确保术后可以为患者提供有效的随访；一般患者术后间隔3～6个月需要接受二期手术，需提前与患者约好具体时间。

5.二期手术的护理

(1)术前护理。①患者准备：检查口腔黏膜愈合的情况，并嘱患者摄X线片，以确定种植体位置及与周围骨结合的情况。②用物及器械准备。一般用物准备：同一期手术。特殊器械准备：另备牙龈成形基台、环形切刀、种植体修复螺丝刀等。

(2)术中护理。①嘱患者用1∶5 000氯己定液漱口，方法同一期种植手术的护理相关部分。②协助医师用一期手术中使用的定位模板确定种植体的位置，递环形切刀给医师将已愈合的牙龈去除，或采用翻瓣的方法暴露种植体顶部。根据牙龈的厚度选择配套的牙龈成形基台，协助医师用螺丝刀将其固定于种植体上，待7天后再行修复。

6.健康指导

(1)术前向患者介绍牙种植手术的步骤、治疗时间、预后、并发症、治疗费用，注意及时修正患者的过高要求。

(2)种植术后遵医嘱用药，保持口腔卫生，保护种植区组织。

(二)种植义齿患者的修复期护理

种植义齿修复期应根据患者需种植牙的数目和部位确定修复类型，各种类型种植义齿修复的护理配合基本相同，操作步骤和护理配合如下。

1.护理评估

(1)身体状况：评估患者种植体植入部位的伤口愈合情况，口腔卫生状况。

(2)辅助检查：摄X线片、曲面断层片了解种植体与牙槽骨的结合情况。

(3)社会-心理因素：了解患者对种植义齿的修复及修复类型的认知情况，是否了解修复的步骤及是否存在恐惧心理；评估患者对种植义齿修复效果的期望程度。

2.护理诊断

同种植义齿患者手术期护理。

3.护理目标

(1)患者的焦虑、担忧心理的减轻或消除。

(2)患者了解种植义齿修复的相关知识及修复设计方案。

(3)患者了解种植义齿修复后能达到的基本功能。

4.护理措施

(1)术前护理：同种植义齿患者的手术期护理。

(2)术中护理注意要点如下。

用物准备：特制的开孔托盘、硅橡胶印模材料、人工牙龈材料、取模桩、种植体代型、转移杆、种植螺丝刀、扭矩手机、扭力扳手、基台、咬合纸、牙线、各类砂石针、金刚砂车针、抛光橡皮轮、绒轮、抛光粉、粘固剂、蜡片、雕刻刀、酒精灯、火柴等。

安装基桩的护理：①医师将取模桩与配套的中央螺丝固定于种植体上后，护士准备相应的开孔托盘，调和硅橡胶印模材料，取模。②待印模材料凝固后，卸下暴露在托盘开孔部位的固定取模桩的中央螺丝，取下完整的印模，此时取模桩已固定在印模内。然后用卸下的螺丝将种植体代型与印模上的取模桩固定在一起(应防止取模桩转动),灌注模型。③模型凝固后,卸下取模桩,将已经选好的基桩固定在模型上,通过平行研磨仪对基桩进行研磨,使所有基桩均获得共同就位道,然后送技工室进行义齿制作。

种植义齿试戴与粘固的护理:①向患者详细介绍义齿修复试戴过程及其注意事项,调整患者椅位、灯光,密切配合医师操作。②医师在为患者试戴义齿时应调整修复体牙尖高度,使正中咬合多点接触,侧向咬合无接触。递镜子给患者,仔细倾听患者的意见,在患者满意后准备粘固。③消毒吹干义齿,协助医师隔湿,消毒吹干基牙和基桩,调拌适宜的粘固剂,协助医师完成义齿粘固。待粘固剂凝固后,清除多余的粘固剂,然后紧咬纱团5～8分钟,以利修复体粘固。

注意事项:灌注基桩模型与一般义齿模型不同之处如下。①应在种植体代型周围的印模材料上涂布人工牙龈材料分离剂。②待分离剂干后,在围绕种植体代型的印模材料处用特定的注射器灌注人工牙龈材料。③为防止形成气泡应在石膏振荡器上灌注模型,必要时可用探针沿种植体代型周围轻轻搅动,以利气泡排出。

(3)术后护理:治疗结束后,分类处理器械及一次性用物。

(钟令凤)

第三节　急性牙髓炎

一、概述

急性牙髓炎患者普遍会产生不耐受性疼痛感,一般具备以下特征:①夜间痛;②自发性阵痛;③无法自行定位疼痛;④温度刺激会导致疼痛感加剧。

患牙检查时可以发现近处髓腔有深龋,或是硬组织疾病、牙冠填充体、深牙周袋。检查时可能存在龋洞,且较深,探诊检查患牙会产生明显的疼痛感,或中央尖、舌侧窝有畸形表现,也会引发牙髓炎。探诊过程中患者普遍会产生不耐受性疼痛,一些患者会有微小穿髓孔;对患者进行温度试验,患牙的反应极其敏感,刺激去除后,疼痛症状要持续一段时间。进行牙髓活力电测验时,炎症早期阶段患牙有较强的反应性表现,晚期阶段则表现迟钝;若患牙炎症处于晚期阶段,垂直轻叩会产生疼痛感;X线检查可判断邻近牙齿是否存在牙周病、继发龋、邻面龋等问题。

二、准备

(1)个人防护:操作前需洗手、佩戴手套与面罩等,保证无菌性。

(2)患者准备:患者躺在椅子上,常规铺垫胸巾,准备好纸巾、漱口水,医师需佩戴防护镜,对患者进行术前健康宣教,同时对椅子角度进行调整,保证患者舒适、术野良好。

(3)常规准备:做好操作台、治疗椅、专科器械准备工作,同时还需要检查相关药品、材料,确保不存在过期、污染等问题。

(4)物品准备:准备适宜的扩大针、车针、拔髓针、根管测长仪、测量尺、侧压针、根管冲洗液、酒精棉球、干棉条、麻药、0.1浓度的碘酊棉球、调拌刀、玻板、根充糊剂、牙胶尖、挖匙、酒精灯、打火机、纸捻、银汞合金、窝洞填充材料等。

三、操作步骤

(1)开髓减压,做根管治疗。

(2)药物止痛,樟脑酚小棉球放入龋洞内。

(3)中药辅助治疗。

(4)针刺止痛,针刺双侧合谷穴或同侧平安穴(在对耳屏与口角连线的中点),也可取得良好止痛效果。

四、对护士的要求

(一)操作流程

1.局部麻醉

问询患者是否存在麻药禁忌、进食、心脏病史、高血压史等情况,检查麻药,确保不存在过期等问题;明确患牙后,取0.1%浓度的碘酊棉球传递给医师,调节光源、及时吸唾,并进行局麻。

2.开髓拔髓

取适宜车针进行安装,吸唾,将术区充分暴露,取拔髓针与3%浓度的H_2O_2给予医师对根管进行冲洗,并及时吸唾。

3.预备根管、消毒

取较细扩大针传递给医师,对根管进行扩大疏通处理,准备测量尺、测长仪,明确患者根管长度,并对扩大针测量值进行标记,递给医师,注意扩大针传递后,需要交替传递3%H_2O_2与0.9%NS进行冲洗,直至预备工作完成。若无法明确根管长度,可置入牙胶尖试尖,X线检查,以保证预备长度足够。

4.根管充填

及时吸唾,保证术区干净,取隔湿棉条、纸捻传递给医师,确保根管干燥。取主锉配套牙胶尖,对工作长度进行明确标记,试尖,取挖匙预热处理,然后将多余牙胶烫除,术中X线检查。遵医嘱做好根充糊剂准备工作,以输送器蘸取后传递给医师,将侧压针、充足副尖传递给医师,确保填充密封性良好,以预热后挖匙将多余牙胶烫掉,加压器垂直加压,根管口清理,术后X线检查。

5.窝洞填充

对干燥窝洞再次处理,遵医嘱对基地材料进行调拌并传递给医师,遵医嘱选择填充材料,完成填充后,以适宜抛光钻调和抛光处理。

(二)治疗后处理

1.患者护理

将护目镜、胸巾去掉,指导患者漱口。

2.用品整理

对器械、调拌刀以及玻板进行及时清理,将防护套撤除,清理痰盂,一次性用品集中处理,归位治疗台、治疗椅。

3.健康宣教

告知注意事项,叮嘱充足休息,按照医师叮嘱使用抗生素,禁食过硬食物,做好牙冠保护与口腔清洁工作,若存在不适情况需立即就诊。记录患者有效联系方式,便于日后随访。

(三)健康指导

(1)以患者病情为参考,告知治疗方式、流程、时间、注意事项、可能存在的并发症以及处理方式等,若患者要求过高需及时修正。

(2)告知患者治疗后可能存在的一些不适情况为正常现象,无须过度忧虑。例如不明显肿痛,一般治疗 3 天左右可好转;若有明显疼痛、肿胀情况,需立即就医,遵医嘱使用抗生素、止痛药。

(3)若患者的填充物为银汞合金,术后 2 小时禁饮食,24 小时禁饮热水,不可食用过硬食物,或患侧咀嚼;若患者的填充物为复合树脂,需禁止摄入刺激性食物,减少咖啡、酱油等色素类物品摄入量,餐后及时漱口,做好口腔护理工作。

(4)牙髓去除后患者的牙体组织相对较脆,若填充面积较大,需及时修复牙冠,避免牙体崩裂。

(5)若患者不支持立即填充治疗,需以根管消毒药、失活剂、氧化锌丁香油水门汀进行调拌、暂时封闭处理,遵医嘱复诊,若患者为开放引流,需在 3 天左右内复诊,若患者为根管消炎,需在 6 天左右复诊,而根管失活需要遵照医嘱按时复诊。

五、护士应具备的素质

严格按照职业道德规范要求自己,认真负责对待患者,注意操作规范。患者如有焦虑不安,护士可在一旁进行心理护理,以解决患者不安的情绪,消除恐惧感。

(钟令凤)

第四节 根尖周病

根尖周病是指发生于根尖周围组织的炎症性疾病,又称根尖周炎,多为牙髓病的继发病,主要由根管内的感染通过根尖孔作用于根尖周组织引发的。

一、急性根尖周炎

急性根尖周炎(AAP)临床上以患牙及其周围组织肿痛为主要表现。可分为急性浆液性根尖周炎和急性化脓性根尖周炎。根据脓液相对集聚区域的不同,临床上急性化脓性根尖周炎可分为 3 个阶段:根尖周脓肿、骨膜下脓肿以及黏膜下脓肿。

(一)诊断要点

急性根尖周炎各发展阶段的诊断要点见表 14-2。

表 14-2 急性根尖周炎各发展阶段的诊断要点

症状和体征	浆液期	根尖周脓肿期	骨膜下脓肿期	黏膜下脓肿期
疼痛	咬合痛	持续跳痛	极剧烈胀跳痛	咬合痛缓解
叩痛	(+)~(++)	(++)~(+++)	最剧烈(+++)	(++)~(+)
松动度	Ⅰ°	Ⅱ°~Ⅲ°	Ⅲ°	Ⅰ°

续表

症状和体征	浆液期	根尖周脓肿期	骨膜下脓肿期	黏膜下脓肿期
根尖区牙龈	无变化/潮红	小范围红肿	红肿明显，广泛	肿胀明显，局限
扪诊	不适	疼痛	剧烈疼痛＋深神波动感	轻痛＋浅波动感
全身症状	无	无/轻	可有发热、乏力，血常规升高	消退

(二)鉴别诊断

急性根尖周脓肿与急性牙周脓肿的鉴别要点见表14-3。

表14-3 急性根尖周脓肿与急性牙周脓肿的鉴别要点

鉴别点	急性根尖周脓肿	急性牙周脓肿
感染来源	感染根管	牙周袋
病史	较长期牙体缺损史 牙痛史 牙髓治疗史	长期牙周炎病史
牙体情况	深龋洞近髓的非龋性疾病修复体	一般无深及牙髓的牙体疾病
牙髓活力	多无	多有
牙周袋	无	深，迂回曲折
脓肿部位	靠近根尖部中心位于龈颊沟附近	较近唇(颊)侧或舌(腭)侧牙龈缘
脓肿范围	较弥散	局限于牙周袋壁
疼痛程度	重	相对较轻
牙松动度	相对轻，病愈后牙恢复稳固	明显，消肿后仍很松动
叩痛	很重	相对较轻
X线表现	无明显异常表现，若患牙为慢性根尖周炎急性发作，根尖周牙槽骨显现透射影响	牙槽骨嵴破坏，可有骨下袋
病程	相对较长，脓液自根尖周向外排出的时间需5～6天	相对较短，一般3～4天可自溃

(三)治疗要点

急性根尖周炎的诊疗程序见图14-9。

二、慢性根尖周炎

慢性根尖周炎(CAP)表现为炎症性肉芽组织的形成和牙槽骨的破坏。慢性根尖周炎一般没有明显的疼痛症状，病变类型可有根尖周肉芽肿、慢性根尖周脓肿、根尖周囊肿和根尖周致密性骨炎。

(一)诊断要点

1.症状

一般无明显的自觉症状，有的患牙可在咀嚼时有不适感。也有因牙龈出现脓包而就诊者。在临床上多可追问出患牙有牙髓病史、反复肿痛史或牙髓治疗史。

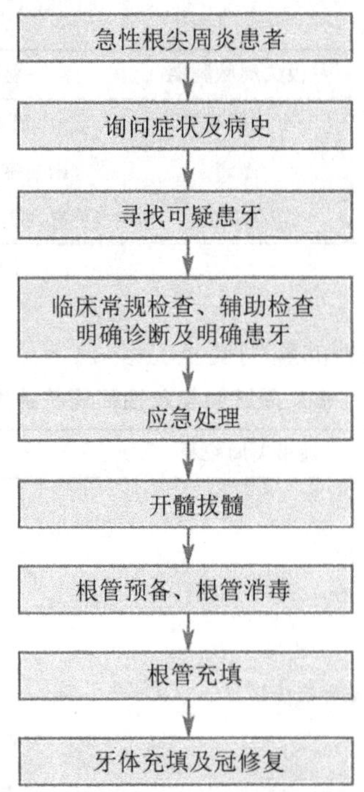

图 14-9 急性根尖周炎的诊疗程序

2.检查

(1)患牙可查到深龋洞、充填体或其他牙体硬组织疾病。

(2)牙冠变色,失去光泽。洞内探诊无反应,牙髓活力测验无反应。

(3)叩痛(一)或叩痛(±)。患牙一般无明显松动。

(4)有窦型慢性根尖周炎的窦道口多数位于患牙根尖部的唇、颊侧牙龈表面,也有开口于患牙舌、腭侧牙龈者,偶尔还可见开口位于远离患根处。此时应仔细检查找出正确的患牙,必要时可自窦道口插入诊断丝拍摄 X 线示踪片以确定窦道的来源,避免将窦道口附近的健康牙误诊为患牙。

(5)X 线检查显示患牙根尖区骨质变化的影像。不同的 X 线影像有时可提示慢性根尖周炎的类型:①根尖部圆形透射影,直径小于 1 cm,边界清晰,周围骨质正常或稍显致密,多考虑为根尖周肉芽肿;②根尖区透射影边界不清楚,形状也不规则,周围骨质较疏松呈云雾状,多为慢性根尖周脓肿;③较小的根尖周囊肿在根尖片上与根尖周肉芽肿难以区别,大的根尖周囊肿可见有较大的圆形透影区,边界清楚,并有一圈由致密骨组成的阻射白线围绕;④根尖周致密性骨炎表现为根尖部骨质呈局限性的致密阻射影像,无透射区,多见于下颌后牙。

(二)鉴别诊断

依据 X 线检查结果对慢性根尖周炎进行诊断时,必须结合临床表现与非牙髓源性的根尖区病损相鉴别。例如,非牙源性的颌骨内囊肿和其他肿物在 X 线片上的表现与各型慢性根尖周炎的影像,尤其是较大的根尖周囊肿的影像极为相似。这些疾病与慢性根尖周炎的主要区别是病变所涉及患牙的牙髓活力多为正常,仔细观察 X 线片可分辨出根尖部牙周膜间隙与根尖周其他部位的牙周膜间隙是连续、规则的透射影像,患牙牙根可因压迫移位。必要时还可辅以口腔科锥体束 CT 进行诊断。

(三)治疗要点

慢性根尖周炎的诊疗程序见图 14-10。

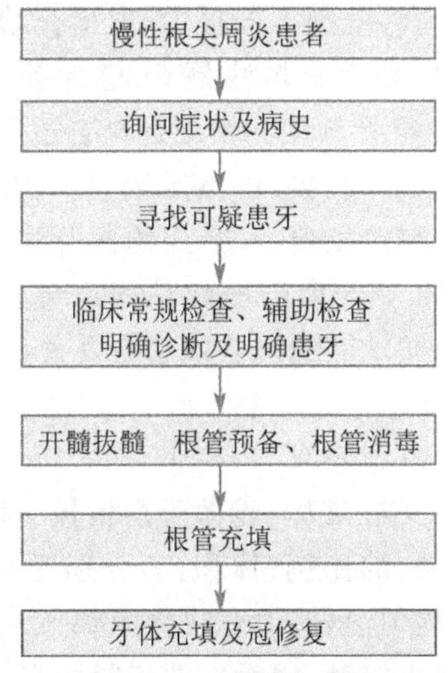

图 14-10 慢性根尖周炎的诊疗程序

三、根尖周病的护理

根尖周病是指牙齿根尖周围组织的疾病。主要治疗方法有根管治疗术及根管外科治疗技术。

(一)根管治疗的一般护理

1.术前护理

(1)器械和用物:治疗盘一套、根充包一个、钻针、光滑髓针、拔髓针、扩锉针、螺旋形充填针、双头挖器、蜡刀、根管充填器、牙胶尖压针、玻板、调拌刀、注射器、粘固粉充填器、银汞合金压器、酒精灯、火柴、成形片、成形片夹、纱球、小棉球、酚棉球、纸尖。

(2)药品和材料。①冲洗药物:3%过氧化氢、0.1%氯已定、2%氯亚明、0.05%碘伏、生理盐水。②根管消毒药物:甲酚醛、樟脑酚、木榴油、抗生素护髓剂,其他根管消毒剂如麝香草酚、丁香油等。③根管充填剂:硬性类:牙胶尖、银尖、钴铬合金丝、塑料尖等。糊剂类:CCQ 糊剂、氯仿牙胶糊剂、氢氧化钙糊剂、碘仿糊剂、氧化锌糊剂、根管护髓剂。液体类根管充填剂:见塑化术。④根管充填材料:磷酸锌粘固剂、银汞合金或复合树脂充填材料。

2.术中护理

(1)根管预备的护理配合。①调好椅位:根管治疗术是一项细致、复杂、需时较长的手术,患者的椅位需调到很舒适的位置,以免患者因操作时间长而疲劳不适。②做根管预备:准备拔髓针及扩挫针时,护士应仔细检查,对于比较弯曲,即将折断或生锈的扩锉针应弃之,以免造成不良后果。③开髓后,准备拔髓针拔髓,备冲洗药物于治疗盘中用于冲洗。扩锉根管时准备扩锉针由小号到大号依顺序递给医师,扩锉完毕协助冲洗。④协助隔湿同活髓切断术。准备数根纸尖置于治疗盘中用于吸干根管内的液体。⑤根据牙根数准备几根长短合适的纸尖蘸消毒药液和酚棉球用于根管内和根管口封药和酚棉球,调拌氧化锌丁香油粘固剂封洞。⑥嘱患者按预约时间复诊。

(2)根管充填的护理:①根管充填是根管治疗的最后一个步骤,也是最重要的步骤,关系到整个治疗的成功与失败，医师护士均应在整个操作过程用无菌技术施行。②根据牙位调好手术椅、灯光、协助隔湿，遵医嘱备好根充剂。③糊剂充填法：准备螺旋充填针置于手机上，蘸以糊剂，协助医师反时针方向旋转着进入根管，将糊剂推向根尖，取出充填器，重复1～2次即可充满根管。④固体充填法：目前临床上最常用的根管充填法是CCQ牙髓糊剂加牙胶尖充填法。充填前按所预备的根管大小或X线照片上的根管长度和粗细选择合适的牙胶尖，事先置氯己定溶液中浸泡消毒后备用。目前有各种型号标准牙胶尖，可参照选择。协助隔湿，调好糊剂备用，待医师将牙胶尖充满根管，随即点燃酒精灯，烧热挖器一端，递给医师切除多余牙胶部分。准备一氯仿小棉球或75%酒精小棉球擦干净窝洞，调拌磷酸酸锌粘固剂垫底，若邻𬌗洞，准备好成形片夹，备适量的银汞合金或其他永久性材料充填窝洞。⑤嘱患者妥善保管病历及X线照片，便于以后追踪观察，对照之用。

3.CCQ牙髓糊剂的调拌方法及注意事项

(1)调拌所需物品：CCQ粉剂、CCQ液体、无菌干燥玻板一块、调拌刀一把。

(2)调拌方法：将液粉1∶(2～3)的比例(体积比)分别置于玻板的两端。一手固定玻板，一手持调拌刀，将粉逐次加入液体中均匀混合，调合成稀糊状，5～20分钟固化。

(3)注意事项：①使用时避免与水接触，用后立即盖紧瓶塞，以免湿气使材料变性。②使用本剂时禁用含卤素(如次氯酸钠、氯亚明和生理盐水等)的冲洗液冲洗窝洞或根管，若必须用含卤素的冲洗液，则需用足量的3%过氧化氢中和之。因本剂与卤素起化学作用而产生沉淀。③本剂对复合树脂固化有影响，故使用复合树脂充填时，CCQ糊剂上必须用粘固粉垫底。

(二)塑化术护理

采用尚未聚合处于液态的酚醛树脂塑化剂注入根管内，使其与管内残存的牙髓组织及感染物质共同聚合，固定成为无害的物质存留于根管中，消除根尖周围炎的病源刺激物，从而预防和治疗根尖周病。

1.术前护理

与根管治疗用物准备相同。另增加塑化Ⅰ、Ⅱ液。

2.术中护理

塑化术根管预备的配合与根管治疗术相同。待医师拔髓或扩锉根管，吸干根管内的液体后，将塑化液按比例滴入小器皿中或注射器内，上颌牙最好使用注射器，便于注入。准备光滑针帮助塑化液渗透根管反复1～2次即可充满。调拌氧化锌丁香油粘固粉、磷酸锌粘固剂作双层垫底，调制适量银汞合金或复合树脂作永久充填。

3.注意事项

(1)塑化上颌牙时，使患者平卧在手术椅上头后仰，以利塑化液进入根管。

(2)上颌牙塑化要防止器械掉入咽喉和药液流向咽喉等事故的发生。

(3)用注射器盛塑化液时，用后立即冲洗干净，以免塑化液在注射器内凝固。

(4)所配塑化液应分别盛于棕色滴管瓶中备用，各液滴管口径大小一致，否则导致调配比例不当，影响塑化效果。

(5)塑化液受温度的影响，气温高凝固快，因此注意操作。

(三)根管外科治疗的护理

根管治疗术的适应证已逐渐扩大，许多过去不能治疗的牙，大部分可保留了。但还有一部分病例仅用根管治疗术难以治愈，必须辅以外科手术，由两种方法结合起来的治疗技术称为根管外

科。根管外科治疗技术包括:根尖刮治术与根尖切除术及根管倒充填术。根尖切除术是切除牙齿的根尖,并刮除根尖周病变组织的手术。根尖刮治术是将根尖周病变组织刮净,而不将根尖切除,这种方法的优点是可保留牙根的长度。根尖倒充填术是对于根管不通,不能进行常规根管治疗术时,在根尖部开窗后,充填根管末端。

根尖刮治术与根尖切除术,由于解剖条件限制,多适于上、下颌前牙。前磨牙、磨牙视解剖情况可酌情处理。

术前摄X线片,了解牙根形态、病变部位、范围大小,确定手术范围。患牙最好术前或与手术同时做好根管充填。手术时最好配备有吸唾器。

1.术前护理

(1)器械和用物:根尖刮治包一个,内有检查盘、镊子2把、探针、骨膜分离器、骨凿、骨锉、刮匙、龈片牵引器(拉钩)、持针器、弯组织剪、线剪、手术刀、洁牙器、缝针及线、纱球、大棉球、棉签、孔巾。另备:钻针、骨锤、口镜2把、手套2双、注射器、X线片。根管充填时,器械、用物的准备同根管治疗术。

(2)药品和材料:1%碘酊、麻药、1%肾上腺素、生理盐水、人工骨(高压消毒后备用)、根充材料、牙周塞治剂粉、丁香油。

(3)解除患者的恐惧心理,多数患者对颌面部手术都有恐惧心理,怕疼痛及出血太多,影响功能,因此需要对患者进行耐心细致的解释工作,安定其情绪。

2.术中护理

(1)患者取仰卧位,充分暴露手术视野,便于手术者操作为度。

(2)嘱患者用消毒液漱口。抽吸麻药用于局麻。用75%酒精棉球或0.2%的氯己定棉球消毒口周及面部,铺孔巾。

(3)协助牵拉口角暴露手术视野,翻瓣、截骨、暴露根尖区,刮净根尖周病变,用棉球协助止血,吸唾器随时抽吸唾液及血液,保持手术部位清晰。如需切除根尖,用骨锤敲击力量要适中,不宜过大,注意运用手腕的力量,见拔牙护理。

(4)做倒充填时,方法与根尖刮治术相同,在暴露根尖,刮净病变组织后,在根尖孔处备洞,做银汞合金充填,再做术区搔刮及缝合。手术结束时,调拌牙周塞治剂保护伤口。牙周塞治剂的调拌见本篇第四章第五节牙周塞治剂调拌。

3.术后护理

嘱患者保持口腔卫生,防止伤口感染,避免局部刺激,一周后复诊。

(钟令凤)

第五节 牙 龈 病

一、慢性龈缘炎

(一)病因

慢性龈缘炎的始动因子是牙菌斑、牙石、食物嵌塞、不良修复体等,可促使菌斑积聚,引发或加重牙龈的炎症。

(二)临床表现

病损局限于游离龈和龈乳头。牙龈色泽变为深红或暗红色，炎性充血可波及附着龈。龈乳头圆钝肥大，附着龈水肿时，点彩消失，表面光滑发亮。牙龈松软脆弱，缺乏弹性。龈沟可加深达3 mm以上，形成假性牙周袋，但上皮附着(龈沟底)仍位于正常的釉牙骨质界处，这是区别牙龈炎和牙周炎的重要指征。牙龈轻触即出血，龈沟液渗出增多，患者常因刷牙或咬硬物时出血而就诊。

(三)诊断

根据上述主要临床表现，结合局部有刺激因素存在即可诊断。

(四)鉴别诊断

1.早期牙周炎

主要的鉴别要点为牙周附着丧失和牙槽骨吸收。牙龈炎时龈沟可加深超过2 mm，但结合上皮附着的位置仍位于釉牙骨质界处。而患牙周炎时，结合上皮已向根方迁移，形成真性牙周袋，袋底位于釉牙骨质界的根方。X线片(尤其殆翼片)有助于判断早期牙槽骨吸收。牙周炎早期可见牙槽嵴顶高度降低，硬板消失，而牙龈炎的骨高度正常，可疑时摄X线片，观察有无早期牙槽嵴顶吸收，以鉴别早期牙周炎。

2.血液病

对于以牙龈出血为主诉且同时也有牙龈炎症表现者，应与某些全身性疾病所引起的牙龈出血鉴别，例如白血病、血小板减少性紫癜、再生障碍性贫血等。血常规有助于鉴别。

3.坏死性溃疡性龈炎

坏死性溃疡性龈炎是以牙龈出血和疼痛为主要症状，但其牙龈边缘有坏死为其特征。

4.艾滋病相关龈炎(HIV-G)

HIV-G是艾滋病感染者最早出现的相关症状之一。临床可见游离龈缘呈明显的火红色线状充血，附着龈可有点状红斑，刷牙后出血或自发性出血。在去除牙石或牙菌斑后，牙龈充血仍不消退。

(五)治疗原则

通过洁治术彻底清除菌斑和牙石，其他如有食物嵌塞、不良修复体等刺激因素，应予以彻底纠正，可用1%～3%过氧化氢液冲洗龈沟，碘制剂龈沟内上药，必要时可用氯己定抗菌类漱口剂含漱。

(六)预防

(1)龈缘炎能预防，关键是要做到坚持每天彻底清除牙菌斑，口腔医务人员要广泛开展口腔卫生教育，教会患者正确的刷牙方法，合理使用牙签、牙线等。坚持早晚刷牙、饭后漱口，以控制菌斑和牙石的形成。这些对预防牙龈炎的复发也极为重要。

(2)慢性龈缘炎由于病变部位局限于牙龈，在去除局部刺激因素后，炎症消退快，牙龈组织恢复正常。因此，慢性龈缘炎是可逆性病变，预后良好。

(七)护理

(1)治疗后需注意口腔卫生的维护。

(2)教会患者正确的刷牙方法，坚持早晚刷牙、饭后漱口，保持口腔清洁，以巩固疗效。

 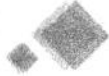

二、青春期龈炎

(一)病因

青春期少年未养成良好的刷牙习惯,在错㭓拥挤、口呼吸以及戴各种正畸矫治器的情况下,前牙、替牙部位易发生牙龈的炎症。青春期内分泌特别是性激素的改变,可使牙龈组织对微量局部刺激物产生明显的炎症反应。

(二)临床表现

好发于前牙唇侧的牙间乳头和龈缘。唇侧龈缘明显肿胀,乳头呈球状突起;龈色暗红或鲜红,光亮,质地软,龈袋形成;探诊易出血。患者一般无明显自觉症状,或有刷牙、咬硬物时出血以及口臭等。

(三)诊断

患者的年龄处于青春期,局部有上述刺激因素存在,牙龈炎症反应较重。

(四)治疗原则

洁治术去除菌斑和牙石,或可配合局部药物治疗,如龈袋冲洗及袋内上药,给以含漱剂清洁口腔。病程长且牙龈过度肥大增生者,常需手术切除。

(五)预防

(1)患者平时要少吃或不吃坚硬、粗糙的食物,多吃新鲜蔬菜、水果,以及富含维生素 B_1、维生素 B_2 和维生素 C 的食品。

(2)经常按摩牙龈,可促进血液循环,减轻症状。

(3)多注意口腔卫生。

(4)定期看牙医,有牙结石或菌斑的要清除。必要时配合药物治疗。

(5)学会正确的刷牙方法,洁牙工具(牙签、牙线)的正确使用。

(6)对于准备接受正畸治疗的青少年,应先治愈原有的牙龈炎,并教会他们正确的控制菌斑的方法。在正畸治疗过程中,定期做牙周检查和预防件的洁治。正畸矫治器的设计和制作应有利于菌斑控制。避免造成对牙周组织的刺激和损伤。

(六)护理

(1)必须教会患者正确刷牙和控制菌斑的方法,养成良好的口腔卫生习惯。

(2)嘱患者完成治疗后应定期复查,以防止复发。

三、妊娠期龈炎

(一)病因

妊娠期妇女不注意维护口腔卫生,致使牙菌斑、牙石在龈缘附近堆积,引起牙龈发炎,妊娠期雌激素升高可加重原有的病变。

(二)临床表现

妊娠前可有龈缘炎,从妊娠 2 个月后出现明显症状,分娩后约 2 个月,龈炎可恢复至妊娠前水平。可发生于少数牙或全门牙龈,以前牙区为重。龈缘和龈乳头呈鲜红或发绀。松软、光亮、肿胀、肥大,有龈袋形成,轻探易出血。

妊娠期龈瘤发生于个别牙列不齐或有创伤性㭓的牙间乳头区。一般发生于妊娠第 4～6 个月,瘤体常呈扁圆形,向近远中扩延,可有蒂,一般不超过 2 cm。分娩后,妊娠龈瘤能逐渐自行缩小，但必须去除局部刺激物才能消失。

(三)诊断

育龄妇女的牙龈出现鲜红色，高度水肿、肥大，且极易出血等症状者，或有妊娠期龈瘤特征者，应询问月经情况，若已怀孕便可诊断。

(四)治疗原则

去除一切局部刺激因素，如菌斑、牙石、不良修复体等。认真进行维护治疗，严格控制菌斑。牙龈炎症明显、龈袋有溢脓时，可用12%过氧化氢液和生理盐水冲洗，加强漱口。

体积较大的妊娠龈瘤，可手术切除。手术时机应选择在妊娠期的4～6个月，以免引起流产或早产。

(五)预防

(1)保持口腔清洁，及时治疗原有的牙龈炎，严格控制菌斑，可大大减少妊娠期牙龈炎的反应。

(2)及时地去除一切局部因素，如牙菌斑、牙石及不良修复体，由于孕妇牙龈易出血，故操作时应特别仔细，动作要轻，尽可能减少出血。

(3)对于病情严重的患者，如牙龈炎红肿、增生肥大、牙龈袋溢脓时，可用1%过氧化氢和生理盐水冲洗、局部放药、漱口等方法，避免口服用药。

(4)定期口腔检查，在孕前、孕早期、孕中期和孕晚期都要及时进行口腔检查，以及时获得必要的门腔保健指导，使已有的口腔疾病得到及时的治疗。

(六)护理

(1)帮助孕妇了解妊娠期龈炎的病理性过程及生理上的改变；正确认识和应对妊娠中牙龈出现的各种不适和常见症状，及时到医院就诊。

(2)营养指导：增加营养摄入，保持营养平衡。除了充足的蛋白质外，维生素A、维生素D、维生素C和一些无机物如钙、磷摄入也十分重要。怀孕期间增加摄入营养素，不仅可以起到保护母亲的作用，使肌体组织对损伤的修复能力增强，对胎儿牙齿的发育也很有帮助。

(3)健康教育：对患者给予细致的口腔卫生指导，在这里特别要提到刷牙的重要性。重视怀孕期口腔卫生，掌握口腔保健的方法，坚持每天两次有效刷牙。

(4)帮助孕妇树立起信心，解除对妊娠期龈炎的焦虑、恐惧心理。

(5)复诊随访计划的实施，做好定期口腔检查和适时的口腔治疗。孕期里口腔疾病会发展较快，定期检查能保证早发现、早治疗，使病灶限于小范围。对于较严重的口腔疾病，应选择妊娠中期(4～6个月)相对安全的时间治疗。

四、急性坏死性溃疡性龈炎(ANUG)

(一)病因

1.微生物的作用

在ANUG病损处常能找梭形杆菌和螺旋体，并发现中间普氏菌也是此病的优势菌。ANUG是一种由多种微生物引起的机会性感染，在局部抵抗力降低的组织和宿主，这些微生物造成ANUG病损。

2.慢性龈炎或牙周炎

存在的慢性龈炎或牙周炎是本病发生的重要条件。深牙周袋内或冠周炎的牙龈适合螺旋体

 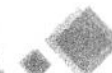

和厌氧菌的繁殖，当存在某些局部组织的创伤或全身因素时，细菌大量繁殖，并侵入牙龈组织，发生 ANUG。

3.烟的影响

绝大多数急性坏死性溃疡性龈炎的患者有大量吸烟史。吸烟可能使牙龈小血管收缩，影响牙龈局部的血流。据报道吸烟者白细胞的趋化功能和吞噬功能均有减弱，IgG 水平低于非吸烟者，唾液中 IgA 水平亦有下降，还有报道吸烟的牙周炎患者其龈沟液中的 TNF-α 和 PGE4 水平均高于非吸烟的患者。这些因素都会加重牙龈的病变。

4.自身因素

自身因素与本病的发生密切相关。患者常有精神紧张、睡眠不足、过度疲劳、工作繁忙等情况，或受到精神刺激。在上述各种因素的影响下，通过增强皮质激素的分泌和自主神经系统的影响而改变牙龈的血液循环、使免疫力下降等，局部组织抵抗力降低而引发本病。精神压力又可能使患者疏忽口腔卫生、吸烟增多等。

5.免疫功能

机体免疫功能降低的某些因素如营养不良的儿童，特别是维生素 C 缺乏，某些全身性消耗性疾病如恶性肿瘤、急性传染病、血液病、严重的消化功能紊乱等易诱发本病。艾滋病患者也常有类似本病的损害，须引起高度重视。

(二)临床表现

(1)好发人群常发生于青壮年，以男性吸烟者多见。在不发达国家或贫困地区亦可发生于极度营养不良或患麻疹、黑热病等急性传染病的儿童。

(2)病程本病起病急，病程较短，常为数天至 1～2 周。

(3)以龈乳头和龈缘的坏死为其特征性损害：①初起时龈乳头充血水肿，在个别牙龈乳头的顶端发生坏死性溃疡，上覆有灰白色污秽的坏死物，去除坏死物后可见牙龈乳头的颊、舌侧尚存，而中央凹下如火山口状。早期轻型患者应仔细检查龈乳头的中央，以免漏诊。龈乳头被破坏后与龈缘成一直线，如刀切状。②病变迅速沿牙龈边缘向邻牙扩展，使龈缘如虫蚀状，坏死区出现灰褐色假膜，易于擦去，去除坏死组织后，其下为出血创面。③病损以下前牙多见。病损一般不波及附着龈。

(4)患处牙龈极易出血患者常诉晨起时枕头上有血迹，口中有血腥味，甚至有自发性出血。

(5)疼痛明显急性坏死性溃疡性龈炎的患者常诉有明显疼痛感，或有牙齿撑开感或胀痛感。

(6)有典型的腐败性口臭由于组织的坏死，患者常有特殊的腐败性恶臭。

(7)全身症状重症患者可有低热，疲乏等全身症状，部分患者下颌下淋巴结可肿大，有压痛。

(8)坏死物涂片检查。可见大量梭形杆菌和螺旋体。

(9)急性期如未能及时治疗且患者抵抗力低时，坏死还可波及与牙龈病损相对应的唇、颊侧黏膜，而成为坏死性龈口炎。在机体抵抗力极度低下者还可合并感染产气荚膜杆菌，使面颊部组织迅速坏死，甚至穿孔，称为“走马牙疳”。此时患者有全身中毒症状甚至导致死亡。

(10)若在急性期治疗不彻底或反复发作可转为慢性坏死性龈炎。其主要临床表现为牙龈乳头严重破坏，甚至消失，乳头处的龈高度低于龈缘高度，呈反波浪状，牙龈乳头处颊舌侧牙龈分离，甚至可从牙面翻开，其下的牙面上有牙石和软垢，牙龈一般无坏死物。

(三)诊断

(1)起病急、病程短、自发性出血、疼痛。

(2)牙龈边缘及龈乳头顶端出现坏死,受累黏膜形成不规则形状的坏死性深溃疡,上覆灰黄或灰黑色假膜。

(3)具有典型的腐败性口臭,唾液增多并黏稠。

(4)坏死区涂片可见到大量梭状杆菌和螺旋体。这有助于确诊。

(5)实验室检查:①外周血白细胞总数和中性粒细胞显著增多。②涂片检查可见大量梭状杆菌和螺旋体。③组织病理改变为非特异性炎症改变,上皮破坏,有大量纤维素性渗出,坏死上皮细胞、多形核白细胞及多种细菌和纤维蛋白形成假膜。固有层有大量炎症细胞浸润。基层水肿变性,结缔组织毛细血管扩张。

(6)其他辅助检查:必要时做胸部 X 线片、B 超等检查,注意除外其他感染性疾病。

(四)鉴别诊断

(1)慢性龈炎:病程长,为慢性过程,无自发痛。一般无自发性出血,牙龈无坏死,无特殊的腐败性口臭。

(2)疱疹性龈(口)炎:为单纯疱疹病毒感染所致,好发于 6 岁以下儿童。起病急,开始有 1～2 天发热的前驱期。牙龈充血水肿波及全部牙龈而不局限于龈缘和龈乳头。典型的病变表现为牙龈和口腔黏膜发生成簇状小水疱,溃破后形成多个小溃疡或溃疡互相融合。假膜不易擦去,无组织坏死,无腐败性口臭。病损可波及唇和口周皮肤。

(3)急性白血病:该病的牙龈组织中有大量不成熟的血细胞浸润,使牙龈有较大范围的明显肿胀、疼痛,并伴有坏死。有自发性出血和口臭,全身有贫血和衰竭表现。血常规检查白细胞计数明显升高并有幼稚血细胞,这是该病诊断的重要依据。当梭形杆菌和螺旋体大量繁殖时,可在白血病的基础上伴发坏死性龈炎。

(4)艾滋病:患者由于细胞免疫和体液免疫功能低下,常由各种细菌引起机会性感染,可合并坏死性龈炎,并可发生坏死性牙周炎,坏死病损可延及深层牙周组织,引起牙槽骨吸收、牙周袋形成和牙齿松动。坏死性牙周炎大多见于艾滋病患者。

(五)治疗

(1)去除局部坏死组织。急性期应首先轻轻去除牙龈乳头及龈缘的坏死组织,并初步去除大块的龈上牙石。

(2)局部使用氧化剂。1%～3%过氧化氢溶液局部擦拭、冲洗和反复含漱,有助于去除残余的坏死组织。当过氧化氢遇到组织和坏死物中的过氧化氢酶时,能释放出大量的新生态氧,能杀灭或抑制厌氧菌。必要时,在清洁后的局部可涂布或贴敷抗厌氧菌的制剂。

(3)全身药物治疗。全身给予维生素 C、蛋白质等支持疗法。重症患者可口服甲硝唑或替硝唑等抗厌氧菌药物 2～3 天,有助于疾病的控制。

(4)及时进行口腔卫生指导。立即更换牙刷,保持口腔清洁,指导患者建立良好的口腔卫生习惯,以防复发。

(5)对全身性因素进行矫正和治疗。

(6)急性期过后的治疗急性期过后,对原已存在的慢性牙龈炎或牙周炎应及时治疗,通过洁治和刮治术去除菌斑、牙石等一切局部刺激因素,对外形异常的牙龈组织。可通过牙龈成形术等进行矫正,以利于局部菌斑控制和防止复发。

(六)预防

(1)合理喂养,增强体质。

(2)养成口腔卫生的好习惯,对于体弱儿、久患儿,特别在牙齿萌出期间,更要加强口腔护理。

(3)及时更换新的牙刷、牙具等,以有效防止本病发生。

(4)遗留牙龈残损等须进一步口腔治疗。

(5)积极治疗全身系统疾病。

(七)护理

(1)健康教育。对患者给予细致的口腔卫生指导,掌握口腔保健的方法。

(2)帮助患者树立起信心,解除焦虑、恐惧心理。

(3)制订随访计划,定期检查能保证早发现、早治疗。

(4)合理喂养,增强体质,有效防止本病发生。

五、增生性龈炎

(一)病因

(1)青少年时期由于组织生长旺盛,对菌斑、牙石、食物嵌塞、邻面龋、咬合异常、不良修复体、正畸装置等局部刺激易发生增殖性反应。

(2)口腔卫生习惯不良,口呼吸、内分泌改变等诸因素,使牙龈对局部刺激的敏感性增加,因而易患本病。

(二)临床表现

(1)早期表现以上、下前牙唇侧牙龈的炎症性肿胀为主,牙龈呈深红或暗红色,松软光亮,探之易出血。龈缘肥厚,龈乳头呈球状增生,甚至盖过部分牙面。

(2)使龈沟深度超过 3 mm,形成龈袋或假性牙周袋。

(3)按压龈袋表面,可见溢脓。自觉症状较轻,有牙龈出血、口臭或局部胀、痒感觉。

(4)病程较长者,牙龈的炎症程度减轻,龈乳头和龈缘呈坚韧的实质性肥大,质地较硬而有弹性。

(三)诊断

根据发病年龄,部位以及牙龈形态及色泽、质地的变化,有龈袋形成,可做出诊断。

(四)治疗原则

去除局部刺激因素,施行洁治术。口呼吸患者应针对原因进行治疗。龈袋内可用 3%过氧化氢液冲洗,放碘制剂。牙龈纤维增生的部分,可施行牙龈成形术,以恢复生理外形。

(五)预防

注意口腔卫生,掌握正确的刷牙方法,纠正不良的习惯。

(六)护理

口腔卫生宣教、指导。

六、药物性牙龈增生

(一)病因

(1)长期服用抗癫痫药苯妥英钠,可使原来已有炎症的牙龈发生纤维性增生。服药者有

40%～50%，发生牙龈增生，年轻人多于老年人。但对药物引起牙龈增生的真正机制尚不十分清楚。一般认为增生的程度与口腔卫生状况和原有的炎症程度有明显关系。人类和动物实验证明：如果没有明显的刺激物和牙龈炎症，药物性牙龈增生可大大减轻或避免发生。但增生也可发生于无局部刺激物的牙龈。

(2)环孢素和硝苯地平也可引起药物性牙龈增生。环孢素为免疫抑制剂，常用于器官移植或某些自身免疫病患者。据报道，服此药者有 30%～50%发生牙龈纤维增生。与硝苯地平联合应用时，牙龈增生的发生率为 51%。硝苯地平为钙通道阻断剂，对高血压、冠心病患者具有扩张周围血管和冠状动脉的作用。

(3)局部刺激因素虽不是药物性牙龈增生的原发因素，但菌斑、牙石、食物嵌塞等引起的龈炎能加速病情的发展。

(二)临床表现

(1)苯妥英钠所致的牙龈增生一般开始于服药后 1～6 个月。

(2)增生起始于唇颊侧或舌腭侧龈乳头和边缘龈，呈小球状突起于牙龈表面。

(3)增生的乳头继续增大相连，覆盖部分牙面，严重时波及附着龈。龈乳头可呈球状、结节状或桑葚状。

(4)增生的牙龈组织质地坚韧，略有弹性，呈淡粉红色，一般不易出血。

(5)局部无自觉症状，无疼痛。

(6)严重增生的牙龈可影响口唇闭合而致口呼吸，菌斑堆积，合并牙龈炎症。

(7)药物性牙龈增生常发生于全口牙龈，但以前牙区较重，增生的牙龈常将上前牙区牙挤压移位。

(8)牙龈增生只发生于有牙区，拔牙后，增生的牙龈组织可自行消退。

(三)诊断

(1)应仔细询问全身病史。

(2)根据牙龈实质性增生的特点以及长期服用上述药物史可作诊断。

(四)鉴别诊断

1.遗传性牙龈纤维瘤病

此病无长期服药史但可有家族史，牙龈增生范围广泛，程度重。

2.增生性龈炎

一般炎症较明显，好发于前牙的唇侧，增生程度较轻，覆盖牙冠一般不超过 1/3，有明显的局部刺激因素，无长期服药史。

(五)治疗

(1)停药或更换其他药物是最根本的治疗，但患者的全身病情往往不允许，因此可在内科医师的协助下，采取药物交替使用等方法，以减轻不良反应。

(2)去除局部刺激因素作洁治术以消除菌斑、牙石。用 3%过氧化氢液冲洗龈袋，在袋内放入药膜或碘制剂，并给以抗菌含漱剂。

(3)在全身病情稳定时，可进行手术切除并修整牙龈外形。但术后若不停药和保持口腔卫生，仍易复发。

(六)预防

对于需长期服用苯妥英钠、环孢素等药物者，应在开始用药前先检查口腔，消除一切可引起

龈炎的刺激因素，并教会患者控制菌斑保持口腔卫生的方法，积极治疗原有的龈炎，将能减少本病的发生。

（七）护理

（1）口腔卫生宣教、指导。

（2）服药期间要认真刷牙、注意口腔卫生、半年清洁一次牙齿。

（3）制订随访计划，定期检查能保证早发现、早治疗。

七、牙龈瘤

（一）病因

（1）菌斑、牙石、食物嵌塞或不良修复体等的刺激而引起局部长期的慢性炎症，致使牙龈结缔组织形成反应性增生物。

（2）妇女怀孕期间内分泌改变容易发生牙龈瘤，分娩后则缩小或停止生长。

（二）临床表现

女性患者较多，青年及中年为常见。多发生于唇、颊侧的牙龈乳头处，为单个牙。肿块呈圆或椭圆形，一般直径由几毫米至 1～2 cm。肿块可有蒂如息肉状，一般生长较慢。

较大的肿块可被咬破感染。还可发生牙槽骨壁的破坏，X 线片可见骨质吸收、牙周膜间隙增宽现象。牙可能松动、移位。

（三）诊断

根据上述临床表现诊断并不困难，病检有助于确诊牙龈瘤的类型。

（四）治疗

彻底的手术切除。将肿块连同骨膜完全切除，并凿去基底部位的牙槽骨，刮除相应部位的牙周膜组织，以防止复发。

（五）预防

（1）要养成良好的口腔卫生习惯。

（2）发现病情早去医院治疗牙龈炎、牙周炎等口腔疾病，就能有效地预防牙龈瘤的发生。

（3）女性妊娠期要注意保持口腔卫生，通常在妊娠期过后，牙龈瘤就缩小或停止生长。

（六）护理

（1）口腔卫生宣教、指导。

（2）术后保护伤口，不要食硬物，24 小时内不要刷牙、漱口。不要吃辛辣、刺激性食物。

（3）漱口水含漱，防止感染。

（4）牙龈症状明显的孕妇，应及时到医院请医师治疗，而不要随意服用药物，以免对胎儿造成不良影响。

八、急性龈乳头炎

（一）病因

牙龈乳头受到机械或化学的刺激，是引起急性龈乳头炎的直接原因。

（1）食物嵌塞造成牙龈乳头的压迫及食物发酵产物的刺激可引起龈乳头的急性炎症。

（2）不适当地使用牙签或其他器具剔牙，过硬、过锐食物刺伤，邻面龋尖锐边缘的刺激也可引起急性龈乳头炎。

(3)充填体的悬突、不良修复体的边缘、义齿的卡环尖以及不良的松牙固定等均可刺激龈乳头,造成龈乳头的急性炎症。

(二)临床表现

(1)局部牙龈乳头发红肿胀,探触和吸吮时易出血,有自发性的胀痛和明显的探触痛。

(2)女性患者常因在月经期而疼痛感加重。

(3)有时疼痛可表现为明显的自发痛和中等度的冷热刺激痛,易与牙髓炎混淆。

(4)如与食物嵌塞有关,常表现为进食后疼痛更明显。

(5)检查可见龈乳头鲜红肿胀,探触痛明显,易出血,有时局部可查到刺激物,牙可有轻度叩痛,这是因为龈乳头下方的牙周膜也有炎症和水肿。

(三)诊断

根据局部牙龈乳头的红肿、易出血、探触痛的表现及局部刺激因素的存在可诊断。

(四)鉴别诊断

牙髓炎:牙髓炎常表现为阵发性放射痛、夜间痛,常存在邻面深龋等引起牙髓炎的病原因素,牙髓温度检测可引起疼痛等。

(五)治疗

(1)除去邻面的牙石、菌斑、食物残渣以及其他刺激因素。

(2)用1%～3%过氧化氢溶液冲洗牙间隙,然后敷以碘制剂、抗生素等。

(3)急性炎症消退后,充填邻面龋和修改不良修复体等。

(六)预防

(1)要养成良好的口腔卫生习惯及饮食习惯。

(2)发现病情早去医院治疗。

(3)充填及修复时要认真仔细。

(4)正确使用牙线。

(七)护理

(1)口腔卫生宣教、指导,向患者解释口腔保健的重要性。

(2)指导患者掌握正确刷牙及使用牙线的方法。

(钟令凤)

第六节　口腔颌面部发育畸形

一、唇裂患者的护理

(一)疾病概要

唇裂是口腔颌面部最常见的先天畸形。口腔颌面部的发育开始于胚胎发育的第3周,这时整个胚胎长约3 mm,其头端即出现由前脑形成的圆形突起称为额鼻突;在前脑以下的腹侧面,则有鳃弓出现。鳃弓共有6对,其中第一对鳃弓称下颌突,在胚胎发育第3周以后,下颌突亦从两侧向前及中央方向生长,并在中缝处开始连接而形成下颌弓。在下颌弓两侧的上缘,出现两个突起向前伸长而形成上颌突。胎儿在发育过程中,受到某种因素的影响,两个下颌突未能在第5周时正常融合,则可产生下唇正中裂,下颌裂。上颌突在第7～8周时未能在一侧与球状突融合,则可在上唇一侧形成单侧唇裂,如在两侧发生,就形成双侧唇裂。

唇裂常与腭裂伴发,在我国新生儿的发生率约为1∶1 000,根据唇裂的程度可分为完全性唇裂和不完全性唇裂。

发病因素可能与遗传和环境因素有关,唇裂临床采用外科手术修复治疗,以达到恢复上唇正常形态和功能的目的。唇裂修复时间一般掌握在出生后3个月至6个月,也有人主张一出生即行修复术。双侧唇裂可推迟到1岁后进行。

(二)临床护理

1.术前护理

(1)唇裂修复术多为婴幼儿,患儿入院后应进行全面评估,评估内容包括发育营养状况,是否伴有其他脏器发育畸形、畸形程度、饮食习惯、家庭状况及健康状况等。应协助医师常规检查患儿肝脏功能,乙型肝炎表面抗原、血常规、出凝血时间及心肺功能等,如各项主要指标均属正常,可考虑手术。如全身健康条件不允许,可延迟手术。

(2)入院后应改变患儿喂养习惯,禁止用奶嘴或吸吮母乳,改为汤匙或滴管喂养,以适应术后不能作吸吮动作,以减少上唇伤口运动、减轻张力,避免污染伤口,造成手术失败的可能。

(3)细致观察患者局部皮肤黏膜是否有炎症、外伤、溃疡及疖肿等,如有异常应先清除病灶,缓行手术。另外,双侧唇裂患儿常伴有双侧腭裂,前颌骨与两侧上颌骨完全分离,向上前方翘出。这种情况应在术前采用生理性推压法,如弹力绷带加压达到后推的目的。加压时注意患儿的耐受力及局部血运。生理性推压法显效时间较长,故应在住院前在门诊医师指导下进行。

(4)唇裂修复手术婴幼儿多采用全身麻醉,故应准确测量患儿体重,以便计算麻醉用药,成人多采用局部麻醉。术前2～3天给0.25%氯霉素滴鼻或用盐水棉签擦拭鼻孔。术前1天做普鲁卡因、青霉素皮试。成人应在术前3天行牙周洁治术,含漱剂漱口,术前1天剪去鼻毛、剃胡须,保持口腔、面部清洁。根据医嘱用抗生素,术前6小时禁饮食。婴幼儿可在术前4小时进食葡萄糖水100～150 mL,并应尽量安排在上午手术。

(5)遵医嘱术前用药,成人常用阿托品和苯巴比妥钠,婴幼儿常根据公斤体重给复方氯丙嗪和阿托品或东莨菪碱于术前30分钟肌内注射、如患儿因饥饿哭闹,可于术前2小时预先肌内注射复方氯丙嗪。患儿应平卧去手术室,以免出现直立性虚脱。

2.术后护理

(1)患儿应在复苏室进行监护复苏,专人护理,取头低仰卧位,头偏向一侧,以便涎液流出,防止口腔分泌物及呕吐物吸入气管而发生窒息。保持呼吸道通畅,及时吸出口腔内或气管插管内分泌物,若双侧鼻孔内均有带管纱卷填塞,应严密观察纱卷管是否畅通,如果因分泌物堵塞出现呼吸困难,应先将下唇向下牵拉,呈半口状或将预置的舌拉线牵出,并立即报告医师处理,以防造成窒息,给予氧气吸入。

(2)患儿完全清醒后,如有气管插管,应由麻醉师或病房医师拔除,严格拔管指征,拔管前一定检查常规皮质激素医嘱是否已执行,以免拔管后喉头水肿或痉挛引起窒息。

(3)唇裂术后当天术区可用碘仿纱条加压包扎,以防伤口渗血。术后第1天,常用唇弓固定,可减轻伤口张力,促进愈合。固定唇弓可用氧化锌胶布,最好用无创伤胶带,如3 m透明胶带或伤口免缝黏合胶带。唇弓固定松紧要适度,注意局部皮肤是否有过敏。

(4)伤口可采用暴露方法,但要保持创面清洁干燥。常用4%硼酸酒精或75%酒精等轻擦伤口,每天2~3次,用0.25%氯霉素眼药水滴鼻每天3次。遵医嘱应用抗生素预防感染。视张力程度伤口可在术后5~7天1次或间隔拆线;用唇弓的患儿一般在10天后拆除唇弓,鼻翼固定缝线10天后拆除。

(5)饮食护理是否得当对手术的成败有很重要的作用。全麻患儿清醒后2~4小时可用汤匙或滴管给予少量温开水,如患儿清醒后哭闹不止也可提前给予少量温开水,无呛咳和呕吐时,可给流质饮食,新鲜果汁等,计算入量,保证机体需要。食欲差的患儿可配合服用消化不良液,多酶片等,以促进食欲,进食方法可用滴管或汤匙,成人可用注射器或吊筒连接硅胶管避开伤口注入口腔,减少唇部活动,减轻张力避免瘢痕增生。

3.并发症的护理

(1)呼吸道阻塞:一般易发生于全麻未完全清醒或拔除气管插管的患者。前者多因在手术中呼吸道管理不善所致。必须彻底及时吸出呼吸道分泌物及消化道呕吐物才能解除阻塞。后者由于气管插管对气管的压迫和手术损伤引起咽喉水肿痉挛,或因双侧鼻孔纱卷胶管堵塞所致。因此,拔管前一定要常规应用适量皮质激素,检查鼻孔内纱卷胶管是否通畅,防止窒息发生。

(2)伤口复裂:术中处理不当、感染,营养不良、外伤等因素均可造成伤口复裂,应采取预防措施。术中应注意伤口张力,必要时采取减张措施,以免因张力过大影响愈合。术后适当应用抗生素,并加强伤口局部的清洁处理,预防刀口感染。加强饮食护理,注意进食方法,供给充足营养。应给高蛋白、多维生素清淡流质饮食,7天后可进半流质,14天后进普通软饭。若饮食不能满足机体需要,可静脉补充液体或血浆等。加强护理,鼓励患儿不要大声哭闹、碰撞、坠床、必要时可将患儿双臂适当加以约束,以防用手抓弄及污染伤口。保持病室内空气新鲜,清洁、空气培养细菌数不得超过250 CFU/m^3。调节室内温度、湿度适宜,预防上呼吸道感染。

(三)康复护理

告诉家长患儿在康复阶段应补充营养,教会喂养方法,30天内勿食质硬或油炸食物。保护伤口、避免碰撞,以防复裂。向患儿家长说明如发生复裂,需半年后再行修补。3个月后复诊,如鼻唇部仍有缺陷,可考虑12岁以后再行二期修复手术。患儿出院时应为其制订唇裂序列治疗计划,包括喂养、交往能力、听力功能、牙列发育、发音以及语言发育,腭裂修复时间等。取得患儿家长配合与支持。并建立档案,与患者保持联系、定期巡诊指导。

二、腭裂患者的护理

(一)疾病概要

腭裂与唇裂常伴发,也是颌面部最常见的先天性畸形、腭裂的形成与唇裂相似,为胚突融合不全或完全不融合所致,一般在胚胎发育12周之内,如一侧的外侧腭突未能与对侧的外侧腭突及前方的内侧腭突和上方的鼻中隔相融合,则可发生单侧的完全腭裂;两侧的外侧腭突彼此未融合且与内侧腭突均未融合者,则可形成双侧完全性腭裂。发病因素可能与营养、遗传、感染、损伤、内分泌、药物等因素有关。

腭裂造成口鼻相通,使吸吮、进食、发育等皆受一定的影响。又因鼻腔失去对尘土、冷空气的滤过加温作用,因此较易发生上呼吸道感染。腭裂必须采用外科手术进行修复,达到重建腭部的解剖形态,封闭裂隙,恢复腭部的生理功能,为正常的语言和吞咽等生理功能创造条件。

腭裂修复时间大都认为在3岁至学龄前较为合适。近年来有更多的人主张可在2岁左右患儿中进行修复手术。决定手术时应根据患儿的全身情况，考虑麻醉、手术方式、语音效果以及上颌骨发育等因素综合衡量确定，同时还要征得家长的同意。

(二)临床护理

1.术前护理

对患者进行全面评估、收集、记录、整理、建立完善的评估档案。

(1)腭裂修复术操作较复杂，创伤较大，失血较多，术后并发症亦较严重。因此，对患儿应进行全面评估，收集资料，制订护理实施计划等，建立完善的评估档案，术前协助医师进行严格的体格检查，如送检、肝功、乙型肝炎表面抗原、血常规及心、肺功能等。并测试听力、智力、发育等情况，便于制订序列治疗护理计划。

(2)腭裂患儿常伴有语言障碍及进食困难，家长往往有负疚感，对患儿较宠爱、娇惯，此，患儿依赖性强且较任性。又由于常受到别人歧视，家属及幼儿心灵上均有自卑感，因此，应设法鼓励患儿及家长树立信心，耐心讲解手术过程及手术方式。告诉家长患儿术后要保持安静，不能哭闹，只能吃冷或温的流质饭，以防切口复裂，取得患儿及家长的配合。讲解术后经过系统语言训练，可以达到或接近正常发音，进行正常的语言交流等。

(3)腭裂患儿因鼻腔对空气的加温过滤作用差，因此，要求病室空气新鲜、整洁、温度不应低于 20 ℃，相对湿度应保持在 50%以上。患儿及陪护人员应洗澡更衣、剪指甲，保持卫生。

(4)细致观察口腔及鼻腔咽部是否有炎症存在，如有上呼吸道感染、发热、局部皮肤黏膜异常，应首先清除病灶，再行修复。

(5)为预防感染，术前应清洁口腔。成人术前 3 天行牙周洁治术，儿童术前 3 天用复方硼酸溶液漱口，每天 3 次，如不能自理漱口的患儿，可行口腔护理；氯霉素眼药水滴鼻或用其棉签擦拭鼻腔，成人剪鼻毛。术前 1 天或当天遵医嘱给予适当抗生素、备血、根据需要制备好腭护板或腭护膜。儿童一般选择气管内插管全麻术，术前 6 小时禁食，4 小时禁水。

2.术后护理

(1)严密观察喉头水肿及伤口有无出血，患儿全麻术后血氧饱和度常低于正常，故应常规吸氧，并观察心率、呼吸变化。因咽部疼痛不敢吞咽，口腔内常集有分泌物，应随时吸出，吸引时要将吸痰管放在下颌龈颊沟间，避免吸出填塞的碘仿纱条。

(2)幼儿的肌力弱，在昏睡时可发生舌后坠，妨碍呼吸。又因气管插管压迫刺激手术创伤，可造成喉头水肿、痉挛、严重者可发生窒息，因此应常规准备舌钳及气管切开包。

(3)全麻清醒后 4 小时，可给少量温开水，如无呛咳和呕吐可给温流质饮食，如牛奶、豆奶、米汤等。术后2 周内给流质饮食，第 3～4 周给半流质饮食，第 5 周可给普通饮食，流质饮食期间应供给足够的热量，蛋白质、维生素、微量元素及水分。食欲差的患儿，可适当服用助消化药、并常规由静脉输入抗生素、补充水分及电解质，必要时可输全血或血浆等，以保证营养供给，促进刀口愈合。

(4)保持口腔及局部伤口清洁，预防感染。每次进食毕均应饮用温开水或行口腔护理，并用生理盐水或其他黏膜消毒剂轻涂伤口。同时观察松弛切口内碘仿纱条是否脱出。用腭护板或腭护膜的患者，应观察是否合适，有无脱落等。

(5)腭裂修复术后常伴咽部肿痛，造成吞咽困难，可用 100～150 mL 生理盐水内加庆大霉素 800 000 U、糜蛋白酶 5 mg、地塞米松 5 mg，行超声雾化吸入，每天 2 次。也可用上述溶液行喉头喷雾，消炎、止痛。

(6)为争取手术成功,应向患儿或其家长耐心说明、手术后1个月内不要大声哭叫,不能用手抓摸伤口,避免受凉,预防感冒咳嗽。因为这些动作均能引起腭肌收缩、张力增大、影响伤口愈合,甚至复裂。一般情况在术后10～12天,即可分次取出松弛切口内碘仿纱条,在取出后2小时内禁饮食。

3.并发症的护理

(1)呼吸道阻塞:呼吸道阻塞的原因基本同唇裂修复术,但腭裂手术创伤更大,而且还有的采用腭裂修复加咽腔环扎成形术,因此术后患儿常在睡眠中发生憋气或鼾声,这是由于咽腔缩小后不适应所致。因此可采取改变患儿体位,适时唤醒等措施逐渐适应,同时应向其家长说明这些现象是本手术经常出现的情况,随着时间的推移会逐渐缓解,如憋气严重,半年以上不能缓解者。可行咽腔环扎松解术。

(2)出血也是该手术的并发症,发现出血应通知医师查找原因,并进行局部止血或药物止血。术后较晚期出血,应及时止血并行抗感染症处理。

(3)创口复裂或穿孔是腭裂手术的并发症之一,腭部小穿孔,常可随创口愈合而自行缩小闭合,复裂或较大穿孔,可于半年至1年后再行二期修复术。

(三)康复护理

腭裂经外科手术进行修复后,只能为重建腭部解剖形态,封闭裂隙,恢复腭部的生理功能创造条件,其正常语音,吞咽功能的恢复还要进行治疗和训练。

1.语音治疗

腭裂患儿语音治疗的目的是预防、治疗及协助治疗发育异常,建立与年龄相当的正确的语音产生形成。语言治疗的成功取决于对发音错误的正确诊断,并且是建立在正常发音解剖结构基础之上。因此在治疗前应详细检查患儿发音器官是否正常,腭咽闭合是否完善,语音习惯形成的原因、有无心理障碍,明确患儿病理语音的类型及形成原因,从而确定有效的治疗方法。

语音治疗一般在术后2个月即可开始训练,训练应该循序渐进,逐步建立唇、舌、腭、咽、下颌的协调运动,建立和巩固正确的语音条件反射。为提高患儿语音治疗的兴趣,可以采取集体教学与个别辅导相结合的方式。训练的第一步是增强腭咽闭合的功能,其次是增强节制呼气的功能,然后才练习发音。

(1)增强腭咽闭合的功能:①以拇指由前向后按摩腭部,使其加长、变软和更灵活。②做干呕、打呵欠和高声发“啊”音,使软腭抬高,腭垂与咽后壁接触。③使唇、舌、下颌做开、闭、回旋和摇摆,训练其协调动作。④深吸气紧闭唇,将肺内空气送入口腔,在口腔内气压达到最大时开启口唇,用力将气喷出,训练增加口腔内的压力。

(2)增强节制呼气的功能:在腭咽肌肉收缩力增强,口腔压力接近正常时,使患儿持续而有节制的呼气,可作吹蜡烛,吹气球,吹口琴、吹管状乐器等。

(3)学读拼音文字:这种练习最困难,最重要,要循序渐进,不可急躁,可从学发元音开始,再发辅音。

(4)在正确掌握拼音文字的发音后,学习常用单字拼音。

(5)尝试读句和谈话:先慢读,要求字字清晰准确,然后加快速度。也可以先练唱歌、朗诵、大声读书读报,再练习谈话。

2.正畸治疗

腭裂患儿正畸治疗的目的是预防牙列畸形,阻止组织移位,矫治已经移位的组织,以及使腭裂裂隙变窄和促进发育不足的组织正常发育等。正畸治疗可分手术前，手术后到乳恒牙交替期以及恒牙期3个阶段。

(1)手术前正畸治疗：临床实践证明，早期接受正畸治疗不但可以恢复吸吮功能，便于喂养。而且，前牙槽突的裂隙明显缩小，可为手术修复创造有利条件；同时牙弓排列较有规则，有利于改善咬合关系。对于前颌前唇前突的患儿，可采用简单压迫法，选宽1.0 cm的松紧带，自前唇向颈后，两缝端以挂钩固定，橡皮筋的弹力适度，以前唇皮肤、红唇不苍白缺血和红唇不淤血变紫为宜，弹力压迫10～20天，前突即可得到矫正，即行手术。为了矫治牙槽嵴裂并促使腭裂裂隙变小，婴幼儿可使用简单腭托，利用裂隙倒凹固定，可收到封闭硬腭裂隙或促进裂隙变小的效果，为手术提供便利条件。对于伴有牙弓狭窄的腭裂患儿，可采用带扩弓弹簧的腭托。

(2)手术后到乳恒牙交替期治疗：此期仍应继续戴用矫治器，保持牙弓宽度。并定期随访，按照个体发育情况择期更换，必要时配合上牙弓扩大，预防错㭬形成或改善错㭬的严重程度。

(3)恒牙期矫治：一般在14岁以后进行，根据患儿的错㭬类型和严重程度进行设计，可选用固定矫治器或活动矫治器。矫正时间较长，待牙列排齐，咬合关系稳定后，最好在牙槽嵴裂隙部位进行植骨，以保持牙弓的稳定性，缺牙区应做永久性修复。

3.耳科治疗

腭裂患儿存在听力障碍，对腭裂患儿进行听力检查，发现中耳病的性质、程度、病因并及时进行治疗，对于腭裂患儿的语言功能的改善和智力发育具有重要意义。

腭裂患儿应定期进行中耳功能检查，若发现中耳疾病，可采用保守治疗，即用0.5%～1%氯麻液滴鼻每天3～4次，并同时配合服用抗炎药物，这样能减轻咽鼓管咽口炎性水肿，减轻对咽鼓管的阻塞程度。另外，还可采用鼻咽纤维镜向咽鼓管注射药物，γ-糜蛋白酶400 U，地塞米松5 mg，加氯麻液稀释至4 mL，药物注射后再注入空气3 mL，使药液全部进入咽鼓管及鼓室内，嘱患儿保持侧卧位10～15分钟，后下床活动，反复做吞咽动作，促使药液从鼓室排出，从而使咽鼓管炎症消退，恢复引流功能，以利鼓室积液的排出。同时还可改善咽鼓管的高度负压状态，使其向低度负压成正压转变。此外，对于腭裂患儿应避免使用庆大霉素、链霉素等耳毒性药物，以免进一步加重中耳疾病。

4.心理治疗

腭裂患儿一出生就面临着喂养困难和手术治疗等问题，随着生长发育逐渐出现发音障碍、牙㭬畸形、面容缺陷等，这就易使患者产生强烈的自卑心理。此外，手术治疗的痛苦使其对医护人员恐惧、疏远，长期综合治疗形成的精神压抑，疗效不佳或治疗失败，造成的失望、信心不足等均可造成心理变态，并可造成一些严重的心理社会学问题。使患儿及其家人的生活质量受到严重的影响。因此唇腭裂患儿的心理适应性、功能独立性及生活质量等一些问题应受到高度重视。患儿一出生即应开始对其父母进行支持性的精神心理咨询，以帮助他们克服失望、内疚及愤怒等不良情绪。在制订治疗方案时，应尽量争取患儿父母的积极配合。父母与医护的合作程度往往会成为决定治疗成败的关键。另外，在治疗过程中，医护人员应具有高度责任心、同情心、细心、耐心，能及时针对患儿的各种心理精神状态给予安排、关怀、启发、诱导、鼓励，以调动患儿的积极性坚持配合治疗至成年。

(钟令凤)

第七节　下颌骨骨折

一、概述

下颌骨骨折是由于下颌骨受到暴力外伤所致。临床表现为骨折段移位、出血和血肿、咬合紊乱、张口受限、局部水肿、疼痛等，致使咀嚼、呼吸、吞咽、语言等功能障碍。颌骨骨折治疗原则：先救命，后治伤，全身情况稳定后，尽早行骨折的精确复位。

二、病情观察与评估

（一）生命体征

监测生命体征，观察有无发热、呼吸异常、血压下降。

（二）症状体征

（1）观察有无面部肿胀、张口受限、下颌骨异常运动、咬合错乱及疼痛等，颌面部出血及面部塌陷情况。

（2）有无下颌体骨折引起的舌体后坠而导致的呼吸困难。

（3）是否合并颅脑损伤，有无脑脊液耳鼻漏。

（三）安全评估

（1）评估患者有无因舌后坠而导致窒息的危险。

（2）评估患者有无因持续疼痛或功能障碍而导致跌倒/坠床的危险。

（3）评估患者有无担心预后导致的焦虑。

三、护理措施

（一）术前护理

1.完善检查

协助完成CT、胸片、心电图、口腔曲面断层片、血液常规检验等。

2.卧位与活动

采取坐位、俯卧位或者侧卧位，头偏向健侧。

3.呼吸道护理

（1）保持呼吸道通畅，遵医嘱给予吸氧，心电监护。

（2）下颌体粉碎性骨折或双侧下颌体骨折引起舌后坠出现呼吸困难时，可用粗线或舌钳牵拉舌体，无缓解可安放口咽通气管或紧急气管切开。

4.口腔护理

保持口腔清洁，漱口液含漱。

5.饮食护理

半流质或流质，张口受限进食困难者给予代金氏管喂食，必要时给予鼻饲。

6.心理护理

讲解疾病相关知识，检查的目的、手术方法、步骤及注意事项，消除患者紧张恐惧的心理，积极配合治疗。

7.访视与评估

了解患者基本信息和手术相关信息，确认术前准备完善情况。

8.患者交接

与手术室工作人员核对患者信息、手术部位标识及患者相关资料，完成交接。

(二)术后护理

1.体位与活动

协助患者半卧位休息，头偏向健侧，以免骨折处受压；适当翻身活动四肢，深呼吸咳嗽，病情稳定后早期下床活动，避免压疮和坠积性肺炎发生，增加舒适感。

2.保持呼吸道通畅

(1)观察生命体征，给予吸氧、心电监护及血氧饱和度监测。

(2)术后 48 小时内冰敷减轻术区出血、肿胀、疼痛，若伤口周围肿胀明显、加压包扎过紧引起呼吸困难、敷料渗血较多时应及时通知医师协助处理。

3.伤口护理

观察患者张口度，咬合关系恢复不良时予颌间牵引，可避免骨折断端移位，利于咬合关系恢复。

4.管道护理

妥善固定，做好标识，保持引流通畅，观察记录引流液的量、颜色及性状，防止扭曲、打折和脱落。

5.饮食护理

给予温凉流质或半流质饮食，张口受限者可用代金氏管喂食，必要时给予鼻饲，忌辛辣刺激食物。

6.口腔护理

餐后先用温开水漱口，再用漱口液含漱，颌间牵引患者行口腔护理或口腔吊瓶冲洗。

四、健康指导

(一)住院期

告知患者颌间固定后咀嚼肌群的疼痛不适为肌肉力量平衡重建期间的正常反应，勿紧张。

(二)居家期

(1)告知患者洗头淋浴时水温不宜过高；睡眠时适当抬高头部，减轻局部肿胀。

(2)半年内禁咬硬物，避免单侧咀嚼；颌间牵引拆除后进半流质饮食或软食，以免影响骨折愈合。

(3)颌骨骨折张口训练的方法：①告知张口受限的患者术后 1 周可行张口训练，将训练工具(勺子、木楔、开口器)从臼齿放入双侧磨牙咬紧，以不疼痛为宜，每次 10～15 分钟，每天 2～3 次。②颌间牵引患者第 3 周，进食时可逐渐去除牵引的橡皮圈，以锻炼咀嚼功能；第 4 周可完全去除牵引的橡皮圈，缓慢进行张口练习，张口度由小逐渐增大；第 5 周到第 6 周，拆除固定的牙弓夹板，逐渐进行张口练习至正常张口度。

(4)术后 7～10 天拆线，出院后 1 个月、3 个月、1 年复查，3 个月内避免剧烈活动、挤压碰撞患处，如发生结扎丝脱落、松解或断裂，咀嚼时颌骨、牙齿疼痛，切口部位如有红、肿、疼痛及其他异常及时就诊。

(钟令凤)

第十五章

社 区 护 理

第一节　社区与社区护理

随着医药卫生体制改革不断深入，发展和完善社区卫生服务已成为我国医药卫生工作的长期发展目标之一。社区卫生服务是促进和维护全民健康的基本保障，社区护理是社区卫生服务的重要组成部分，为社区居民提供预防、保健、疾病护理、康复、健康教育等综合性护理服务。家庭是社区的基本单位，家庭与健康之间存在相互依存的关系，家庭健康关系到个人和社区的整体健康。因此，作为提供社区卫生服务的主力军，社区护士必须掌握社区与社区护理、家庭与家庭生活周期等基本概念和相关理论，促进个人、家庭及社区的整体健康。

一、社区

(一)社区特点

1.人口要素

人口要素是社区的主体，是形成社区的核心条件，包括社区人口的数量、构成和分布，反映社区内部人口关系和社区整体面貌。

2.地域性

地域性是社区存在和不断发展的前提，是构成社区的重要条件，决定着社区的根本性质和发展。世界卫生组织认为，一个有代表性的社区，面积为 5 000～50 000 km^2。在我国，城市社区一般按照办事处管辖范围划分，以街道、居委会为基本单位；农村社区一般以乡(镇)和村划分。

3.同质性

同质性是社区重要的文化要素。同一社区的成员一般具有相似的文化背景、行为背景、价值观念、风俗习惯，且利益相关，易产生相同的生活方式、行为规范、社会意识及文化氛围等。随着社会发展，人们的居住环境不断变化，同质性正在逐渐降低。

4.生活服务设施

生活服务设施是社区居民赖以生存的基础，也是构成社区的基本条件，将社区内居民紧密联系在一起。社区服务设施主要包括居民住所、生产单位、医疗机构、学校、娱乐设施、商业场所、交通和通信设施等。

5.管理机构和制度

管理机构和制度是维持社会秩序的基本保障。我国社区的基层管理机构为居委会和派出所,两者根据相关制度联合管理社区人群的社会生活事务,规范社区人群行为,帮助社区居民化解矛盾,解决问题。

(二)社区功能

1.经济生活功能

即生产、消费、分配、协调和利用资源,以满足社区居民生活需要。

2.社会化功能

个体在社区内社会化,成长为社会人,相互学习、影响,形成本社区的风土人情、价值观、行为方式等,而这些特有文化又会影响社区居民。

3.社会控制功能

社区的组织管理机构通过各项规章制度及行为规范,对社区居民进行约束、管理,从而保护社区居民安全、维持社区正常秩序。

4.社会参与功能

社区为人们提供生活、发展的空间,并依据空间及生活服务设施设立各种社会团体、组织活动,促使居民参与活动,产生凝聚力及团体归属感。

5.相互支援功能

社区作为一个在生活上相互关联的大集体,当社区内居民,尤其是妇女、儿童、老年人等特殊群体处于疾病及困难时,社区可根据其需要给予相应援助和支持。

二、社区卫生服务

(一)概念

社区卫生服务是以基层医疗卫生机构为主体,全科医师为骨干,合理使用社区资源和适宜技术,以人的健康为中心,以社区、家庭和居民为服务对象,以妇女、儿童、老年人、慢性病患者、残疾人、贫困居民等为服务重点,以需求为导向,以解决社区主要卫生问题、满足基本卫生服务需求为目的,融预防、医疗、保健、康复、健康教育、计划生育技术服务功能等为一体的,有效、经济、方便、综合、连续的基层卫生服务。

(二)特点

1.广泛性

社区卫生服务面向整个社区,服务对象是社区全体居民,包括健康人群、亚健康人群、高危人群、重点人群、残疾人群及患病人群,开展以个人、家庭与社区为中心的基本医疗和公共卫生服务。

2.综合性

针对社区各类不同人群的需要,社区卫生服务的内容由预防、医疗、保健康复、健康教育和优生优育技术服务等综合而成,并涉及生物、心理、社会各个层面。

3.主动性

社区卫生服务以主动服务、上门服务为主要形式,为社区居民提供健康服务。

4.连续性

社区卫生服务为居民提供的是覆盖生命各周期、疾病发生和发展全过程的基本卫生服务,不因服务对象某一健康问题的解决而结束,这决定了社区卫生服务具有长期性、连续性和动态性的特点。

5.可及性

社区卫生服务作为基层健康服务的性质,决定了其在时间、地点、服务内容、服务价格等各方面要符合服务对象的需求。同时,基层医疗卫生机构距离居民家庭较近,与医院卫生工作人员相比,社区卫生工作人员通常更熟悉居民的健康情况,更容易为社区居民提供及时、便捷的服务。

6.协调性

社区卫生服务范围广、内容多,不仅需要多专业、多部门人员共同合作,还需要整合、协调、利用社区内外资源及动员公众参与来实现。

(三)内容

社区卫生服务的工作内容可概括为"六位一体",即集社区预防、保健、医疗、康复、健康教育及优生优育技术指导为一体的医疗卫生服务网络体系,其综合功能适合医疗保健的多种要求。社区卫生服务工作内容可归纳为公共卫生服务和基本医疗卫生服务两大方面。

1.公共卫生服务

我国公共卫生服务是社区卫生服务的一部分,以协助政府研究制订公共卫生发展战略和优先干预为重点。主要包括:①社区卫生状况调查及指导;②居民健康档案管理;③健康教育与健康促进工作;④预防接种;⑤妇女、儿童、老年人、慢性病患者、残疾人等重点人群的保健服务;⑥严重精神障碍患者管理;⑦肺结核患者健康管理;⑧中医药健康管理;⑨传染病等突发公共卫生事件报告和处理;⑩卫生计生监督协管。

2.基本医疗卫生服务

主要包括:①一般常见病、多发病的诊疗和护理;②社区现场应急救护;③家庭出诊、家庭护理、家庭病床等家庭医疗服务;④与综合医院和专科医院建立定点协作关系,提供会诊及双向转诊服务;⑤康复医疗服务;⑥临终关怀服务;⑦政府卫生行政部门批准的其他适宜医疗服务。

(四)机构设置

社区卫生服务机构设置要严格执行国家对医疗卫生机构的管理法规,机构设置审批程序须依法严格执行准入制度,省辖市级卫生行政部门具有审批权限。社区卫生服务机构网络由提供综合性服务的社区卫生服务中心、社区卫生服务站和提供专项服务的专业卫生服务机构组成,其中社区卫生服务中心和社区卫生服务站是主体,其他专业卫生服务机构是补充。社区卫生服务机构的覆盖情况应综合考虑社区内服务人口、服务半径、卫生服务资源等因素,科学、合理地规划并健全社区卫生服务网络。社区卫生服务机构业务用房、床位、基本设备、常用药品和急救药品应根据社区卫生服务的功能、居民的需求配置,卫生人力资源应按适宜比例配置。

1.社区卫生服务中心

(1)设置范围:原则上要求按照每 30 000~100 000 居民或街道办事处所管辖的范围设置一个社区卫生服务中心。在人口较多、服务半径较大、社区卫生服务中心难以覆盖的社区,可适当设置社区卫生服务站。人口规模>100 000 人的街道办事处,应增设社区卫生服务中心。人口规模小于 30 000 人的街道办事处,其社区卫生服务机构的设置由区(市、县)政府卫生行政部门确定。

(2)面积及床位配置：社区卫生服务中心的建筑面积≥1 000 m^2，公共卫生服务用房和基本医疗卫生服务用房面积应为1∶1。社区卫生服务中心原则上不设住院病床，可根据实际情况设定一定数量的以护理康复为主要功能的病床，每设1个床位至少增加30 m^2建筑面积，但不能超过50个床位。如需设置季节性传染病门诊，要增加相应的建筑面积。

(3)科室及设备配置：至少设有临床科室(全科、中医、康复治疗、抢救室、预检分诊室)、预防保健科室、医疗技术及其他科室。设备配置包括诊疗设备、辅助检查设备、预防保健设备、健康教育设备及其他设备。

(4)人员配备：根据服务功能、服务人口、居民服务需要，按照精干、效能的原则设置卫生专业技术岗位，配备适宜学历与职称层次的从事全科医学、公共卫生、中医(含中西医结合)等专业的执业医师和护士，药剂、检验等其他有关卫生技术人员根据需要合理配置。要求从事社区卫生服务的专业技术人员必须具备法定执业资格，医护人员在上岗前需接受全科医学及社区护理等知识培训。社区卫生服务中心的全科医师与护士人数按1∶1的标准配备，辖区人口每万人至少配备2名全科医师和2名社区护士；其他人员不超过社区卫生服务中心人员编制总数的5%。

2.社区卫生服务站

在社区卫生服务中心的统一管理和指导下，承担所辖社区范围内人群的基本公共卫生服务和普通常见病、多发病的初级诊治、康复等工作。社区卫生服务站的面积≥150 m^2，原则上不设住院病床，至少设诊断室、治疗室与预防保健室，有健康教育宣传栏等设施，符合国家卫生标准及无障碍设计要求。其他参照社区卫生服务中心设置指导标准。

3.其他专业卫生服务机构

可提供专项的社区卫生服务。例如，老年健康服务机构(敬老院、老年康复护理机构等)，主要为需要照顾但家庭无力承担的老年人提供治疗和护理服务；康复服务机构主要为慢性病患者、丧失功能患者进行持续的治疗和照顾，使其功能得到最大限度的恢复，提高患者的生活自理能力和参与社会的功能。如脑卒中患者经过医院的治疗、病情趋于稳定后，如需要进一步接受康复治疗，就可以回到社区，接受社区康复机构的继续服务。

三、社区护理

(一)社区护理的概念

社区护理起源于公共卫生护理。美国护理协会将社区护理定义为将公共卫生学及护理学理论和技术相结合，用以促进和维护社区人群健康的一门综合学科。我国根据社区卫生服务现状，将社区护理定义为综合应用护理学和公共卫生学的理论与技术，以社区为基础、以人群为对象、以服务为中心，将医疗、预防、保健、康复、健康教育、优生优育等融于护理学中，并以促进和维护人群健康为最终目的，提供连续性的、动态性的和综合性的护理服务。

(二)社区护理的特点

1.以健康为中心

社区护理以促进和维护人群健康为中心，作为临床护理工作的延伸，同时更侧重于积极、主动的预防，以基本卫生保健为主体，提高社区人群的健康水平。

2.更关注家庭、群体

个体是社区护理的服务对象，家庭和群体更是社区护理工作的重点。社区护士通过收集、分析家庭和群体的健康状况，找出健康问题和健康需求，以解决家庭和群体的主要健康问题。

3.广泛性与综合性

社区护理的服务对象广泛。社区人群在健康问题上存在很大差异，这决定了社区护理工作是对社区个人、家庭、群体提供集卫生管理、社会支持、家庭护理、个人防护、心理健康于一体的广泛性及综合性的服务。

4.独立性与自主性

社区护士工作范围广，涉及内容多，护理场所分散，需具备独立判断服务对象健康问题并解决问题以及处理突发事件的能力，独立性、自主性较强。

5.长期性、连续性和可及性

社区护士可在不同时间、空间范围为居民提供连续的、系列的整体护理，在地域、时间、心理及经济等方面对社区居民都是便利的。

6.协作性

社区中影响居民健康的因素可能需要多个部门才能解决，在全科医师责任制模式下，社区护士不仅需要与全科医师、公共卫生医师、康复师及团队内的其他护士等团队成员密切合作，还要与当地行政、福利、教育、厂矿等多部门人员通力合作。

(三)社区护理的工作内容

1.基本医疗卫生服务

承担社区就诊、住院患者的病情观察、基础护理、专科护理、健康教育、心理护理和康复指导等服务。

2.健康教育与咨询服务

根据签约居民的健康需求、季节特点、疾病流行情况等，通过门诊服务、出诊服务、网络互动平台等途径，采取面对面、社交软件、电话等方式，提供健康咨询、个性化健康教育、集体健康教育、科普等。

3.健康管理服务

对签约居民开展健康状况评估，在评估的基础上制订健康管理计划，包括健康管理周期、健康指导内容、健康管理计划成效评估等，并在管理周期内依照计划开展健康指导服务等。

4.公共卫生服务

参与涵盖国家基本公共卫生服务项目和规定的其他公共卫生服务，如健康档案的建立与管理，计划免疫和预防接种，社区儿童、妇女、老年人等重点人群预防保健服务，社区慢性病患者、传染病患者及精神障碍患者护理管理服务等。

5.预约及转诊服务

通过现场、信息平台、社交软件等多种预约方式，配合全科医师为签约居民提供本机构的门诊预约、专科预约、预防接种及其他项目的预约服务。对在社区无法进行妥善抢救、治疗、管理的患者，配合全科医师提供转诊服务，安全、及时地转诊到相关医疗机构。

6.出诊服务

按规范在服务对象居住场所提供可及的治疗、康复、护理、安宁疗护、健康指导及家庭病床等服务。

7.促进医养融合发展

促进签约居民健康管理服务与居家、社区、机构养老紧密结合，深入养老机构、社区和居民家庭开展老年保健、老年慢性病防治和康复护理。

8.其他

参与社区紧急意外事件的处理和预防、社区卫生监督管理、社区协调等相关工作。

(四)社区护士角色及岗位胜任力

1.社区护士的任职条件

社区护士是指在社区卫生服务机构及其他有关医疗机构从事社区护理工作的护理专业人员。任职条件如下:①具有国家护士执业资格并经注册;②通过地(市)级以上卫生行政部门规定的社区护士岗位培训;③独立从事家庭访视护理工作的社区护士,应具有在医疗机构从事临床护理工作5年以上的工作经历。

2.社区护士的角色

社区护士的工作对象、范畴、性质与医院临床护士有所不同。社区护士在不同场合、不同情况、不同时间内承担着多种角色,需要应用知识和技能完成各种角色所赋予的义务及责任。社区护士常承担的角色包括照护者、执行者、教育者、协调者、管理者、研究者等。

3.社区护士岗位胜任力

社区护理的工作范围、社区护士的职责和角色对社区护士的能力提出了更高的要求。社区护士不仅要具备一般护士所应具有的护理基本能力,而且要特别加强以下几种能力的培养。

(1)综合护理能力:社区护士健康照护范围很广,因此要具有丰富的护理、康复、公共卫生知识,熟练的护理技能,熟悉护理程序、流行病学知识、护理科研,并且能够用心理学、行为学、教育学知识对社区居民进行健康教育和行为干预。

(2)人际交往和沟通能力:社区护士需要与不同文化背景、观念、年龄、家庭的社区居民、社区管理者、媒体及其他社区工作者密切合作,因此具备良好人际交往和沟通能力,才能更好地开展工作。

(3)独立解决问题能力:社区护士不同于医院护士,在很多情况下需要独立进行各种护理操作、运用护理程序、开展健康教育、进行指导或解答咨询,尤其是应对社区紧急事件,因此独立判断及解决问题的能力尤为重要。

(4)预见能力:即预见患者与自身风险的能力。社区护士在为患者提供服务过程中,需要在问题发生之前发现潜在危险,主动采取防范措施,减少或规避问题的发生。

(5)组织、管理能力:社区护士作为社区护理的主要执行者,除了为患者提供直接护理服务外,还需要积极协调社区资源,组织开展各种形式的健康促进活动,所以具备基本的组织、管理能力是对社区护士的基本要求。

(6)科研、创新能力:社区护士应在工作中收集资料,发现问题,不断获取本专业相关的新知识,在社区护理实践中,善于总结经验并提出新的观点,探索适合我国国情的社区护理模式。

(7)自我防护能力:社区护士应具备相关的法律、伦理意识,自觉遵守各项法律法规、护理规范及规章制度,提高自我防护意识与能力,在社区护理工作中保障患者、居民与自身安全。

(五)我国社区护理的发展

社区护理起源于西方国家,是由家庭护理、地段护理及公共卫生护理逐步发展、演变而成的。追溯社区护理发展的历史,可将其发展过程划分为4个阶段,即家庭护理阶段、地段护理阶段、公共卫生护理阶段和社区卫生护理阶段。20世纪80年代末期,我国社区护理随着社区卫生服务的开展而发展起来。近年来,随着我国医疗卫生体制改革的不断深化和推进,我国社区卫生服务和社区护理也有了长足的发展。

1.社区护理服务模式和内容更丰富

根据市场需要,研究开发多元化社区护理服务模式和服务功能,鼓励大型医院通过建立护理联合团队等发挥优质护理资源的辐射效应,带动基层医疗卫生机构提高护理服务能力,特别是健康管理、康复促进、老年护理等方面的服务能力,促进医养结合、安宁疗护、精神护理、残疾康复保健、中医药适宜技术等护理服务业务的发展。

2.社区护理服务效果更精准、便捷

随着基层首诊和分级医疗制度的推行,居民常见病、多发病的基本诊疗需求在社区得到有效解决。双向转诊建立了基层医疗卫生机构与大医院之间的通道,不仅设立了医院与社区联动的家庭病床,还加强对社区护士的伤口造口、外周中心静脉导管维护、糖尿病等专科培训,在社区卫生服务中心开设专科护理门诊,为患者提供护理、自我观察及自我维护的指导、日常生活指导及健康咨询等服务,满足各类患者的延续性护理需求。

3.社区护理质量管理体制更加完善

强化政府主导作用,构建社区卫生服务与社区护理法律体系,使社区护理相关政策、法规及管理标准逐渐形成及完善。加强在岗社区护士规范化培训制度与人员准入制度建设,逐步建立健全社区护理质量管理及绩效考评制度,有效促进社区护理服务高效、优质地发展。

4.社区护理学科及社区护理队伍不断发展

社区护理学已成为护理人才培养的核心课程,社区护理实践能力培养已成为护理专业教育、专业评估的重要内容之一,社区护理领域的学科建设及专科人才培养不断满足着社会对社区护理人力的需求。

(田秀娟)

第二节　居民健康档案

健康档案是社区卫生机构和乡村卫生院为城乡居民提供社区卫生服务过程中的规范记录,是以居民个人健康为核心、家庭为单位、社区为范围,贯穿整个生命过程、涵盖各种健康相关因素的系统化文件记录。是居民享有均等化公共卫生服务的重要体现,也为各级政府及卫生行政部门制定卫生服务政策提供重要的参考依据。基层医务人员以健康档案为载体,为城乡居民提供连续、综合、适宜、经济的公共卫生服务和基本医疗卫生服务。

一、居民健康档案的建立及内容

(一)建立居民健康档案的意义

居民健康档案是开展基本公共卫生服务和基本医疗服务的重要记录资料,在保证服务质量、科研教学等方面均有十分重要的作用,其意义在于以下方面。

(1)掌握居民一般状况,包括健康水平、危险因素、家庭问题以及可以利用的家庭和社区资源;为制订治疗方案、预防保健计划提供依据。

(2)及时汇总医疗卫生服务信息、更新健康档案,动态记录居民健康状况评价居民、家庭健康状况。

(3)评价社区卫生服务质量和技术水平的工具之一。

(4)系统而规范的居民健康档案为医学教学、科研提供实践依据。

(二)居民健康档案的建立方法

1.建档对象

以辖区内常住居民,包括居住半年以上的户籍及非户籍居民,以0～6岁儿童、孕产妇、老年人、慢性病患者和重性精神疾病患者等人群为重点。

2.建档方法

为居民建立健康档案的方法很多,入户建档是常用的方法,尤其是为上班族建档,但更应该充分利用各种机会首先为重点人群建立健康档案。比如辖区居民到乡镇卫生院、村卫生室、社区卫生服务中心(站)接受服务时,或通过入户服务(调查)、疾病筛查、健康体检时等,应及时宣传建档的意义,并为之建立健康档案。

3.建档原则

首先应以政策引导、居民自愿为原则,其次要突出重点、循序渐进。优先为老年人、慢性病患者、孕产妇、0～6岁儿童等建立健康档案。建档时更应资源整合、信息共享,以基层医疗卫生机构为基础,充分利用辖区相关资源,共建、共享居民健康档案信息,逐步实现电子信息化。

4.建档流程

居民在利用社区卫生服务常规门诊时建立健康档案,并进行建档后的第一次健康体检。

(三)居民健康档案的内容

在我国,健康档案内容分成3个部分,即居民健康档案、家庭健康档案、社区健康档案。从下面案例中可以了解到居民健康档案、家庭健康档案内容。规范的健康档案应包括以下基本内容。

1.居民健康档案

个人健康档案的内容包括个人基本信息、健康体检、重点人群健康管理记录和其他医疗卫生服务记录。

(1)个人基本情况。①人口学资料:姓名、年龄、性别、住址、电话、受教育程度、职业、婚姻、种族、经济状况、身份证号、医疗保险号等。②健康行为资料:吸烟、饮酒、饮食习惯、运动、就医行为等。③临床资料:疾病史、心理状况和家族史等基础信息。

(2)健康体检:周期性健康体检,含一般物理检查及部分辅助检查项目,了解健康状况,进行健康评价,目的是早期发现常见的疾病及危险因素及时采取防治措施,提高生活质量。

(3)重点人群健康管理:包括国家基本公共卫生服务项目要求的0～6岁儿童、孕产妇、老年人、慢性病和重性精神疾病患者等各类重点人群的健康管理记录。

(4)其他医疗卫生服务记录:包括上述记录之外的其他诊疗、会诊、转诊记录等。

总之与居民健康管理有关的资料均应归入居民健康档案中,如非药物干预记录、老年自理评估记录、老年居家环境安全评估记录等均应归入居民健康档案中。

2.家庭健康档案

家庭健康档案是以家庭为单位,记录其家庭成员和家庭整体有关健康基本状况、疾病动态、预防保健服务利用情况的系统资料。

包括家庭基本资料、家系图、家庭生活周期、家庭主要问题目录、问题描述等。

(1)家庭基本资料:包括家庭住址、电话、人数及家庭其他成员基本信息,与户主关系,按照年龄大小依次填写。

(2)家系图:以绘图的方式表示家庭结构及各成员的关系、健康状况等,是简单明了的家庭评价综合资料。

(3)家庭生活周期:从建立家庭至家庭成员死亡,通常家庭生活经过8个阶段,每个阶段包含了正常和可预见的转变,但还会遇见不可预见的危机,如夭折、离婚、失业、患上慢性病等,因此会使家庭生活的阶段发生变异,如离婚、再婚,独生子女离家上学、工作使家庭立即进入空巢家庭等。

(4)家庭主要问题目录:记录家庭生活周期各个阶段存在或发生的重大生活压力事件。记载家庭生活压力事件及危机的发生日期、问题。按发生的年代顺序逐一编号记录。

3.社区健康档案

社区健康档案是以社区为基础的卫生保健服务的必备工具,是了解社区卫生工作状况、确定社区中主要健康问题及制订卫生保健计划的重要资料。

通过居民卫生调查、现场调查和现有资料收集等方法记录反映社区主要环境特征、影响居民健康问题以及解决问题可利用的资源,确定社区的疾病防治重点和健康优先解决的问题。

社区健康档案包括社区基本资料、卫生服务资源、卫生服务状况、居民健康状况等几个部分。

二、健康档案的应用与管理

(一)健康档案的应用

按照国家基本公共卫生服务规范要求,下列情况均应使用健康档案。

(1)已建档居民到乡镇卫生院、村卫生室、社区卫生服务中心(站)复诊时,应持居民健康档案信息卡(或医疗保健卡),在调取其健康档案后,由接诊医师根据复诊情况,及时更新、补充相应记录内容。

(2)入户开展医疗卫生服务时,应事先查阅服务对象的健康档案并携带相应表单,在服务过程中记录、补充相应内容。已建立电子健康档案信息系统的机构应同时更新电子健康档案。

(3)对于需要转诊、会诊的服务对象,由接诊医师填写转诊、会诊记录。

(4)利用健康档案中提供的信息进行生活方式、家庭存在问题等干预,并记录于健康档案中。

(二)健康档案的管理

健康档案应统一存放于城乡基层医疗卫生机构。根据有关法律法规,城乡基层医疗卫生机构提供医疗卫生服务时,应当调取并查阅居民健康档案,及时记录、补充和完善健康档案。做好健康档案的数据和相关资料的汇总、整理和分析等信息统计工作,了解和掌握辖区内居民健康动态变化,并采取相应的适宜技术和措施,对发现的卫生问题有针对性地开展健康教育、预防、保健、医疗和康复等服务。以居民健康档案为平台,促进基层医疗卫生机构转变服务模式,实现对城乡居民的健康管理。

基层医疗卫生机构应建立居民健康档案的调取、查阅、记录、存放等制度,明确居民健康档案管理相关责任人,保证居民健康档案的正确使用和保管。

居民健康档案的管理要遵守档案安全制度,不得损毁、丢失,不得擅自泄露健康档案中的居民个人信息以及涉及居民健康的隐私信息。除法律规定必须出示或出于保护居民健康目的,居民健康档案不得转让、出卖给其他人员或机构,更不能用于商业目的。

(三)社区护士对健康档案的利用

在开展社区护理工作中,社区护士通过利用社区居民健康档案,为居民提供及时、有效的护理。

1.社区护士对个人健康档案的利用

(1)建立、完善健康档案:在社区居民首次就诊时,社区护士收集个人的一般资料、健康状况、健康问题等信息,为社区居民建立个人及家庭档案。如果是儿童,应记录免疫接种情况,以便查漏补种;如果是孕妇,应记录孕期检查时间、内容等;慢性病患者的记录内容包括就诊时状态、医疗史、家族史、病情及治疗用药效果、饮食及运动习惯、嗜好等。当个人、家庭的基本情况(如住址、电话等)发生变动时,根据情况及时修订,以完善档案记录。

(2)追踪、补充随访记录:将社区居民接受护理照顾或疾病监测等动态信息及时录入健康档案,使个人健康信息动态、完整,为全科医师的诊疗提供依据。

2.社区护士对家庭健康档案的利用

(1)家庭健康评估:社区卫生服务是"以家庭为单位"的管理,通过对家庭健康档案的信息查询,使社区护士了解家庭的基本特征,家庭内、外环境,家庭结构和功能,从而对家庭的健康状态及影响健康的因素做出整体的评估,制订出护理管理计划。

(2)协助家庭成员适时调整角色,促进家庭支持:通过家庭健康档案,了解家庭成员的特点,动员家庭成员调整内、外资源来改善家庭功能,对慢性病患者在情感、经济、平衡膳食、合理运动等方面给予支持,缓冲慢性病患者的精神压力,解决健康问题。

3.社区护士对社区健康档案的利用

(1)社区健康评估:通过社区卫生诊断,评估社区人口群体特征,包括人口数量、构成、健康状况、职业和医疗保障等,掌握社区资源,根据社区健康问题,为制订社区健康教育计划、社区护理计划提供参考。

(2)对特殊人群进行干预管理:利用社区健康档案中的信息,对特殊群体进行健康管理,可以使工作效率显著提高。通过对健康档案中的慢性病高危人群、空巢老人、低保人群、职业人群等标识的检索,了解特殊人群的特点、生活方式、存在的躯体、心理等方面的问题,追踪、记录特殊人群的身体功能及精神变化,以便提供持续性的照顾和护理。

(3)开展流行病学调查,进行科学研究:健康档案可以提供完整、详尽、客观的居民健康资料,是流行病学调查和护理研究的重要参考资料。

(田秀娟)

第三节 社区慢性病患者护理的相关理论与应用

在社区慢性病管理的护理实践中,需要理论与模式来指导实践,以提高实践的科学性、可行性和有效性。本节主要介绍在慢性病管理中常用的理论和模式。

一、社会认知理论

(一)理论产生的背景与主要观点

美国著名心理学家班杜拉提出了社会认知理论,主要用于帮助解释人类复杂行为的获得过程。班杜拉认为,人们对其能力的判断在其自我调节系统中起主要作用,首次提出自我效能感的概念。班杜拉在总结前人的研究时发现，过去的理论和研究把主要注意力集中于人们知识获取或行为的反应类型方面，而忽视了支配这些知识和行为之间相互作用过程。班杜拉提出的社会认知理论认为，通过操控个体的个人因素、行为归因以及环境因素来影响行为本身的变化，其核心思想是强调人类的行为是个体与环境交互作用的产物。可归纳为以下四个观点。

1.观察学习

班杜拉认为，人类大多数的行为是个体通过观察他人(榜样或示范)对所受刺激发生反应并得到强化而完成的学习，即观察学习。观察学习包括四个基本过程：注意过程、保持过程、产出过程和动机过程。注意过程是指个人对外部环境的一些事物引起了兴趣；保持过程是个人将观察到的信息符号化，并将他们编码后储存在记忆中；在产出过程中，个人将储存的记忆符号选择、转化和表现为具体的操作和行为的外显过程；动机过程是个人通过记忆中的符号表征预计行动产出的结果，并在诱因的驱动下产出某种行为的愿望。班杜拉特别强调，行动的发生只有在内在意愿(动机)的前提下，并且这种内在意愿在很大程度上决定了观察、保持和行为再生成过程。

2.强化行为

强化行为形成后其巩固或终止取决于行为的强化(外部强化和内部强化)。外部强化来自他人的反应或其他的环境因素，若是正面反应，此种行为就会受到正强化，继续实行；反之，则终止。内部强化即自我调节，即人能依照自我确立的内部标准来调节自己的行为。自我调节包括自我观察、自我评价和自我体验三个阶段，它体现了在行为形成中个体具有主观能动性。

3.自我效能感

自我效能感是指人们关于自己是否有能力控制影响其生活的环境事件的信念，即个体对自己能否在一定水平上完成某一活动所具有的能力判断、信念或主体自我把握与感受。自我效能感是社会认知理论的核心内容。该理论认为，从个体的认知到行为的转变主要取决于自我效能感和预期结果。预期结果是指对采纳健康行为的益处的感知。自我效能感对行为的形成、改变极为重要，效能感越强，行为形成、改变的可能性就越大。

班杜拉认为有四个方面的因素影响自我效能感的形成和改变。①个体的行为结果：以往的成功经验能够提升个人的自我效能感，而多次的失败会使之降低。②模仿或替代：在社会生活中，许多知识经验不是通过亲身实践获得，而是通过观察与模仿他人行为而习得。榜样的行为和成就给观察者展示了达到成功所需要采取的策略，以及为观察者提供了比较与判断自己能力的标准。当看到与自己接近的人成功能促进自我效能感的提高，增加了实现同样目标的信心。③他人评价及言语劝说：在直接经验或替代经验的基础上进行劝说和鼓励的效果最大，而缺乏事实依据的言语劝告对形成自我效能感效果不明显。④身心状态：个体对生理、心理状态的主观知觉影响着自我效能感的判断。疲劳或疼痛、焦虑、害怕或紧张等易降低个体的自我效能感。其他如个人的性格、意志力等对自我效能感也有影响。

4.交互作用

根据社会认知论的观点，个体的行为既不是单由内部因素驱动，也不是单由外部刺激控制，而是由行为、个人、环境三者之间交互作用所决定的，因此社会认知理论又被称作交互决定论。交互决定论认为人有能力影响自己的命运，同时也承认人不是自己意愿的自由行动者。

(二)理论的应用

社会认知理论阐述了健康行为改变的社会心理学机制及促进其行为改变的方法，从理论上解释了人类复杂的行为，强调了认知性因素在行为改变中的作用。该理论作为一个实用的理论框架，广泛应用于解释健康行为的发生及影响因素，以及设计、实施改变健康行为的干预项目。该理论已被广泛应用于戒烟、成瘾行为、体育锻炼、疾病预防和康复等各行为干预领域。例如，某社区护士想帮助一组肥胖妇女减肥，护士指导她们要减少食物的摄入量，选择健康食品，以及加强体育锻炼。通过介绍有关均衡饮食和积极锻炼方面的可靠信息、一起分享真实的案例和成功减肥先后的照片对比，以此帮助她们形成减少食物摄取量和增加运动量能够达到减肥的预期结果，并维持其动机水平，以促成她们的目标行为。

自我效能感的提高广泛应用于关节炎、糖尿病、心脑血管疾病、高血压、终末性肾病、癌症、精神疾病等慢性病的康复治疗和护理中。目前国内外许多学者认为在自我效能感的基础上，进行慢性病的自我管理很重要，包括发展基础练习、认知训练、解决问题能力、思想交流能力等各个方面。如对慢性病患者进行健康教育时，以自我效能感理论为依据，帮助患者学习自我管理知识、技能和提高自信心，以及针对患者自我效能感水平和活动表现来制订个体化的护理干预措施等。

从班杜拉对自我效能感的定义可以看出，自我效能感可通过特定的任务、活动或具体的情景来测量。以自我效能理论为框架编制的一般自我效能感量表(GSES)是应用最为广泛的测量工具。该量表是由德国临床和健康心理学家 Ralf Schwarzer 和他的同事编制的，共 20 个测试题，后经修改缩减为 10 个测试题，现已被译成 25 种文字得以广泛使用，并被证实有较高的信度和效度，在不同的文化背景中具有普遍性。

二、Orem 自理缺陷护理理论

(一)理论产生的背景与主要观点

Orem 自理缺陷护理理论是由美国著名护理理论家 Orem(Dorothea E. Orem)提出的。Orem 在美国健康-教育-福利部教育工作办公室从事护理咨询工作，曾参加了如何完善及提高护理教育的研讨会，并深受启发和鼓舞，开始了对护理现象及本质的探讨。她逐渐认识到，当人们无法照顾自己时就需要护理。正是基于这种思想，Orem 创立和发展了自理缺陷护理理论，并在《护理：实践的概念》(Nursing：The Concept of Practice)一书中首次公开阐述，并多次再版使该理论内容更加完善。Orem 理论由三个相互联系的理论组成：即自理理论、自理缺陷理论和护理系统理论，分别阐明了什么是自理，何时需要护理，以及如何提供护理三个方面的问题。

1.自理理论

解释了什么是自理，人有哪些自理需求，以及影响满足自理需求的因素。主要包括以下概念。

(1)自理：自理即自我护理，个体为维持生命和健康所采取的一系列调节活动。正常成年人能进行自理活动，对于依赖他人照顾的个体，如婴幼儿、老年人和残疾人等则需要他人协助或代替完成自理活动。

(2)自理能力：个体完成自理活动的能力。个体的自理能力通过学习和实践而不断得到提升。自理能力存在个体差异，同一个人在不同的生命阶段或处于不同的健康状况下，自理能力也会有所改变。

(3)治疗性自理需求：个体应该采取行动以满足自己当前正面临的维持生命和健康的所有自理需求。自理需求包括三个方面。①普遍的自理需求：是指所有人在生命周期的各个发展阶段都存在的，与维持自身正常结构和完整功能有关的需求，如摄入足够的空气、水和食物，维持正常的排泄功能等；②发展的自理需求，指人生命发展过程中，各阶段特定的自理需求或在某特定的情况下出现的新需求，如婴儿期或失业时的特殊自理需求等；③健康不佳时的自理需求：指个体在疾病受伤或残疾时，或者在诊断或治疗过程中产生的需求，如高血压患者要定时测量血压、遵医嘱服药等。

2.自理缺陷理论

自理缺陷是指个体受到部分或全部的限制，而使个体自理能力无法满足部分或全部的自我照顾。这是 Orem 护理理论的核心部分，阐明了个体什么时候需要什么样的护理。Orem 认为，在某一特定的时期内，个体有特定的自理能力和治疗性自理需求，当这种自理需求大于自理能力时就需要护理活动的参与。自理缺陷是这部分的核心，当个体的自理需求超过了自理能力或依赖性照顾能力时，就出现了自理缺陷。由于自理能力与自理需求之间的平衡被破坏，个体需要借助外界力量——护士的帮助来恢复平衡。因此，自理缺陷的出现是个体需要护理的原因。

3.护理系统理论

Orem 在理论中阐明了如何通过护理帮助个体满足其治疗性自理需求。护士根据个体的自理需求和自理能力的不同，分别采用三种不同的护理系统，即全补偿系统、部分补偿系统和辅助-教育系统。对于同一个患者，可能会在不同的阶段，依据其自理能力和治疗性自理需求的变化而选择不同的护理系统。

(1)全补偿系统：个体不能参与自理活动，由护士完成其治疗性自理需求，个体处于完全被动状态。在此系统中，需要护士进行全面的帮助，以满足个体在氧气、水、营养、排泄、个人卫生、活动及感官等各个方面的需求。该系统适用于病情危重需绝对卧床休息、昏迷、高位截瘫的患者等。

(2)部分补偿系统：指在满足患者治疗性自理需求的过程中，患者有能力进行部分自理活动，其余部分需要由护士提供护理来完成。如会阴侧切产后，产妇可以自己进食，但需要护士提供会阴伤口消毒等。

(3)辅助-教育系统：指患者能进行自理活动，但必须在护士提供咨询、指导或教育的条件下才能完成。如高血压患者，需要在护士的帮助下，正确监测血压、遵医嘱服药、控制体重等。

(二)理论的应用

在应用 Orem 理论的实践中，社区护士应注意发挥理论的指导作用，全面评估慢性病患者的自理需求和自理能力，才能根据个体的不同状况采取不同的护理系统。如对于社区中患有高血压、糖尿病等慢性病患者的护理中，社区护士应侧重发挥教育、支持和指导等作用，帮助患者树立自理意识，积极调动和激发其主观能动性，最大限度地挖掘其自理潜能，尽可能让其作为一个独立自主的个体参与到家庭和社会生活中去。Orem 理论的应用有利于发挥慢性病患者在维持、促进和恢复健康中的主体作用，提高自理能力，进而使其通过有效的自我护理达到控制疾病、预防并发症和改善生活质量的目标。

三、行为改变的相关理论与模式

(一)理论与模式产生的背景与主要观点

随着健康心理学领域对疾病的关注点从治疗和干预转向对疾病的预防，以及全球性和区域性健康促进战略的全面制定和实施，健康行为以及健康行为改变理论越来越受到护理学、心理学、公共卫生学、社会学等多学科研究者的重视。健康行为指个体为了预防疾病、保持自身健康所采取的行为，包括改变健康危险行为(如吸烟、酗酒、不良饮食以及无保护性行为等)、采取积极的健康行为(如经常锻炼、定期体检等)以及遵医行为。行为改变理论可指导行为干预和健康教育，逐步改变人们的不良行为，建立健康的行为习惯，最终达到提高健康的目的。从心理社会角度构建的健康行为改变理论对健康行为的预测、预防和干预起到极其重要的作用，而有效的行为干预必须建立在相应的理论基础之上。自研究者建立健康信念理论模式以来，健康行为改变理论经历了蓬勃发展的时期，经过专家学者们的不断探索和扩展，先后提出了多种理论或模式，有代表性的健康行为改变理论有理性行动理论/计划行为理论、健康信念模式、健康促进模式和跨理论模式，目前广泛应用于各个领域之中。

1.理性行动理论及计划行为理论产生的背景与主要观点

理性行动理论(TRA)/计划行为理论的理论源头可以追溯到菲什拜因(Fishbein)的多属性态度理论。该理论认为行为态度决定行为意向，预期的行为结果及结果评估又决定行为态度。后来，美国学者菲什拜因和阿耶兹(Ajzen)发展了多属性态度理论，提出了理性行动理论。理性行动理论认为行为意向是决定行为的直接因素，它受行为态度和主观规范的影响。由于理性行动理论假定个体行为受意志控制，严重制约了理论的广泛应用，因此为扩大理论的适用范围，然后阿耶兹在理性行动理论的基础上，增加了知觉行为控制变量，初步提出计划行为理论。阿耶兹发表了《计划行为理论》一文，标志着计划行为理论的成熟。

计划行为理论有以下几个主要观点：①非个人意志完全控制的行为不仅受行为意向的影响，还受执行行为的个人能力、机会以及资源等实际控制条件的制约，在实际控制条件充分的情况下，行为意向直接决定行为；②准确的知觉行为控制反映了实际控制条件的状况，因此它可作为实际控制条件的替代测量指标，直接预测行为发生的可能性，预测的准确性依赖于知觉行为控制的真实程度；③行为态度、主观规范和知觉行为控制是决定行为意向的三个主要变量，态度越积极、重要他人(如配偶、家人、朋友等)支持越大、知觉行为控制越强，行为意向就越大，反之就越小；④个体拥有大量有关行为的信念，但在特定的时间和环境下只有相当少量的行为信念能被获取，这些可获取的信念也叫突显信念，它们是行为态度、主观规范和知觉行为控制的认知与情绪基础；⑤个人以及社会文化等因素(如人格、智力、经验、年龄、性别、文化背景等)通过影响行为信念间接影响行为态度、主观规范和知觉行为控制，并最终影响行为意向和行为；⑥行为态度、主观规范和知觉行为控制从概念上可完全区分开来，但有时它们可能拥有共同的信念基础，因此它们既彼此独立，又两两相关。下面具体解释计划行为理论三个主要变量的含义，以进一步阐明理论的内涵。

(1)行为态度：个体对执行某特定行为喜爱或不喜爱程度的评估。依据菲什拜因和阿耶兹的态度期望价值理论，个体拥有大量有关行为可能结果的信念，称为行为信念。行为信念包括两部分，一是行为结果发生的可能性，即行为信念的强度，另一个是行为结果的评估。行为强度和结果评估共同决定行为态度。

(2)主观规范：个体在决策是否执行某特定行为时感知到的社会压力，它反映的是重要他人或团体对个体行为决策的影响。与态度的期望价值理论类似，主观规范受规范信念和顺从动机的影响。规范信念是指个体预期到重要他人或团体对其是否应该执行某特定行为的期望；顺从动机是指个体顺从重要他人或团体对其所抱期望的意向。

(3)知觉行为控制：个体感知到执行某特定行为容易或困难的程度，它反映的是个体对促进或阻碍执行行为因素的知觉。它不但影响行为意向，也直接影响行为本身。知觉行为控制的组成成分也可用态度的期望价值理论类推，它包括控制信念和知觉强度。控制信念是指个体知觉到的可能促进或阻碍执行行为的因素，知觉强度则是指个体知觉到这些因素对行为的影响程度。

2.健康信念模式产生的背景与主要观点

健康信念模式是由霍克巴姆(Hochbaum)在研究了人的健康行为与其健康信念之间的关系后提出的,经贝克(Becker)及其同事修改、发展、完善成为健康信念模式。健康信念模式强调信念是人们采取有利于健康的行为的基础,人们对健康、疾病持有什么样的信念,就会采取相应的行为,从而影响个体健康。此模式主要用于预测人的预防性健康行为和实施健康教育,健康信念模式成为欧美国家健康促进的最常用理论模式之一。健康信念模式主要包括三部分内容:个人感知、修正因素、行为的可能性(图 15-1)。

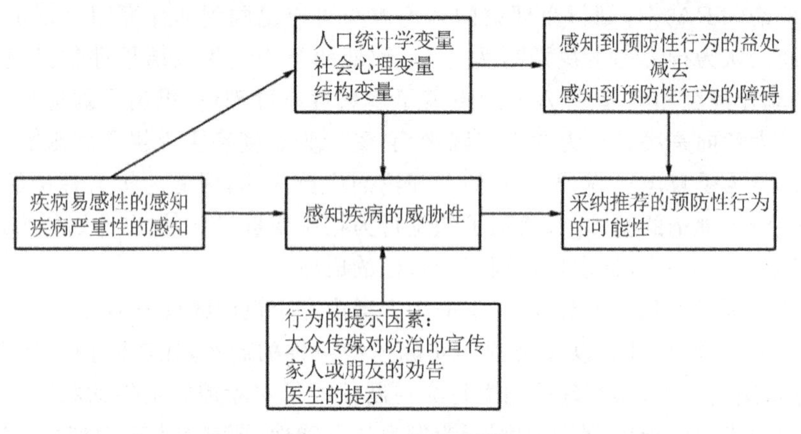

图 15-1 健康信念模式

(1)个人感知:包括对特定疾病易感性、严重性和威胁性的认识。个体对疾病的易感性和严重程度的认识共同决定了个体对疾病威胁性的感知,当个体相信有严重后果时,才会感到该疾病对自己的威胁,进而才有可能采取健康行为。个体对疾病威胁性评价越高,采取健康行为的可能性就越大。

(2)修正因素:指影响和修正个体对疾病感知的因素。包括人口统计学变量,如年龄、性别、民族等;社会心理变量,如个性、社会阶层、同伴间的影响等;结构变量,如个体所具有的疾病和健康知识、此前对疾病的了解等;修正因素还包括行为的提示因素,即健康行为产生的诱发因素,如媒体对疾病防治的宣传、家人或朋友的劝告、医师的警示等。修正因素越多,个体采纳健康行为的可能性就越大。

(3)行为的可能性:个体是否采纳预防性健康行为,取决于感知到行为的益处是否大于行为的障碍。其理论的中心是个体信念影响个体的行为。一个人如果认为某一疾病的易感性及严重程度高,预防措施的效果好,采取预防性措施的障碍少,则其健康信念强,易采取医护人员所建议的预防性措施。

3.健康促进模式产生的背景与主要观点

健康促进模式由美国护理学者娜勒·潘德(Nolar J Pender)提出。该模式提出了影响个人进行健康促进活动的生物-心理-社会因素,强调了认知因素在调节健康行为中的作用。模式中包含三大要素:个人特征和经验、对行为的认知和情感以及行为结果(图 15-2)。

(1)个人特征和经验:包括先前相关行为和个人因素。先前相关行为是指通过感知的自我效能、益处、障碍及与该活动相关的情感来影响后续的行为;而个人因素则分为生理、心理和社会文化三个方面,如年龄、性别、种族、文化程度、自我激励、对健康的定义等。

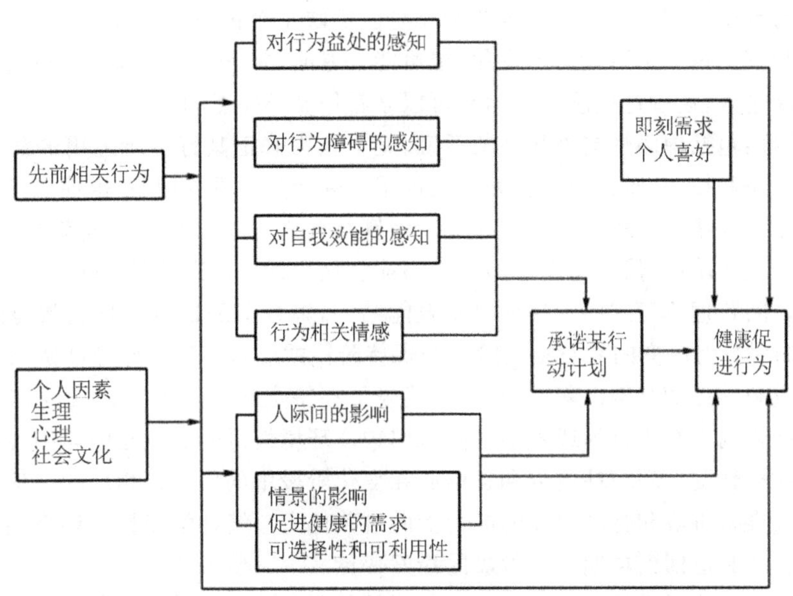

图 15-2 健康促进模式

(2)对行为的认知和情感:在该模式中,这部分是最主要的行为促成因素,由对行为益处的认知、对行为障碍的认知、对自我效能的认知、行动相关情感、人际间的影响及情景的影响共同组成,包括了个人、社区和社会在健康促进中的地位和影响方式,这些因素可以由护理活动来修正,从而影响健康促进行为。

(3)行为结果:包含了行动计划的承诺、即刻需求和个人喜好、健康促进行为。整个健康促进模式的最终目标是使个体形成健康促进行为,并整合为健康促进生活方式。

4.跨理论模式产生的背景与主要观点

跨理论模式(TTM)是由美国心理学教授普洛查斯卡(Prochaska)在整合了若干行为干预理论的基本原则和方法的基础上提出的。跨理论模式是一个有目的的行为改变的模式,它把重点集中在行为改变方面的个体决策能力,而非社会的、生物学的影响力。它是在综合多种理论的基础上,形成的一个系统地研究个体行为改变的方法。该理论模式提出,个体的行为变化是一个连续的过程而非单一的事件,人们在真正做到行为改变之前,是朝向一系列动态循环变化的阶段变化过程发展。对所处不同阶段的个体应采取不同的行为转换策略,促使其向行动和保持阶段转换。该理论模式试图去解释行为变化是如何发生的,而不仅仅是为什么会发生。它描述了人们如何改变一个不良行为和获得一个积极行为的过程。

跨理论模式的内容架构分为四个部分:变化阶段、变化过程、自我效能和决策平衡。跨理论模式的四个组成部分结合了三个维度的变化,即变化阶段、变化过程和变化水平。通过变化阶段反映了人们在何时产生行为改变,通过变化过程体现了人们的行为改变过程,通过贯穿于变化阶段和变化过程中的自我效能和决策平衡反映影响人们行为改变的因素,这些因素体现了不同的变化水平。

(1)变化阶段:跨理论模式的核心,指的是行为发生的时间,各行为变化阶段的划分参考了行为改变的时间性、动机和恒心层面。跨理论模式把人的行为改变过程分为五个主要行为变化阶段,揭示了被其他行为改变理论所忽略的关键环节。这 5 个行为变化阶段是前意向阶段、意向阶段、准备阶段、行动阶段和保持阶段。这些变化阶段反映了个体行为变化的意图,不同个体可能会以不同的变化率通过各个阶段向前变化,也可能会退回,并且可能会选择在行为变化统一体的不同变化点重新进入,通过这些阶段的运动可以被看作循环往复的。

(2)变化过程:包括内隐性与外显性的活动,是个人为修正其行为所运用的认知、情感、行为和人际之间的策略和技巧,既为问题行为者提供了改变行为的重要策略,也提供了群体健康行为产生的干预方法和策略。了解变化过程是促使问题行为者成功进行行为变化的关键,是了解个体处在哪个行为变化阶段,然后运用恰当的策略或变化过程来促进其行为转变。

(3)自我效能:跨理论模式中运用的自我效能结构,整合了班杜拉的自我效能感理论和施夫曼(Shiffman)的对行为改变的故态复萌阶段与保持阶段的应对模型。环境性诱因与自信心是自我效能中两个重要的伴随结构。其中,自信心代表了在特定情景下人们拥有的信心使其能应对高危险而不是回退到不健康行为或者高危险习惯中。环境性诱因反映在中等困难情形下参与一个特定行为的欲望强度。环境性诱因和自信心在变化阶段中的作用是相反的。环境性的自信心在预测个体进入准备阶段和行动阶段的能力上胜过其他人口统计学变量。环境性诱因始终是预测行为的故态复萌和退回到早期变化阶段的最好变量。

(4)决策平衡:描述了个体行为改变发生与否的原因及其重要性,它是跨理论模型的决策部分。跨理论模型通过经验测试,逐渐形成了决策平衡的稳定结构:即正面因素和负面因素,也称为行为改变的知觉益处和知觉障碍,这是跨理论模式中两个重要的中间结果变量。知觉益处是行为改变的积极方面,或者是行为改变的益处和理由(行为改变的原因);知觉障碍是行为改变的消极方面,或者是行为改变的障碍(不发生改变的原因)。一般来说,个体决定从一个阶段发展到下一个阶段的行为变化是建立在对采取健康行为的知觉益处和知觉障碍权衡的基础之上。在行为变化阶段的早期,对健康行为的知觉益处较低,并且随着行为变化阶段的发展而增长,知觉障碍在行为变化的早期则较高,并且随着阶段的发展而降低。

(二)理论与模式的应用

1.理性行动理论及计划行为理论的应用

理性行动理论主要用于分析态度如何有意识地影响个体行为,关注基于认知信息的态度形成过程,其基本假设认为人是理性的,在做出某一行为前将综合各种信息来考虑自身行为的意义和后果。例如,某糖尿病患者如果认为她的丈夫或孩子希望她进行体育锻炼,而她又有遵从他们意愿的动机,使她坚信体育锻炼对控制自身的病情有积极的效果,她就会早点儿起床,每天从繁忙的日程安排中抽出时间锻炼。

计划行为理论不仅可以用来解释和预测行为,还可以用来干预行为。在应用计划行为理论的研究中发现,行为态度、主观规范和知觉行为控制对行为意向的预测率保持在40%～50%,行为意向和知觉行为控制对健康行为改变的贡献率为20%～40%。该理论已经在饮食、锻炼、吸烟、饮酒等健康相关行为的研究中得到了广泛的应用,并成功地预测了佩戴汽车安全带、定期体检和自我检查乳腺等健康行为的发生。

2.健康信念模式的应用

该模式最初用于解释人们的预防保健行为,特别是分析哪些因素影响慢性病患者的遵医行为,后被广泛应用于各种健康相关行为的改变上,如饮食控制、个人卫生行为、乳腺癌及宫颈癌的常规检查等领域。此模式考虑了个体的认知水平和影响个体认知的内外因素,也考虑了传媒和医护工作者对个体的影响。社区护士的目标和职责是使个体对自身及所患的慢性病有正确的和

充分的认识，促进慢性病患者实施健康行为。

3.健康促进模式的应用

这个模式可以用来解释生活方式或探究特定的健康促进行为，并对健康促进行为的决定因素提出实证的支持。健康促进生活方式包含的健康行为有两种：一种是健康保护行为，其目的是消除或降低疾病发生的概率如交通事故的预防、环境污染的控制等；另一种是健康促进行为，其目的是积极地增加个体健康、自我实现和自我满足，以促使个体趋于正向且适度的安适状态。健康促进行为包括规律运动、休闲活动、休息、适当营养、压力管理、负起健康责任、发展适当的社会支持系统以及达到自我实现等。

4.跨理论模式的应用

跨理论模式改变了传统的一次性行为事件的干预模式，为分阶段的干预模式，根据行为改变者的需求提供有针对性的行为干预策略和方法。该模式应用于慢性病管理领域主要包括两个方面：一方面，用于改变人们的不良行为如戒烟、戒酒、戒除药物滥用、控制体重、减少饮食中的高脂肪的摄入量等；另一方面，用于帮助人们培养有益健康的行为如定期锻炼身体、合理膳食、压力管理等。

行为改变理论存在广泛的适用领域，在解释和预测行为方面有非常重要的指导作用。但是，每种理论都只是从某一角度来阐明行为改变的规律，不可能解决行为干预的所有问题，在行为预测和预防干预上均存在一定的不足和局限。现在越来越多的研究已经尝试将两种或者多种理论结合，并开始逐步应用于行为改变上。如有研究提出，综合运用健康信念模式和理性行动理论解释结核病筛检行为。因此，在进行行为干预时应先分析可能影响目标行为的因素，找出能更好解释这一行为的一种或几种理论模型，从而在这些理论模型的指导原则下进行行为干预，以取得更有效的干预结果。此外，各种行为是受社会、文化、经济等诸多因素影响的，理论在实践中应用时，需要充分考虑到各种影响因素的差异，制定出适合我国或当地情况的理论框架。

（田秀娟）

第四节 社区慢性病患者的自我管理

慢性病自我管理是指患者学会管理自身所患疾病必需的一些技能之后，在卫生专业人员的支持下，承担一些管理慢性病的医疗和预防性保健活动。慢性病自我管理的主要内容：①所患疾病的医疗和行为管理：如按时服药、加强锻炼、就诊、改变不良饮食习惯等；②角色管理：即患者应维持日常的角色，像正常人一样，要承担一些任务，如工作、做家务并进行一定的社会交往等；③情绪的管理，应如何控制自己的情绪等心理方面的护理。有效的自我管理，能够使慢性病患者积极主动地参与到自己的健康管理中，借助互动式的帮助使参与者成功地树立管理自我健康和保持主动及充满意义的生活能力的信心，在卫生保健专业人员的协助下，依靠自己解决慢性病给日常生活带来的各种躯体和情绪方面的问题，从而改善患者的生活质量和提高他们独立生活能力，以达到促进人群健康的目的。

一、社区慢性病患者的自我管理过程

在自我管理过程中,护士的责任是进行患者自我管理的指导,并监督患者自我管理过程中,对疾病的系统观察、反应的处理和疗效评价等。另外护理人员还应研究激发患者自我管理的动机和积极性。自我管理方法的实施者是患者,所涉及的有关知识和技能需要护士进行讲授、训练和反复强化。

(一)评估阶段

1.健康体检

定期健康体检可以全面了解各器官功能,为早期健康行为干预提供科学依据。体检的次数和项目根据个人的身体状况和医疗条件决定。自我管理要求慢性病患者通过阅读体检报告知道自己哪项检查正常,哪项检查处于边缘状态,哪项检查不正常,通过与社区卫生服务人员沟通,了解自己的患病情况,目前存在的危险因素有哪些等。此外,应指导慢性病患者对自身所患疾病的自我监测方法,如糖尿病患者的自测血糖、高血压患者自我监测血压等,以提高患者对自我健康管理的信心。

2.健康危险因素

评估自身存在哪些慢性病危险因素,包括不健康的生活习惯、环境因素、精神心理因素和个体固有因素等。

(二)制订计划阶段

1.制订计划的方法

社区护士应指导慢性病患者通过健康评估,了解自己的身体状况,根据其严重程度,明确哪些问题是最先需要解决的,哪些问题是最容易解决的,哪些问题是需要观察的。然后按照主次的优先次序进行排序。如果护士发现患者对自己的能力持怀疑态度,应指导其将最容易解决的问题放在前面,通过对问题的解决过程来提高自我管理的信心;如果发现其自我管理能力较强,就将最迫切需要解决的问题放在首位。然后,可将健康问题分类,如营养、运动、心理等,找出生活中需要改变的不利于健康的行为,根据掌握的预防保健知识,结合个人的饮食习惯、生活方式和健康意愿,制订出适合患者的健康计划。

2.制订计划的原则

(1)切合实际的原则:在制订计划时,社区护士要指导患者结合自身情况,制订出通过努力可以实现的目标,避免制订脱离实际、无法做到的计划。如让每天吸一盒烟的患者突然完全戒烟,多数人很难做到,其戒烟计划应该是每天吸烟量逐渐减少,直到彻底戒除。

(2)循序渐进的原则:改变多年的不良生活习惯不是一蹴而就的。如果平时不喜欢运动的患者,应逐渐增加运动量,以达到应有的主动运动标准。

(3)持之以恒的原则:开始自我管理慢性病时会遇到一些困难,社区护士应帮助患者认识到,为了改善其健康状况,实施健康计划是贯穿一生的行为,只有坚持下去形成习惯,才能达到促进健康和提高生活质量的目的。

(4)相互支持的原则:社区护士指导慢性病患者的家庭成员,在患者改变不良生活习惯的过程中,应及时给予支持和鼓励,切忌责怪抱怨。对正在戒烟的患者不能责备“你怎么还吸烟?”,而应鼓励患者“你这阶段吸烟量减少了,下一步的计划一定能顺利完成”。有了家庭的支持和帮助,自我管理计划才能圆满完成。

(三)实施阶段

1.社区动员

与街道有关领导、社区卫生服务中心领导面谈及会议讨论,以获得社区领导、社区卫生部门的参与和支持。可聘请有关专家分别对社区卫生干部和社区医务工作者培训有关“慢性病自我管理”的内容。使他们对这部分工作内容深入了解,并能积极参与和支持患者的自我管理活动。动员活动包括人际之间的口头宣传,社区居委卫生干部对慢性病患者的动员,以及发放慢性病自我管理宣传单等。

2.开展培训和授课

对社区慢性病患者进行慢性病自我管理知识和技能的培训和指导,授课内容包括学习如何进行慢性病自我管理,指导慢性病患者完成自我管理的任务,照顾好自己所患的疾病(按时服药、加强锻炼、就诊、改变饮食习惯);完成自己的日常活动(做家务、工作、社会交往等);管理自己因患病所致的情绪变化等。

(四)效果评价阶段

自我管理是一个漫长的过程,社区护士应指导慢性病患者通过写日记的方式,把自己日常生活中已经改变的行为,有待改变的行为分别记录下来,以督促自己按计划完成。每次查体后进行小结,重新修订其自我管理计划。对目前的自我管理效果评价。国内外研究将效果评价分成患者疾病控制和医疗服务利用两大方面,评价因疾病不同往往采用其中一种或多种指标。

1.患者疾病控制的评价指标

包括临床和实验室评价(如糖化血红蛋白,肺功能测定等)、自觉症状评价(如疼痛、气短等)、自我功能评价(如健康评估和日常活动能力评估等)、心理状态评价(如抑郁、焦虑、生活质量中有关心理方面的内容)、生活质量和行为评价(如锻炼、饮食、预防措施等)。

2.医疗服务利用的评价指标

主要指是否减少卫生资源的利用,如患者急诊就诊次数减少、住院时间缩短、住院次数减少等。

3.患者生活质量的评价指标

健康调查简表,广泛用于评价慢性病患者与健康相关的生活质量改善情况,包括总分和9个项目分,分别是躯体功能、身体状况、躯体疼痛、总体健康、生命活力、社会功能、情绪状况、心理健康和自述健康状况。总分越高表明健康状况越好。SF-36用于评定与多种慢性疾病相关的生活质量,具备较好的信度及效度。大量研究表明,慢性病患者由于病症对躯体和心理的长期影响,与健康相关的生活质量受到相应影响和降低,加之活动减少、心理抑郁、治疗和控制疾病等诸多生活限制等,加重患者日常生活的负担和内容,扰乱患者的生活秩序。

二、社区慢性病患者疾病自我监测与就医指导

慢性病的治疗是一个长期、连续和动态的过程。为了提高慢性病患者的自我管理能力,社区护士应指导他们主动与医务人员配合做好自身所患疾病的监测,合理安排日常生活,并依病情变化及时就诊。

(一)慢性病患者的疾病自我监测

1.用药的监测

慢性病患者通常需要长期服用某些药物,社区护士应指导患者将用药的时间、药名、剂量、效

果等情况记录下来。因为患者即使是严格“遵医嘱服药”，由于长期服药后体内产生的耐药性或抗药性各自差异很大，如果患者能够通过自己长期而细心的监测，把服药的情况提供给医务人员，就能达到安全用药和提高疗效的目的。

2.临床表现和体检结果的监测

指导患者监测慢性病的临床表现，如糖尿病的“三多一少”、全身乏力、低血糖症状等。因为许多慢性病的体征都会在生理的各方面得到表现，它是医师对症治疗的重要依据。在家庭环境中，患者自己可以监测的生理项目，如心率、体温、排便与排尿等。有些项目需要通过医院的技术与设备才能获得监测结果，如定期到医院做心电图，肝功能、血常规、尿常规等检查。这些资料积累起来，就是非常详细的有依据的病史，正确地向医师提供病情变化对医师的诊断和治疗有很大帮助。

3.生活方式的监测

指导患者每天记录饮食量、营养量、工作量、活动量等。对一些反常气候造成的身体不舒服，也应予以记录在案。饮食起居、生活方式往往是反映疾病的一面镜子。患者通过对生活内容的监测，可以及时判断自己的身体状况和病情，以便医师采取相应的治疗措施。

(二)慢性病患者的就医指导

1.慢性病患者就诊时的注意事项

(1)要备用一份当地各大医院相关科室、专家门诊时间表、预约挂号电话以及相关网上信息等，以了解各大医院专家出诊的时间，有目的性地进行咨询、电话预约及网上预约等。

(2)慢性病患者一般病情比较稳定，可以自主选择就诊时间，避开门诊上午以及每周一、二的高峰时间，可选择周三下午的时间看病；而且没有必要非得选择专家门诊，除非病情出现大的变化。

(3)既然慢性病患者初诊已在大医院诊断明确，可以选择社区医院继续诊治、检查、复查，带上在大医院专家诊治的病历。

(4)在平日诊疗过程中，向医师汇报自己的健康情况，如疾病的诊断、药物剂量、效果、饮食习惯等，使医师加深了对自己病因、病情的了解，还能得到他们及时、正确的指导和帮助。

2.慢性患者急诊就医指征

慢性病在某些因素的影响下，可以出现一些急诊指征，护士指导患者一旦发现应及时去医院急诊就医。

(1)糖尿病患者：当患者发生感染、手术、心肌梗死、脑血管意外(脑卒中)、暴饮暴食、中断或突减胰岛素等降糖药治疗时，均可诱发病情危重的酮症酸中毒，需要及时抢救。指导患者认识酮症酸中毒的特征：①软弱无力，精神极差、表情淡漠、嗜睡；②病情突然加重，多饮、多尿；③原来食欲较好，突然食欲下降，并有轻度恶心、呕吐；④患者出现高热；⑤少数患者腹痛剧烈，酷似急腹症。

(2)高血压患者：患者在情绪波动、酒后、饱餐、劳累、寒冷刺激等影响下，可能会出现高血压危象，需要及时抢救。指导患者认识高血压危象的特征：①明显头晕，剧烈头痛；②鼻出血、视物模糊；③短暂意识不清；④一侧肢体麻木，活动障碍；⑤语言混乱；⑥恶心、呕吐等。

(3)冠心病患者：指导患者认识下列冠心病危急情况的特征。①睡眠中突然呼吸困难；②不能平卧，坐起症状稍缓解；③喘息伴咳嗽；④咳泡沫样痰或粉红色泡沫样痰(左心衰竭)；⑤持续性胸前区绞痛、压榨感，伴呼吸困难、出冷汗、脉律不齐(急性心肌梗死)等。当出现上述症状之一时，及时去医院急诊就医。

(4)慢性肾炎患者：指导患者认识下列慢性肾炎危急情况的特征。①头痛剧烈，血压明显升高；②水肿加重，尤其是全身水肿明显，伴呼吸困难，多为心力衰竭；③患者高烧，呼吸急促；④消化道症状加重，频繁恶心、呕吐、厌食、呃逆；⑤尿量显著减少，每天尿量 400 mL 以下；⑥皮肤出现瘀斑、鼻出血、牙龈出血等；⑦精神极差，神志蒙眬或不清。当出现上述症状之一时，及时去医院急诊就医。

(5)慢性阻塞性肺疾病患者：指导患者认识下列慢性阻塞性肺疾病危急情况的特征。①发热；②咳嗽加剧，咳脓样痰；③气促加重；④下肢水肿；⑤精神极差，嗜睡等。当出现上述症状时，及时去医院急诊就医。

三、社区慢性病患者的用药指导

社区护士在指导慢性病患者进行服药自我管理时，重点要帮助患者理解服药的种类越多其不良反应和危险性越大，患者切记按医嘱服药，不能擅自服药。服药时要记住自己服用药物的名称，包括商品名称和化学名称，了解服用药物的机制和不良反应，正确进行自我服药的管理。

(一)慢性病患者服药特点

慢性病患者往往服用多种药物，而且服药的时间较长，所以容易产生药物的不良反应及药物中毒等不良反应，因而患者难以坚持连续服药，或忘服、漏服以及不能按要求时间服药等现象。此外，由于药物种类复杂，含有同种成分的药物较多，如果自行购买药物服用，不注意药物成分，很有可能导致重复用药，使累加用药量增大，这样会产生更大的不良反应，严重时甚至会威胁患者的生命。总之，社区护士要评估慢性病患者服药存在的问题，帮助患者认识这些问题，以提高患者用药的依从性和安全性。

(二)慢性病患者服药的注意事项

1.服药与饮水

任何口服药物无论是片剂、胶囊、丸剂等，都要溶解于水中才易于吸收产生药效。特别是长期卧床的患者和老年人，应指导在服药时和服药后多饮水(不少于 100 mL)，以防止药物在胃内形成高浓度药液而刺激胃黏膜。有的患者行动不便，服药干吞或喝水很少，如入睡前或深夜采用这种方法服药就更危险，因为药物会黏附在食管壁上或滞留在食管的生理狭窄处，而食管内的黏液可使药物部分溶解，导致药物在某一局部的浓度过高，有些药物在高浓度时对黏膜有很大的刺激和腐蚀作用。慢性病患者常用的药物，如阿司匹林、维生素 C、碳酸氢钠等，如黏附于食管壁的时间过长，轻者刺激黏膜，重者可导致局部溃疡。

2.抗酸药物与某些药物的相互作用

胃酸分泌过多者常服用的抗酸类药物，如复方氢氧化铝片、碳酸氢钠等，不能与氨基糖苷类抗生素、四环素族、多酶片、乳酶生、泼尼松、地高辛、普萘洛尔(心得安)、维生素 C、地西泮(安定)、铁剂等合用，因为合用后有的可使药物疗效降低甚至丧失药效，有的会增强药物的毒性作用。

3.服药间隔

服药时间间隔不合理也会对疗效产生不良影响，要做到延长药效，保证药物在体内维持时间的连续性和有效的血药浓度，必须注意合理的用药间隔时间。尤其是抗生素类药物，如口服每天 3 次或 4 次，应安排为全天 24 小时均匀分开，以 8 小时给药 1 次为例，可将用药时间定在早 7 时，下午 3 时及晚上 11 时(或睡前)。

4.口服药物与食物的关系

一般服用西药不用忌口,但有的食物中的某些成分能与药物发生反应,会影响药物的吸收和利用,应给予指导。如补充钙剂时不宜同时吃菠菜,因菠菜中含有大量草酸,后者与钙剂结合成草酸钙影响钙的吸收,而使药物疗效降低。更不能单纯依赖药物,忽视生活调节。

四、社区慢性病患者的运动指导

生命在于运动。规律的运动可增强心肺功能,抑制血栓的形成,促进骨骼的健康,加快脂肪代谢,缓解紧张、焦虑和抑郁等不良情绪,以及增强机体的抵抗力。国内外多项研究表明,积极的运动对健康具有诸多益处,包括减少过早死亡的危险,降低各类慢性病的患病风险,如心血管疾病、脑卒中、2 型糖尿病、高血压、癌症(如结肠癌、乳腺癌)、骨质疏松和关节炎、肥胖、抑郁等。因此,加强体育锻炼,提高人群健康水平,也是慢性病患者自我健康管理的重要内容。

(一)慢性病患者运动的种类及特点

慢性病患者运动锻炼选择有氧运动,主要分为三种类型,其一是侧重于身体柔软性的运动锻炼,身体柔软性是指关节和肌肉在正常活动领域内灵活运动的能力。这种运动锻炼常见的有体操、舞蹈、太极拳、五禽戏等。其二是侧重于增强肌力的运动锻炼,如果坚持锻炼,低下的肌力能逐渐恢复。常见的运动锻炼有举杠铃、仰卧起坐、腰背肌练习等。其三是增强机体耐力的运动锻炼,这种锻炼可通过增加肺活量,来维持活动的能力。常见的运动锻炼有慢跑、快步行走、骑车、游泳等。

(二)慢性病患者运动的指导

1.选择适合慢性病患者的运动项目

社区护士应指导慢性病患者依据自己的年龄、身体状况、爱好、经济文化背景等选择适宜的有氧运动项目,如步行、慢跑、爬楼梯、骑自行车、游泳、健身操、打太极拳、跳交谊舞、扭秧歌等。下面介绍几种常见的运动项目。

(1)步行:步行是一种既简便易行又非常有效的有氧运动。步行可在上下班或工作之余进行,步行的动作柔和,不易受伤,非常适合慢性病患者,一般速度应控制在 80～100 m/min。

(2)慢跑:有运动基础者,可以参加慢跑锻炼。一般慢跑的速度为 100 m/min 比较适宜,锻炼时步幅要小,要放松,尽量采用使全身肌肉及皮下组织放松的方式跑步,不主张做紧张剧烈的快跑。运动时间在 30 分钟以上,跑步和走路可以交替进行。

(3)爬楼梯:每天爬楼梯不但能增强心肺功能,而且能增强肌肉与关节的力量,还能提高髋、膝、踝关节的灵活性。这是由于爬楼梯时加强了心肌的收缩,加快了血液循环,促进了身体的新陈代谢。另外,静脉血液回流的加快,可以有效防止心肌疲劳和静脉曲张。以正常的速度爬楼梯,其热量消耗是静坐的10 多倍,比散步多 3 倍,因此,爬楼梯也是值得推荐的运动方式。

(4)太极拳:是一种合乎生理规律轻松柔和的健身运动。练习太极拳除全身各个肌肉群和关节需要活动外,还要配合均匀的呼吸,以及横膈运动。在打太极拳时还要求尽量做到心静,精力集中,这样可对中枢神经系统起到积极的放松作用,同时由于有些动作比较复杂,需要有良好的支配和平衡能力,从而提高了大脑和神经的调节功能。慢性病患者可依据自身的具体情况选择拳术动作的快慢和重心的高低。

2.慢性病患者参加体育锻炼应掌握的原则

(1)在参加体育锻炼前,要进行体格检查,以了解身体发育和健康情况,尤其是心血管系统和呼吸系统功能状况和疾病的组织器官情况。

(2)在制订体育锻炼计划时,要根据自己的年龄、性别、身体健康状况、兴趣爱好、体格检查结果、锻炼基础以及气候条件等选择运动的种类,适当安排运动方式和运动量,有条件时请专业人员帮助设计。

(3)必须遵守循序渐进的原则,体育锻炼的运动量要由小到大,动作由易到难,使身体逐渐适应。运动量应在自己的承受能力之内,运动结束后,有轻松爽快的感觉。如果突然做大运动量的活动,容易损害患者的身体功能,甚至加重病情。

(4)坚持锻炼,持之以恒。长期坚持,规律进行,建立良好的锻炼习惯,才能使疗效逐渐积累,以恢复和提高自理能力。

(5)慢性病患者应当按照运动处方锻炼或在医务人员的监督指导下进行锻炼;在锻炼时要特别注意自身疾病征象的变化,发现不良反应,应立即停止运动并及时咨询医务人员改变锻炼方法或调整运动量;还要接受定期检查,以了解和评定治疗效果。

3.慢性病患者运动锻炼的要求

(1)自由选择有氧运动,有效而简便易行的运动方式有步行、慢跑、爬楼梯、骑自行车、打太极拳等。身体活动量的调整应循序渐进,逐渐增加活动量,如每两周增加一定的活动量。定期检查身体,以观察锻炼的效果或是否有不良影响。

(2)运动场地要平坦,运动环境中要保持一定的空气对流,一般选择在空气新鲜的室外。避免在过冷或过热环境中运动,注意补充水分。一般选择在进餐后 30～60 分钟进行运动,避开饥饿或饱餐后的运动。

(3)运动前热身,做 5～10 分钟的准备活动。运动结束时至少有 5～10 分钟的放松运动,做舒展动作如散步等。在运动时要注意穿松颈、宽袖、宽身和棉织物等有利于散热的衣裤,选择适合于步行、慢跑的运动鞋。

(4)运动持续时间可自 10 分钟开始,逐步延长至 30～40 分钟。运动频率和时间为每周至少 150 分钟,如 1 周运动 5 天,每次 30 分钟。运动强度为 110～130 步/分,心率 110～130 次/分。运动过程中如果身体感到不适,应立即停止运动。参与某项运动时,遵守该项运动的基本规则,掌握运动的基本技术,如出现运动损伤时,及时处理。

五、社区慢性病患者的饮食指导

合理的膳食和营养是预防和治疗慢性病的重要手段之一。社区护士应指导慢性病患者科学地调配饮食,帮助他们依个人的疾病情况、饮食习惯、经济状况等制订合理的膳食计划。

(一)甲状腺病患者的饮食指导

1.甲状腺功能亢进症患者的饮食指导

(1)高热量和高蛋白饮食:结合临床治疗需要和患者进食情况而定,一般总热量约为 12 550 kJ/d,蛋白质供给量为 1.5～2.0 g/(kg·d)。

(2)少食多餐、饮食搭配合理:注意补充 B 族维生素和维生素 C,钾、镁、钙等矿物质;适当控制高纤维素食物,尤其腹泻时。补充充足的水分,每天饮水量 2 500 mL 左右。忌暴饮暴食,忌烟酒、咖啡、浓茶、辛辣食物等。

(3)禁食含碘高的食物:禁食海带、紫菜、海鱼、海蜇皮、海参、虾等海产品。对于含碘食盐,由于碘在空气中或受热后极易挥发,故只需将碘盐放在空气中或稍加热即可食用。

2.甲状腺功能低下患者的饮食指导

(1)补充适量碘:食用碘盐,国内一般采用每 2~10 kg 盐加 1 g 碘化钾的浓度用以防治甲状腺肿大,使发病率明显下降,适用于地方性甲状腺肿流行区。此外,对生育妇女更要注意碘盐的补充,防止因母体缺碘而导致子代患克汀病。

(2)供给足量蛋白质:保证充足的蛋白质摄入量,才能维持机体蛋白质平衡,氨基酸是组成蛋白质的基本成分,甲状腺功能低下的患者消化吸收功能下降,酶活力下降,故应补充必需氨基酸,供给足量蛋白质,改善病情。

(3)膳食调配合理:选用适量海带、紫菜,可用碘盐、碘酱油。炒菜时要注意,碘盐不宜放入沸油中,以免碘挥发而影响碘摄入。蛋白质补充可选用蛋类、乳类、肉类、鱼类;优质植物蛋白,如各种豆制品等。摄入新鲜蔬菜及水果补充维生素。有贫血者应摄入富含铁的饮食、补充维生素 B_{12},如动物肝脏、瘦肉、绿色蔬菜等,必要时还要供给叶酸等。

(4)限制和忌选食物:甲状腺功能低下患者常伴有高脂血症,故应限制脂肪摄入。每天脂肪供给量占总热量 20%左右,并限制富含胆固醇的饮食,如动物内脏、鱼子、蛋黄、肥肉等。忌食生甲状腺肿物质,如卷心菜、白菜、油菜、木薯、核桃等。

(二)痛风患者的饮食指导

1.限制嘌呤类食物的摄取

禁用高嘌呤食物,每 100 g 食物含嘌呤 100~1 000 mg 的高嘌呤食物有肝、肾、心、脑、胰等动物内脏;肉馅、肉汤;鲤鱼,鲭鱼、鱼卵、小虾、蚝、沙丁鱼等;限用含嘌呤中等量的食物,每 100 g 食物含嘌呤90~100 mg中等量嘌呤的食物有牛肉、猪肉、绵羊肉、菠菜、豌豆、蘑菇、扁豆、芦笋、花生、豆制品等。

2.鼓励摄入碱性食物

增加碱性食品摄取,可以降低血清尿酸的浓度,甚至使尿液呈碱性,从而增加尿酸在尿中的可溶性,促进尿酸的排出。应鼓励患者多摄入蔬菜和水果等碱性食物,既能促进排出尿酸又能供给丰富的维生素和无机盐,以利于痛风的恢复。

3.避免烟酒及刺激性食物

酒精可刺激嘌呤合成增加,升高血清和尿液中的尿酸水平。辣椒、咖喱、胡椒、芥末、生姜等食品调料,浓茶、咖啡等饮料均能兴奋自主神经,诱使痛风急性发作,应尽量避免应用。

4.摄入充足水分,保持足够尿量

如患者心肺功能正常,应维持尿量每天 2 000 mL 左右,以促进尿酸排泄。伴肾结石者最好能达到每天尿量 3 000 mL,痛风性肾病致肾功能不全时应适当控制水分。因此,一般患者每天液体摄入总量应达2 000~3 000 mL。液体应以普通开水、茶水、矿泉水、汽水和果汁为宜。

(三)慢性肾脏病患者的饮食指导

1.控制蛋白质的摄入

慢性肾脏病应根据肾功能减退程度决定蛋白质的摄入量及性质。肾功能正常时,蛋白质一般不宜超过 1 g/(kg·d);轻度肾功能减退,蛋白质 0.8 g/(kg·d);中重度肾功能减退,蛋白质摄入严格限制,0.4~0.6 g/(kg·d)。在低蛋白饮食中约 50%蛋白质应为优质蛋白,如鸡蛋、牛奶、鱼及精肉。低蛋白饮食时,可适当增加糖的摄入,以满足机体能量需要。低蛋白饮食是慢性肾脏

病治疗的重要手段，低蛋白饮食可以改变慢性肾脏病的病程，延缓慢性肾脏病的进展速度，减少并发症。

2.限制盐和脂肪的摄入

摄入盐过多会使血压增高，而高血压是慢性肾脏病及肾功能不全进展的主要原因。有高血压或水肿的患者应限制盐的摄入，建议低于 3 g/d，特别注意食物中含盐的调味品，少食盐腌食品及各类咸菜。高脂血症是促进肾脏病变加重的独立危险因素，慢性肾脏病易出现脂质代谢紊乱，因此应限制脂肪摄入，尤其应限制含有大量饱和脂肪酸的肥肉、脑、蛋黄等。

3.适当补充维生素及叶酸

补充维生素尤其是 B 族维生素、维生素 C 以及叶酸等，每天饮食中摄入足够的新鲜蔬菜和水果等。

(四)骨质疏松症患者的饮食指导

1.补充钙质

指导患者从膳食中补充钙，每天摄取钙不少于 850 mg，以满足机体骨骼中钙的正常代谢。含钙丰富的食物有牛奶、酸奶及其他奶制品，饮用牛奶不但钙含量丰富、吸收率高，而且还可提供蛋白质、磷等营养成分，是一种良好的补钙方法。牛奶最好饮用脱脂奶或低脂肪奶，因为饮食中热量和脂肪过量会干扰钙的吸收。其次，排骨、脆骨、豆类、虾米、芝麻酱、海藻类、深绿色蔬菜也是钙的良好来源。

2.饮食结构合理

应荤素搭配、低盐为准。蛋白质是组成骨基质的原料，可增加钙的吸收和贮存，应摄入足够的蛋白质如肉、蛋、乳及豆类等。多食碱性食物，如蔬菜、水果，保持人体弱碱性环境可预防和控制骨质疏松症。不吸烟、不饮酒，少饮咖啡、浓茶，不随意用药，均可避免影响机体对钙的吸收。

3.补充维生素 D

维生素 D 能促进食物中钙磷的吸收，促进骨骼的钙化。含维生素 D 较高的食物有鱼肝油、海鱼、动物肝脏、蛋黄、奶油等。

六、社区慢性病患者压力应对的指导

由于社会竞争的日趋激烈，生活节奏的不断加快，人们受到的心理、社会因素的挑战也明显增加，各种类型压力在慢性病的发生、发展及控制过程中具有重要的影响。压力一方面引起慢性病患者的心理痛苦，另一方面通过影响神经内分泌的调节和免疫系统的功能等，使机体产生器官结构改变和功能障碍。社区护士应帮助慢性病患者认识压力并有效应对压力，以维护和促进其心理健康。

(一)慢性病患者常见的压力源种类

一切使机体产生压力反应的因素均称为压力源，包括生理、心理、环境和社会文化因素等多方面。慢性病患者常见的压力源有三类，其一是与生活环境改变相关的压力源，如患病打乱了家庭正常的生活节奏、患病不得不改变的饮食习惯等；其二是与医护行为相关的压力源，如不清楚治疗的目的和效果而对预后的担心、侵入性操作带来的恐惧以及对医务人员过高的期待等；其三是与疾病相关的压力源，如长期用药、需要经常监测病情、医疗费用使家庭支出增加、不清楚疾病的预后、疾病致自我概念变化与紊乱等。

（二）压力对慢性病患者的影响

1.生理影响

由于压力源的影响，慢性病患者机体产生一系列的生理变化，肾上腺释放大量的肾上腺素进入血液，表现为心跳加快、血压升高、呼吸加快、血糖增加、胃肠蠕动减慢、肌张力增加、敏感性增强等。如机体持久或重复地面临压力源，又不能很好地适应，导致器官功能更加紊乱，机体抵抗力进一步下降，加重原有疾病或产生新的不适或疾病。

2.心理影响

压力对心理的影响，由于个体的遗传、个性特征、年龄、文化、健康和情绪的不同，其对压力产生的心理反应和应对也不同，大致可分为两类：有的患者具有坚定的意志品质能够面对现实，采取适当对策，改变对压力的认识，稳定自己的情绪，从而较快适应患者角色，并积极配合治疗。而有的患者出现消极的心理反应，表现为焦虑、震惊、否认、怀疑、依赖、自卑、孤独、羞辱、恐惧、愤怒等，常采取无效的应付行动。由于神经-体液调节的作用，生理反应必然影响到情绪，而人的情绪又影响生理反应，生理反应所引起的躯体症状，反过来又加重情绪的恶化，两者互为因果并形成恶性循环，导致疾病更加复杂。

（三）帮助慢性病患者正确应对压力的指导策略

应对是人们持续地通过意识和行为的努力去应付某些来自内部和（或）外部的、超过了个人原有储备能力的特殊需求的过程，是处理问题或缓解由问题带来的情绪反应的过程。当人们面对某种压力时，总要采用各种方式来缓解自身的压力感。社区护士要首先评估慢性病患者所承受压力的程度、持续时间、过去所承受压力的经验以及可以得到的社会支持等，协助其找出具体的压力源，然后指导其采取有效的应对措施。

1.协助适应患者角色

社区护士不仅自身做到也要指导其家属对患者表现出接纳、尊重、关心和爱护。患者通常容易对自身所患疾病有很多顾虑和担忧、害怕和不安，或将疾病看得过于严重，看不到希望。社区护士要向患者详细介绍病情，要设法了解患者的真实感受，倾听他们的诉说，并给予适当的解释、诱导和安慰。通过心理疏导，启发患者接受现实，找出对自己有利的方面，劝导患者以积极的态度和行为面对疾病，还可以介绍成功战胜疾病的真实案例，以促进其积极主动地进行自我健康管理。当患者理解并积极去做时，其焦虑程度会减轻、自信心也会逐渐提升，并由依赖向独立转变。同时，还应鼓励患者自立，对过度安于“患者角色”者，社区护士要启发其对生活与工作的兴趣，逐渐放松保护，使患者感受到医务人员及家人对他的信任和鼓励。

2.协助患者保持良好的自我形象

慢性病患者经常处于不舒适的状态，其穿着、饮食、活动等受到一定限制，由于疾病影响不能自我照料时，更会使患者感到失去自我而自卑。社区护士应尊重患者，主动真诚地与患者交谈，了解他们的需求，帮助患者改善自我形象。如协助患者保持整洁的外表，适当照顾患者原来的生活习惯和爱好，使患者身心得到一定的满足，从而使患者获得某种自尊和自信。

3.尊重患者的选择

慢性病患者在患病过程中，总会面临各种问题和困境，在不断应对各种压力因素的活动中，每个人都有自己的经验和教训。当患者再次面临疾病所带来的压力时，他们仍然会针对自己的身心状态和环境条件做出选择。社区护士有责任评估患者采取措施的有效性，并尊重患者的选择。还应帮助患者认识到人生中的压力是不可避免的，促使患者坚定而自信地采取行动，在成功

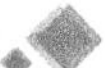

地应对压力的过程中积累经验，进而增强自身的压力管理能力。

4.指导患者采用积极的应对方式

患者所采取的措施有积极和消极两种，乐观、积极面对、寻求支持、依赖自我等都是积极的应对方式，而逃避、听天由命、掩饰等都是消极的应对方式。研究表明，积极的应对方式更有利于身心健康。因此，社区护士应指导和帮助患者充分认识自身的状况，提供治疗、护理、疾病预后等方面的相关信息，增强患者的自我控制感。同时，帮助患者保持乐观的心态，采取积极的应对方式，以获得更大的应对有效性。

（田秀娟）

参考文献

[1] 李娟，郭颖，彭骄英.临床疾病的诊疗与综合护理[M].武汉：湖北科学技术出版社，2021.
[2] 秦倩.常见疾病基础护理[M].武汉：湖北科学技术出版社，2022.
[3] 郑紫妍.常见疾病护理操作[M].武汉：湖北科学技术出版社，2022.
[4] 张静华，曾超男，胡洁，等.心血管内科临床护理手册[M].昆明：云南科技出版社，2023.
[5] 高淑平.专科护理技术操作规范[M].北京：中国纺织出版社，2021.
[6] 刘晓.临床护理集萃与案例[M].南昌：江西科学技术出版社，2022.
[7] 傅辉.现代护理临床进展[M].上海：上海交通大学出版社，2023.
[8] 吴雯婷.实用临床护理技术与护理管理[M].北京：中国纺织出版社，2021.
[9] 张海燕，陈艳梅，侯丽红.现代实用临床护理[M].武汉：湖北科学技术出版社，2022.
[10] 徐凤杰，郝园园，陈萃.护理实践与护理技能[M].上海：上海交通大学出版社，2023.
[11] 陈朝亮，兰庆新，班华琼.外科护理[M].武汉：华中科技大学出版社，2023.
[12] 谭锦风.临床专科护理实践[M].南昌：江西科学技术出版社，2021.
[13] 郑泽华.现代临床常见病护理方案[M].南昌：江西科学技术出版社，2022.
[14] 陈晓燕.外科护理[M].北京：北京师范大学出版社，2023.
[15] 莫苗，韦柳华，兰芳芳.护理技术[M].武汉：华中科技大学出版社，2023.
[16] 王蓓，彭飞，洪涵涵.常见慢病护理评估与技术[M].上海：上海科学技术出版社，2021.
[17] 郑进，蒋燕.基础护理技术[M].武汉：华中科技大学出版社，2023.
[18] 孔翠，马莲，谭爱群.常见疾病基础护理实践[M].西安：世界图书出版有限公司，2022.
[19] 陈晓燕.护理技术[M].北京：北京师范大学出版社，2023.
[20] 薛琳.临床常见疾病护理实践[M].武汉：湖北科学技术出版社，2022.
[21] 王卫涛，赵洪艳，许春梅.常见疾病护理进展[M].上海：上海交通大学出版社，2023.
[22] 董桂银，卢唤鸽.临床常见急危重症护理研究[M].北京：中国纺织出版社，2021.
[23] 史永霞，王云霞，杨艳云.常见病临床护理实践[M].武汉：湖北科学技术出版社，2022.
[24] 刘焕民.常见疾病护理规程[M].哈尔滨：黑龙江科学技术出版社，2023.
[25] 周芬.基层医院急诊科护理指导手册[M].昆明：云南科技出版社，2021.
[26] 廖巧玲.临床护理思维及案例分析[M].南昌：江西科学技术出版社，2022.

[27] 杨彦彦，陈莉，孙青，等.常见疾病护理[M].天津：天津科学技术出版社，2023.
[28] 郝娜，李旭静，李超，等.护理综合临床实践[M].开封：河南大学出版社，2023.
[29] 吴艳丽.常见疾病护理管理[M].武汉：湖北科学技术出版社，2022.
[30] 毛丽燕.常见疾病护理实践[M].上海：上海科学普及出版社，2023.
[31] 马红霞.现代临床护理基础与实践[M].南昌：江西科学技术出版社，2021.
[32] 吴晓珩.临床护理理论与实践[M].武汉：湖北科学技术出版社，2022.
[33] 张祁，吴科敏.普外科常见病临床诊疗方案与护理技术[M].北京：中国纺织出版社，2021.
[34] 兰洪萍.常用护理技术[M].重庆：重庆大学出版社，2022.
[35] 兰才安.内科护理[M].重庆：重庆大学出版社，2023.
[36] 张莹.深化细节护理对患者心理状态及生活质量的影响分析[J].中文科技期刊数据库医药卫生，2024(1)：191-194.
[37] 李银鹏.外科护理的护理风险及护理措施[J].医药卫生 2022，(6)：221-224.
[38] 谭维玉，罗蔓，黄婉婷，等.母婴床旁及延续护理促进产妇康复效果的实证研究[J].中国当代医药，2024，31(7)：182-188.
[39] 唐四元.基于交叉融合的护理学学科发展思路[J].军事护理，2022，39(8)：1-2.
[40] 周兰姝.护理学科发展现状与展望[J].军事护理，2023，40(1)：1-4.